病理科疑难病例精粹

——北京市临床病理读片会30周年纪念专辑

主编 郑　杰　北京大学医学部病理学系　教授

编委 （按姓氏笔画排列）

丁华野　北京军区总医院病理科　教授
韦立新　解放军总医院病理科　教授
卢德宏　首都医科大学宣武医院病理科　教授
刘红刚　首都医科大学附属北京同仁医院病理科　教授
邹万忠　北京大学医学部病理学系　教授
金木兰　首都医科大学附属北京朝阳医院病理科　教授
周小鸽　首都医科大学附属北京友谊医院病理科　教授
黄啸原　北京积水潭医院病理科　教授
廖松林　北京大学医学部病理学系　教授

秘书 裴　斐　北京大学医学部病理学系　副教授

北京大学医学出版社

图书在版编目（CIP）数据

病理科疑难病例精粹：北京市临床病理读片会30周年纪念专辑/郑杰主编.—北京大学医学出版社，2010

ISBN 978-7-81116-666-8

Ⅰ.病… Ⅱ.郑… Ⅲ.疑难病—病理—病案—汇编—北京市 Ⅳ.R36

中国版本图书馆CIP数据核字（2009）第176578号

病理科疑难病例精粹——北京市临床病理读片会30周年纪念专辑

主　　编：郑杰

出版发行：北京大学医学出版社（电话：010-82802230）

地　　址：（100191）北京市海淀区学院路38号 北京大学医学部院内

网　　址：http：//www.pumpress.com.cn

E - mail：booksale@bjmu.edu.cn

印　　刷：北京画中画印刷有限公司

经　　销：新华书店

责任编辑：刘　燕　　**责任校对**：杜　悦　　**责任印制**：郭桂兰

开　　本：889mm×1194mm　1/16　　**印张**：15.25　　**字数**：489千字

版　　次：2010年2月第1版　2010年2月第1次印刷　　**印数**：1-2500册

书　　号：ISBN 978-7-81116-666-8

定　　价：125.00元

序　言

北京市临床病理读片会积累了珍贵的资料和丰富的读片经验，是一笔宝贵的财富，她已经成为北京市病理学界常规工作的有机组成部分。为了推动国内病理事业的发展，让更多的病理科医生学习到北京名医名院病理诊断的思路、方法及技巧，交流诊断经验，特编写本书。

非常感谢北京市病理学会的历届委员，在主任委员黄陵教授、吴秉铨教授、马正中教授、黄受方教授和丁华野教授的卓越领导下使临床病理读片会走过了三十多年的光辉历程。在此感谢各个供片单位、所有作者和编委会同仁的鼎力支持和辛勤劳动。

回顾这三十多年的历史，我们感慨万分，这三十多年的历史也折射出我国诊断病理学的发展轨迹。在20世纪70年代末和80年代初，病理学诊断主要基于常规组织病理学，仅部分病例辅以特殊染色或组织化学技术；20世纪80年代开始逐渐引入了电子显微镜手段；从80年代末在诊断病理学领域逐步开展了免疫组织化学检测，并在近年来得到了广泛的普及；特别是90年代以来，某些分子病理学技术被逐渐应用到诊断病理学中，使人们对疾病的认识不断从表现型深入到基因型。时至今日，免疫组织化学和某些分子病理学检测方法已经成为日常病理学诊断和鉴别诊断、疾病的病理学分型、疾病的预后判断甚至指导临床治疗不可缺少的辅助手段。

本书的编写宗旨是：力图简明扼要地介绍各个病例；内容包括病史及临床表现、肉眼及镜下特点、辅助检查结果（包括免疫组织化学、组织化学、特殊染色、电镜、分子生物学等，但不必求全）、病理诊断、诊断及鉴别诊断要点和小结；图文并茂，辅以必要的病理形态学和特殊检查图片；在病例的选择方面尽量以近三年的讨论病例为主。

要特别感谢编委会秘书裴斐副教授和责任编辑刘燕所作出的工作。

对本书的不足之处欢迎各位同行批评斧正。

《中华病理学杂志》主编　郑杰

2010年1月

目　录

第一章　皮肤和免疫系统

韦立新　审

病例 1

病史及临床表现：患者女性，37 岁，发现双下肢皮肤结节 3 年左右。查体示双侧小腿多个豆到枣大结节，粉红色，质硬（图 1－1）。左小腿内踝上有一个直径 3cm 的大结节，表面破溃伴结痂。双侧眼睑及下肢水肿。眉毛、睫毛脱落。行患处皮肤活检。

肉眼及镜下特点：送检梭形皮肤一块，面积为 1.2cm×0.9cm，厚 0.6cm，附少许皮下脂肪，切面呈灰白色，质较韧。光镜下，病变主要位于真皮，累及皮下，呈境界清楚的结节。结节主要由梭形细胞构成，梭形细胞互相交错，部分区域形成"编席样"结构。梭形细胞胞质中等量，染色较浅，核卵圆形、浅染，无明显异型性，核分裂象罕见。无泡沫细胞及多核细胞，可见散在淋巴细胞。皮肤附属器大多破坏，未见神经结构。病变上方表皮萎缩，真皮、表皮交界处有一境界带（图 1－2～图 1－3）。

辅助检查结果：免疫组化显示梭形细胞 CD68 弥漫阳性，而 S－100、CD1a、CD34 和 SMA 均为阴性。改良 Ziehl-Neelsen 染色显示梭形细胞内有大量成团及单个抗酸杆菌（图 1－4）。PCR 证实其为麻风杆菌。

病理诊断：（左小腿）组织样麻风。

诊断及鉴别诊断要点：组织样麻风（histoid leprosy）比较少见，占所有麻风病例的 1%～2%。一般发生于不彻底化疗后或继发性耐药后。组织样麻风最早由 Wade HW 报道，属于瘤型麻风的一个特殊亚型，荷菌量很高，具有独特的组织学特点，其反应细胞不呈泡沫细胞样，而是呈较一致的梭形细胞；与一般的炎症性病变不同，常形成境界比较清楚的结节，甚至有假包膜，因此组织学上很容易被误诊为其他纤维组织细胞增生性疾病，尤其是在非流行区。主要的鉴别诊断如下：

1. 组织样麻风与皮肤纤维组织细胞瘤的鉴别：临床上，组织样麻风表现为皮肤多发结节或斑块，而皮肤纤维组织细胞瘤一般为单发结节；麻风常有表浅神经障碍或神经粗大的表现，而后者无这种表现。组织学上，组织样麻风形成比较清楚的结节，但在主结节外常有联系松散的卫星病变，反应细胞呈一致的梭形细胞，由于其荷菌量高，在 HE 切片上尽管不呈泡沫细胞状，但胞质染色较浅，反应性组织细胞在真皮内浸润破坏胶原纤维；而皮肤纤维组织细胞瘤常有不同程度的胶原形成和增生。组织样麻风可见神经内浸润破坏。与典型瘤型麻风相似，组织样麻风真皮、表皮交界处也有境界带，表皮常萎缩；而皮肤纤维组织细胞瘤常伴表皮假上皮瘤样增生。

2. 非典型分枝杆菌特别是鸟型分枝杆菌感染在组织学上也可呈组织样麻风特点。鸟型分枝杆菌感染常见于儿童颈部淋巴结，皮肤感染较罕见。但近年来随着获得性免疫缺陷性疾病尤其是 AIDS 发病率的升

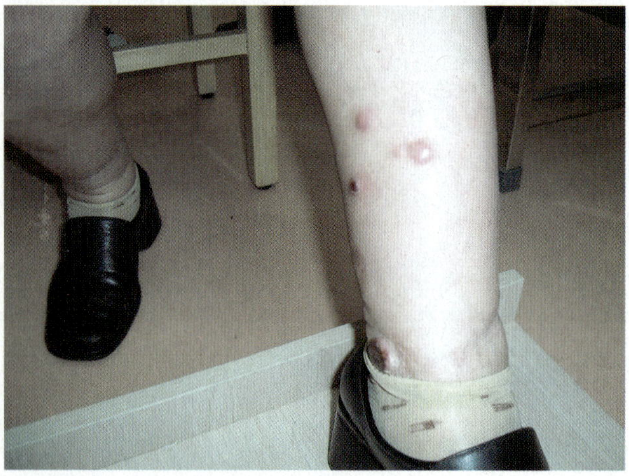

图 1-1　多发性下肢皮肤结节

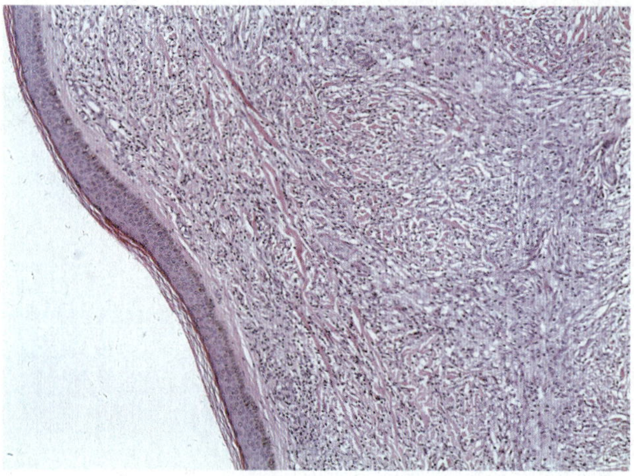

图 1-2　境界比较清楚的结节，真皮、表皮交界处有境界带（HE×4）

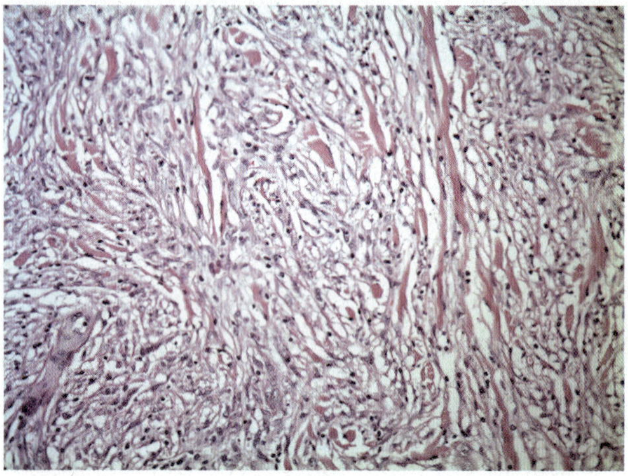

图 1-3　结节主要由梭形细胞构成，梭形细胞互相交错，胞质中等量，染色较浅，核卵圆形、浅染，无明显异型性，分裂象罕见（HE×20）

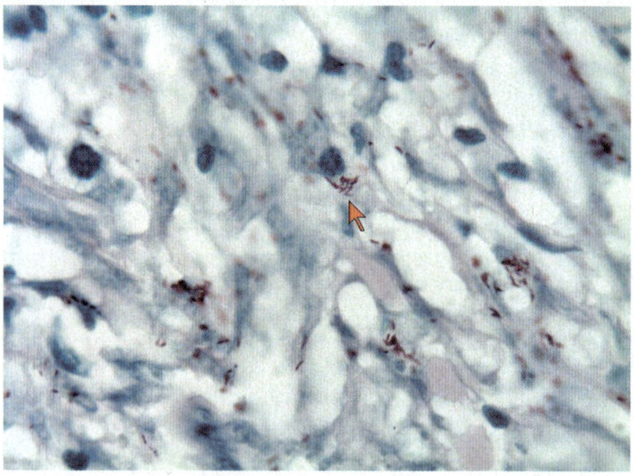

图 1-4　抗酸染色显示组织细胞内有大量抗酸杆菌，呈谷壳样外观（×40）

高，鸟型分枝杆菌在皮肤的感染率逐渐增高。在组织学上，鸟型分枝杆菌感染往往有比较明显的坏死，炎性细胞类型常比较多样，一般没有神经内侵犯，临床上也无感觉障碍及神经粗大的表现。但正如本例所示，组织样麻风患者有时也没有明显感觉障碍，而组织学切片上神经已完全破坏而不易见到神经内病变特点。因此，遇到这类组织学上呈皮肤纤维组织细胞瘤特点而又难以归类时，除了要考虑组织样麻风外，还需要除外鸟型分枝杆菌感染，应联系临床，检查患者是否处于免疫缺陷状态，因为皮肤鸟型分枝杆菌感染常见于 AIDS 等免疫缺陷者，而这类人群中麻风病不常见。非典型分枝杆菌与麻风杆菌在形态学上很难区分，可用 PCR 检测 DNA 来进行鉴别。

小结：组织样麻风非常容易误诊，尤其在非流行区。如果遇到皮肤难以归类的纤维组织细胞瘤性病变时，要考虑到麻风的可能，并进一步与临床沟通，以避免漏诊而造成严重后果。首诊医生经验不足，没有与临床医生进行充分的沟通，是导致本例一开始误诊的最重要的原因。因为组织细胞瘤样麻风在组织学上与纤维组织细胞瘤非常相似，如果没有相关的临床资料，非常容易误诊，这一点需要临床和病理医生的充分沟通。

（本病例由北京大学医学部病理系郑杰、柳剑英医生提供）

病例 2

病史及临床资料：39 岁女性，6 个月前无诱因出现口唇部溃疡伴疼痛，3 个月前皮肤出现紫红色丘疹结节（图 2－1～图 2－2），逐渐加重，外阴亦见红斑、糜烂，外院曾考虑为白塞病，激素治疗未见好转。我院 CT、MRI 检查发现后纵隔肿物，遂收入院。入院 2 天出现憋气、呼吸困难；开胸手术完整切除大小为 4.5cm×3.5cm×3.0cm 的肿物。并行皮肤、口唇黏膜及楔形切除左下肺叶行肺组织活检。纵隔肿瘤切除后，皮肤损害较入院时减轻，但双肺布满啰音，存在明显的呼气性呼吸困难，1 年后死于呼吸衰竭。

肉眼、镜下特点及辅助检查结果：

1. 纵隔肿物：有包膜，切面灰黄，灰粉色，质韧，脆。镜下肿瘤主要由梭形细胞构成，编织状或漩涡状排列，胶原纤维较丰富，细胞核呈长卵圆形，大部分形态良好，个别区域有轻度异型性，偶见核分裂象；瘤组织中可见大量散在分布的厚壁血管，管壁透明变性；并有弥漫性的淋巴细胞和浆细胞浸润，可见 Russel 小体；有多数均匀分布的类似于淋巴滤泡的结构，但无生发中心，滤泡中心有厚壁、透明变性的血管长入（图2－3）。边缘区域可见淋巴结的残留结构。

免疫组化显示：肿瘤组织中梭形细胞为有平滑肌分化特点的细胞（SMA＋）和显著增生、肿胀的血管内皮细胞（CD31＋，CD34＋）。肿瘤中散在的淋巴细胞为 T 淋巴细胞（CD45RO＋，CD3＋）（图 2－4）和 B 淋巴细胞（CD20＋，CD79a＋）（图 2－5），其分布有一定的规律性，T 淋巴细胞散在分布于滤泡样结构之间的组织中，而 B 淋巴细胞则构成滤泡样结构的"帽区"，与淋巴结的结构有类似之处；除此之外，瘤体内还散在分布较多的浆细胞，浆细胞胞质内含有多克隆性的免疫球蛋白（IgG，轻链 κ、λ 均为阳性）。

2. 背部皮疹活检：表皮部分区域萎缩，角化过度，全层可见角化不良细胞，角质形成，细胞间水肿，少许松解，基底细胞液化，真皮浅层水肿，有以淋巴细胞和浆细胞为主的炎性细胞浸润，表皮基底层有较多色素沉着（图 2－6）。

3. 口唇黏膜活检：黏膜表皮局灶性萎缩，不全角化，细胞间桥破坏致细胞松解，基底层上表皮内水疱形成，真皮浅层淋巴、浆细胞带状浸润（图 2－7）；唾液腺中可见灶性淋巴浆细胞浸润，病变处腺泡组织萎缩，上皮立方或扁平，纤维组织增生。

4. 肺组织活检：镜下肺组织间质中散在少量淋巴细胞、浆细胞浸润，肺泡上皮脱落，Ⅱ型肺泡上皮增生，部分肺泡壁断裂，相互融合，形成肺气肿；脱落的肺泡上皮和支气管上皮细胞积聚在终末气道和细支气管（CK18＋），堵塞小气道（图 2－8～图 2－9），并可见少量的淋巴细胞，表现为闭塞性细支气管炎。胸膜表面可见纤维素渗出及机化反应。免疫组织化学和直接免疫荧光均证实肺泡上皮及肺泡腔内脱落的细胞表面有 IgG 沉积（图 2－10～图 2－11，对照见图 2－12）。

病理诊断：①副肿瘤天疱疮伴肺闭塞性细支气管炎；②（纵隔）血管滤泡性增生，透明血管型。

诊断及鉴别诊断要点：副肿瘤天疱疮（paraneoplastic pemphigus，PNP）最早由 Anhalt 等人提出，是一种严重皮肤、黏膜病变相关的、以伴发肿瘤为特点的获得性自身免疫性疾病。其发病率低，至 2003 年，世界范围内报告的病例只有 163 例。在这 163 例病例中，多数与血液相关的肿瘤或疾病有关，占 84%；其中，Castleman 病（Castleman's disease）占 18.4%。副肿瘤天疱疮可以造成多器官、系统损害。几乎全部的病例都有口腔黏膜的累及，因而，口腔黏膜糜烂、溃疡可作为一种特征性病变。皮肤也是经常受累的部位，表现为多形性损害。肺是相对较少累及的器官，肺功能受损的主要表现为以通气功能障碍为主的闭塞性细支气管炎，肺受累的病例往往预后较差；在肿瘤切除以后，皮肤、黏膜病变缓解，但呼吸功能表现为进行性下降。

副肿瘤天疱疮患者的血清中存在针对自身上皮细胞（包括鳞状上皮、单层扁平上皮、柱状上皮和移行上皮）的抗体。血清免疫沉降试验发现：自身抗体针对来自于角质形成细胞的 4 个高分子量蛋白，它们是构成桥粒斑最内侧部分的两种主要蛋白和表皮半桥粒的主要组成蛋白。它们位于细胞之间，通过与相邻细

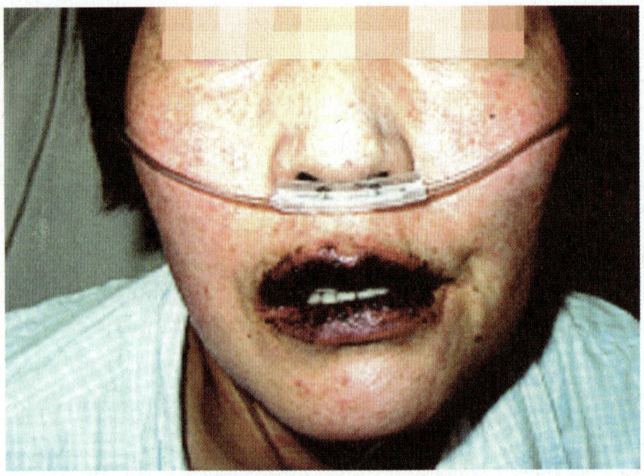

图 2-1　患者口腔黏膜大面积糜烂，口唇黏膜出血性结痂，面颊部皮肤布满红色丘疹

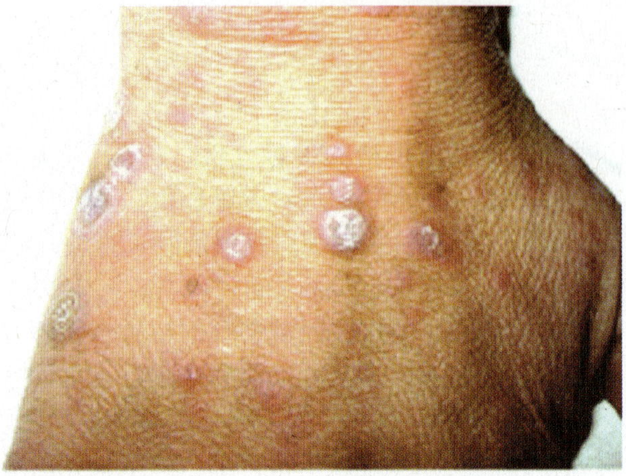

图 2-2　患者手背部散在紫红色丘疹样小结节，中央有一结痂或鳞屑

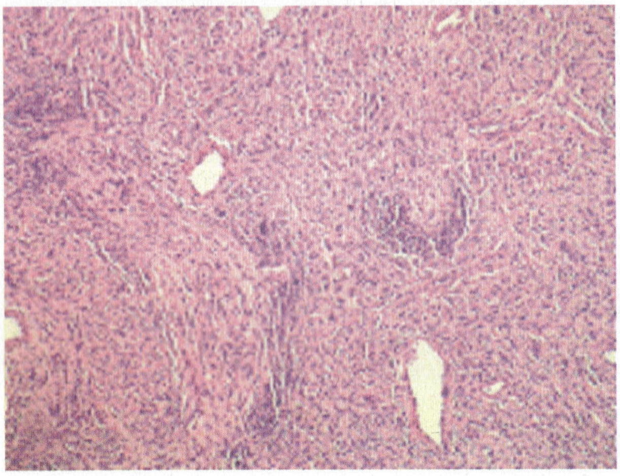

图 2-3　血管内皮细胞显著增生，其间可见滤泡样结构（HE×10）

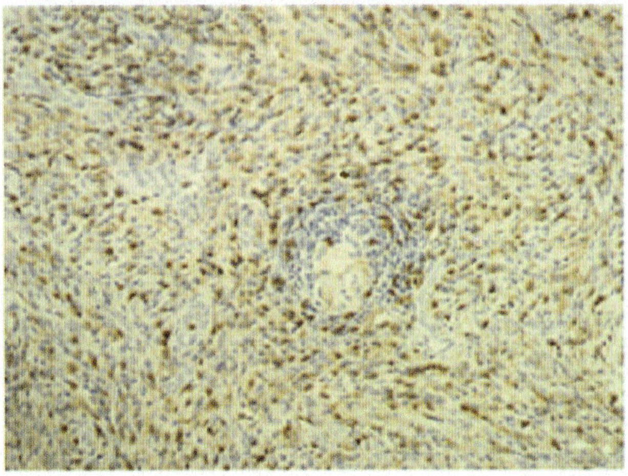

图 2-4　T淋巴细胞散在分布于滤泡样结构之间（IHC×10）

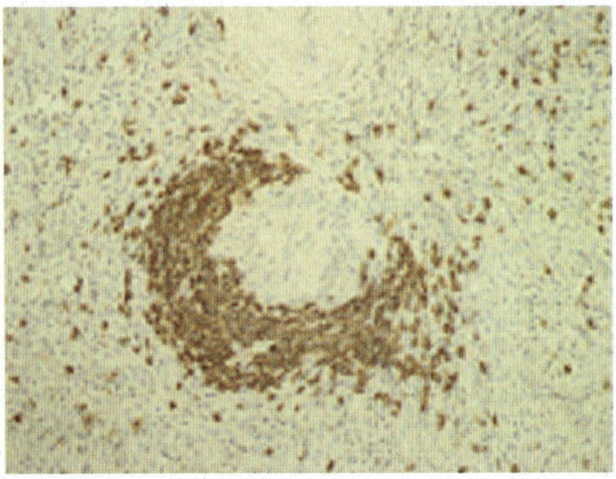

图 2-5　CD20 染色显示 B 淋巴细胞主要位于滤泡样结构周围（IHC×10）

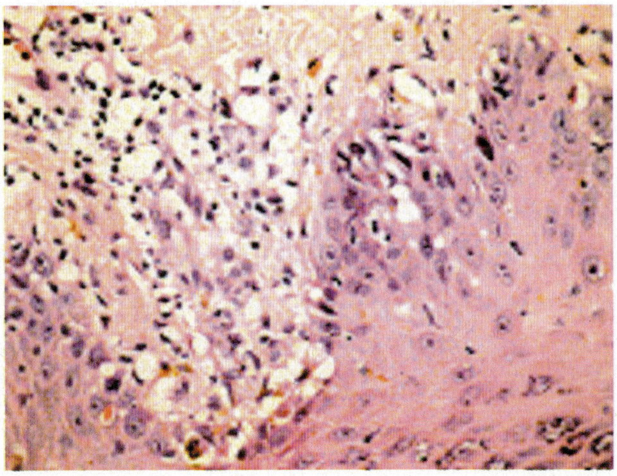

图 2-6　皮肤组织学改变，细胞角化不良，细胞松解，基底细胞液化（HE×10）

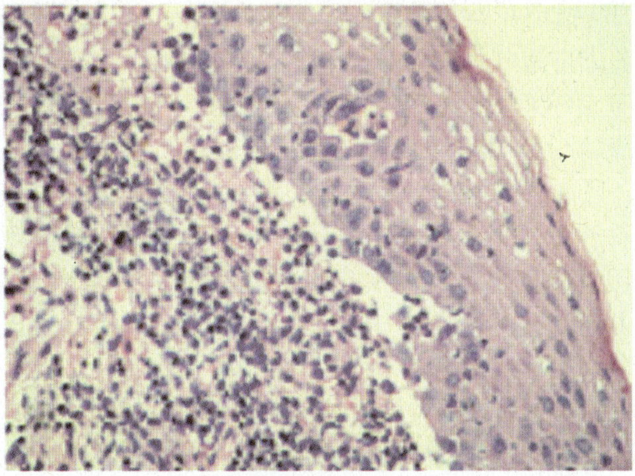

图 2－7　口唇黏膜组织学表现为基底细胞上表皮内水疱形成，固有层浅层致密淋巴细胞、浆细胞呈带状浸润（HE×10）

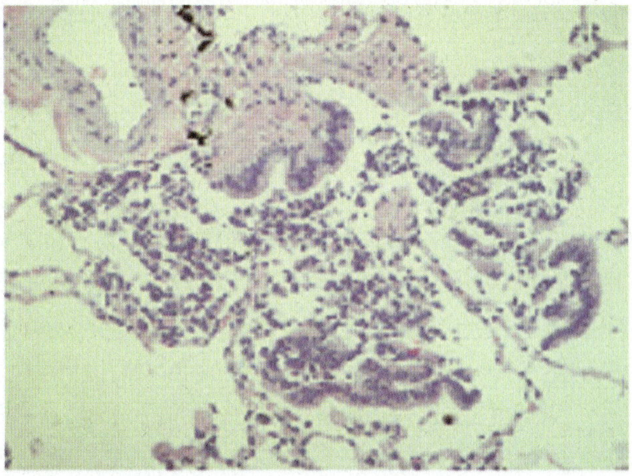

图 2－8　闭塞性细支气管炎：脱落的肺泡上皮和支气管上皮细胞积聚在终末气道和细支气管，阻塞小气道（HE×10）

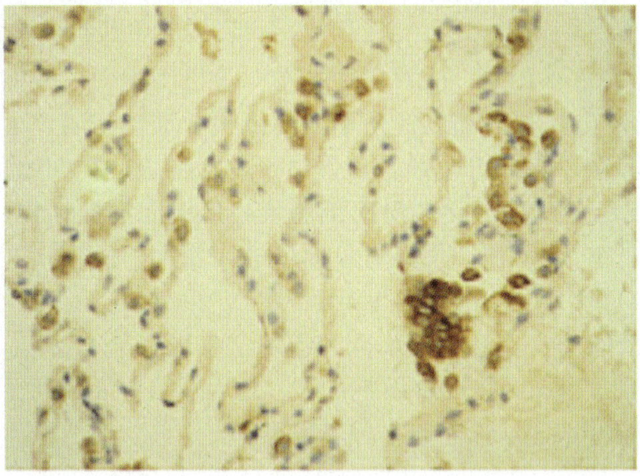

图 2－9　CK18 染色显示脱落的肺泡上皮和支气管上皮细胞积聚在终末气道和细支气管，阻塞小气道（IHC×10）

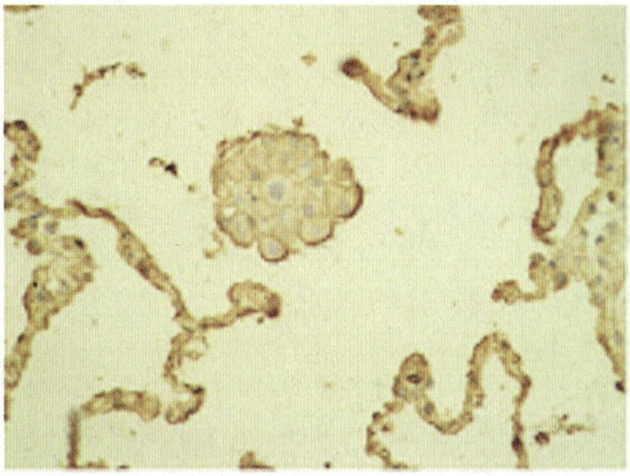

图 2－10　IgG 免疫组织化学证实肺泡上皮及肺泡腔内脱落的细胞表面有 IgG 沉积（IHC×10）

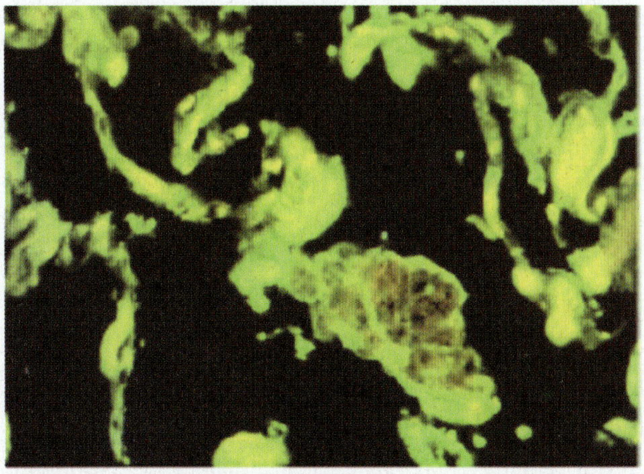

图 2－11　肺泡壁和肺泡腔内脱落的上皮细胞表面有 IgG 沉积（DIF×20）

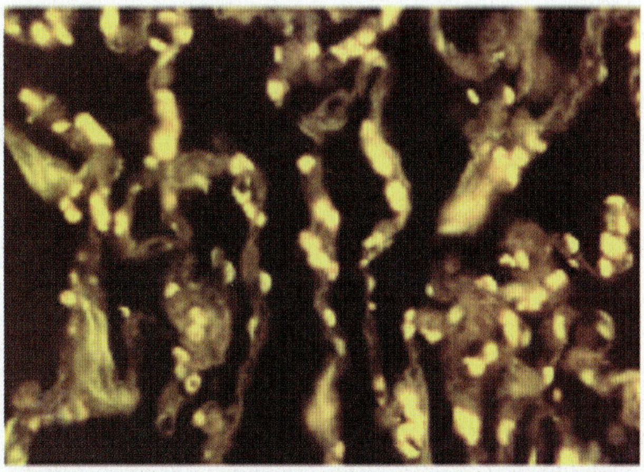

图 2－12　对照肺组织肺泡细胞表面无 IgG 沉积（DIF×20）

胞（包括上皮细胞和肌细胞）细胞骨架的中间丝相连将细胞锚定在膜复合体上。上皮连接分子自身抗体的存在导致上皮结构“脆性”增加，因而容易出现解离，形成空泡（如皮肤），或者导致上皮脱落（如肺泡支气管上皮）。

Castleman 病是一种淋巴增生性疾病，常常伴有免疫系统的异常，在那加等最近报道的 26 例中，有 7 例伴有副肿瘤天疱疮。瘤体中存在的浆细胞可能是产生自身免疫抗体的细胞，至少是主要细胞之一，某些病例在肿瘤切除后症状可以得到缓解或者部分缓解可以作为这方面的证据。实际上，Wang L. 等确实观察到在切除 Castleman 病瘤体后，皮肤、黏膜病变逐步缓解的同时，血液中自身抗体滴度也在进行性下降。淋巴细胞在瘤组织中的分布具有一定的规律性：T 淋巴细胞主要分布于滤泡样结构之间，而 B 淋巴细胞主要分布于滤泡样结构周围或者“帽区”。

闭塞性细支气管炎是一种严重的并发症，它导致肺通气功能障碍，免疫组织化学和直接免疫荧光证实在被覆的肺泡上皮和气道内脱落的上皮细胞膜上有 IgG 沉积，这为免疫损伤理论提供了直接证据。肺泡上皮脱落，被覆上皮为增生的Ⅱ型肺泡上皮替代，直接导致血气交换效率下降；另外，脱落的上皮堵塞小气道，导致了通气功能障碍。这两种改变在一定程度上是不可逆的。

从天疱疮病变周围皮肤取活检进行免疫荧光检查，可以显示表皮细胞之间有 IgG 均匀沉积。而其他表皮松解性疾病如良性家族性天疱疮、毛囊角化病以及一过性棘细胞松解性皮肤病则没有细胞间免疫球蛋白沉积。

Castleman 病的组织学图像有着显著的特点，因而诊断并不困难。在纵隔主要应与淋巴细胞为主型胸腺瘤（LPT）进行鉴别。LPT 镜下具有特征性厚的纤维性包膜和内部以锐角相交的带状纤维性间质，可见无异型性的胸腺上皮细胞与“活化”的淋巴细胞混合存在，免疫组化细胞角蛋白可显示胸腺上皮细胞。Castleman 病极少定位于胸腺的中央，而是累及纵隔淋巴结。小而成熟的淋巴细胞聚集形成滤泡样结构，周围绕以“洋葱皮”样排列的淋巴细胞，类似于增生的套区。“滤泡”中央可见厚壁透明变性的血管。这些特点很容易与 LPT 鉴别。

小结：这是一例伴发于纵隔 Castleman 病的副肿瘤天疱疮，从病史、临床和组织学表现都很有特点。患者出现伴发于纵隔肿瘤的多形性皮肤、黏膜病变，组织学表现为表皮棘细胞松解，利用直接免疫荧光显示细胞间和基底膜区有 IgG 沉积。只要对本病有比较清楚的认识，诊断起来并不困难。

（本病例由卫生部北京医院刘东戈、杨重庆医师提供）

参考文献

[1] 那加，柳萍，王仁贵，王亮春，邹万忠．Castleman 病的临床病理观察．中华病理学杂志，2003，32（6）：521－524.

[2] Anhalt，GJ，Kim S，Stanley JR. Paraneoplastic pemphigus：an autoimmune mucocutaneous disease associated with neoplasia. N. Engl J. Med，1990，323：1729－1735.

[3] Chin AC，Stich D，White FW，et al. Paraneoplastic pemphigus and bronchiolitis obliterans associated with a mediastinal mass：a rare case of Castleman's disease with respiratory failure requiring lung transplantation. J Pediatr Surg，2001，36（12）：E22.

[4] Kaplan I，Hodak E，Ackerman L，et al. Neoplasms associated with paraneoplastic pemphigus：a review with emphasis on non-hematologic malignancy and oral mucosal manifestations. Oral Oncology，2004，40：553 － 562.

[5] O'Keefe EJ，Erickson HP，Bennet V. Desmoplakin Ⅰ and desmoplakin Ⅱ purification and characterization. J Biol Chem，1989，264：8310－8318.

[6] Sklavounou A，Laskaris G. Paraneoplastic pemphigus：a review. Oral Oncology，1998，35：437－440.

[7] Stanley J. R. Cell adhesion molecules as targets of autoantibodies in pemphigus and pemphigoid，bullous diseases due to defective epidermal cell adhesion. Adv Immunol，1993，53：291－325.

[8] Wang L.，Bu D，Yang Y. et al. Castleman's tumours and production of autoantibody in paraneoplastic pemphigus. Lancet，2004，363：525 － 531.

病例 3

病史及临床资料：患者男性，11 岁。因呼吸困难入院。查体：腹部膨隆，肝肋缘下 4cm，脾不大，移动性浊音阳性，双下肢凹陷性水肿，双肘关节处皮肤见黄色疣状隆起。入院诊断为“家族性高胆固醇血症，心力衰竭”。拟行肝移植，因呼吸、循环衰竭死亡。病理检查：（右肘关节处）皮肤组织一块，大小 1.2cm×0.8cm×0.8cm，切面灰黄色，实性。

肉眼及镜下特点：镜下：皮肤组织，真皮内可见灶状的泡沫细胞聚集。

患儿死亡后做尸检，镜下所见：①全身多发性脂质沉着，见于心肌、大动脉壁、肝、肾、骨髓腔及皮下。②冠心病，心肌肥大，动脉粥样硬化。③肺水肿、淤血，肺透明膜形成。死亡原因：患儿因高血脂引起冠状动脉粥样硬化及严重狭窄，导致心功能障碍直至心力衰竭，从而发生肺水肿、淤血及 ARDS，最终导致循环、呼吸衰竭而死亡（图 3－1～图 3－6）。

病理诊断：家族性高胆固醇血症。

诊断及鉴别诊断要点：家族性高胆固醇血症（familial hypercholesterolemia，FH）也称高β脂蛋白血症，是最常见的原发性高胆固醇血症，为常染色体显性遗传性疾病，分为杂合子型和纯合子型，前者发病

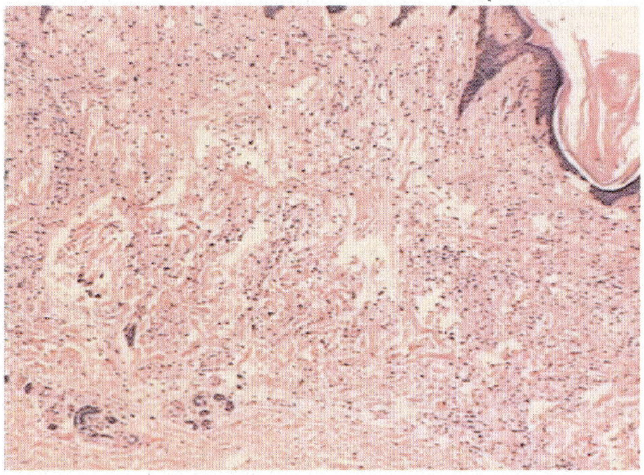

图 3－1 皮肤组织真皮内可见泡沫样细胞（HE×4）

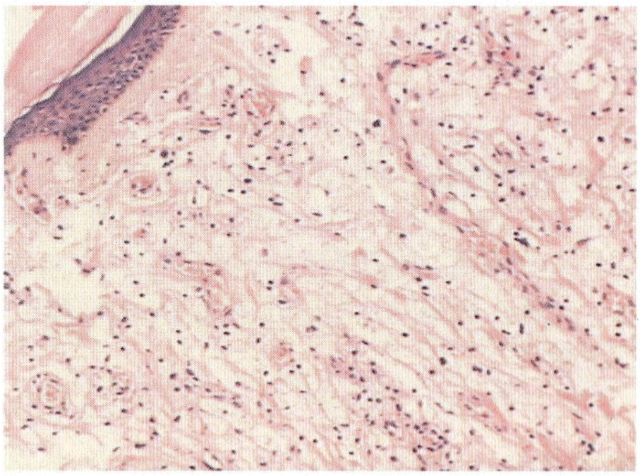

图 3－2 皮肤组织真皮内可见泡沫样细胞（HE×10）

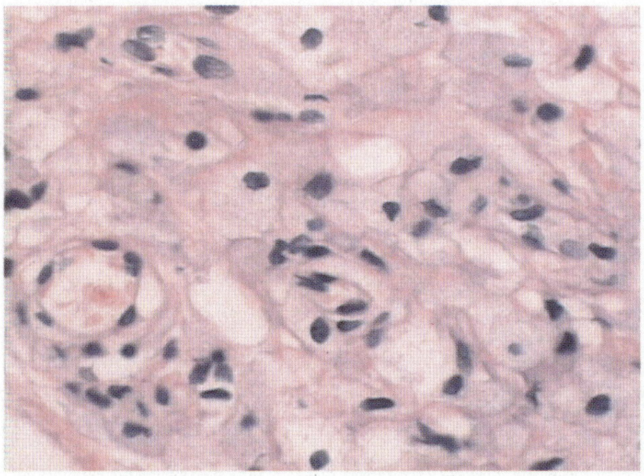

图 3－3 皮肤组织真皮内可见泡沫样细胞（HE×20）

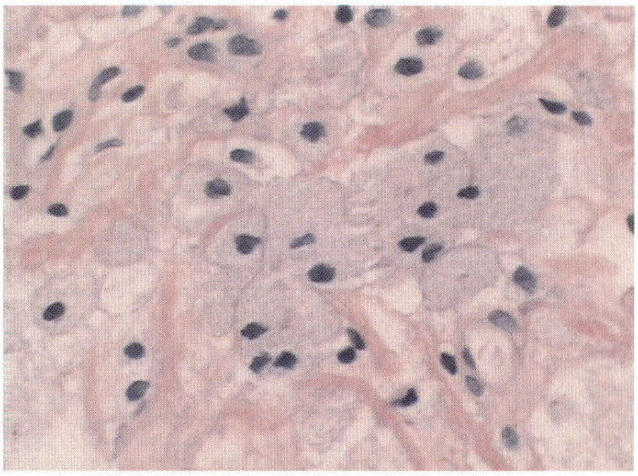

图 3－4 皮肤组织真皮内可见泡沫样细胞（HE×40）

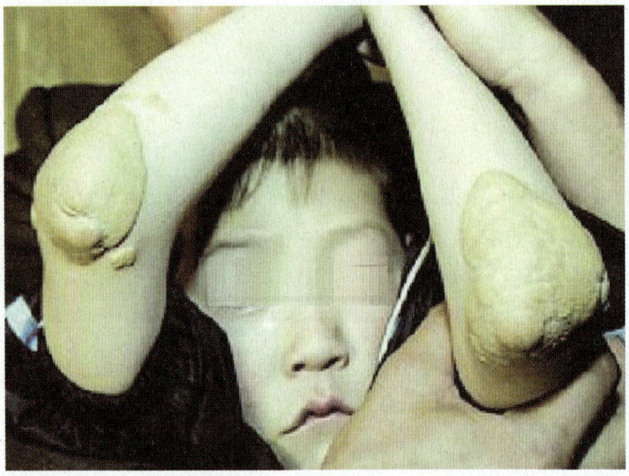

图 3-5　患儿取材部位

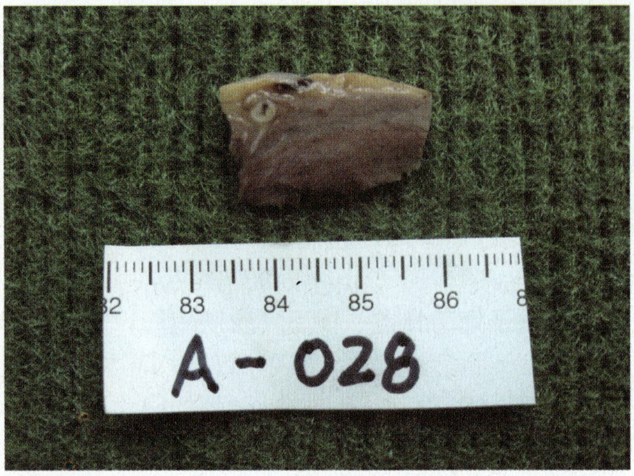

图 3-6　尸检见冠状动脉粥样硬化及严重狭窄

率为 1/500，后者罕见，发病率为百万分之一。

该病是由于第 19 号染色体上的低密度脂蛋白受体（LDL-R）多种基因突变造成的 LDL-R 结构和功能异常，从而导致脂质代谢紊乱而引起的一组临床综合征。临床特点为：① 高胆固醇血症；②特征性黄色瘤；③早发的心血管疾病；④ 阳性家族史。

1836 年首次有人报道了黄色瘤。1873 年 Fagge 发现黄色瘤有家族聚集性。1914 年 Schidt 首次对黄色瘤患者进行血浆胆固醇测定。此后又开始将黄色瘤和冠心病视为一体。Thannhanser 和 Miller 首先描述了该病的临床表现，并仅依据临床特征进行诊断。1973 年美国 Gololstein 和 Brown 证实其分子病理基础系低密度脂蛋白受体基因突变所致的受体功能缺陷，并因此而荣获了 1987 年诺贝尔医学和生理学奖。我国国内 1985 年首次报道了纯合子型 FH。

小结：本例从病史和镜下表现均为比较典型的 FH，患者有阳性家族史，结合临床表现及血脂检查应不难诊断。

（本病例由武警总医院纪小龙、罗莉医师提供）

参考文献

[1] 金梅，韩玲，靳燕芬．儿童家族性高胆固醇血症伴冠状动脉粥样硬化性心脏病一例．中华儿科杂志，2002，40（3）：190.

[2] 刘军，胡维诚，刘玉梅．一例纯合子型家族性高胆固醇血症及其系谱分析．中华内分泌代谢杂志，2000，16（1）：15-17.

[3] 赖宽，李顺凡，吴志华．家族性高胆固醇血症伴发结节性黄色瘤一例．中华皮肤科杂志，2004，37（12）：726.

病例 4

临床资料：患者男性，24 岁，8 个月前因间断吞咽困难，于当地医院胃镜检查示：距门齿 35cm 处食管壁出现直径 3.5cm 的溃疡，病理检查示炎性肉芽组织。按溃疡进行治疗，症状时有缓解，但多次复查溃疡仍不愈合。后因右腹痛、消化不良，肠镜检查示回盲部炎性改变。曾考虑“反流性食管炎、食管癌、Berrett 食管，Crohn 病不除外”。规范抗 Crohn 病治疗无效。患病以来体重下降 20kg，并有口腔溃疡反复发生。

镜下特点：食管及回盲部活检示黏膜慢性炎症，均未见上皮样肉芽肿结构；两处活检均见严重的小血管炎；以中性粒细胞为主的炎性细胞围绕并浸润小血管壁，可见血管破坏（图 4-1～图 4-4）。

病理诊断：消化道白塞病。

病理诊断明确后，进行规范的激素治疗，患者症状好转，溃疡愈合，体重增加。

诊断及鉴别诊断：消化道白塞病（Behcet disease）多见于中东、远东至地中海地区（古丝绸之路），可发生于任何年龄，但以20～30岁人居多。属于自身免疫性疾病，可能与疱疹病毒、链球菌等感染或遗传倾向及环境因素有关。本病为系统性、慢性和复发性炎性病变。基本病理改变为以血管炎为中心的炎症病变。组织学改变不特异，确诊主要基于临床表现、有血管炎表现的肉芽组织，并需排除其他疾病。最常受累的四个部位是：口、外生殖器、眼及皮肤。10%～50%的白塞病可累及消化道，以末端回肠及盲肠受累为多见，食管受累较少见。

临床诊断标准（1990年国际白塞病研究小组）：复发性口腔溃疡（12个月内至少3次），加上以下任何两项：①复发性生殖器溃疡；②眼病变；③皮肤病变；④皮肤针刺试验阳性。

以消化道病变为主的白塞病：①消化道的主要改变为反复发作的单发或多发的经久不愈的黏膜糜烂及溃疡。溃疡可大可小，可浅可深，乃至穿孔。②黏膜非特异性炎症：淋巴细胞、单核细胞、中性粒细胞浸润，肉芽组织增生。③小血管非特异性炎症：管壁及周围有中性粒细胞、淋巴细胞浸润。血管内皮细胞肿胀，管壁纤维素样坏死。

本病需要与以下疾病鉴别：

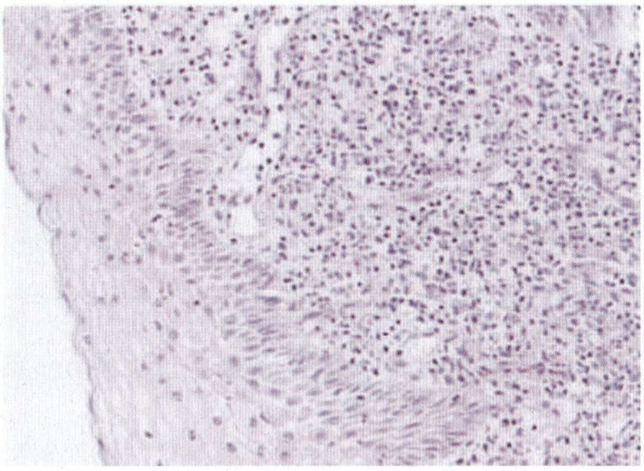

图4-1　食管黏膜下（固有层）淋巴细胞和单核细胞浸润（HE×10）

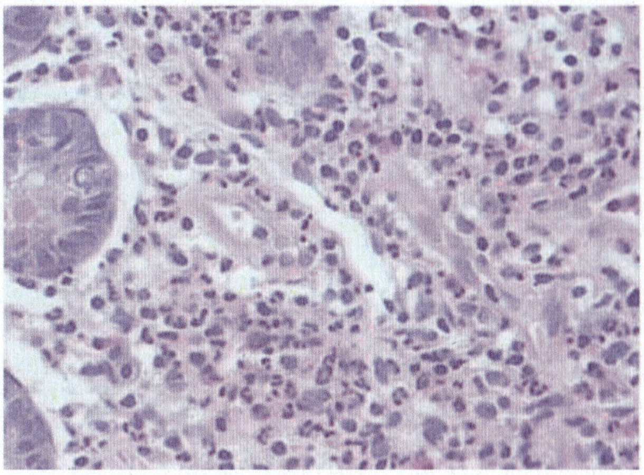

图4-2　食管黏膜下（固有层）小血管壁淋巴细胞、单核细胞和中性粒细胞浸润（HE×20）

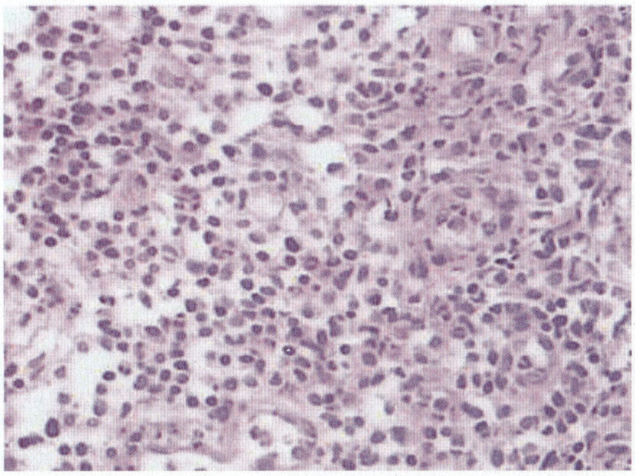

图4-3　食管黏膜下（固有层）小血管炎，血管壁破坏（HE×20）

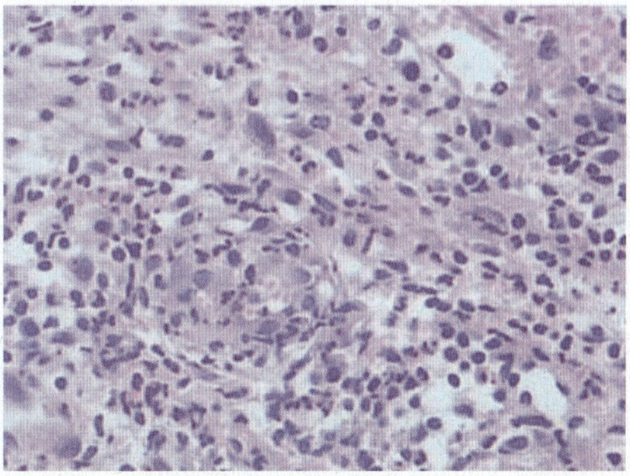

图4-4　食管黏膜下（固有层）小血管炎，血管壁破坏（HE×20）

1. 感染性食管炎：常为真菌（白假丝酵母菌）或病毒（单纯疱疹病毒、巨细胞病毒）感染。易见于免疫功能低下的患者（如艾滋病和应用大量免疫抑制剂的患者、抵抗力极度低下的婴幼儿和老年患者）。病变主要为出血伴轻重不等的急性炎症反应，常可见特殊的病原体。

2. 反流性食管炎：多位于贲门部或食管下段，鳞状上皮基底层细胞增生；上皮内中性粒细胞、嗜酸性粒细胞浸润；固有膜上皮乳头延长，其内小静脉扩张、淤血；可伴有浅表溃疡。

3. Crohn 病：黏膜水肿增厚，呈铺路卵石状；纵行裂隙状溃疡，肠腔狭窄；混合性炎性细胞浸润，上皮样肉芽肿形成；累及肠壁全层；动静脉管壁有时被炎性细胞累及。

4. 溃疡性结肠炎：弥漫性病变，始于直肠，向近端扩展；溃疡表浅不规则，黏膜炎性息肉；隐窝炎，隐窝脓肿，隐窝分支；黏膜及黏膜下混合性炎性细胞浸润；黏膜下层动脉可见闭塞性动脉内膜炎。

小结：本例为青年患者，以消化道症状为主诉，食管和回盲部溃疡、反复口腔溃疡，按 Crohn 病治疗无效。食管及回盲部活检均见严重的小血管炎，并见血管破坏。患者经泼尼松 20mg bid 治疗 1 个月后，症状消失，经胃镜复查食管溃疡已愈合。

消化道白塞病常无特异性病理改变，以炎症为主的消化道活检常常忽视血管的病变，全面的临床信息将有助于病理诊断。

（本病例由北大医院郭华、尹洪芳、李挺和邹万忠医师提供）

参考文献

[1] Al-Otaibi LM，Porter SR，Poate TW. Behcet's disease：a review. J Dent Res，2005，84（3）：209－222.

[2] Suzuki Kurokawa M，Suzuki N. Behcet's disease. Best Pract Res Clin Rheumatol，2004，18（3）：291－311.

[3] Marshall SE. Behcet's disease. Clin Exp Med，2004，4（1）：10－20.

[4] Arayssi T，Hamdan A. New insights into the pathogenesis and therapy of Behcet's disease. Curr Opin Pharmacol，2004，4（2）：183－188.

[5] Bayraktar Y，Ozaslan E，Van Thiel DH. Gastrointestinal manifestations of Behcet's disease. J Clin Gastroenterol，2000，30（2）：144－154.

[6] Direskeneli H. Behcet's disease：infectious aetiology，new autoantigens，and HLA－B51. Ann Rheum Dis，2001，60（11）：996－1002.

[7] Houman MH，Gherbel IB et al. Esophageal involvement of Behcet's disease. Yonsei Medical Journal，2002，43（4）：457－460.

病例 5

病史及临床表现：患者男性，48 岁。全身皮肤（前臂、前胸、下肢）发现肿物迅速增大十余天，肿物数十个。最大蚕豆大，无红肿，压之较痛，界限尚清，尚活动，无发热、消瘦等症状。浅表淋巴结未触及，胸透、B 超未见异常。取右前臂皮下肿物送活检。

肉眼及镜下特点：送检物为不整形肿物 1 块，大小 2cm×1.5cm×1.5cm，有部分包膜，切面灰白色，质较脆。镜下观察：瘤细胞弥散分布，可见巢状结构（图 5－1～图 5－2），细胞大小不一，有多形性，核形不规则，核膜厚薄不均，核染色质细，核仁清楚，嗜碱性，核分裂象易见（>5 个/10HPF），部分细胞胞质透明，未见色素（图 5－3～图 5－4）。

免疫组化结果：肿瘤细胞：Vimentin（＋）（图 5－5）、HMB45（＋）（图 5－6）、S－100 弱（＋），而 LCA、EMA、CD34、F8、CD30、CD68 和 Desmin 均为阴性。

病理诊断：（前臂皮下）恶性黑色素瘤。

诊断及鉴别诊断要点：此例肿瘤无明显间质，有两种细胞，一种为透亮细胞，一种为短梭形细胞，有明显巢状结构，局部围绕血管，形态学具有非癌非肉瘤状（“四不像”），有似癌似肉瘤状的多分化特征，结合免疫组化 HMB45（＋）、S－100 弱（＋）结果诊断明确，但需要和以下疾病鉴别：

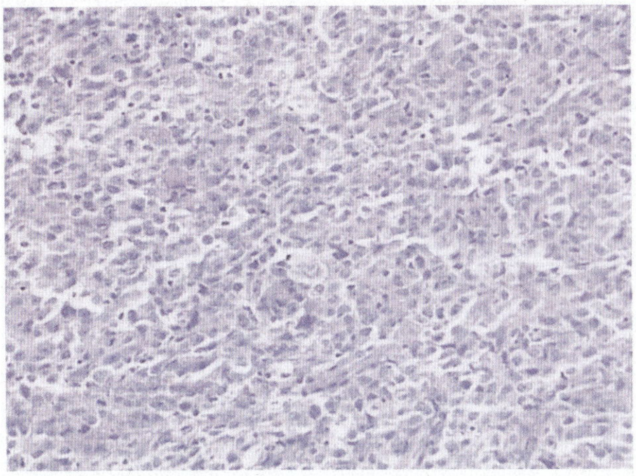

图 5－1　瘤细胞弥散分布，可见巢状结构（HE×10）

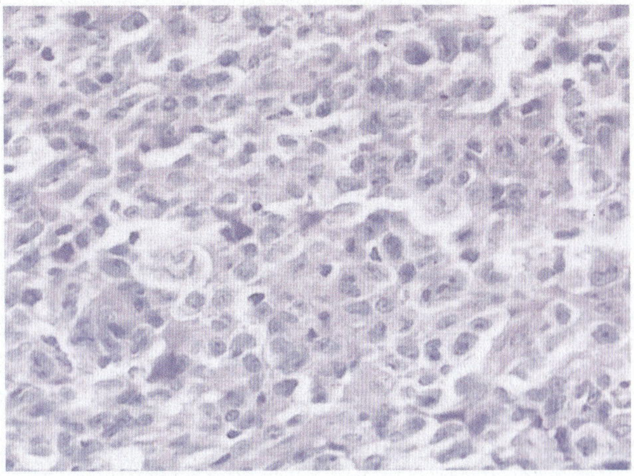

图 5－2　瘤细胞弥散分布，可见巢状结构（HE×20）

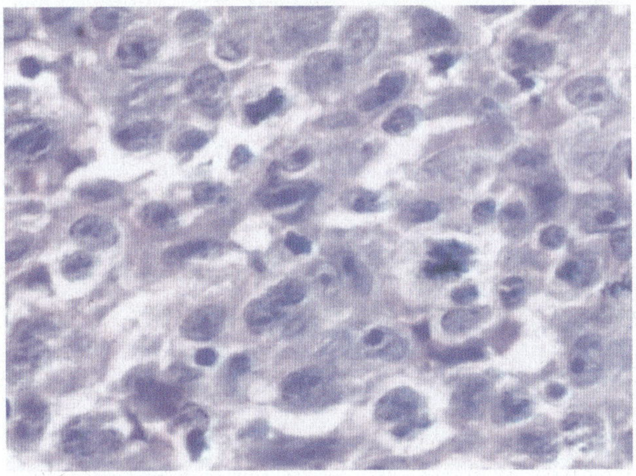

图 5－3　瘤细胞异型性明显，核形不规则，核膜厚薄不均，核染色质细，核仁清楚，核分裂象易见，部分细胞胞质透明，未见色素（HE×20）

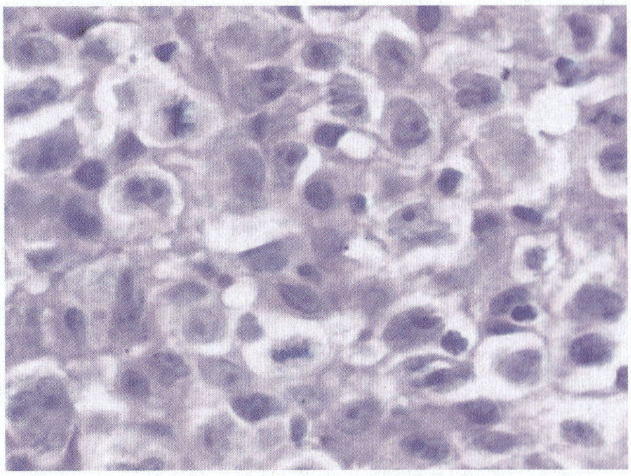

图 5－4　瘤细胞异型性明显，核形不规则，核膜厚薄不均，核染色质细，核仁清楚，核分裂象易见，部分细胞胞质透明，未见色素（HE×20）

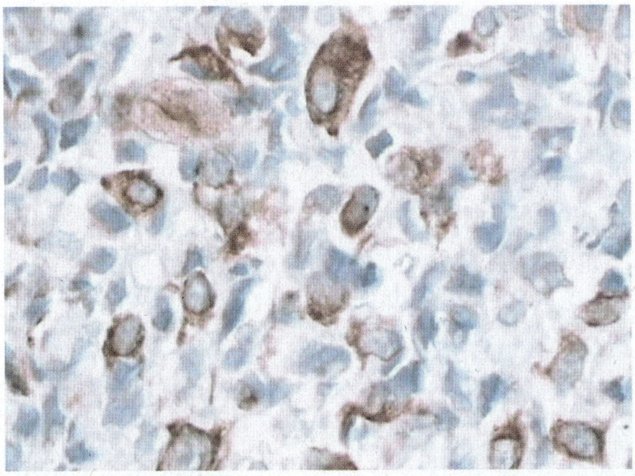

图 5－5　部分瘤细胞 Vimentin（＋）（IHC×20）

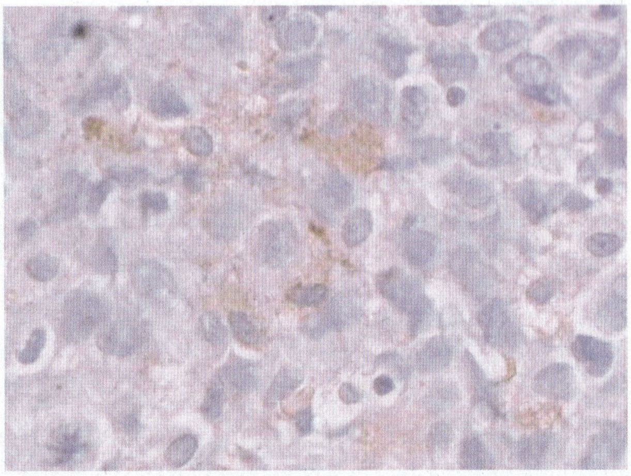

图 5－6　部分瘤细胞 HMB45 弱（＋）（IHC×20）

1. 血管肉瘤：血管内皮细胞为肿瘤细胞，免疫组化结果应为 CD34（+）、CD31（+）、HMB45（—）、S-100（—）、Melan-A（—），故可排除。

2. 恶性淋巴瘤（T 细胞淋巴瘤或大细胞间变性淋巴瘤或 Ki-1 阳性淋巴瘤）：淋巴瘤一般不出现明显巢状结构，大细胞间变性淋巴瘤应掺杂反应性淋巴细胞，分化好，此例无淋巴细胞，故可除外。与真性组织细胞性淋巴瘤的鉴别主要依靠免疫组化染色结果，此例 LCA、CD30、CD68 等均为阴性，可除外淋巴瘤。

3. 转移癌、大细胞未分化癌：多灶分布，胞质宽、透明，有腺腔样结构，转移癌、大细胞未分化癌不能除外，但免疫组化 EMA（—）不支持，未分化癌核染色质应更粗，染色更深。

4. 横纹肌肉瘤：本例肿瘤位于表浅皮下，且瘤细胞胞质不红、Desmin（—）均不支持横纹肌肉瘤。

小结：此例病灶多发，多结节，组织结构、细胞形态及免疫组化结果均支持恶性黑色素瘤的诊断，但究竟是原发性软组织恶性黑色素瘤还是内脏恶性黑色素瘤转移呢？除全身多发结节外，患者无其他症状及阳性体征，廖松林教授认为不能诊断为原发性软组织恶性黑色素瘤，应诊断为转移性恶性黑色素瘤，首先考虑消化道来源，目前虽无消化道症状，半年或几年后再查。

本例术后失访。

（本例由北京中医药大学东直门医院鲁香凤、杨会敏医师提供）

参考文献

[1] 第三军医大学西南医院病理科．左腋下皮肤原发性恶性黑色素瘤．中华病理学杂志，1996，25（1）：58.
[2] 邵冰．原发性口腔恶性黑色素瘤一例报告．中华病理学杂志，1986，15（2）：127.
[3] 张建江，胡琏．食管原发性恶性黑色素瘤一例报告．中华病理学杂志，1987，16（4）：287.
[4] 吴春林．原发性食管恶性黑色素瘤一例报告．中华病理学杂志，1991，20（4）：267.
[5] 靳英，崔全才．食道原发性恶性黑色素瘤临床病理观察．诊断病理学杂志，2006，13（3）：217-219.

病例 6

病史及临床表现：患者男性，68 岁，三十年前无明显诱因下肢出现红斑、丘疹，脱屑，后逐渐增多，延及全身，反复发作。一年半前皮疹加重，全身出现暗红色斑块、鳞屑。半年前全身出现多发的皮肤溃疡。自觉瘙痒。双腋下、右腹股沟可触及肿大淋巴结，最大者有核桃大小。双下肢水肿。尿砷：24.1μg/L，发砷：0.60μg/L。胸部 CT 示双腋窝淋巴结肿大，左上胸膜肥厚；腹部 CT 示双肾囊肿，右肾上腺肿物考虑腺瘤。

肉眼及镜下特点：肉眼观：全身泛发暗红色斑块，指甲至核桃大小，部分融合成片，脱屑较多，面部、四肢、躯干及阴茎多发溃疡和疣状增生、角化，有渗出，掌跖部位可见角化性丘疹，指（趾）甲可见纵脊、纵沟。镜下：①腋下皮肤组织表皮不规则增厚，真皮层大量淋巴、单核细胞浸润，形成明显病灶。②躯干皮肤表皮角化亢进，上皮脚延长，真皮层大量淋巴、单核细胞浸润，并破坏真皮、表皮连接，表皮内可见 Paget 样细胞巢（图 6-1～图 6-3）。③手皮肤高度角化亢进，表皮显著增厚，真皮乳头、真皮表皮连接及表皮内大量淋巴、单核细胞浸润，表皮内可见 Paget 样细胞分布。④前臂角化区域皮肤角化亢进，角质层内小脓肿样结构，表皮不规则增厚，上皮脚延长，真皮层及真皮乳头弥漫性大量淋巴、单核细胞浸润，表皮内可见散在浸润细胞，真皮乳头血管扩张，红细胞外逸，有含铁血黄素沉着。⑤前臂溃疡区域皮肤鳞状上皮高度增生。

辅助检查结果：免疫组织化学染色显示不典型淋巴细胞 CD45RO（+）（图 6-4），CD3（+），而 CD20、CD68、CD4、CD8 和 AE1/AE3 均为阴性。基因重排检查示 TCR（+）［γ1-8/A（+），γ10（—），γ11（+），β（—）］，IgH（—）［VH（—），R3A（—），R2（—）］，IgK（—）［3K（—）］（图 6-5～图 6-6）。特殊染色 PAS 阴性。

病理诊断：播散性 Paget 样网状细胞增生症。

诊断及鉴别诊断要点：Paget 样网状细胞增生症（disseminated Pagetoid reticulosis，PR）是一种罕见的具有显著亲表皮特性的 T 细胞淋巴瘤，组织病理学表现类似于 Paget 病。PR 由 Braun-Falco 等人于 1973 年首次提出，分两种类型：一种为局限型，即 Woringer-Kolopp 病（WKD），1939 年由 Woringer 和 Kolopp 首先报道，目前国内已报道 4 例；另一种为播散型，即 Ketron-Goodman 病（KGD），由 Ketron 和 Goodman 于 1931 年首先报告，1984—2005 年国外共有 18 例报道，国内尚无报道。Nakada 等回顾总结了 1984—1999 年的 15 例报道，近 6 年又有 3 例报道。

PR 临床表现为皮肤银屑病样鳞屑性红斑、斑块，有浸润，损害持久者浸润更明显，可有角化性皮疹。皮损可呈弧形，也可中央消退，边缘隆起呈环形。PR 中，WKD 占大多数，多发生于肢端，一般不累及淋巴结和内脏。而 KGD 多见于老年男性，皮损泛发全身，并可出现疣状增生、肿瘤及溃疡，可有发热等全身症状，可侵犯淋巴结和内脏。Shiozawa 等报道 1 例 KGD 出现胸、腹腔积液，尸检发现肺、胰、肝、脾、肾、肠系膜及胃、胰周围淋巴结有非典型 T 淋巴细胞浸润。本例也出现胸、腹腔积液及腹腔淋巴结肿大，考虑肿瘤侵犯腹腔。本例还有一个显著特点，其疣状增生的角化性皮疹、溃疡可自行消退愈合。

病理学一般表现为表皮棘层肥厚，特别是下部有单个或小簇 Paget 样瘤细胞浸润。这种淋巴细胞为中等大小，也可侵入毛囊和小汗腺，细胞核深染，形态不规则，周围有晕状透明空隙，可多个聚集成簇，周围绕以不着色空晕，酷似 Pautrier 微脓肿。真皮上部可见淋巴细胞、组织细胞和少数嗜酸性粒细胞浸润。免疫组织化学表型在以往的 18 例报道中 CD3（＋）者 13 例，CD4（－）、CD8（－）者 6 例，CD4（＋）、CD8（－）者 4 例，CD4（－）、CD8（＋）者 3 例，CD4（＋）、CD8（＋）者 2 例。

KGD 和 WKD 组织病理学表现相同，浸润细胞为 Paget 样不典型淋巴细胞，因此统称 PR。但是 KGD 与 WKD 临床进程截然不同，它具有侵袭性的特点，可累及淋巴结和内脏，预后差，可急性进展并致死。PR 与 MF 的关系国际上一直有所争论。近几年文献多主张 KGD 属于 MF，而 WKD 或是 MF，或是一种良性的类似于淋巴瘤样丘疹病的淋巴组织增生，仅仅有时终结于 MF。2005 年欧洲癌症治疗研究组织（EORTC）和世界卫生组织（WHO）统一意见，认为 PR 是 MF 的变异型。

本病需与皮肤淋巴组织增生、扁平苔藓、银屑病、鳞状细胞癌等相鉴别。本病特点为皮肤鳞屑性红斑、斑块，组织病理学表现为以表皮下部为主的 Paget 样细胞浸润，瘤细胞核大而深染，有异型性，并有显著的亲表皮性。

小结：本例为老年男性，全身泛发浸润性斑块、多发溃疡和疣状增生，皮损可自愈，伴有发热、贫血、低蛋白血症，经化疗皮损迅速消退，但出现胸、腹腔积液及腹腔淋巴结肿大，病情急进发展，并很快死亡。结合组织病理学表现，符合 KGD 诊断。通过对本例观察，支持 KGD 是 MF 的变异型。

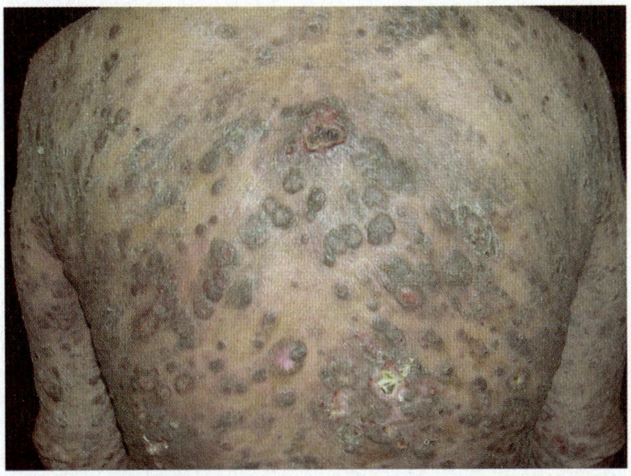

图 6－1　背部皮损

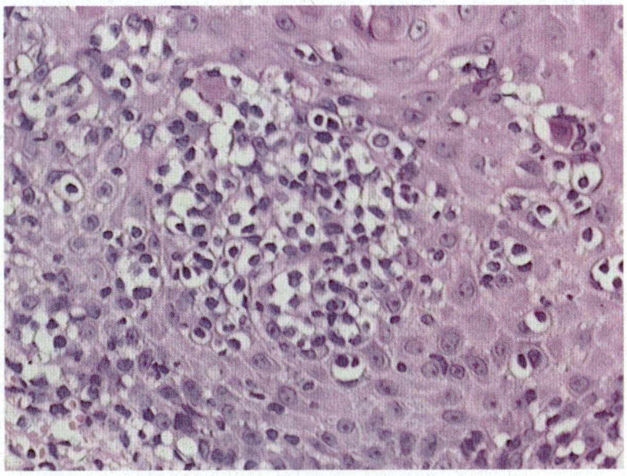

图 6－2　表皮内 Paget 样细胞浸润（HE×10）

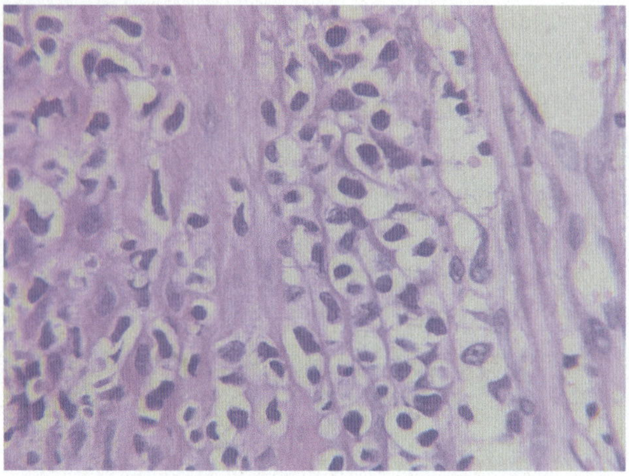

图 6-3 表皮内 Paget 样细胞浸润（HE×20）

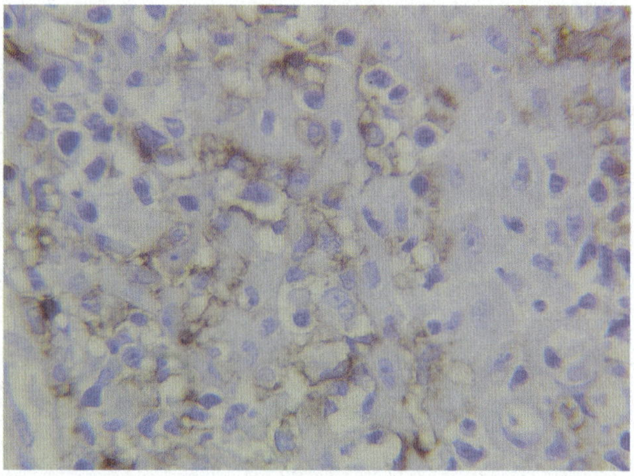

图 6-4 免疫组织化学染色显示肿瘤细胞 CD45RO 阳性（IHC×20）

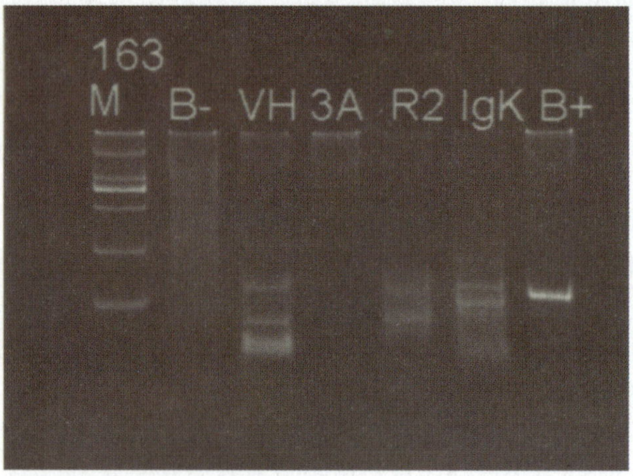

图 6-5 基因重排显示结果

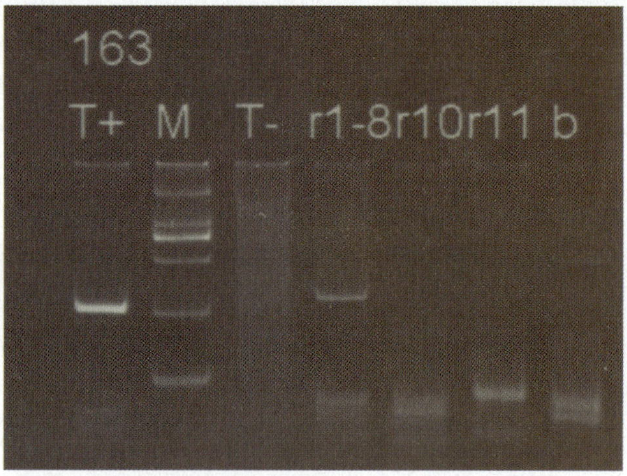

图 6-6 基因重排显示结果

（本病例由中国中医科学院广安门医院李理、张秀英、崔炳南医师提供）

参考文献

[1] Braun-Falco O，Marghescu S，Wolf HH. Pagetoid reticulosis（Morbus Woringer－Kolopp）. Hautarzt，1973，24：11－21.

[2] Woringer F，Kolopp P. Lesion erythematosquemeuse polycyclique de lavent bras evoluant depuis 6 an chez un garconnet de 13 ans：Histologiquement infiltrat intra-epidermique dapparence tumorable. Ann Dermatol Venerol，1939，10：945－948.

[3] 周晓鸿，樊应俊，郭芸，等. Paget 样网状细胞增多症二例. 中华皮肤科杂志，2003，36（7）：414.

[4] 缪云连. 局限性派杰样网状细胞增生症 1 例. 皮肤病与性病，1994，3：42.

[5] Ketron LW，Goodman MH. Multiple lesions of the skin apparently of epithelial clinically mycosis fungoides. Arch Dermatol Syph，1931，24：758－777.

[6] Nakada T，Sueki H，Iijima M. Disseminated pagetoid reticulosis（Ketron-Goodman disease）：six-year follow-up. J Am Acad Dermatol，2002，47（2）：S183－S186.

病例 7

病史及临床资料：患者男性，67 岁。主因左上臂皮肤结节 2 个月就诊。体检：左上臂皮肤结节 1 个，直径 3cm，暗红色，质地中等，局部取活检。

肉眼及镜下特点：小块皮肤组织，大小 0.6cm×0.5cm×0.5cm，表皮呈暗红色，余未见著变。镜下观察：表皮萎缩变薄，肿瘤细胞主要位于真皮，弥漫性生长，细胞排列紧密，无特殊排列结构。肿瘤细胞成分单一，大小较一致。细胞较大，圆形或卵圆形，胞质丰富，弱嗜酸性，胞膜界限不清，未见吞噬现象。细胞核圆形或椭圆形，核膜清楚，核仁明显，多数为单个嗜酸性核仁，核分裂象 7～9 个/HPF（图 7－1和图 7－2）。间质不丰富，仅含少量薄壁血管。瘤细胞间无淋巴细胞、浆细胞及其他炎性细胞浸润。肿瘤细胞弥漫浸润皮肤附属器（毛囊、皮脂腺、汗腺）周围，并累及皮下脂肪组织。

辅助检查结果：免疫组化显示肿瘤细胞 CD68 胞质阳性（图 7－3）、Lysozyme 胞质及高尔基体区阳性（图 7－4）、S－100（＋）（图 7－5）、LCA（＋）、CD43 部分细胞弱阳性、CD20（－）、CD79a（－）、CD45RO（－）、CgA（－）、Syn（－）、HMB45（－）、MART－1（－）、CD1a（－）、CK（－）。

病理诊断：（左上臂）皮肤组织细胞肉瘤。

随访：患者取活检后 1 个月于原结节旁边又长出一个类似的皮肤结节，结节隆起于皮肤，呈暗红色，新长出的皮肤结节下方皮肤呈炎症样的红色改变（图 7－6），患者家属诉说前两个结节在长大之前也有类似改变。随访 6 个月，患者进行了 4 次化疗，病情稳定，全身皮肤、淋巴结、内脏及外周血无肿瘤的复发和转移，现随访中。

诊断及鉴别诊断要点：该肿瘤的诊断是在形态学基础上，主要依靠免疫组化染色（表达一种或多种组织细胞标记物）。肿瘤细胞表达组织细胞标记物 CD68、Lysozyme、CD11c、CD14；另外表达 CD45（LCA）、CD45RO、HLA－DR；S－100 弱表达或局灶阳性，不表达 B 细胞和 T 细胞特异性标记物。

光镜观察主要与以下几种大细胞为主的肿瘤鉴别。

1. 非霍奇金淋巴瘤（NHL）：肿瘤细胞弥散性生长，大小较一致。结合形态上细胞大，核圆形、卵圆形，多为单个明显核仁，考虑为弥漫性大 B 细胞淋巴瘤（DLBCL）（免疫母细胞类型）或间变性大细胞淋巴瘤（ALCL）。但 NHL 一般可见散在的反应性小淋巴细胞，而本例细胞成分单一。另外 DLBCL 免疫母细胞类型中仍可见到少量中心母细胞，ALCL 瘤细胞可见到“马蹄铁”或“面包圈”样的标志性细胞，而本例这几种细胞均未见到。最终可通过免疫组化染色 CD20 阳性（支持 DLBCL）或 CD30 阳性（支持 ALCL）来确诊。

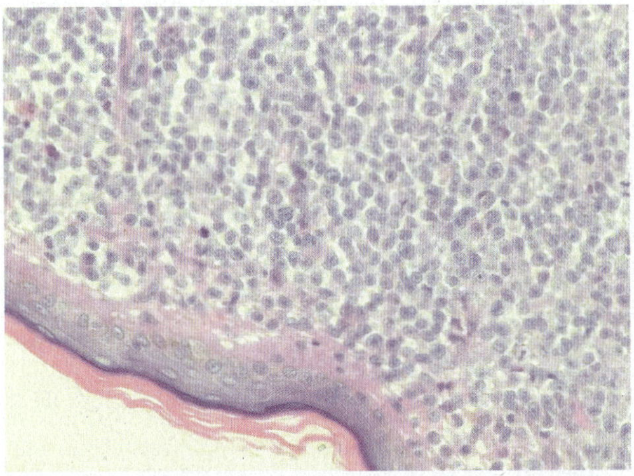

图 7－1　肿瘤细胞大，胞质丰富，嗜酸性。细胞核圆形或椭圆形，核膜清楚，核仁明显，多为单个嗜酸性核仁，核分裂象易见（HE×10）

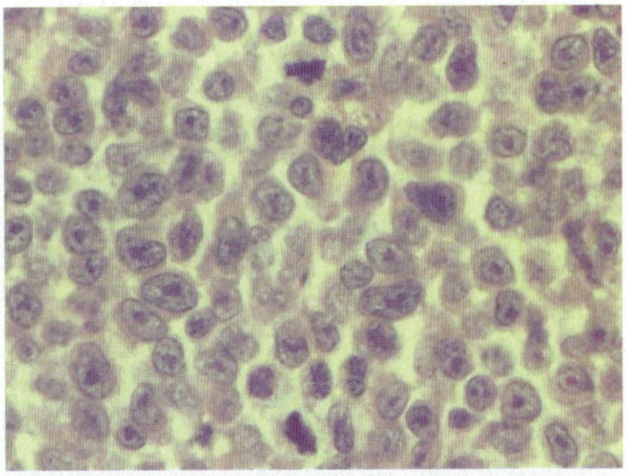

图 7－2　肿瘤细胞大，胞质丰富，嗜酸性。细胞核圆形或椭圆形，核膜清楚，核仁明显，多为单个嗜酸性核仁，核分裂象易见（HE×20）

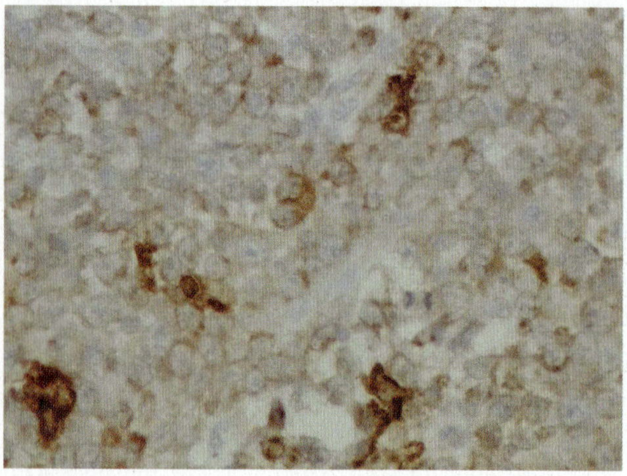

图7-3 CD68染色显示肿瘤细胞胞质阳性（IHC×20）

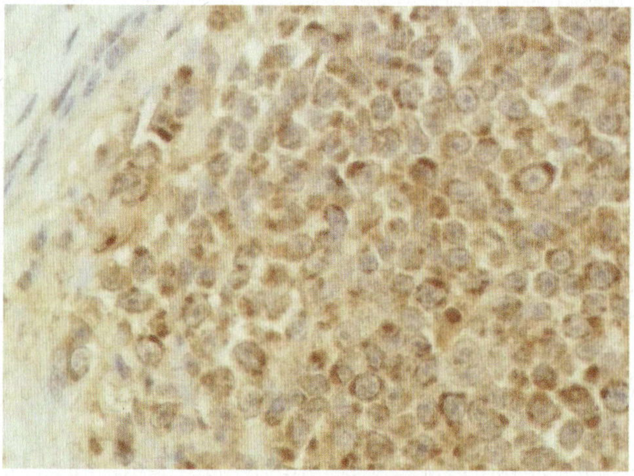

图7-4 Lysozyme染色显示肿瘤细胞胞质及高尔基体区阳性（IHC×20）

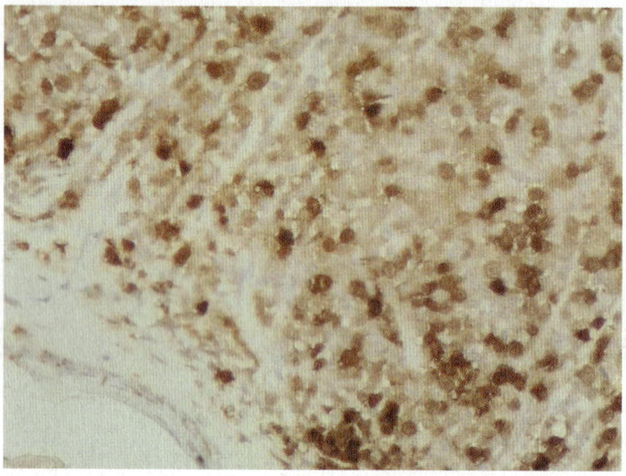

图7-5 S-100染色显示肿瘤细胞胞核阳性（IHC×20）

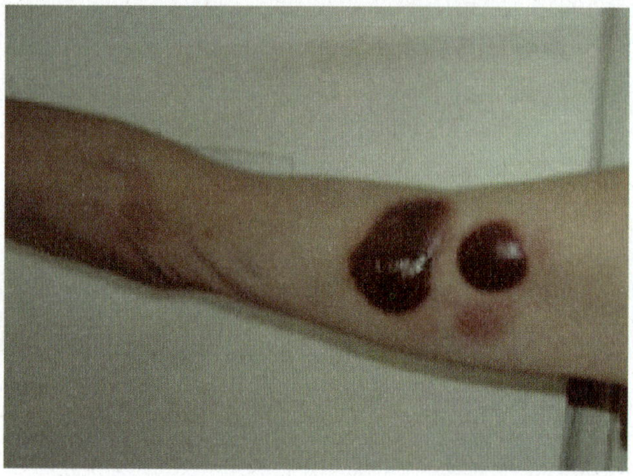

图7-6 患者取活检后1个月于原结节旁边又长出一个类似的皮肤结节，结节隆起于皮肤，呈暗红色，新长出的皮肤结节下方皮肤呈炎症样的红色改变

2. 恶性黑色素瘤：该肿瘤镜下以千变万化著称，细胞可为上皮样、梭形或极其怪异，从小淋巴样细胞到大的多核巨细胞样细胞。本例肿瘤细胞大、中位核仁，因此要考虑到此肿瘤，但本例无巢团状生长方式，也未见到黑色素。诊断依靠免疫组化MART-1、HMB45、S-100阳性。

3. Merkel细胞癌：因该肿瘤发生在皮肤，病变主要位于真皮，细胞圆形，形态单一，故考虑为Merkel细胞癌，但本例肿瘤细胞太大。免疫组化NF、CgA、Syn、NSE阳性有助于诊断。

4. Langerhans细胞肉瘤：高倍镜下个别肿瘤细胞具有核沟，部分细胞呈锥形，因此要考虑该肿瘤。但形态学不太符合此肿瘤的是细胞异型性较小，未见嗜酸性粒细胞。免疫组化CD1a、S-100阳性有助于诊断。

5. 低分化癌：尽管形态学不太符合上皮来源的肿瘤，但应通过免疫组化CK染色予以除外。

小结： 组织细胞肉瘤属于一种罕见的淋巴造血组织肿瘤，除形态特征外，其中较有诊断价值的是Lysozyme染色在高尔基体区呈颗粒状强阳性，有别于其他肿瘤细胞胞质内弥漫阳性。

（本病例由北京友谊医院周小鸽、张淑红医师提供）

参考文献

[1] pie-Bergman C，Wotherspoon AC，Norton AJ，et al. True histiocytic lymphoma：a morphologic，immunohistochenmical，and molecular genetic study of 13 cases. Am J Surg Pathol，1998，22：1386－1392.

[2] iichi Arai，Toshiyuki Yamamoto，Hidekazu Kayano，et al. Primary Cutaneous True Histiocytic Sarcoma：a case with an indolent course. J Clin Exp Hematopathol，2003，43.

第二章　头颈部

刘红刚　审

病例 8　（双侧咽部）浆细胞反应性增生
病例 9　（右眼眶）Wegener 肉芽肿
病例 10　（左侧咽旁间隙）肌上皮癌
病例 11　（左上颈）嗅神经母细胞瘤
病例 12　鼻腔嗅神经母细胞瘤，Ⅲ级
病例 13　（左鼻咽部）胚胎性横纹肌肉瘤
病例 14　（右鼻腔）不成熟性畸胎瘤，含神经胶质成分（低度恶性）

病例 8

病史及临床资料： 患者女性，47 岁，因咽部疼痛 6 个月来院检查，见双咽前弓部浅表溃疡各 1 个，直径均为 0.5cm，取活检。

肉眼及镜下特点： 镜下病变表面被覆复层鳞状上皮，可见表浅糜烂，其下可见大量的浆细胞弥漫增生，散在少量小淋巴细胞（图 8－1～图 8－2）。

辅助检查结果： 免疫组化 CK 显示被覆复层鳞状上皮（＋），其下为阴性；CD3、CD45RO 散在的小淋巴细胞（＋）；CD20 散在少量淋巴细胞（＋），增生的浆细胞（－）；CD79a 增生的浆细胞（＋）；Kappa 和 Lambda 染色高倍比较同一视野比例约为 1∶1，呈多克隆改变（图 8－3～图 8－4）。

病理诊断：（双侧咽部）浆细胞反应性增生。

诊断及鉴别诊断要点： 鼻咽部淋巴组织丰富，大量浆细胞反应性增生与浆细胞淋巴瘤在形态学上有时很难鉴别，已认识到每个正常 B 细胞在分化的不同阶段或同一阶段上可产生几种不同类型的重链，但轻链都为同一型，即 Kappa 或 Lambda。正常人 B 细胞群的轻链 Kappa 和 Lambda 的比例约为 2∶1，起自单个克隆的 B 细胞只含一种轻链，因此可用单一型轻链证实细胞的肿瘤性来源。因此我们应用 Kappa 和 Lambda 免疫组织化学染色的方法观察同一病变视野两者的比值，当 Kappa 和 Lambda 比例是 10∶1 或 Lambda 和 Kappa 比例是 10∶1 时，考虑为单克隆性改变。另外本例也提示 CD20 表达谱系较 CD79a 窄，CD20 在接近成熟阶段的 B 细胞（浆细胞）可不表达。因此在考虑为浆细胞病变时加染 CD79a 可确定 B 细胞来源。

此病例的特点是双咽前弓部浅表溃疡（各 1 个），复层鳞状上皮下大量的浆细胞弥漫增生。免疫组化 Kappa 和 Lambda 染色提示为多克隆性改变。后随访患者，在诊断为炎性增生后未做任何治疗，随访 1 年多患者无肿瘤迹象，这从临床上亦支持增生的诊断。

鉴别诊断： 主要是骨外的浆细胞瘤，两者在形态上有时很难区别，免疫组化 Kappa 和 Lambda 染色有助于两者的鉴别。

小结： 对于大量浆细胞增生性病变，Kappa 和 Lambda 染色对诊断有一定的辅助价值。

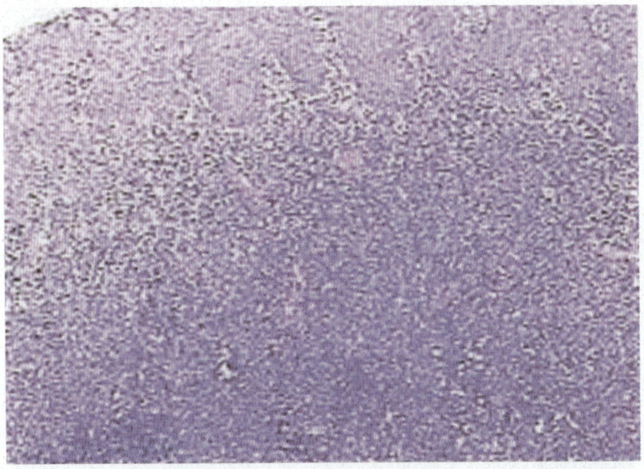

图 8-1　镜下病变表面被覆复层鳞状上皮，可见表浅糜烂，其下可见大量的浆细胞弥漫增生（HE×10）

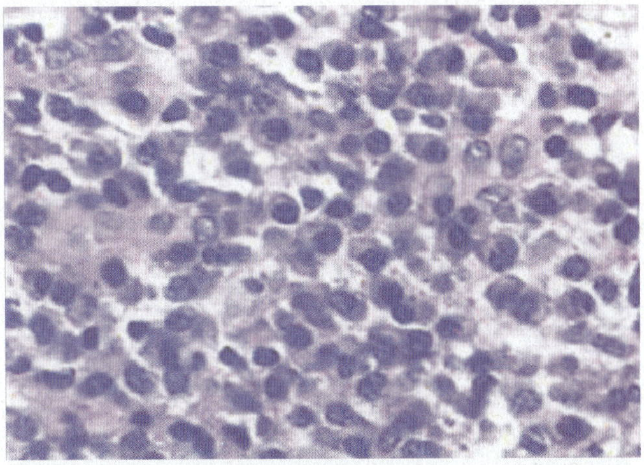

图 8-2　镜下病变表面被覆复层鳞状上皮，可见表浅糜烂，其下可见大量的浆细胞弥漫增生（HE×20）

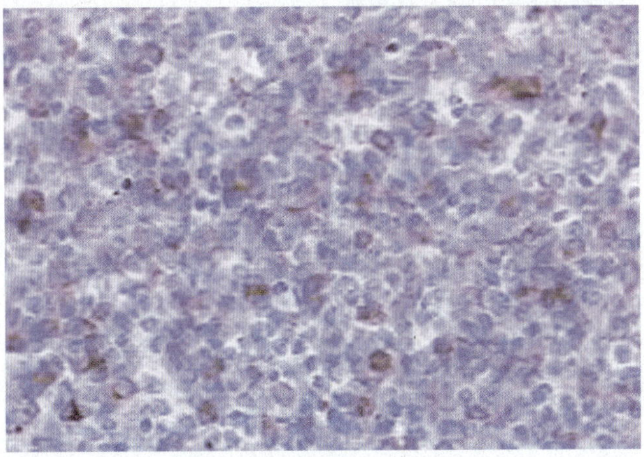

图 8-3　Kappa 免疫组化染色（IHC×20）

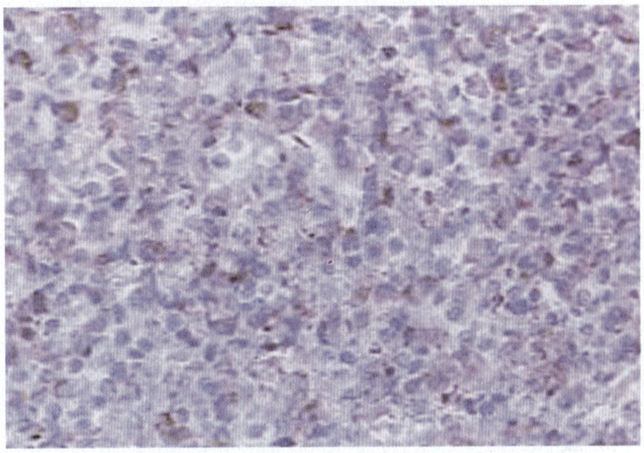

图 8-4　Lambda 免疫组化染色（IHC×20）

（本病例由北京友谊医院周小鸽、陈光勇医师提供）

病例 9

病史及临床资料：患者女性，29 岁，主诉右眼肿胀 1 年，视物不见。既往 3 年前患神经性耳聋，2 年前出现尿崩症。专科检查见右眼睑肿胀，视力无光感，眼球活动受限，鼻骨塌陷，形成鞍鼻（图 9-1）。MRI 提示右眶尖、筛窦、颅内及左眶均见占位性病变，病变累及右颞弓部皮下（图 9-2）。患者在全麻下行右眼眶内容物剜除术。

肉眼及镜下特点：眶内容标本一个，大小 7.0cm×5.0cm×3.5cm，眼球后部围绕视神经见一灰白色肿物，大小约 4.5cm×4.0cm×2.5cm，切面灰白色，质较硬。另送灰褐色带皮肤的条索状组织一堆，总体积 3.2cm×3.0cm×0.5cm，切面灰褐色，质软。镜下表皮组织基本正常，真皮及深层、眼眶内肌肉及泪腺组织均见大量淋巴细胞为主的炎性细胞弥漫浸润，伴多核巨细胞（图 9-3）、组织灶性坏死、小血管炎（血管壁纤维素样坏死、中性粒细胞浸润，图 9-4～图 9-5）。

病理诊断：（右眼眶）Wegener 肉芽肿。

诊断及鉴别诊断要点：Wegener 肉芽肿（Wegener's granulomatosis，WG）是一种与自身免疫有关、累及多个脏器的炎性肉芽肿性病变，最常见于呼吸道和肾。文献报道约有 50%～60%的 WG 患者最终眼眶受累。而局限型 WG 通常不累及肾，常见于头颈部区域，病情进展比较缓慢，预后良好。WG 的典型形态学表现为组织的灶性坏死（地图样坏死）、小血管炎和肉芽肿性炎症，但是文献报道仅见于大约 50%

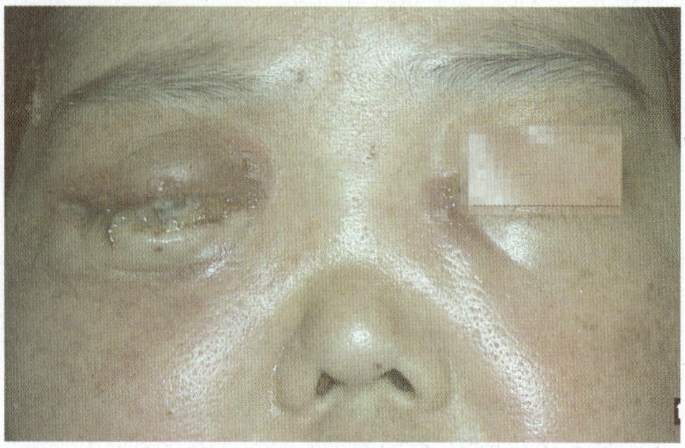

图 9－1　右眼突出，鼻骨塌陷，形成鞍鼻

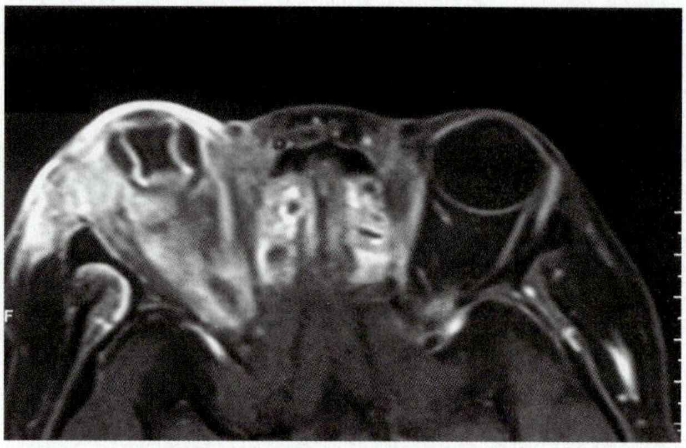

图 9－2　MRI 示右眶尖、筛窦、颞弓部皮下、颅内及左眶内侧均见占位性病变

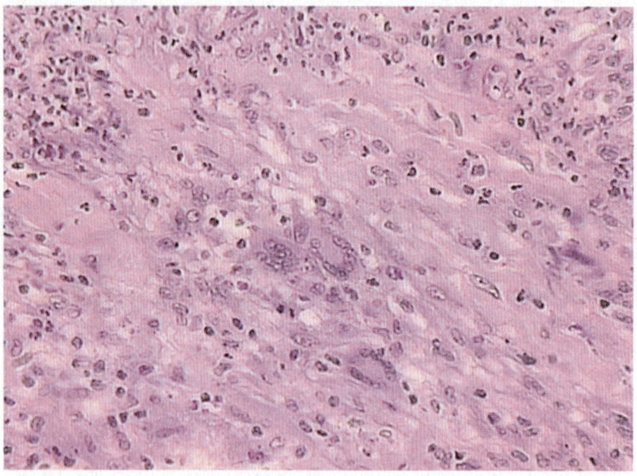

图 9－3　病变中的多核巨细胞（HE×20）

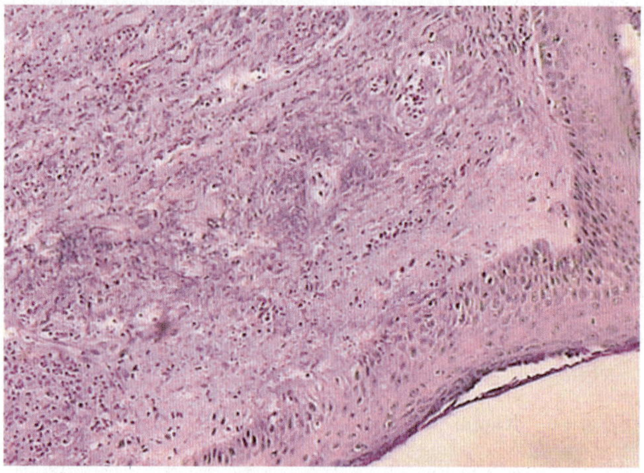

图 9－4　真皮中组织灶性坏死（HE×10）

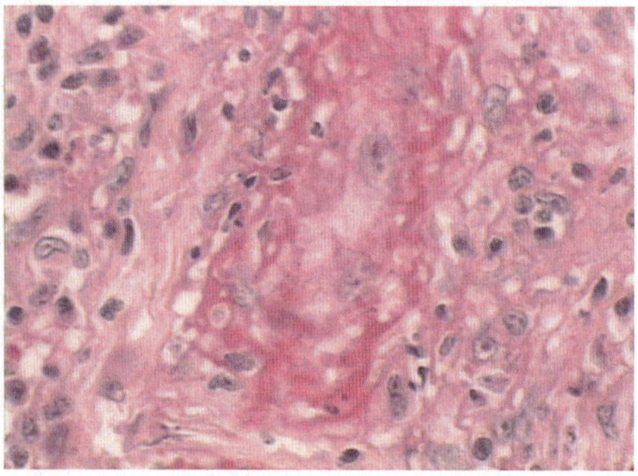

图 9－5　小血管壁纤维素样坏死（HE×20）

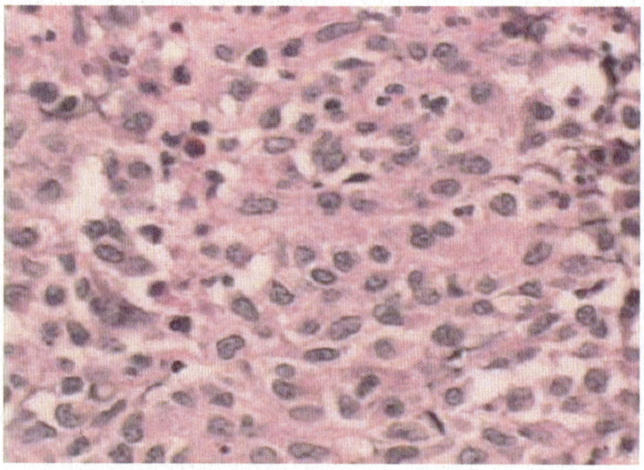

图 9－6　淋巴细胞弥漫浸润，细胞有一定异型性（HE×20）

的眼眶组织活检标本。眼眶 WG 的诊断往往不具有特异性，因为常常和其他一些疾病有相似的形态学表现，往往需要结合临床病史、体检、影像学和组织形态学做出最终病理诊断。

需要指出的是外周血中性粒细胞胞质抗体（antineutrophil cytoplasmic antibody，ANCA）检测在局限型 WG 中大约 67％的病例呈阳性，因此不能代替活体组织检查单独使用，对缺乏典型形态学表现的病例，ANCA 阳性有助于 WG 的诊断并且提示 WG 呈活动性。

眼眶的 Wegener 肉芽肿需要和细菌、真菌感染以及淋巴瘤相鉴别。除了病变组织多取材，相关的组织化学和免疫组织化学染色对鉴别诊断有帮助。

本例显微镜下见到大量的淋巴细胞弥漫浸润，而且淋巴细胞具有一定的异型性（图 9－6），这时要想到和淋巴瘤进行鉴别。

小结：复习文献 WG 累及眼眶达 50％～60％，而且局限型 WG 也常常好发于头颈部，因此眼眶的 WG 并非罕见疾病。由于 WG 的病理表现常常不典型，诊断需要慎重。本例镜下具有 WG 的典型表现，结合临床可以做出诊断。唯有淋巴细胞增生较显著，应注意和淋巴瘤鉴别。

（本病例由武警总医院黑砚、纪小龙医师提供）

参考文献

[1] Pakrou N，Selva D，Leibovitch L. Wegener's granulomatosis：ophthalmic manifestations and management. Semin Arthritis Rheum，2006，35（5）：284－292.

[2] Kopstein AB，Kristopaitis T，Gujrati TM，et al. Orbital Wegener granulomatosis without systemic findings. Ophthal Plast Reconstr Surg，1999，15：467 － 469.

[3] Kalina PH，Lie JT，Campbell RJ，et al. Diagnostic value and limitations of orbital biopsy in Wegener's granulomatosis. Ophthalmology，1992，99：120－124.

病例 10

病史及临床表现：患者男性，54 岁，主因“左侧头痛，左耳耳鸣、耳胀 1 年余”入院。患者于 1 年前无明显诱因出现左侧头痛及左耳耳鸣、耳胀，先后被诊断为咽炎、三叉神经痛，对症治疗效果均不佳；于 1 个月前行颅脑 MRI 检查，诊断为“左侧咽旁隙占位性病变，与周围组织粘连，左侧乳突炎”。术中见左侧咽旁间隙内有肿物，送检冰冻。

肉眼及镜下特点：大体检查见灰白色碎组织一堆，总体大小为 0.6cm×0.5cm×0.4cm，质地软。镜下见肿瘤组织被玻璃样变性的纤维结缔组织分隔成结节状，浸润性生长，肿瘤中心可见坏死；肿瘤细胞可见上皮样分化，浆细胞样分化，部分区域有透明细胞样分化（图 10－1～图 10－4）。

辅助检查结果：AE1（＋），AE3（＋），p63（＋），而 Vimentin 和 CEA 均为阴性（图 10－5～图 10－6）。

病理诊断：（左侧咽旁间隙）肌上皮癌。

诊断及鉴别诊断要点：肌上皮癌（myoepithelial carcinoma）又称恶性肌上皮瘤，是与良性肌上皮瘤相对应的涎腺恶性肿瘤，在 1992 年 WHO 涎腺肿瘤组织病理学分类中才将其列为独立的一类肿瘤。

肌上皮癌是罕见的涎腺恶性肿瘤，Crissman 等在 1977 年首次报道了一例发生于腮腺的梭形细胞型肌上皮癌[1]。该肿瘤多发生于腮腺。临床主要表现为渐进性生长的包块，如肿物由良性病变恶变而来，则早期无明显恶性征象，随着病变发展，肿块生长突然加快，并可出现疼痛、麻木、面瘫、肿块固定等表现。肿瘤生长迅速者，易向周围组织侵犯，可见淋巴道和血道的转移[2]。

组织病理形态上表现为肌上皮细胞的多样性，可分为上皮样细胞型、梭形细胞型、浆细胞样细胞型和透明细胞型。在肌上皮癌的诊断中，以肿瘤对其周围正常涎腺及肌肉、脂肪组织的浸润为首要标准，其他条件包括核分裂象和坏死。

在鉴别诊断方面，需要结合取材部位、组织学形态及免疫组织化学染色综合考虑。

（一）良性肿瘤

1. 良性肌上皮瘤：这两种肿瘤都主要由梭形细胞、浆细胞样细胞、透明细胞或三者的混合组成，细胞排列多样，且都具有肌上皮细胞分化的特点。主要鉴别点是良性肌上皮瘤一般具有完整包膜，无异常核分裂象，也无血管浸润及远处转移。

2. 多形性腺瘤：多形性腺瘤多由上皮和肌上皮混合组成，其上皮细胞可呈多种形态，间质常发生黏液样变性或有软骨样基质形成。鉴别点是该肿瘤细胞成分多样，异型性小，黏液样改变明显或有软骨样基质成分；而肌上皮癌主要由肌上皮组成，细胞异型性明显，可见核分裂象，黏液样改变或软骨样基质少见，且呈侵袭性生长。

（二）恶性肿瘤

1. 透明细胞型肌上皮癌需要与含有透明细胞的腺泡细胞癌、黏液表皮样癌鉴别：典型的腺泡细胞癌的肿瘤细胞胞质呈嗜碱性，胞质内或细胞间有微囊，肿瘤内可见四种类型瘤细胞：腺泡样细胞、闰管样细胞、空泡样细胞、透明细胞，组织化学染色 PAS 阳性，α_1-抗胰蛋白酶抗体阳性，肌上皮标记物阴性；典型的黏液表皮样癌镜下包括黏液样细胞、表皮样细胞及中间型细胞，组织化学染色 PAS 阳性，间质常常表现为纤维组织增生和炎性细胞浸润，免疫组织化学示肿瘤细胞对 CK、EMA 及 CEA 阳性表达，而肌上皮标记阴性。

2. 浆细胞样型肌上皮癌与髓外浆细胞瘤、多发生骨髓瘤的鉴别：浆细胞瘤根据发生部位和瘤细胞功能不同，分为多发性骨髓瘤、髓外浆细胞瘤、单发性骨髓瘤、淋巴结浆细胞瘤、Waldenstrom 巨球蛋白血症和重链病等六类，其中以多发性骨髓瘤最常见。浆细胞瘤中分化比较成熟的细胞常常见到染色质成块状并沿核膜排列，形成轮辐状，而肌上皮癌无此特点。而且骨髓瘤患者表现为血清中大量单克隆性免疫球蛋白，免疫组织化学染色示肿瘤细胞 CD38 及 CD138 阳性，κ 和 λ 轻链阳性的浆细胞比例>16∶1。

3. 梭形细胞型肌上皮癌与平滑肌肉瘤、恶性外周神经鞘瘤、胚胎性横纹肌肉瘤的鉴别：这三种肿瘤在形态学方面有所交叉，但它们分别表达特异的抗体，如平滑肌肉瘤的平滑肌标记物 SMA 阳性，恶性外周神经鞘瘤神经源性标记物 S-100 阳性、胚胎性横纹肌肉瘤的肌源性标记 actin 及 desmin 等阳性有助于鉴别。

小结：肌上皮癌发生部位较多，形态学表现复杂，因此诊断上需要综合考虑，临床首选免疫组织化学标记物提示肿瘤来源及进行鉴别诊断，必要时可行电镜、DNA 倍体分析等检测技术辅助诊断。

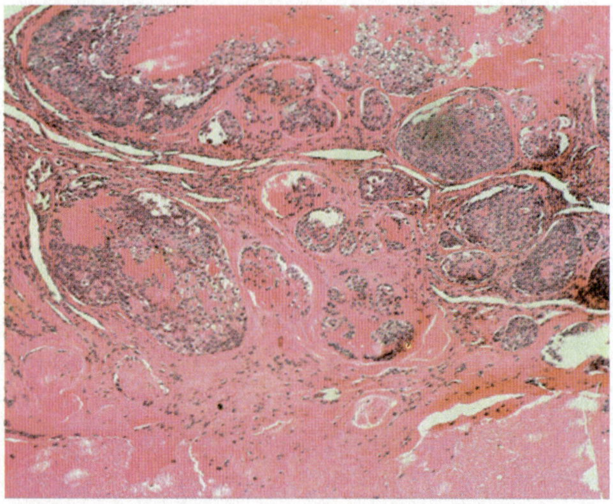

图 10-1　肿瘤组织被玻璃样变性的纤维结缔组织分隔成结节状，呈浸润性生长，肿瘤中心可见坏死（HE×4）

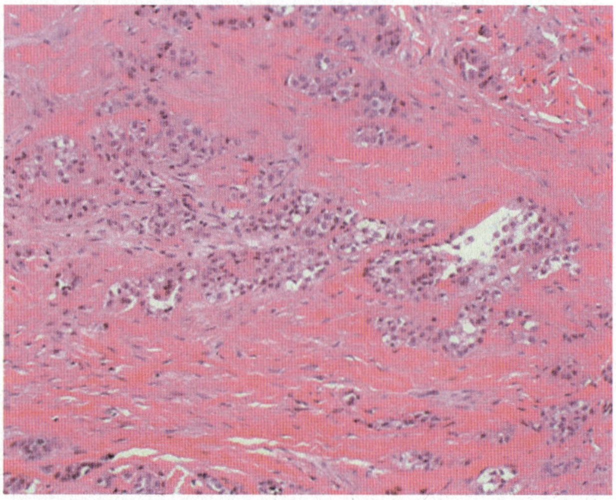

图 10-2　上皮样肿瘤细胞（HE×10）

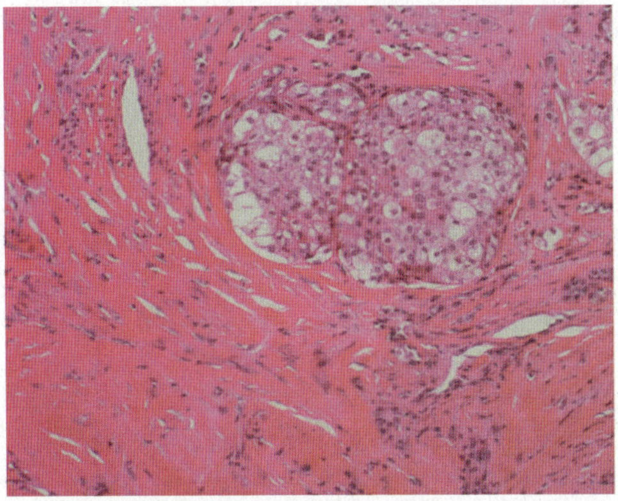

图 10-3　透明细胞样肿瘤细胞（HE×20）

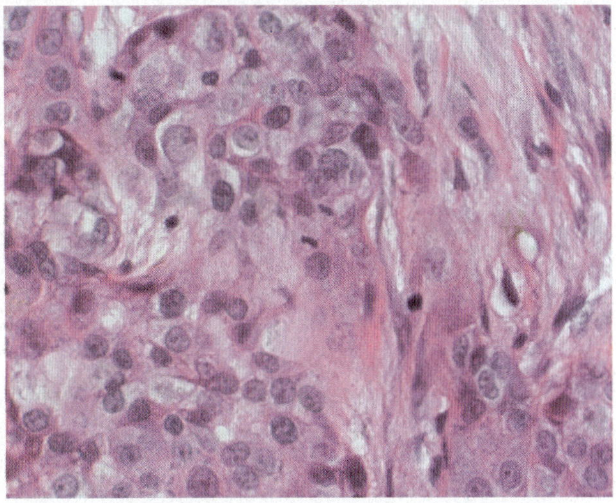

图 10-4　核分裂象多见（HE×40）

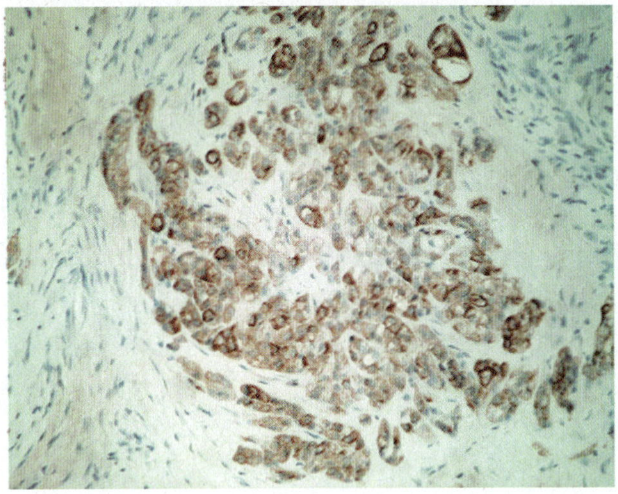

图 10-5　免疫组织化学染色 AE1 阳性（IHC×20）

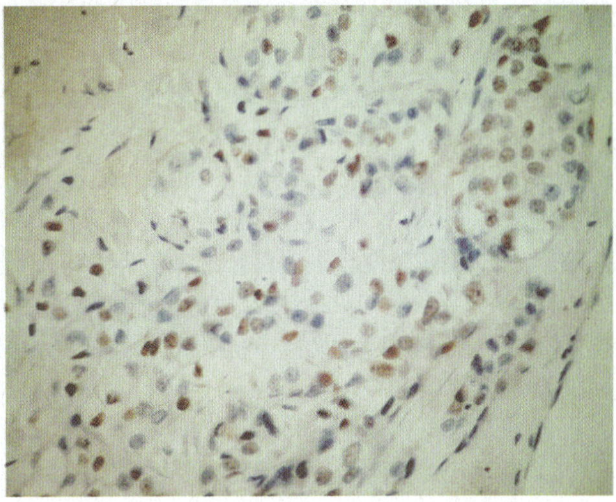

图 10-6　免疫组织化学染色 p63 阳性（IHC×20）

（本病例由解放军总医院病理科袁静、石怀银医师提供）

参考文献

[1] Crissman JD，Wirman JA，Harris A. Malignant myoepithelioma of the parotld gland. Cancer，1977，40：3042-3049.
[2] Toshitaka N，Lsamu S，Yasuo L. et al. Salivary gland malignant myoepithelioma. Cancer，1998，83（7）：1292-1299.

病例 11

病史及临床资料：患者女性，42 岁，主诉左颌下肿物。5 年前患者因左鼻塞、流黄涕到当地医院就诊，发现鼻腔后上方有一 1.5cm×1.5cm×1.0cm 之新生物，活检病理示“分化差的癌，考虑为移行细胞癌”。遂行术前放疗，于放疗后一周行肿物切除术，术后病理为“左筛窦移行细胞癌”。2 年后，患者发现左颌下肿物，行左上颈淋巴结清扫。

肉眼及镜下特点：送检标本为不整形灰褐、灰黄色组织一块，大小 5cm×5cm×2.5cm，其内查见淋巴结数枚，直径 0.4～1.3cm。剖开多枚肿大淋巴结，切面局部呈灰白、灰红色，质软，质地较细腻。另查见分叶状颌下腺组织一块，大小 4cm×2cm×1.8cm，书页状切开未见明显异常。镜下，多枚肿大的淋巴结结构破坏，出现大量呈卵圆形巢状排列的肿瘤细胞；巢周围为富含毛细血管的纤维结缔组织；肿瘤细胞大小、形态较为一致，呈小圆形或卵圆形，胞质稀少、粉染，染色质分布均匀，核仁不明显，核分裂象可见。偶见具有明显核仁的肿瘤细胞。复阅2年前左筛窦肿物切除标本HE切片，肿瘤细胞主要位于黏膜固有层，侵犯部分黏膜上皮，细胞形态及组织结构与此次淋巴结内所见肿瘤完全一致（图11-1～图11-4）。

辅助检查结果： 免疫组化染色：NSE（+++）、chromogranin A（+++）、synaptophysin（+++）、细胞巢周支持细胞S-100蛋白（+++）、细胞巢周支持细胞GFAP（++）、p53蛋白（++），Ki-67阳性细胞数约为25%（图11-5～图11-6），而NF、AE1/AE3、CK18、CK7、CK20、EMA、vimentin、LCA、CD99和CD21均为阴性。组化染色：AB（-）、PAS（-）。

病理诊断：（左上颈）嗅神经母细胞瘤。

诊断及鉴别诊断要点： 嗅神经母细胞瘤（olfactory neuroblastoma，ONB）又称为嗅神经上皮瘤及成感觉神经母细胞瘤（esthesioneuroblastoma，ENB），由Berger和Luc于1924年首次报道。嗅神经母细胞瘤的起源目前尚未明确，多数学者认为它起源于鼻腔上半部、筛板及上鼻甲表面的嗅黏膜神经上皮细胞或来自嗅基板的神经外胚层成分。其发病存在两个年龄高峰，11～20岁及51～60岁，性别无明显差异。好发于鼻腔顶部及上侧壁，检查时可见鼻腔有暗红色或浅红色息肉样肿物。肿瘤局部侵犯周围鼻窦，进而累及眼眶、颅底及颅内，并可转移至颈淋巴结或其他内脏。

嗅神经母细胞瘤因其分化程度的不同表现出多种形态。主要特征为：肿瘤细胞排列成椭圆形或卵圆形的巢状结构；细胞巢周围为富含毛细血管的纤维结缔组织；肿瘤细胞大小及形态较为一致，呈卵圆形、椭圆形，胞质较少，核分裂象较少见，核仁不明显；多数肿瘤中可见多少不一的菊形团，包括Homer-Wright假菊形团和/或Flexner-Weidner真菊形团；分化较好的肿瘤可找见嗜酸性神经纤维背景。免疫组化染色结果显示，肿瘤细胞神经内分泌标记物NSE、Syn、ChrA阳性；S-100蛋白多数肿瘤为阳性，阳性细胞主要分布在细胞巢周围，这些细胞并非肿瘤细胞而是支持细胞，但在一些分化差的肿瘤中为阴性；嗜酸性神经纤维S-100蛋白阳性。电镜特点为肿瘤细胞胞质形成轴突样和树突样突起，彼此平行或交错排列，胞质或突起内可见散布的致密核心神经内分泌颗粒，直径为80～250nm，此外还可见神经原纤维和神经微管结构。

此肿瘤需要和发生于鼻腔、鼻咽、鼻窦等部位的肿瘤鉴别：

1. 鼻咽癌：癌细胞核常呈空泡状，核膜平滑，核仁大而嗜酸性。CK呈弥漫强阳性。

2. 鼻窦神经内分泌型小细胞癌：癌细胞呈短梭形或卵圆形，核/浆比例高，核染色深，缺乏嗅神经母细胞瘤的血管网袢结构。CK染色阳性，呈特征性的点状核周分布。

3. 淋巴瘤：瘤细胞弥漫分布，细胞核形状不规则，染色质粗颗粒，核仁较小，胞质嗜碱性或嗜双色性。LCA阳性。

4. 横纹肌肉瘤（RMS）：细胞较小，形态不规则，有时形成腺泡状结构，常能找见红染、带状并可形成横纹的特征性细胞。肌源性标记阳性。

5. PNET/EWS：瘤细胞体积小至中等，大小一致，核多形，菊形团结构常见。CD99瘤细胞胞膜强阳性，Vimentin阳性。

6. 恶性黑色素瘤：瘤细胞通常有明显的嗜酸性核仁，胞质内可见黑色素颗粒。HMB45、S-100蛋白阳性。

上述肿瘤的免疫组化鉴别见表11-1。

表11-1　鼻窦多种恶性肿瘤免疫组织化学鉴别诊断

免疫标记	CK	NSE	ChrA	Syn	S-100	HMB-45	LCA	T/B	CD99	VIM	DES	MYO
鼻咽癌	+	-	-	-	-	-	-	-	-	-	-	-
未分化癌	+	-/+	-	-	-	-	-	-	-	-	-	-

续表

免疫标记	CK	NSE	ChrA	Syn	S-100	HMB-45	LCA	T/B	CD99	VIM	DES	MYO
小细胞癌	+	+	+	+	+	−	−	−	−	−	−	−
恶性黑色素瘤	−	−	−	−	+	+	−	−	−	+	−	−
淋巴瘤	−	−	−	−	−	−	+	+	−	−/+	−	−
PNET	+/−	+/−	−	+/−	+/−	−	−	−	+	+	−	−
RMS	−	−	−	−	−	−	−	−	−	+	+	+
ONB	−/+	+	+/−	+/−	+	−	−	−	−	−	−	−

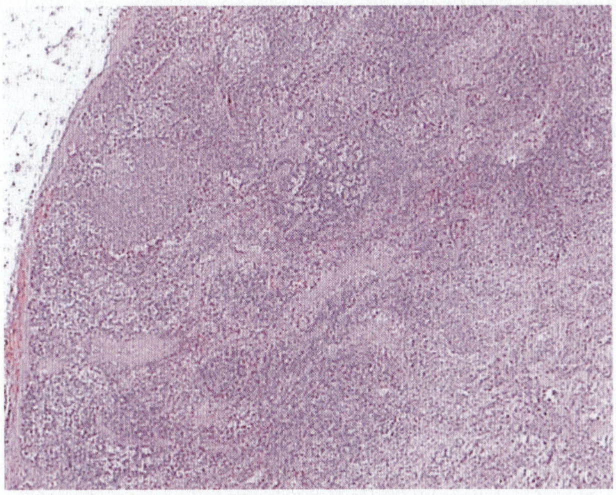

图 11-1 淋巴结中肿瘤细胞呈巢状分布，巢周为富含毛细血管的纤维结缔组织，瘤细胞大小、形态一致(HE×4)

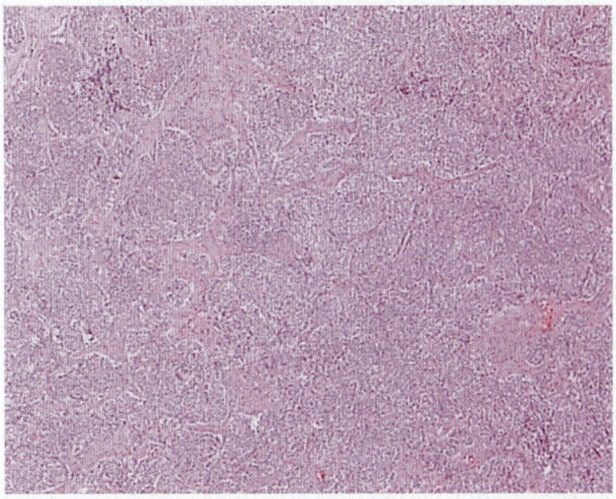

图 11-2 淋巴结中肿瘤细胞呈巢状分布，巢周为富含毛细血管的纤维结缔组织，瘤细胞大小、形态一致(HE×10)

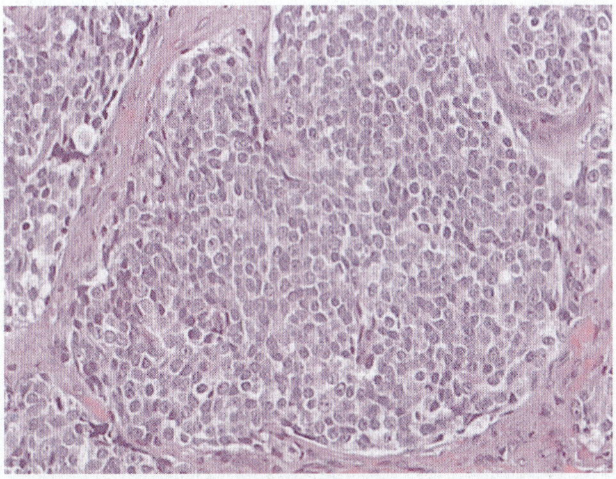

图 11-3 淋巴结中肿瘤细胞呈巢状分布，巢周为富含毛细血管的纤维结缔组织，瘤细胞大小、形态一致(HE×20)

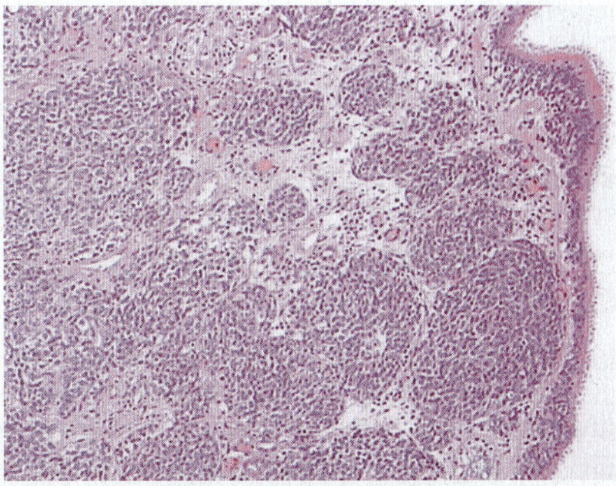

图 11-4 原左筛窦肿物切除标本切片（HE×4）

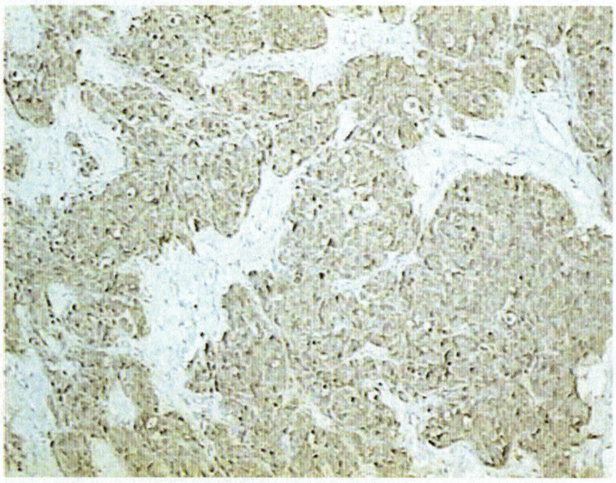

图 11－5　NSE 免疫组化染色（IHC×10）

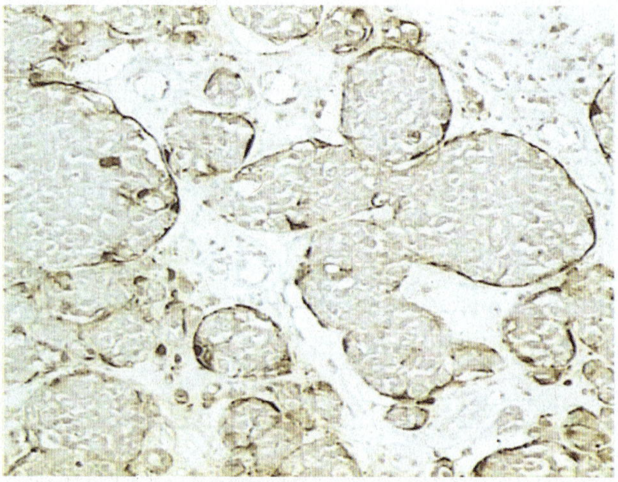

图 11－6　S－100 蛋白免疫组化染色（IHC×20）

小结：嗅神经母细胞瘤是一种较为少见的恶性肿瘤，病理诊断较为困难，对于具有典型结构的病例，往往通过 HE 染色就能诊断。然而此肿瘤多数分化较差，缺乏较为典型的结构，因此常需借助免疫组织化学技术与其他肿瘤进行鉴别。本例 HE 形态不甚典型，无嗜酸性神经纤维背景及菊形团结构，但结合免疫组化结果可做出诊断。

（本病例由中国医学科学院肿瘤医院苏勤、黄文亭医生提供）

参考文献

[1] Asim Ejaz，Bruce M. Sinonasal undifferentiated carcinoma clinical and pathologic features and a discussion on classification，cellular differentiation，and differential diagnosis. Adv Anat Pathol，2005，12：134－143.

[2] Peter Ingeholm，Sune A，Christian B，et al. Esthesioneuroblastoma：a Danish clinicopathological study of 40 consecutive cases. APMIS，2002，110：639－645.

病例 12

临床资料：患者女性，39 岁，近 3 个月来出现间断性鼻堵，流黄色黏稠脓涕。查体见左侧中鼻道内肿物，质脆，触之易出血。取活检。

肉眼及镜下特点：巨检：碎组织一堆，灰白色，大小 2.2cm×2cm×1.3cm，质稍软。镜下所见：瘤细胞体积小，胞质少，细胞核圆形、卵圆形或梭形，核染色质丰富，染色深，核仁不明显，核分裂象较多。小圆形肿瘤细胞呈巢索状排列，背景中可见神经纤维和网状结构，未见菊形团样结构，有疏松的血管纤维间质，可见坏死。被覆上皮基底细胞增生伴瘤细胞浸润（图 12－1～图 12－4）。

免疫组化结果：CgA（＋），NSE（＋），NF（＋），LCA（－），Vimentin 灶状（＋），而 HMB45 和 CK 均为阴性（图 12－5～图 12－6）。

病理诊断：鼻腔嗅神经母细胞瘤，Ⅲ级。

诊断及鉴别诊断：嗅神经母细胞瘤（olfactory neuroblastoma）又称嗅神经上皮瘤。在胚胎发育中，嗅膜由神经外胚层的嗅基板发育而来，并分化成嗅神经上皮细胞，分布于鼻腔顶部、鼻中隔及上鼻甲处。嗅神经上皮细胞发育为嗅神经母细胞，最终形成嗅神经细胞和支持细胞。当演变为肿瘤时，组织学上表现为两种主要的生长方式：神经母细胞瘤样和神经内分泌癌样。根据肿瘤的分化阶段，分为四级，本例为Ⅲ级。

Ⅰ级：分化好，胞质内、核周可见神经原纤维丝，核分裂象少，可有菊形团和“血管性假菊形团”。嗜酸性神经纤维网清楚。

Ⅱ级：形态与Ⅰ级相似，只是瘤细胞小，胞质少，胞质内神经原纤维丝不易见到。核异型性明显，核分裂象较多。有假菊形团样结构。常见腺样结构。神经纤维网不如Ⅰ级明显。

Ⅲ级：瘤细胞极为丰富，异型性更明显，核分裂象多，有坏死，无钙化，神经纤维网难以见到。有真性菊形团，可呈腺样结构。

Ⅳ级：是未分化嗅神经母细胞瘤，瘤细胞小，胞质少，核分裂象多，有坏死，缺乏神经纤维网。

应与各种鼻腔和鼻窦区的小圆细胞肿瘤鉴别。

1. 神经内分泌癌：与嗅神经母细胞瘤的免疫组化表现相似，但在组织结构上缺乏神经纤维的背景，也不会出现菊形团样结构。

2. 胚胎性横纹肌肉瘤：瘤细胞小且呈梭形，核偏位，有些胞质呈强嗜酸性。免疫组化显示肌源性标记物阳性。

3. 淋巴瘤：免疫组化显示 LCA 等淋巴造血系统标记阳性。

4. 鼻窦未分化癌：肿瘤镜下呈巢状、梁状和片状分布，细胞中等大小，分裂象丰富，可见到广泛坏死和明显的血管浸润，没有明显的神经内分泌分化，呈高度恶性。CK 等上皮源性标记物阳性。

5. Ewing 肉瘤：目前认为嗅神经母细胞瘤缺乏 Ewing/PNET 所具有的特异性 EWS/FLI1 融合基因。Ewing 肉瘤 CD99（O13）阳性，而 CgA、NSE 等神经源性标记物阴性。

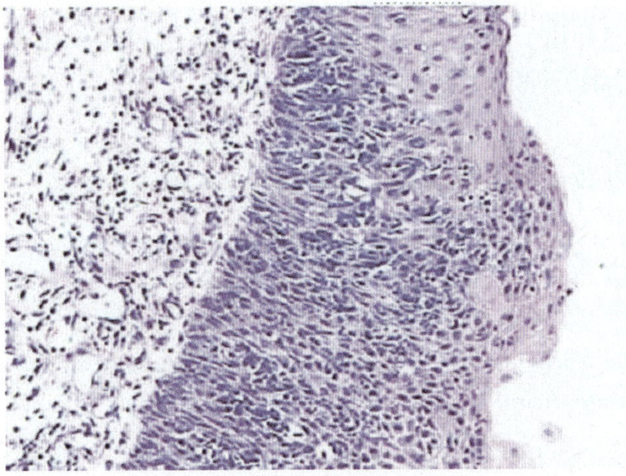

图 12－1　黏膜上皮内可见肿瘤细胞浸润（HE×10）

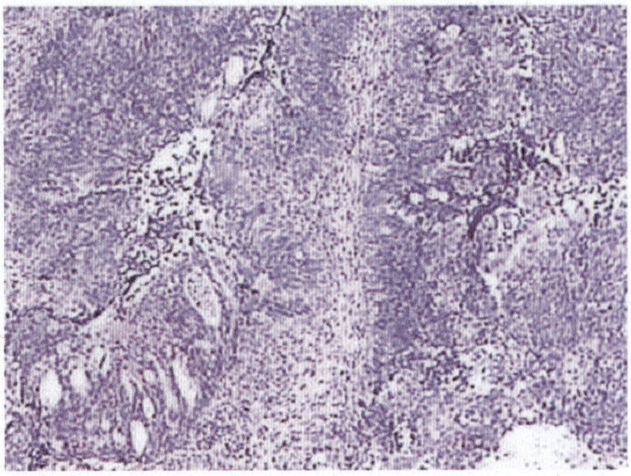

图 12－2　小圆形肿瘤细胞弥漫性浸润（HE×10）

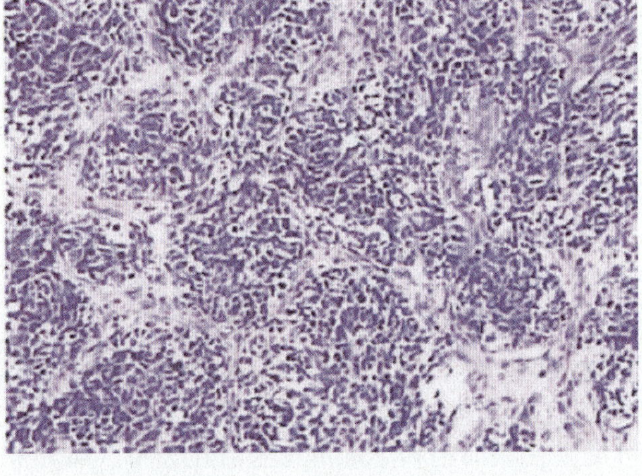

图 12－3　肿瘤细胞呈分叶状和巢状分布（HE×20）

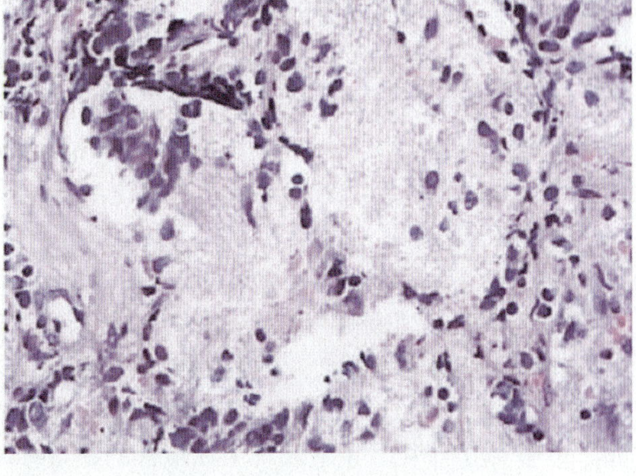

图 12－4　肿瘤内可见神经纤维形成（HE×20）

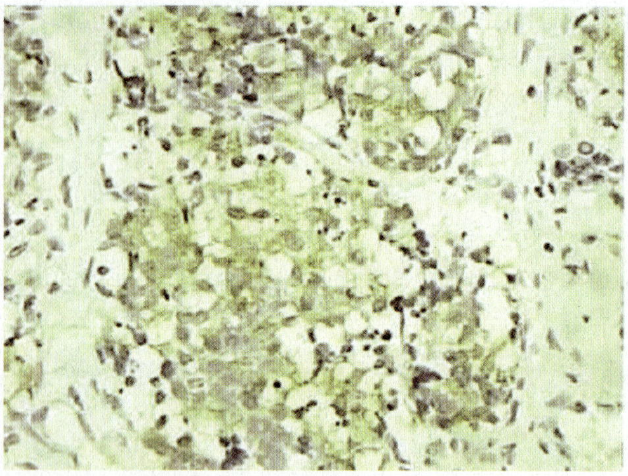

图 12-5 肿瘤细胞 NF 阳性（IHC×20）

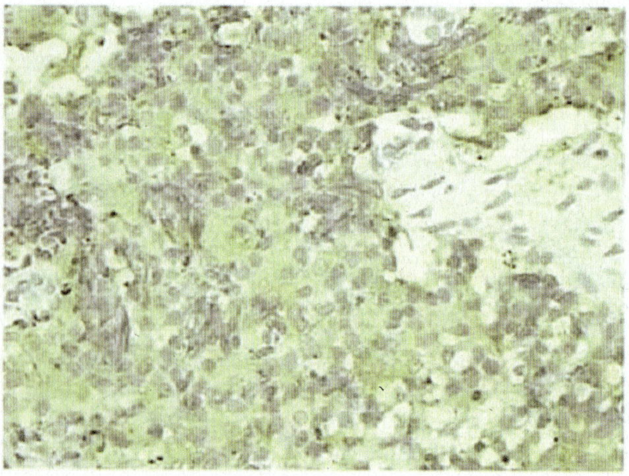

图 12-6 肿瘤细胞 NSE 阳性（IHC×20）

6. 恶性黑色素瘤：形态多样，但 Vimentin、HMB45、S-100 常阳性。

7. 浆细胞瘤：浆细胞一般为单形性，有成熟、不成熟和间变性浆细胞可作为鉴别要点。CD138、Mum-1 阳性，CD20 部分阳性。

小结：嗅神经母细胞瘤是常见于鼻腔的恶性小细胞性肿瘤。有神经母细胞和多少不等的神经纤维分化，免疫组化具有神经源性标记，电镜下均出现神经原纤维、神经微管和神经内分泌颗粒，从而可与发生于鼻腔、鼻窦的其他小圆细胞肿瘤鉴别。

（本病例由北大医院郭华、尹洪芳、李挺和邹万忠医师提供）

参考文献

[1] Bradley PJ，Jones NS，Robertson I. Diagnosis and management of esthesioneuroblastoma. Curt Opin Otolaryngol Head Neck Surg，2003，11：112-118.

[2] Weiss SW，Goldblum TK. Primitive neuroectoderml tumors and related lesions. //Sharon W，Weiss MD，John R. Enzinger and Weiss soft tissue tumors. 4th ed. Beijing：Health Science Asia，Elsevier science，2002：1308-1311.

病例 13

病史及临床资料：患者男性，11 岁，主诉左侧鼻堵 20 天，右眼失明十余天。鼻内镜下见左侧鼻咽部肿物，红褐色、质脆、易出血。

肉眼及镜下特点：送检灰白、灰褐色不整形碎组织一堆，大小 1cm×1cm×0.6cm。镜下见息肉状组织，部分被覆鳞状上皮，部分上皮脱落（图 13-1），疏松的间质中散在炎性细胞浸润，其中分布散在星芒状细胞（图 13-2），大部分细胞体积小，圆形或卵圆形，胞质稀少，嗜酸性，核深染、偏位（图 13-3）；少部分细胞核大，胞质丰富，嗜酸性，细胞核偏于一侧（图 13-4）。

辅助检查结果：免疫组化 Vimentin（+++），Desmin（+++），而 Myogolobin、MyoD1、S-100、AE1/AE3、Lysozyme、CD68、CK8、CK18、CK19、LCA 和 NSE 均为阴性。

病理诊断：（左鼻咽部）胚胎性横纹肌肉瘤。

诊断及鉴别诊断要点：胚胎性横纹肌肉瘤（embryonal rhabdosarcoma）是横纹肌肉瘤中最常见的类型，占 50%～60%，头颈部是其多发部位，而发生于鼻咽部者较少见。绝大多数发生于 10 岁以下的儿童，40 岁以上罕见。镜下表现为在疏松的黏液样基质中可见星芒状细胞和小圆形细胞散在分布。部分未成熟的瘤细胞体积小，圆形或卵圆形，胞质少，核深染、偏于一侧。另外一些较成熟的瘤细胞，细胞界限清楚，胞质嗜酸性，有时可见球拍样细胞或蜘蛛样细胞，亦可见到梭形细胞，细胞核大而深染。紧贴上皮下方有一层致密的未分化瘤细胞带，为其特征性表现。

本例患儿 11 岁，鼻咽部肿物呈息肉状外观，可见多量小圆形细胞，需要与以下疾病鉴别：

1. 嗅神经母细胞瘤：为大小一致的小圆形肿瘤细胞，瘤细胞团多呈分叶状排列，可见菊形团结构。免疫组化染色 NES、Chg－A 及 Syn 等神经内分泌标志物（＋）。

2. 恶性淋巴瘤：肿瘤细胞弥漫分布。免疫组化呈 LCA（＋）。

3. 小细胞性未分化癌：癌细胞小，胞质少，核圆形或梭形，呈巢状、索状和片状结构。免疫组化 AE1/AE3 及神经内分泌标记物（＋）。

4. 间质非典型性的鼻息肉：鼻息肉间质内可见非典型增生的间质细胞，主要集中在黏膜下方或小血管周围，细胞呈梭形、多角形；胞质丰富、嗜酸性，核深染；但间质呈典型息肉样的纤维化或水肿样，没有细胞的丰富性或新生血管的增加，核分裂象极少或缺如。免疫组化显示这些非典型细胞呈纤维细胞的特点。

本例免疫组化染色瘤细胞呈 Desmin 强阳性，而另两个横纹肌的抗体 Myogolobin、MyoD1 均呈阴性表达。Desmin 既可表达于横纹肌肉瘤的原始细胞中，又可表达于成熟细胞中；而 Myogolobin 一般表达于横纹肌肉瘤较为成熟的细胞中；肌肉生成调节蛋白（MyoD1）是一种肌肉调节基因，可表达于不成熟的细胞中，从而鉴定横纹肌肉瘤，本例未见其有阳性表达，可能与敏感性有关。本例中未成熟的肿瘤细胞占

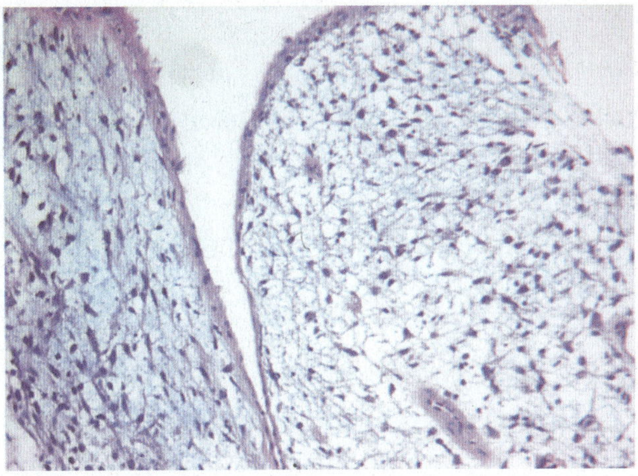

图 13－1　息肉状外观，被覆鳞状上皮（HE×10）

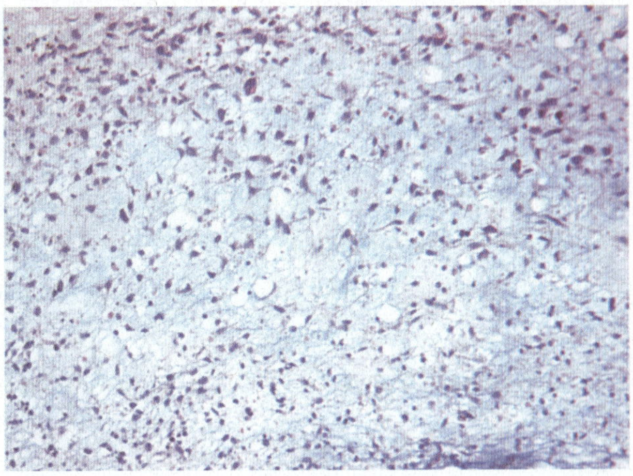

图 13－2　黏液样背景中散在分布星芒状细胞（HE×10）

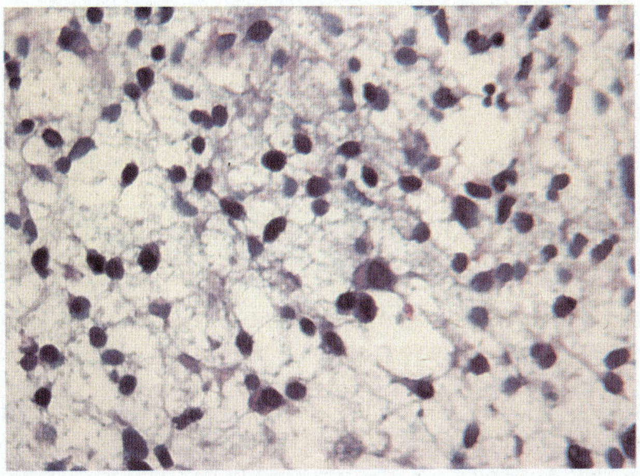

图 13－3　部分肿瘤细胞小，胞质稀少，嗜酸性，核偏位（HE×20）

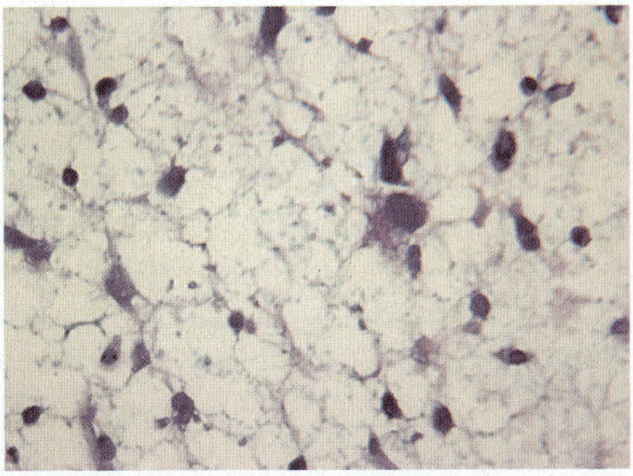

图 13－4　部分细胞胞质丰富，嗜酸性，核大而偏位（HE×40）

多数，不难理解 Desmin 表达阳性而 Myogolobin 呈阴性表达。

小结：胚胎性横纹肌肉瘤是小儿较为多见的一种软组织恶性肿瘤。虽然头颈部为其好发部位，但发生在鼻咽部的较为少见。本例患者为 11 岁男童，患有鼻咽部肿物，镜下表现为两种形态的细胞和疏松的黏液样基质，再结合免疫组化结果，可做出正确诊断。

（本病例由北京天坛医院刘晖、李光医师提供）

参考文献

[1] Mehta S, Verma A, Mann SB, et al. Rhabdomysarcoma of head and neck-an analysis of 24 cases. Indian J Cancer, 1996, 32 (1): 37－42.

[2] Salwa-Zurawska W, Biczysko W, Woznik A, et al. Usefulness of immunohistochemical testing and electron microscopy in the diagnosis of embryonal rhabdosarcoma. Med Sci Monit, 2002, 8 (1): BR 39－46.

病例 14

病史及临床资料：患者女性，18 岁，鼻塞、间歇性脓涕 8 年，加重 3 年。临床检查：鼻外观无畸形，右中鼻道被一灰白色息肉样物堵塞，各鼻旁窦区无压痛。纤维鼻咽镜：右中鼻道见一灰白色息肉样物，鼻咽无明显异常。CT：右上颌窦、筛窦、后鼻腔及鼻咽均可见软组织密度影，界限较清楚；右上颌窦骨质受压变薄；上颌窦口增宽；右眼眶内壁外移，眶内容物外突。临床诊断：慢性鼻窦炎，鼻息肉。外院手术情况：2004 年 6 月 22 日手术，内镜下行右上颌窦口开放术及鼻息肉摘除术。术中见中鼻道有一息肉，其大小 4.0cm×1.5cm×1.0cm；摘除后见眶内侧壁已破坏，部分眶内容物突向鼻腔，同时将上颌窦内息肉样物一并摘除。术后当地病理：（右鼻腔）胚胎性横纹肌肉瘤。

镜下特点：被覆假复层纤毛柱状上皮的黏膜下组织内可见巢团状细胞分布，部分细胞呈旋涡状排列，周边可见幼稚的横纹肌样细胞、脂肪细胞散在分布；局灶区域可见软骨样基质，其内可见较幼稚的软骨样细胞（图 14－1～图 14－4）。

辅助检查结果：免疫组化证实巢团状细胞 GFAP（＋），横纹肌样细胞 Desmin（＋），Myoglobin（＋），软骨样区 S－100（＋）（图 14－5～图 14－6），Ki－67 个别细胞阳性，而 CK18、EMA、AE1/AE3 和 HMB45 均为阴性。特殊染色：Masson 三色染色阳性。

病理诊断：（右鼻腔）不成熟性畸胎瘤，含神经胶质成分（低度恶性）。

诊断及鉴别要点：畸胎瘤起源于胚胎干细胞，模拟生殖细胞向内、中、外三胚层各组织器官多方向混合性分化，形态多样，结构复杂。组成成分可以为分化完全成熟的组织，也可为不同成熟程度的幼稚形态，有时还可以绝大部分表现为向单一胚层甚至单一组织方向分化。不成熟畸胎瘤根据其含有的不成熟性神经上皮成分，可分为 1～3 级。卵巢是畸胎瘤最好发的部位，头颈部畸胎瘤仅占总数的 2%～9%[1]。

上呼吸道不成熟性畸胎瘤更是罕见，至今仅有 40～50 例病例。本例肿瘤具有两种胚层成分，主要由神经胶质、骨组织、脂肪组织及横纹肌组织构成，免疫组化染色也证实了以上几种成分的存在。Yeoh 等在讨论鼻胶质瘤时，认为鼻咽肿瘤若有多种间叶成分异位时提示可能为畸胎瘤[2-3]。本例患者肿瘤部分组织分化较幼稚，可归入不成熟性畸胎瘤范畴。

在鼻腔畸胎瘤诊断过程中，主要需与鼻胶质异位相鉴别。国外文献（20 世纪 80 年代末至 2003 年底）报道鼻胶质异位总病例数不足 60 例，并认为是一种较罕见的良性先天发育异常。

多数鼻胶质异位患者以鼻息肉就诊，与中枢神经系统有关的仅一例。肿块直径 1～7cm（平均 2.4cm），组织学主要表现为混合存在的星形胶质细胞和神经纤维以及纤维血管间质，可有成熟的神经元和室管膜成分，偶见灶状钙化和炎性细胞浸润。免疫组化 GFAP 和 S－100 阳性。特殊染色 Masson 三色阳性。因单纯性鼻胶质异位与合并脑膨出手术方案不同，影像学应加以鉴别。单纯性鼻胶质异位完全手术切除预后良好，不全切除或合并其他发育异常则可能复发。

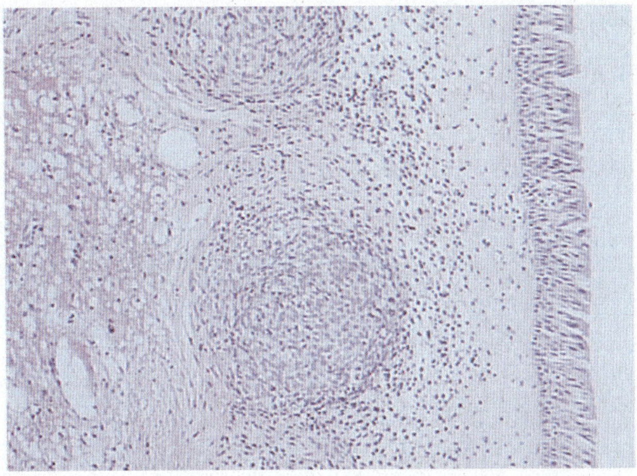

图 14-1　假复层纤毛柱状上皮的黏膜下组织内见巢团状细胞分布，部分细胞呈旋涡状排列（HE×10）

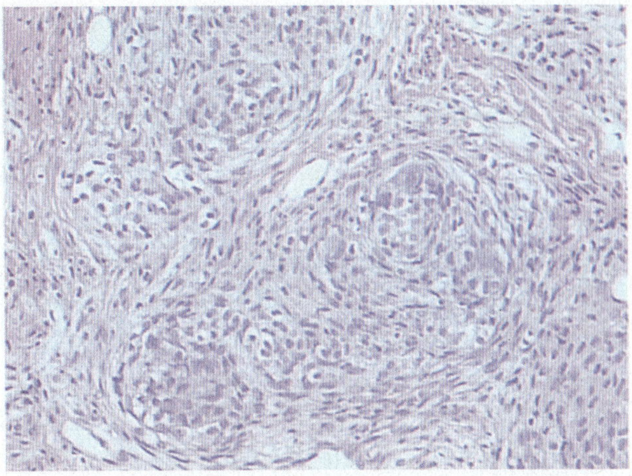

图 14-2　假复层纤毛柱状上皮的黏膜下组织内见巢团状细胞分布，部分细胞呈旋涡状排列（HE×20）

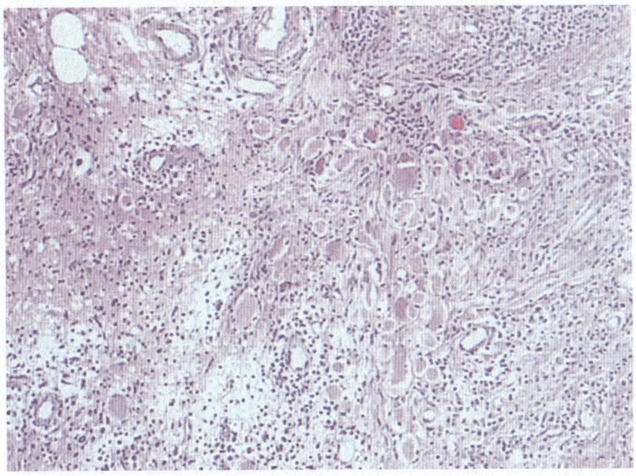

图 14-3　部分区域可见幼稚的横纹肌样细胞、脂肪细胞散在分布（HE×10）

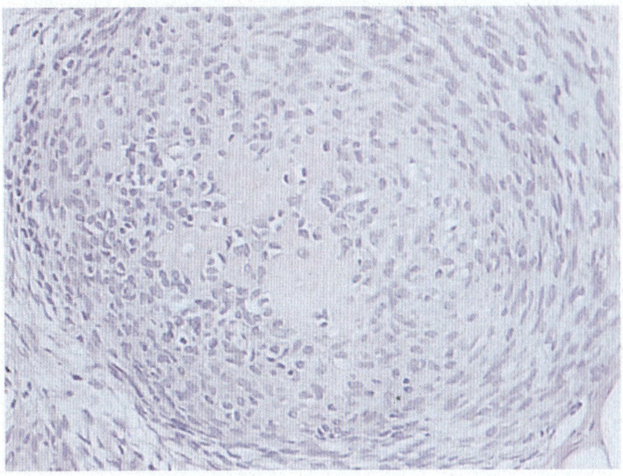

图 14-4　局灶区域可见软骨样基质，其内可见较幼稚的软骨样细胞（HE×20）

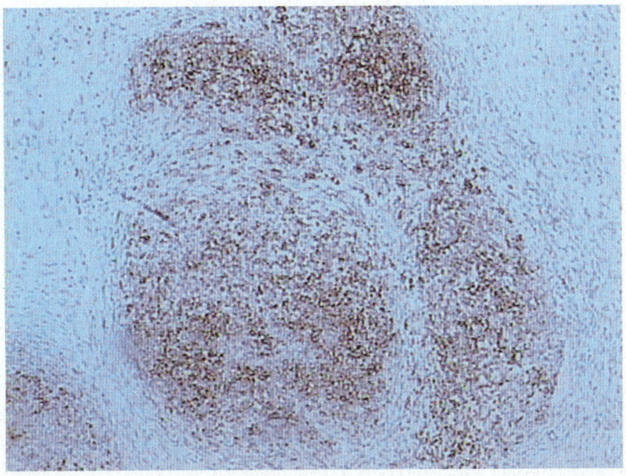

图 14-5　呈巢团状及旋涡状排列的细胞 GFAP 阳性（IHC×10）

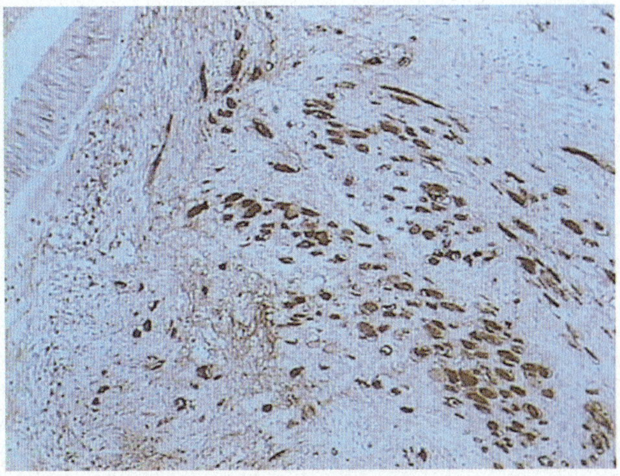

图 14-6　部分区域可见幼稚的横纹肌样细胞，其 Myoglobin 阳性（IHC×10）

小结：右鼻腔部位的不成熟性畸胎瘤非常罕见，当含有较多的神经胶质时，要注意与鼻胶质异位相鉴别，前者是一种低度恶性的肿瘤，并随着不成熟神经上皮成分的增多，恶性程度增强；而后者则是良性的先天发育异常改变。

（本病例由中国医学科学院肿瘤医院张询、宋艳医师提供）

参考文献

[1] Shetty SC，Gupta S，Cherian M. Mature teratoma of the nasal vestibule：a case report. Ear Nose Throat J，2000，79 (8)：620 - 623.

[2] Yilmaz T，Suslu AE. Case report：malignant teratoma of the sinonasal tract. Eur Arch Otorhinolaryngol，2005，262 (5)：384 - 386.

[3] Yeoh GP，Bale PM，de Silva M. Nasal cerebral heterotopia：the so-called nasal glioma or sequestered encephalocele and its variants. Pediatr Pathol，1989：9 (5)：531 - 549.

第三章　呼吸系统

金木兰　审

病例 15　肺隐球菌病
病例 16　肺隐球菌感染
病例 17　（左侧鼻窦）变应性真菌性鼻窦炎
病例 18　Wegener 肉芽肿
病例 19　肺透明细胞癌
病例 20　肺癌肉瘤
病例 21　（腰 1 椎体）转移性多形性癌，考虑来源于肺
病例 22　（右）甲状腺呈胸腺样分化的癌
病例 23　成人胸膜肺母细胞瘤，Ⅲ型
病例 24　肺淋巴管平滑肌瘤病
病例 25　结核性脓胸；胸腔上皮样血管肉瘤伴大量出血、坏死及积血；支气管扩张症
病例 26　肺上皮样血管内皮瘤
病例 27　（右肺中叶）肺原发性炎症性肌纤维母细胞肿瘤伴颈部及骶骨转移
病例 28　（左肺中叶）Rosai-Dorfman 病（RDD）

病例 15

病史及临床资料：患者男性，55 岁，慢性咳嗽 1 个月余。胸片示右肺下叶一个大小 2cm×2cm 结节。

肉眼及镜下特点：肉眼观：肺组织一块，大小 3.5cm×1.5cm×1cm，切面见一直经 1.7cm 灰褐色结节，界尚清，质硬，位于胸膜下，表面胸膜凹陷。镜下病变呈结节状，无包膜，与周围肺组织界限较清楚。组织学上，病变呈肉芽肿性炎改变，由上皮样细胞和多核巨细胞组成，并有淋巴细胞和浆细胞浸润，无干酪样坏死。并在组织细胞、多核巨细胞和病灶间质内可见无色或稍呈粉红色、具有折光性的菌体荚膜（图 15 - 1）。

辅助检查结果：PAS 染色显示组织细胞、多核巨细胞和病灶间质内可见胞壁呈红色的隐球菌孢子。

病理诊断：肺隐球菌病。

诊断及鉴别诊断要点：肺隐球菌病（pulmonary cryptococcosis，PC）是隐球菌感染引起的一种深部真菌病，仅侵犯肺或首先累及肺者称为原发性肺隐球菌病。隐球菌主要经呼吸道进入人体，可被中性粒细胞和单核巨噬细胞消灭。本病多见于免疫功能低下的患者，如：器官移植受者、淋巴造血系统肿瘤患者、长期接受糖皮质激素治疗者、AIDS 患者等，并可经血道播散，主要引起脑膜炎和慢性肺部感染。近年来，无基础病史及接触史的患者逐渐增加，隐性发病者亦增多，且因病变多位于胸膜下，故支气管镜检查阳性率低。

研究显示，肺隐球菌病的病变类型与患者的免疫状态以及病程有关，早期或者免疫力低下者多呈胶样病变，晚期或者免疫力正常者常呈非干酪性肉芽肿性病变。胶样病变是由成堆的隐球菌菌体在组织内发生黏液变性而形成，少见肉芽肿反应和炎性细胞浸润。肉芽肿病变主要由组织细胞、多核巨细胞、巨噬细胞、成纤维细胞及淋巴细胞组成，隐球菌主要见于巨噬细胞及组织细胞内。慢性者可有广泛纤维化。可有多发性小脓肿形成。

隐球菌属于无菌丝的单细胞芽生的酵母型真菌，孢子内无子囊，广泛存在于土壤和鸽粪中，在组织中呈圆形或卵圆形，直径一般为5～10μm，有宽阔透明的荚膜包裹，空淡如晕，具有折光性。HE染色不易识别，易漏诊或误诊，常用PAS或GMS染色法加以识别。PAS染色，真菌壁呈深红色，胞质浅红；GMS染色，真菌壁呈黑色，轮廓清晰，但宿主结构不清。

肺隐球菌病缺乏特征性的临床和影像学表现，临床上多因考虑肺癌或其他肺病变而开胸检查，同时，由于隐球菌在HE染色中不易识别，经验不足者易漏诊或误诊。本病需与下列病变相鉴别：

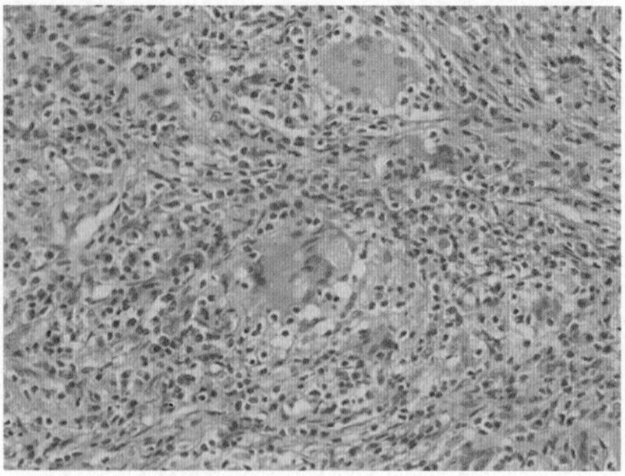

图15－1　病变呈肉芽肿性炎改变，见淋巴细胞、浆细胞浸润，多核巨细胞中隐约可见球形呈空泡状的隐球菌孢子（HE×40）

1. 增殖性结核：本病呈肉芽肿性炎改变，可见增生的上皮样细胞和多核巨细胞，有淋巴细胞浸润，常无干酪样坏死，抗酸染色常阳性，HE中多核巨细胞中无具有折光性的球形孢子，PAS染色无隐球菌孢子。

2. 结节病：非干酪性肉芽肿散在分布于肺间质，由上皮样组织细胞、多核巨细胞、少量淋巴细胞构成的肉芽肿结节，可见Langhans巨细胞，且其胞浆内可见星芒状小体及嗜碱性同心板层状小体，PAS染色无隐球菌孢子。

3. 其他真菌感染引起的病变：包括假丝酵菌病、曲霉菌病、毛霉菌病、组织胞浆胞质菌病、非洲型组织胞浆菌病、放线菌病等，其中组织胞浆菌病和非洲型组织胞浆菌病呈肉芽肿性炎改变，其他病变HE染色即可鉴别。

（本病例由北京大学病理学系陆敏医师提供）

参考文献

[1] Sarosi GA. Cryptococcal lung disease in patients without HIV infection. Chest，1999，115：610－611.

病例16

病史及临床资料：患者男性，60岁，主因患肝细胞癌、肝炎后肝硬化而接受原位肝移植术。术后13个月患者出现咳嗽，伴有少量白色黏痰。体温波动在37℃左右。肺部CT检查：右肺上叶可见一高密度阴影，密度均匀。

肉眼及镜下特点：灰白色组织一条，大小0.5cm×0.1cm×0.1cm。镜下：肺穿刺组织中见增生的上皮样细胞、成纤维细胞，其中有淋巴细胞、单核细胞及多核巨细胞浸润。于多核巨细胞胞质内可见散在单个或多个呈浅蓝色的圆形或卵圆形小体（图16－1～图16－3）。

辅助检查结果：特殊染色：PAS（＋）（图16－4～图16－6）。

病理诊断：肺隐球菌感染。

诊断及鉴别要点：

隐球菌广泛存在于自然界，肺部隐球菌病是由新型隐球菌引起的肺部亚急性或慢性感染，人体免疫功能低下是隐球菌发病的重要诱因，感染者常为严重免疫缺陷者，尤其是T细胞免疫缺陷者。终末期肝病患者肝移植术前均有严重的肝功能和/或其他重要器官受损，免疫功能低下。在肝移植术后由于使用抗排斥药物，损害了免疫功能，尤其是T细胞功能，而易导致深部真菌感染[1]。近年来随着肝移植术的开展，真菌感染已成为肝移植受体术后一种威胁生命的并发症，有报道其发病率为5.6%～10.0%[2-4]，死亡率超过90%[4]。我院2002年5月至2004年5月为各类终末期肝病患者实施的207例次原位肝移植患者中有

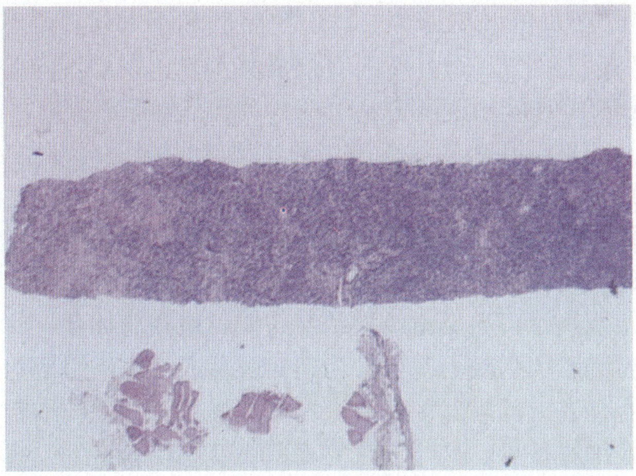

图 16-1　肺穿刺组织中有较多量淋巴细胞浸润，呈肉芽肿样改变（HE×4）

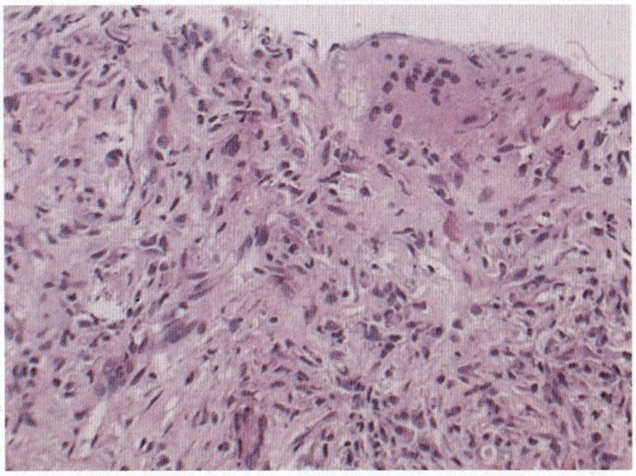

图 16-2　肺穿刺组织中有较多量淋巴细胞浸润，呈肉芽肿样改变（HE×10）

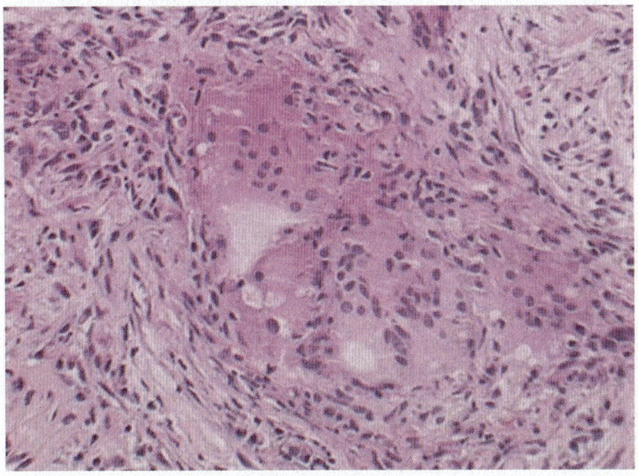

图 16-3　肺穿刺组织中有较多量淋巴细胞浸润，呈肉芽肿样改变（HE×20）

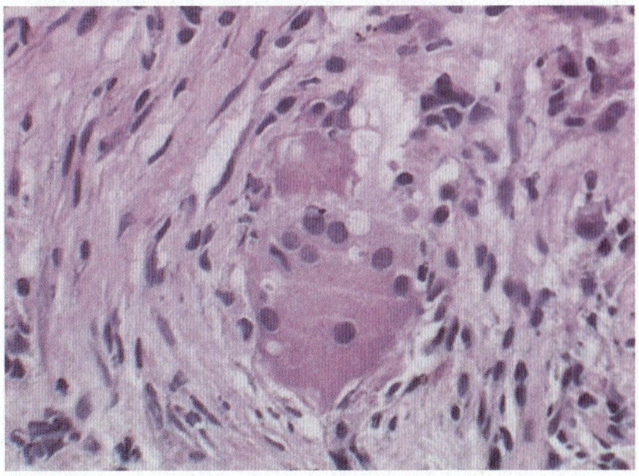

图 16-4　多核巨细胞中有多个隐球菌病原体，呈圆形或卵圆形（PAS×20）

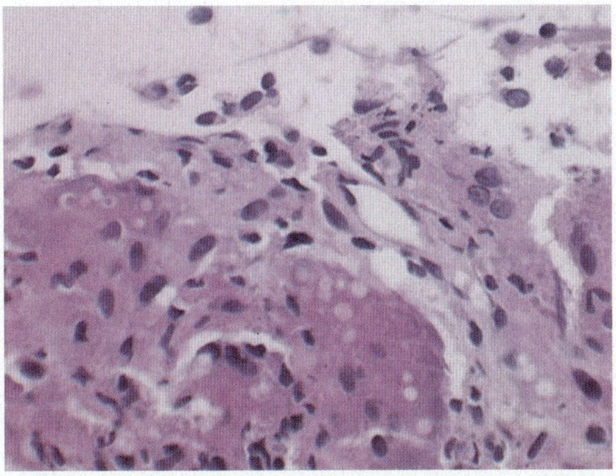

图 16-5　多核巨细胞中有多个隐球菌病原体，呈圆形或卵圆形（PAS×20）

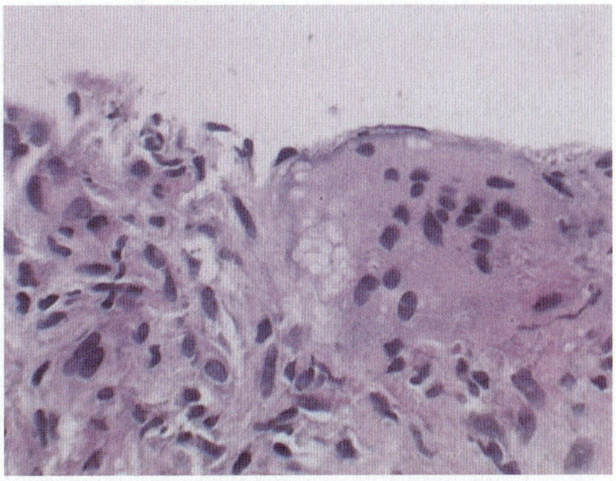

图 16-6　多核巨细胞中有多个隐球菌病原体，呈圆形或卵圆形（PAS×20）

17 例发生真菌感染，其中 7 例死于深部真菌感染。肺是最常见的感染部位，其次是腹腔和手术切口，而脑部的真菌感染常继发于其他部位的真菌感染。本例患者是我院自 2002 年 5 月开展肝移植术以来发现的首例肝移植术后隐球菌感染病例。初期临床曾怀疑为肝细胞癌肺转移。经病理检查才确诊为肺部隐球菌感染。

肺部隐球菌感染的病理变化特征为：肺部病灶常为局限性或小肉芽肿病变，可出现于两肺任何部位，有三种类型：①胶样病灶：早期组织内可见由隐球菌组成的似疏松黏液组织的病灶，中性粒细胞少，不化脓，仅有少量淋巴细胞和组织细胞浸润。②肉芽肿性病灶：由不同比例的隐球菌、单核细胞、多核巨细胞及淋巴细胞组成，且往往多核巨细胞较多，可形成巨细胞性肉芽肿，单核细胞和多核巨细胞常有吞噬菌体的现象，被吞噬的菌体多无荚膜。③含菌体的纤维结缔组织病灶：主要由疏松结缔组织、散在菌体及一些腺样肺泡构成。上述各型病变的出现与病程有关。早期常为胶样病变，晚期常为肉芽肿性或纤维组织增生性病变，偶有干酪样坏死和空洞形成。三种病变也可混合存在。因隐球菌荚膜中多糖类物质对中性粒细胞的趋向性有抑制作用，因此在隐球菌感染病变中，中性粒细胞很少，这与一般的真菌病变有较丰富的中性粒细胞浸润大不相同。肝移植术后患者 X 线胸片常显示肺纹理增加或结节状阴影，偶有空洞形成。如为肺血管周围的多数圆形浸润阴影则提示为血行播散病灶。

小结：肝移植术后肺部真菌感染患者临床病情严重，症状、体征以及胸片缺少特征性，往往被基础疾病或应用的药物掩盖，不易识别。隐球菌感染就更缺乏早期快速特异性诊断措施，很难做到早期诊断，因此早期常规监测、诊断十分重要。病理医生做病理诊断时发现组织中出现淋巴细胞、组织细胞及肉芽肿性病变，却没有发现其他病变时，注意真菌感染，尤其隐球菌感染，需要更仔细地观察。特殊染色 PAS 有助于诊断真菌感染。除此之外，早期真菌培养及经验性治疗也至关重要。

（本病例由武警总医院病理科罗莉、李全民医师提供）

参考文献

[1] Singh N, Arnow P M, Bonham A, et al. Invasive aspergiliosis in transplantation recipients in the1990 . Transplantation, 1997, 64: 761 - 770.

[2] Fortun J, Martin - Davila P, Moreno S, et al. Risk factors for invasive aspergillosis in liver transplant recipients. Liver Transpl, 2002, 8: 1065 - 1070.

[3] Fortun J, Martin - Davila P, Moreon S, et al. Prevention of invasive fungal infections in liver transplant recipients: the role of prophylaxis with lipid formulations of amphotericin B in high - risk patients. J Antimicrob Chemother, 2003, 52: 813 - 819.

[4] Duchini A, Redfield DC, Mchutchison JG, et al. Aspergillosis in liver transplant recipients: successful treatment and improved survival using a multistep approach. South Med J, 2002, 95: 897 - 899.

病例 17

病史及临床表现：患者男性，54 岁，双侧持续性鼻堵 6 个月，左侧为主，伴头痛，额部闷胀感，晨起加重，清水样涕。专科检查：鼻中隔左偏，左中鼻道充满息肉样物。CT：左侧鼻腔软组织影，左侧筛窦、上颌窦软组织影并见散在云絮状高密度影（图 17 - 1）。实验室检查：血清总 IgE 52.1kU/L（正常值<60 kU/L），真菌特异性 IgE（+）。皮肤变应原点刺试验：烟曲霉菌、特异青霉菌、交链孢霉菌均（++++）。鼻分泌物涂片：嗜酸性粒细胞（++）。术中所见：左侧中鼻道息肉；左侧筛窦、上颌窦黏膜水肿，窦腔内见大量灰褐色“油灰样”分泌物。送检为左侧鼻窦腔内分泌物。

肉眼及镜下特点：大体检查：灰褐色不整形组织，蚕豆大，质软。镜检：大片黏液中见团簇状或散在分布的嗜酸性粒细胞，部分区域融合成片，周围为嗜酸性基质。可见到六角形或双锥形结晶体（图 17 - 2～图 17- 5）。

辅助检查结果：Grocott 嗜银染色：真菌呈阳性（图 17 - 6）。

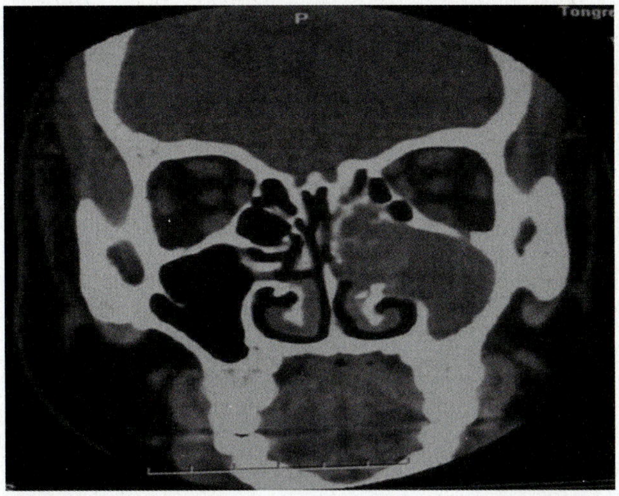

图 17－1 CT（软组织窗）：左侧筛窦、上颌窦软组织影及散在高密度影

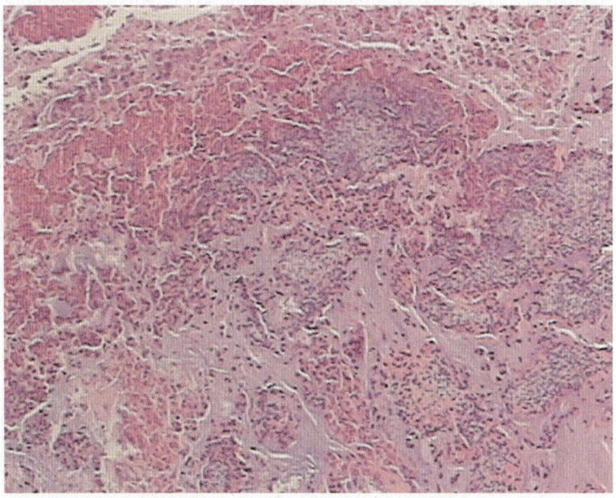

图 17－2 嗜酸性及嗜碱性的无定形黏液基质（HE×20）

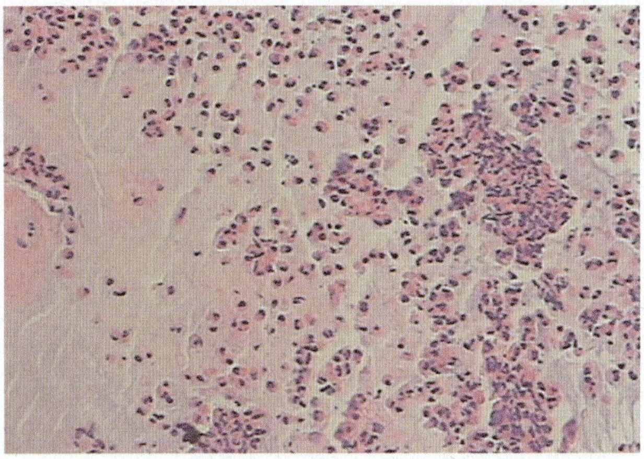

图 17－3 黏液中见团簇状或散在分布的嗜酸性粒细胞（HE×20）

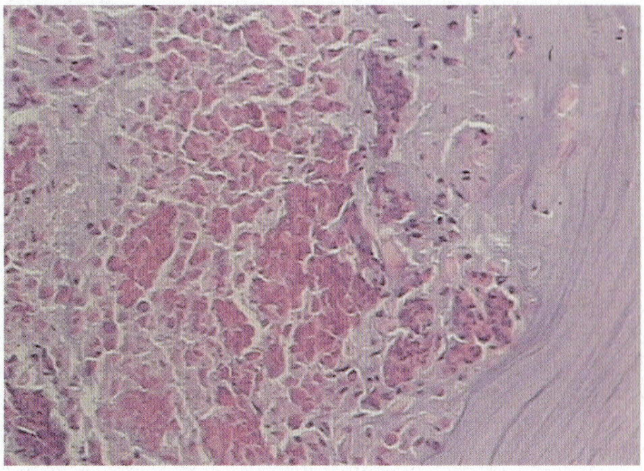

图 17－4 嗜酸性粒细胞崩解后的嗜酸性物质（HE×40）

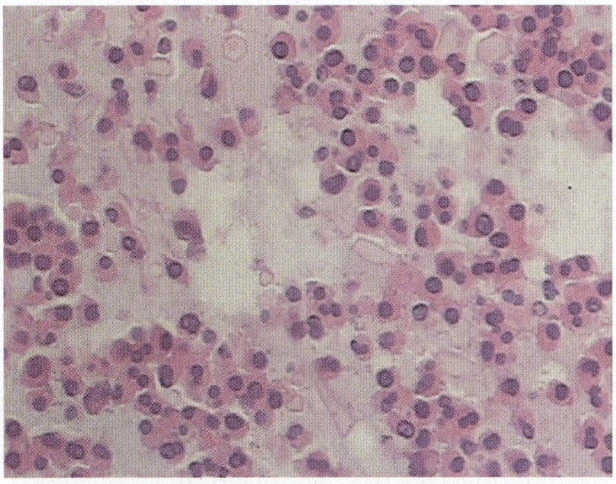

图 17－5 嗜酸性粒细胞间可见 Charcot-Leyden 结晶（横断面六角形，纵切面锥形）（HE×40）

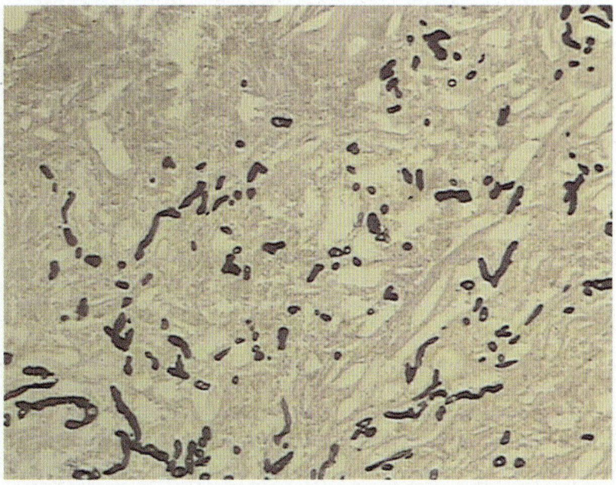

图 17－6 真菌菌丝及孢子，菌丝形状不完整（Grocott 染色×20）

病理诊断：（左侧鼻窦）变应性真菌性鼻窦炎。

诊断及鉴别诊断要点：变应性真菌性鼻窦炎（allergic fungal sinusitis，AFS）是真菌性鼻窦炎中较为特殊且认识最晚的一种类型，多发生于有特异性或有哮喘史的中青年人，目前认为它是真菌免疫反应介导的疾病而非感染性疾病，其发病机制是真菌抗原刺激机体产生 IgE 介导的Ⅰ型和 IgG 介导的Ⅲ型变态反应。早期 AFS 的临床表现无特异性，多数表现为鼻窦炎或鼻息肉，但如诊断有误则可延误治疗导致病变进展，出现眼部及颅内症状，其中最突出的是突眼甚至失明，将 AFS 从慢性鼻窦炎或其他类型的真菌性鼻窦炎中区分出来的目的在于指导其特殊的临床治疗并能做到定期随访。

AFS 的诊断须结合临床，诊断标准（Bent 标准，1994）：①由病史、皮试或血清学证实的Ⅰ型变态反应；②鼻息肉；③典型的 CT 表现；④组织学证实有嗜酸性粒细胞黏液，真菌不侵及鼻窦黏膜；⑤窦腔内容物真菌染色或培养结果阳性（表 17－1）。

组织学检查表现为特征性的变应性黏液，夹杂有正常及坏死的嗜酸性粒细胞和包含多形性基质的细胞残渣，可见 Charcot-Leyden 结晶，横断面呈六角形，纵断面呈双锥形，Grocott 染色可以观察到真菌菌丝。鼻窦黏膜内有大量嗜酸性粒细胞浸润，可见肥大细胞，黏膜内真菌（－）。

本病需和以下疾病进行鉴别：

1. 其他类型变应性鼻窦炎：也可伴黏液分泌及嗜酸性粒细胞浸润，但其黏液量不多，外观非特征性的“油灰样”分泌物，PAS 或 Grocott 染色未见真菌。

2. 其他类型真菌性鼻窦炎（表 17－1）：

表 17－1　其他类型真菌性鼻窦炎

	侵袭性		非侵袭性	
	急性	慢性	真菌球	AFS
临床表现	急起高热，短期失明，危及生命	常有基础病变，可出现眶尖或海绵窦综合征	多累及单侧上颌窦	有哮喘史，反复复发，可突眼、失明
镜下表现	血管栓塞，血管炎，凝固性坏死	肉芽肿为主	真菌菌团	变应性黏液
治疗预后	手术＋全身抗真菌治疗，预后最差	手术＋全身抗真菌治疗，预后差	手术＋局部抗真菌治疗，预后好	手术＋局部抗真菌＋激素＋免疫治疗，预后好，但可反复复发

小结：AFS 发病率并不低，有统计显示约占慢性鼻窦炎患者的 7％，只是很多临床及病理医师认识不足，因此很多患者由于治疗不彻底反复复发甚至出现失明及颅内侵犯的症状，因此有必要重视该病的病理学表现。即使临床血清学特异性 IgE 水平未升高或皮试阴性也不能完全排除本病，可能和患者当时应用免疫抑制药物有关，只要镜下见到特征性的黏液，再结合 Grocott 染色真菌阳性，就应提示临床有 AFS 的可能，提起临床注意，简单地描写为“慢性炎症，伴黏液分泌和嗜酸性粒细胞浸润”是不够的。

（本病例由北京同仁医院朴颖实、刘红刚医师提供）

参考文献

[1] Singh N，Bhaloditya NH. Allergic fungal sinusitis（AFS）—earlier diagnosis and management. J Laryngol Otol，2005，119（11）：875－881.

[2] Schubert MS. Allergic fungal sinusitis. Otolaryngol Clin North Am，2004，37（2）：301－326.

病例 18

病史及临床资料：患者女性，59 岁，无明显诱因发热 1 个月余。双鼻腔黏膜红肿，左中鼻甲肥大，右侧鼻中隔糜烂。送检鼻中隔右侧面及左中鼻甲黏膜。

镜下特点：黏膜糜烂，黏膜下大量中性粒细胞、淋巴细胞浸润，间质呈红染的纤维素样坏死，周围小血管管壁纤维素样坏死，可见中性粒细胞浸润，管壁增厚致管腔闭塞（图 18－1）。

辅助检查结果：姬姆萨染色未找到特殊病原菌。

病理诊断：Wegener 肉芽肿。

诊断及鉴别诊断要点：该例患者持续发热，入院后肺 CT 示右下肺实变影，双肺散在结节影，连续血培养（－），c－ANCA（－）。抗生素治疗无效，且肺、肾功能逐渐衰竭。死后行局限性解剖，包括肺、心、双侧肾、脾及部分肝。五个脏器均表现为广泛坏死性肉芽肿性中、小血管炎，包括：小支气管旁动、静脉；左心室外膜下及心肌间小动脉、小静脉；肾乳头、叶间动静脉及肾小球毛细血管（图 18－2）；脾中央动脉；肝汇管区小动脉。动脉、静脉、细动脉和毛细血管都有受累。血管壁呈纤维素样坏死，伴有中性粒细胞浸润，管壁破坏乃至管腔闭塞（图 18－3）。血管周围组织出现不同时期的凝固性坏死，并伴有

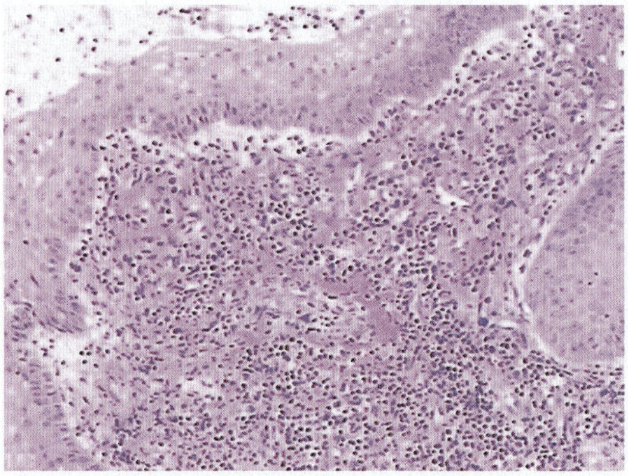

图 18－1　黏膜下大量中性粒细胞、淋巴细胞浸润，间质呈红染的纤维素样坏死，其间可见小血管管壁纤维素样坏死，有中性粒细胞浸润，管壁增厚致管腔闭塞（HE×10）

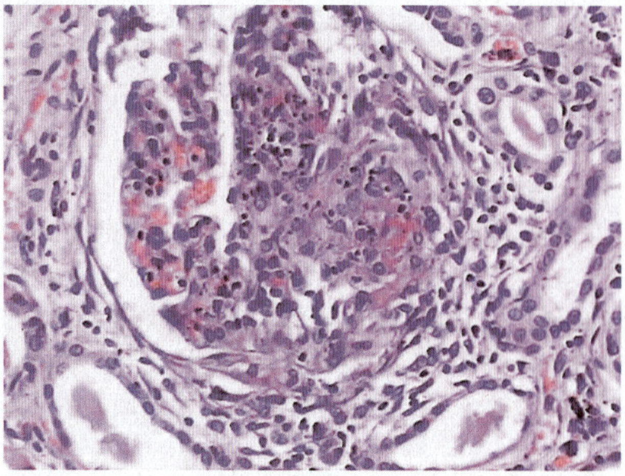

图 18－2　肾小球毛细血管出现纤维素样坏死，伴有多量中性粒细胞浸润（HE×20）

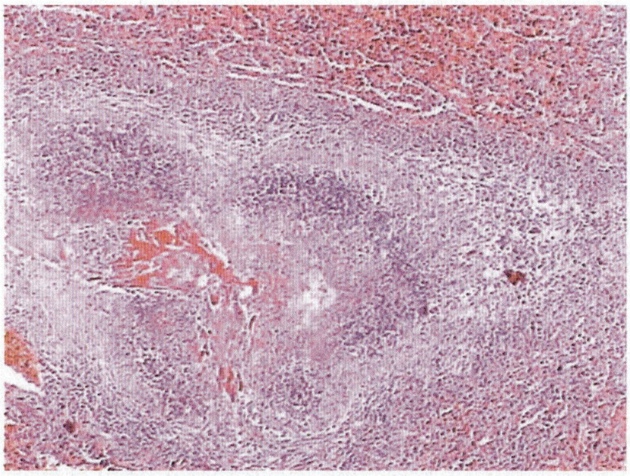

图 18－3　肾小叶间动脉管壁呈纤维素样坏死，伴有中性粒细胞浸润，管壁破坏（HE×10）

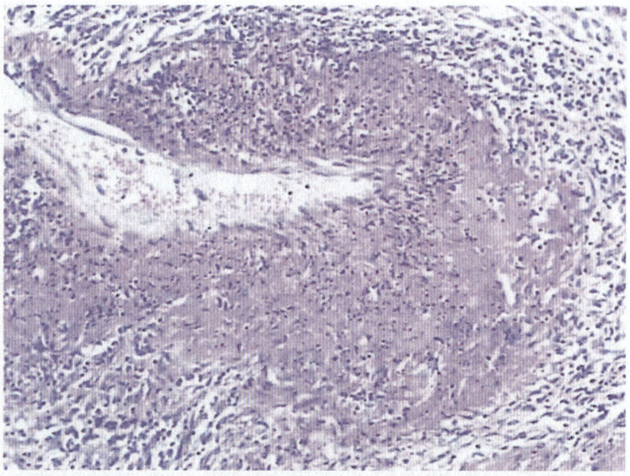

图 18－4　中央动脉周围的脾组织出现凝固性坏死，并伴有肉芽肿形成（HE×20）

肉芽肿形成（图 18－4）。此种病变在肺尤为突出，其次是心外膜及脾。肺组织病变 PAS 染色及抗酸染色均为阴性。尸检诊断：Wegener 肉芽肿，累及双肺、双肾、心脏、脾、肝。

1936 年 Wegener 首先提出了以血管炎、肉芽肿为特征的一类疾病，后称之为 Wegener 肉芽肿（Wegener granuloma，WG）。WG 分为系统型和局限型。现在普遍接受的 WG 诊断标准是累及上呼吸道和肺的肉芽肿性炎、系统性坏死性血管炎、急性肾小球肾炎。WG 是全身系统性病变，属自身免疫性疾病，至今原因不清。全身器官均可受累，其中以上呼吸道和肺最常见（受累概率达 90%～95%,），其次是肾（约 85%）。WG 可见于任何年龄，好发于 40～60 岁，男性多见。临床表现常呈暴发型，进展迅速，80%患者一年内死亡。多数死于肾衰竭，占 83%，其余死于呼吸衰竭。其组织学表现为中心液化性或凝固性坏死，坏死组织中可见核碎片及中性粒细胞，坏死边缘不整，呈地图形。坏死周围有栅栏状排列的组织细胞和多核巨细胞，即肉芽肿形成。病变组织内可见中等或小动、静脉炎，表现为血管壁水肿、纤维素样坏死，炎性细胞浸润，弹力纤维断裂，偶见肉芽肿性血管炎。

上呼吸道活检发现纤维素样坏死性血管炎是确诊 WG 的可靠依据，但典型病变有时很难发现。自 1987 年以来，血清抗中性粒细胞胞质抗体（anti-neutrophil cytoplasmic antibody，ANCA）检测在 WG 的诊断中起到重要作用，它有两种阳性表现形式——c-ANCA 和 p-ANCA，其中 c-ANCA 对 90%的系统性活动性 WG 和 60%的局限型活动性 WG 有诊断价值，但它并非特异性，因为肺栓塞及炎症性肠病患者同样可以表现为 ANCA 阳性。

鉴别诊断：

WG 病变常波及中、小血管，因此需与以下几种血管炎（表 18－1）进行鉴别：

1. 结节性动脉炎：常侵犯内脏动脉，如冠状动脉、肾动脉、肠系膜动脉、脾动脉及主要分支，并可侵犯各种类型的小动脉，但不累及微小动脉、毛细血管、小静脉和静脉。它可以累及肾，主要是梗死及动脉瘤。但不伴有肾小球肾炎、肾髓质或肾小管周围小血管炎。ANCA 阴性。急性期表现为坏死性血管炎：纤维素样坏死及中性粒细胞浸润。慢性期表现为节段性纤维硬化性病变，常伴有内膜增厚、管腔狭窄、动脉瘤形成。

2. 显微镜下型多血管炎：为出血性肺毛细血管炎，可有肾受累，此外还累及冠状动脉、神经系统、消化系统、皮肤等。p-ANCA 阳性。

3. Churg-Strauss 综合征：亦称 Churg-Strauss 血管炎和肉芽肿病、过敏性肉芽肿病。以哮喘、过敏性鼻炎、嗜酸性粒细胞增多和全身性血管炎为特征。病理学主要表现为中等大小的动脉和静脉的坏死性血管炎、嗜酸性粒细胞浸润和血管外肉芽肿。p-ANCA 可阳性。

WG 最常累及上呼吸道和肺，因此对于肺部的病变还需与以下疾病鉴别：

1. 肺部感染性肉芽肿：结核常见于肺上叶尖段及背段，组织学上结核肉芽肿结节边界整齐，中心坏死更彻底，坏死组织中抗酸杆菌染色阳性，肉芽肿内见核呈马蹄样排列的朗汉斯细胞。真菌感染病变中组织坏死范围大而明显，血管炎为非坏死性。病原体培养及病原体特染是诊断的主要方法。

2. 坏死性结节病样肉芽肿：肺内广泛血管肉芽肿形成，浸润破坏和阻塞肺动脉、静脉，伴肺组织的广泛坏死。特征性表现是肺动脉巨细胞性血管炎，并可见到典型的结节病样表现。

3. 类风湿：特征是圆形肉芽肿，血管炎位于类风湿结节内或附近，不同于 WG 位于远离坏死的部位。类风湿结节多位于胸膜下，可侵犯脏层胸膜。

4. Churg-Strauss 综合征：见表 11－1。

5. 支气管中心性肉芽肿：临床无明显症状（病变严重者除外），多为成人，仅限于肺，预后好，全部或几乎全部肉芽肿围绕着支气管和细支气管。

小结：本例血管炎主要累及中、小动脉、微小动脉、毛细血管、小静脉。肺、心外膜下及脾可见坏死性肉芽肿形成，肾也有坏死性肾小球肾炎表现。虽然 c-ANCA（－），但根据临床进展迅速，肺及肾的典型病理学改变也可以做出诊断。

表 18-1　Chape Hill 系统性血管炎命名和定义

血管炎名称	临床病理特点
大血管	
巨细胞性（颞）动脉炎	主动脉及其主要分支的肉芽肿性动脉炎，特别容易累及颈动脉的颅外分支（经常累及颞动脉，多发于50岁以上的老年人，且与风湿性多发肌痛关系密切）。
Takayasu（高安）动脉炎	主动脉及其他主要分支的肉芽肿性炎症（多见于50岁以下）。
中等血管	
结节性多动脉炎（经典型结节性多动脉炎）	中、小动脉的坏死性炎症，无微小动脉、毛细血管和小静脉的血管炎。
Kawasaki（川崎）病	大、中、小动脉受累的动脉炎，常和皮肤黏膜淋巴结综合征关系密切（冠状动脉经常受累，主动脉和部分静脉也可受累，多发于儿童）。
中枢神经系统的肉芽肿性血管炎	颅内血管炎，可伴发淀粉样血管病。
小血管	
Wegener 肉芽肿	肉芽肿性炎，可累及呼吸道，为坏死性血管炎，受累血管为小血管和中等血管（如毛细血管、小静脉、微小动脉和小动脉）。坏死性肾小球肾炎常见。
Churg-Strauss 综合征（变应性肉芽肿性血管炎）	为富含嗜酸性粒细胞的肉芽肿性炎症，累及呼吸道，为坏死性血管炎，受累血管为小血管到中等血管，常伴哮喘和嗜酸性粒细胞血症。
显微镜下型多血管炎（显微镜下型多动脉炎）	坏死性血管炎，很少有免疫复合物沉积，侵犯小血管（如毛细血管、小静脉或微小动脉）。可累及小动脉或中等动脉。坏死性肾小球肾炎常见，肺毛细血管炎也常发生。
过敏性紫癜	以 IgA 沉积为特点的血管炎，受累血管为小血管（如毛细血管炎、小静脉或微小动脉）。典型者有皮肤、肠道、肾小球和关节受累。
原发性冷球蛋白血症性血管炎	有冷球蛋白沉积的血管炎，受累血管为小血管（如毛细血管、小静脉或微小动脉），可伴有血清中冷球蛋白阳性。皮肤和肾小球经常受累。
皮肤白细胞破裂性血管炎	孤立的皮肤白细胞破裂性血管炎，无系统性血管炎，无肾小球肾炎。

（本病例由卫生部北京医院刘东戈、何淑蓉、方芳医师提供）

参考文献

[1] Patchefsky AS. Nonneplastic pulmonary disease [A] //Stenberg's Diagnosis Surgical pathology. 4th edition. New York: Lippincott Willams & Wilkins, 2004: 1143-1150.

[2] Bajema IM, Hagen EC, et al. Wegener's granulomatosis: a meta-analysis of 349 literary case reports. J Lab Clin Med, 1997, 129 (1): 17-22.

[3] 戴林，曹兆龙等. 局限型 Wegener 肉芽肿病 2 例报道. 诊断病理学杂志，2004，11 (4)：262-263.

病例 19

病史及临床资料： 患者男性，74 岁，主因咳嗽、咳痰 12 个月入院，胸部 CT 显示右下肺结节影，周围见毛刺，4 个月后复查时见结节影明显增大。

肉眼及镜下特点： 肉眼肿物位于右肺下叶，切面呈灰白色；镜下肿瘤细胞呈巢团状排列，主要为透明细胞，呈圆形或多边形，胞质丰富、透明，含有 PAS 阳性的黏液样物质；胞核明显异型，核分裂象多见（图 19-1～图 19-3）。

辅助检查结果：免疫组化：CK7（+），AE1/AE3（+），TTF－1（+），Ki－67（+>75%）（图19－4～图19－6）；组织化学染色：PAS（+）。

病理诊断：肺透明细胞癌。

诊断及鉴别诊断要点：原发于肺的透明细胞癌（clear cell carcinoma）非常少见，透明细胞癌与其他类型肺癌在性别及年龄上没有明显差异。男性患者多见，吸烟人群高发，年龄多分布在50岁左右；影像学特点主要是肺占位性病变，与其他类型的肺肿瘤大同小异，但此肿瘤大多数发生在肺的周边部位，临床症状主要是咳嗽、咳痰，有些患者可因肿瘤侵犯支气管黏膜出现呼吸困难和咯血，部分肿瘤坏死可形成空洞或继发感染引起脓肿。

该肿瘤病理组织学特点主要包括以下几个方面：①由透明细胞构成的癌组织为肿瘤的主要成分；②癌组织常呈实性片块状结构，被纤维组织分隔，偶见腺样结构，无鳞状分化；③癌细胞较大，多边形，胞界清楚，胞质呈透明状或泡沫状；④核较大，异型性明显，形状不规则，核仁显著，可见核分裂象。免疫组化及组化染色特点：上皮性标记及TTF－1阳性表达，透明胞质呈PAS阳性。

由于原发肺透明细胞癌主要特点为癌组织主要由透明细胞组成，因此需要与以下肿瘤相鉴别：

1. 肺透明细胞瘤（糖原瘤）：该肿瘤由圆形、多角形或梭形细胞组成，瘤细胞呈片状或条索状排列，瘤细胞胞质透明，因富含糖原，故PAS染色强阳性，有的细胞呈嗜酸性颗粒状或嗜酸性均质状，此点有助于鉴别；另外瘤细胞胞核较小，无明显核异型性及组织坏死，免疫组化表达SMA、S－100及HMB45等标记物，而上皮性标记物表达不明显，这些特点有助于两者鉴别。

2. 肺鳞癌、腺癌的透明细胞变性：肺鳞癌、腺癌的透明细胞变性与肺透明细胞癌有时很难鉴别，主要依靠多取材及制片，鳞、腺癌的透明细胞变性的本质是鳞癌或者腺癌，透明细胞区域一般不会太多，多数表现为局部的透明细胞变性，但多少会有相对明确的鳞癌或者腺癌的成分，有时会有明确的癌巢或者腺体，另外PAS染色有助于鉴别。

3. 转移性透明细胞癌：如肾透明细胞癌、肾上腺皮质癌等肺转移，肾透明细胞癌的下列特点有助于同肺透明细胞癌的鉴别：①瘤细胞多呈片块状排列，常有腺体或乳头状排列；②瘤细胞一般较肺透明细胞癌小，核异型性较轻，多呈圆形，大小较一致，核分裂象少见；③部分瘤细胞胞质呈嗜酸性细颗粒状；④间质少，富含毛细血管；⑤肾透明细胞癌免疫组化CD10可呈阳性表达，亦有助于同肺透明细胞癌鉴别。肾上腺皮质癌细胞由不等量嗜酸性或泡沫状透明胞质的癌细胞构成，核异型性从无至高度异型，肿瘤血窦丰富，免疫组化表达Vimentin和Melan－A等，而不表达TTF－1等。

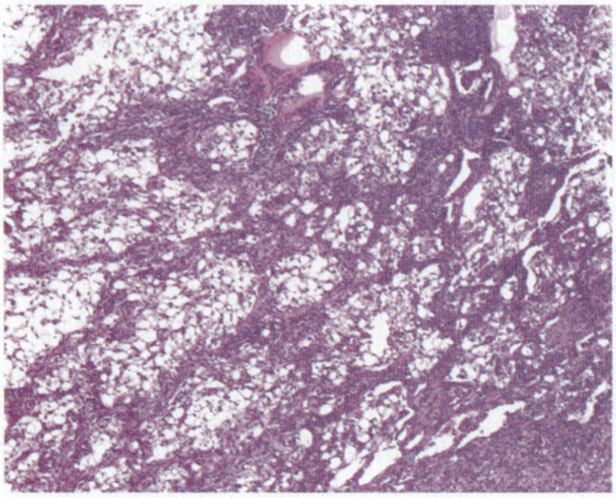

图19－1　透明细胞呈巢团状分布（HE×10）

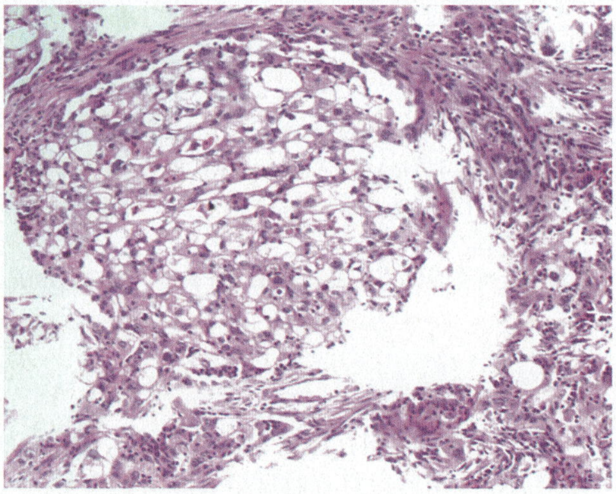

图19－2　癌细胞巢（HE×10）

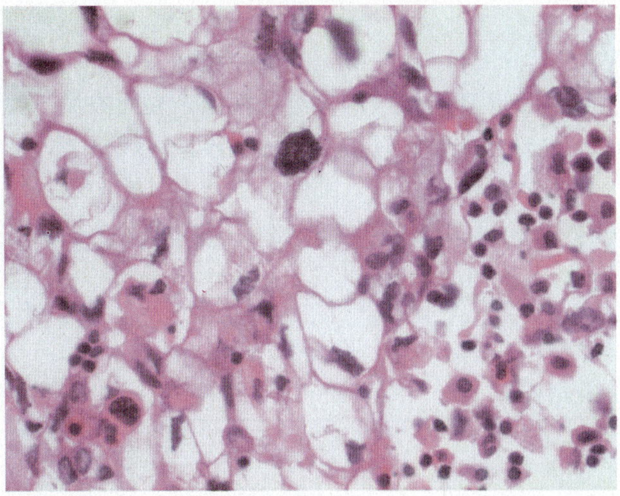

图 19－3　肿瘤细胞为透明细胞（HE×20）

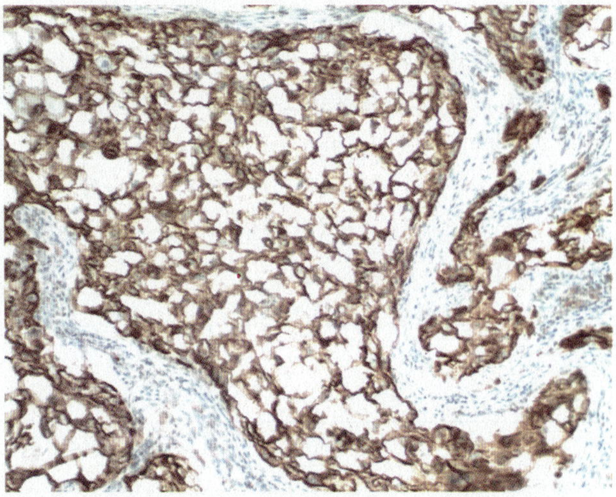

图 19－4　免疫组化 AE1/AE3（＋）（IHC×10）

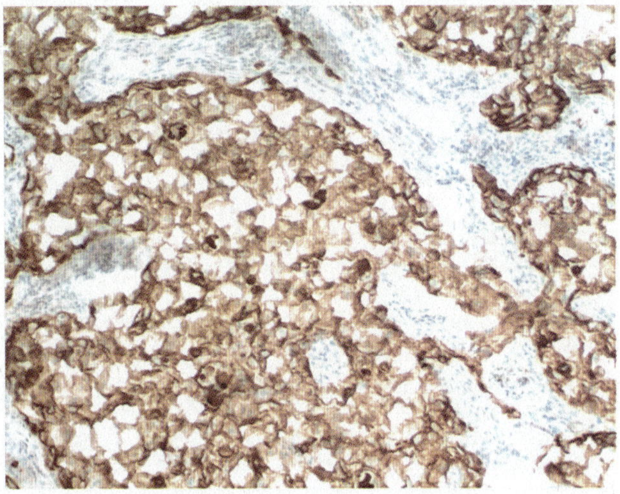

图 19－5　免疫组化 CK7（＋）（IHC×10）

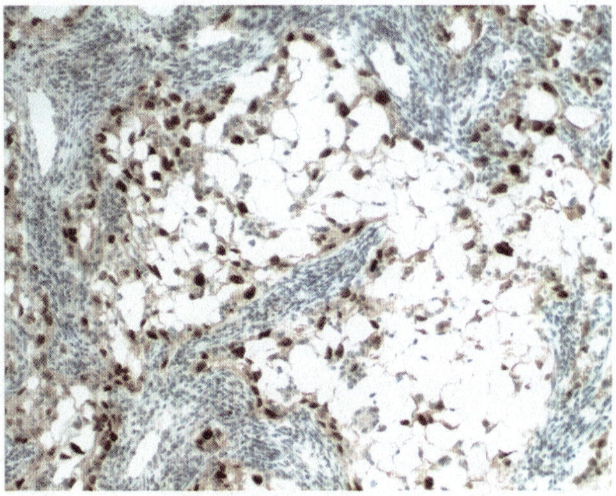

图 19－6　免疫组化 TTF－1（＋）（IHC×10）

小结：肺原发性透明细胞癌在 2004 年 WHO 肺肿瘤分类中被列为肺大细胞癌的一种亚型，但由于发病率较低，需要与其他肿瘤鉴别，尤其是与发生于肺的具有透明细胞特征的原发或转移性肿瘤鉴别。肺透明细胞癌以手术治疗为主，一般行肺叶切除，术后辅以化疗或放疗可提高疗效，由于本病的肿块相对较小，且向外浸润不明显，因此预后相对较好，甚至优于普通肺癌。但由于本病发病率低，其预后与其他类型的肺肿瘤是否有区别尚须进一步观察证实。

（本病例由解放军总医院李杰、石怀银医师提供）

参考文献

[1] Rosai J. Rosai and Ackerman's Surgical Pathology. 9th Edition. New York：Mosby，2004：325.

[2] 吕炳建，王国凤，来茂德．WHO 肺、胸膜肿瘤组织学和分子遗传学（2004）介绍．临床与实验病理学杂志，2005，21(2)：224－227.

[3] 史景泉，陈意生．现代外科病理学．北京：人民军医出版社，1998：302－303.

病例 20

病史和临床资料：患者男性，60 岁，主因"痰中带血 3 个月"入院，术中见肿瘤位于左肺下叶，大小约为 12cm×11cm×10cm。

肉眼及镜下特点：大体检查：肿物位于下叶肺实质内，大小 15cm×15cm×10cm，侵犯支气管管壁，肿物切面呈灰白间灰黄色，质软，与周围肺组织分界不清楚，下叶肺组织被肿瘤组织占据，表面破溃。镜下检查：肿瘤主要有两种形态，一种是梭形细胞区域，细胞主要为梭形、短梭形，细胞异型性较显著，多核巨细胞多见，偶可见巨型核细胞，核分裂象易见；另一种是圆形细胞区域，细胞为小圆形及多边形，细胞密度大，呈片状或巢状，细胞核染色质深染，核分裂象多见；部分区域可见明确的鳞状细胞癌巢（图 20－1～图 20－4）。

辅助检查结果：免疫组化（如表 20－1）。

表 20－1　免疫组化结果

	AE1	AE3	Muscle	Vimentin	Ki－67
梭形细胞区	－	－	＋	＋	＋＞50％
圆形细胞区	＋	＋	－	－	＋＞50％

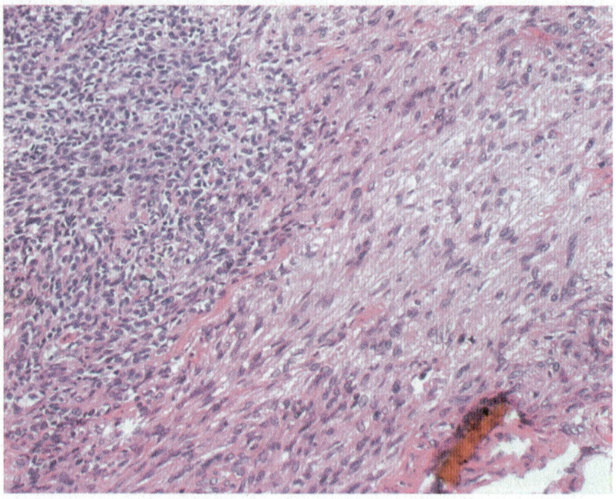

图 20－1　肿瘤由两种成分组成（HE×10）

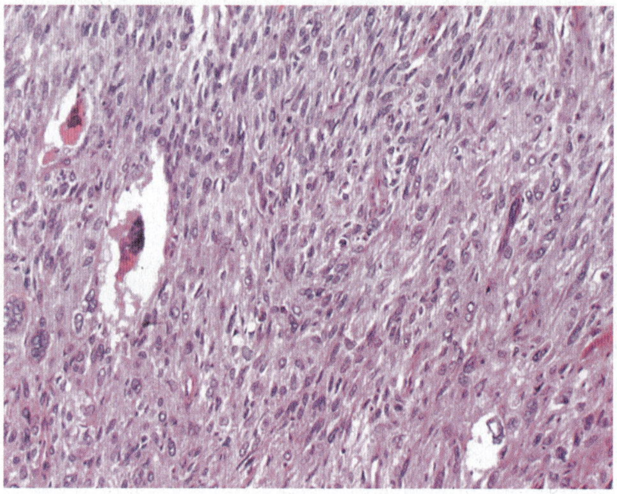

图 20－2　肉瘤区细胞呈梭形，异型性明显（HE×20）

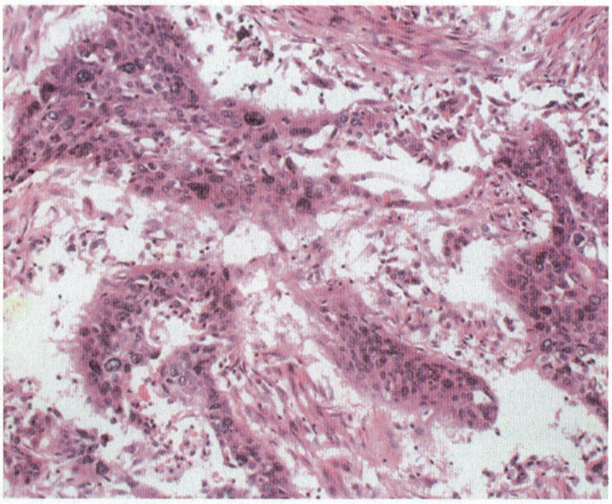

图 20－3　局部区域见鳞癌癌巢（HE×10）

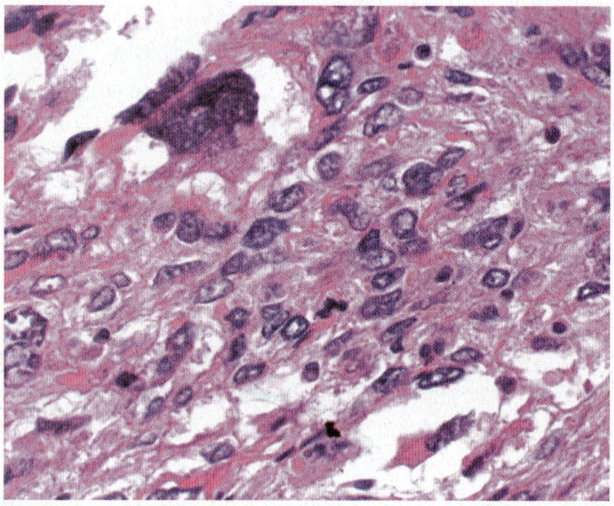

图 20－4　肉瘤区可见一些巨细胞（HE×20）

病理诊断：肺癌肉瘤。

诊断及鉴别诊断要点：肺癌肉瘤（pulmonary carcinosarcoma）为一种少见的肺肿瘤，常见于成人，多见于50～80岁的男性，通常与吸烟有关，一般位于肺实质内，或为支气管内息肉状肿物。镜下特点为癌与肉瘤混合存在。癌的成分一般是鳞状细胞癌，肉瘤成分常为梭形细胞，可为纤维肉瘤、平滑肌肉瘤，或者为恶性纤维组织细胞瘤、软骨肉瘤及横纹肌肉瘤，本例为平滑肌肉瘤。一般两种成分界限清晰，利用免疫组化上皮性标记及间叶性标记较易区分。本病主要需要与以下几种肿瘤相鉴别：

1. 多形性癌（pleomorphic carcinoma）：此肿瘤是一种分化差的癌，组织学特点为癌细胞呈多形性，包括梭形细胞、巨型核细胞和多核巨细胞，免疫组化结果在梭形细胞区域和鳞癌区域没有明确区别。

2. 梭形细胞癌（spindle cell carcinoma）：组织学特点为癌组织全部或大部分由梭形细胞组成，主要呈肉瘤样生长方式，实质和间质区分不明确，此肿瘤恶性程度高，核分裂象多见，梭形细胞区域上皮性标记也呈阳性表达。利用免疫组化可与癌肉瘤相鉴别。

3. 多形性肉瘤（pleomorphic sarcoma）：此为间叶性恶性肿瘤，细胞主要为梭形细胞成分，间叶特征明显，无明显上皮特点，如核大、核染色质淡染及明显核仁等，间质丰富，异型性明显，免疫组化一般无上皮标记表达，容易与癌肉瘤相鉴别。

4. 双相肺母细胞瘤（biphasic pulmonary blastoma）：该瘤常见于成人，多为周边孤立性结节，境界清楚，体积较大，镜下特点主要为富于细胞的间质中出现分化好的腺体，间质细胞为未分化的小卵圆形或短梭形细胞，总体表现比较幼稚，与10～16周妊娠的胚胎肺相似，较易鉴别。

小结：肺的癌肉瘤发生率约为肺原发性恶性肿瘤的0.3%，该肿瘤预后不良，与普通肺癌相似，在一组24例报道中9例发生远处转移。肺癌肉瘤组织学特点主要为相互混杂出现的恶性间叶性肿瘤成分和恶性上皮性肿瘤成分，两者界限清楚，在组织学特点及基础上辅以免疫组化做出诊断应该不难，该肿瘤诊断上需要注意的一个重要问题是必须对肿瘤组织进行充分取材和制片，避免漏诊。

（本病例由解放军总医院李杰、石怀银医师提供）

参考文献

[1] Matsukawa M，Terashima H，Shimada T，et al. Primary carcinosarcoma of TE lung：a report of two cases. Nippon Kyobu Geka Gakkai Zasshi，1996，44：970-977.

[2] Juan Rosai 著．回允中编译．阿克曼外科病理学．第8版．沈阳：辽宁教育出版社，1999：400.

[3] 谭郁彬，张乃鑫主编．外科诊断病理学．天津：天津科学技术出版社，2000：576-577.

[4] 刘彤华主编．诊断病理学，第2版．人民卫生出版社，2006：183-197.

病例 21

病史及临床资料：患者男性，69岁。因腰部疼痛伴双下肢无力4个月余，加重2个月入院。专科检查：腰骶部压痛（＋），双膝腱、跟腱反射未引出，双下肢肌力下降。腰椎MRI示腰1椎体骨质破坏，转移可能性大，腰椎退行性改变。CT结果：①右上肺团块影，肺癌可能性大；②右侧肾上腺明显增大；③左肾囊肿。临床诊断：腰椎肿瘤，转移可能性大。术中见：L1椎体右侧小关节部分破坏，将其咬除送病理。

肉眼及镜下特点：大体检查：不整形组织1块，大小0.7cm×0.3cm×0.3cm，切面灰白色，质脆。镜检：肿瘤由两种细胞组成：其一为圆形、椭圆形细胞，胞质较丰富，部分胞质透明，部分似组织细胞，局部区域有腺样排列，细胞异型性明显，可见病理性核分裂象，这种细胞占50%左右；其二为梭形细胞，似纤维细胞、成纤维细胞或血管内皮细胞，细胞异型性明显，可见病理性核分裂象，这种细胞占50%左右。肿瘤间质及细胞质内可见色素（图21-1～图21-2）。

辅助检查结果：免疫组化结果：AE1（＋＋＋）（图21-3），AE3弱（＋），EMA（＋＋），Vimentin（＋），CK7（＋＋＋）（图21-4），CD99（＋），而CK20、TTF1、CD117、CD31、Melan A、CD34、S-100和CD68均为阴性。特染结果：AB-PAS（－）。

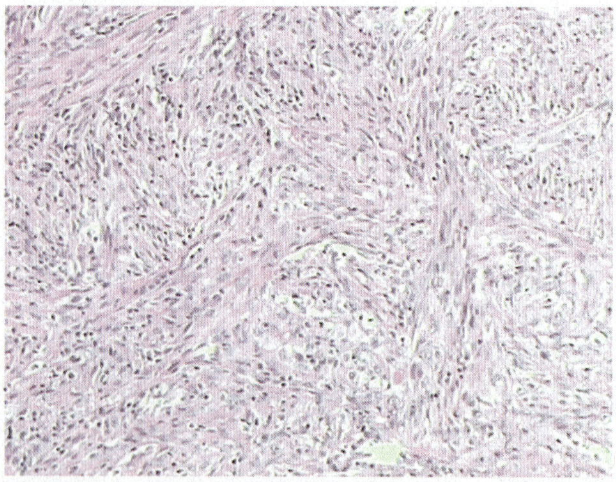

图 21－1 可见两种细胞成分，一为圆形、椭圆形细胞，部分胞质透明；另一为梭形细胞（HE×4）

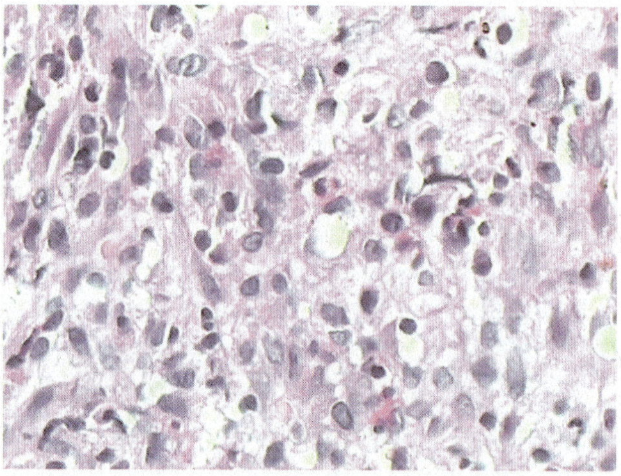

图 21－2 可见两种细胞成分，一为圆形、椭圆形细胞，部分胞质透明；另一为梭形细胞（HE×20）

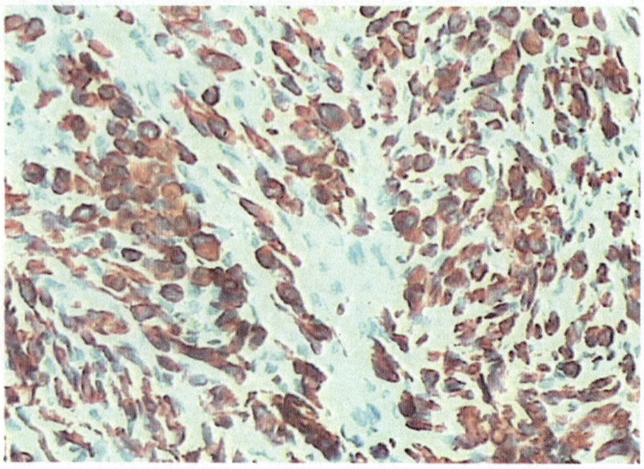

图 21－3 免疫组化显示 AE1 两种细胞均呈强阳性（IHC×20）

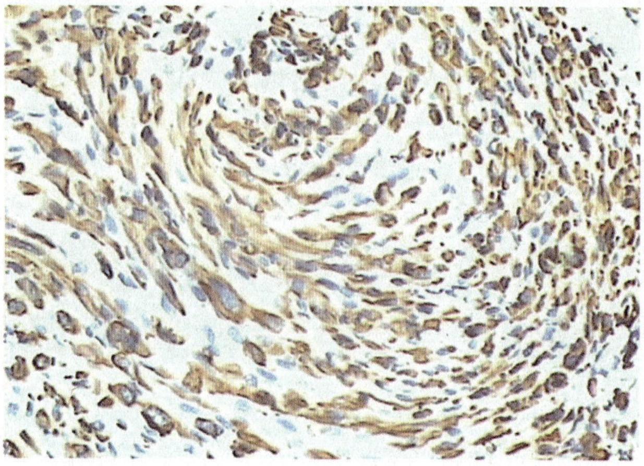

图 21－4 免疫组化显示 CK7 两种细胞均呈强阳性（IHC×20）

病理诊断：（腰 1 椎体）转移性多形性癌，考虑来源于肺。

诊断及鉴别诊断要点：本病例根据 HE 染色片中的两种细胞成分、临床 CT 结果及免疫组化结果诊断。肿瘤中恶性的梭形细胞成分经免疫组化证实亦为上皮性肿瘤，故诊断为转移性肉瘤样癌。因此病例是较罕见的转移性肿瘤，需与如下疾病鉴别：

1. 低分化腺癌：分化低，异型性高，癌巢的腺腔样结构不明显或完全消失。癌细胞多形性，有些分化极差的腺癌主要为梭形细胞，偶有腺腔样结构，但腺腔样癌巢向梭形细胞移行过渡现象容易找到；肉瘤样癌却很少见到此特点。

2. 癌肉瘤：由癌和肉瘤双重成分组成，肿瘤组织学上是双向性的。

3. 纤维组织细胞瘤：分为皮肤纤维组织细胞瘤和深部纤维组织细胞瘤，本例组织形态与后者有相似之处，但发病部位及免疫组化均不支持。

4. 恶性黑色素瘤：恶性黑色素瘤分为皮肤恶性黑色素瘤、软组织恶性黑色素瘤、原发性与转移性恶性黑色素瘤，恶性黑色素瘤的细胞学形态多种多样，异型性明显，本例细胞形态可疑，但免疫组化不支持。

5. 滑膜肉瘤：具有双向分化的恶性肿瘤，多发生于青壮年，主要累及四肢大关节的邻近部位，X 线下一般无骨质破坏。

小结：多形性癌是肉瘤样癌的一种亚型，肉瘤样癌包括五种亚型：多形性癌、梭形细胞癌、巨细胞癌、癌肉瘤和肺母细胞瘤，其分化差，恶性度高。转移性多形性癌较罕见，原发于肺的多形性癌较多一些，其定义是具有肉瘤样成分的癌、梭形细胞癌和/或巨细胞成分癌至少应占肿瘤的10%。要注意与其他疾病，特别是低分化腺癌、癌肉瘤相鉴别，本例从组织学的两种细胞成分、CT及免疫组化结果，应能够诊断，但有待进一步电镜观察证实。

（本病例由北京中医药大学东直门医院杨会敏、鲁香凤医师提供）

参考文献

[1] 外科病理学．第2版．武汉：湖北科学技术出版社，1999：403.
[2] 刘旭明，何建方．现代诊断病理学．广州：广州中山大学出版社，2006：115.
[3] 回允中主译．阿克曼外科病理学．第8版．沈阳：辽宁教育出版社，1999：400－401.
[4] 丁华野，廖松林．癌肉瘤和肉瘤样癌．诊断病理学杂志，1999，6（1）：56－57.
[5] 郭坚，文国英．肺肉瘤样癌11例临床病理观察．诊断病理学杂志，2001，8（6）：337－339.

病例 22

病史及临床资料：患者男性，48岁，右颈前肿物10个月余，局部疼痛、伴声音嘶哑2个月于2006年3月10日入院。查体：右甲状腺中下部可扪及约5cm×4cm×3cm大小结节，质硬。既往体健。其他检查未见明显异常。临床诊断：右结节性甲状腺肿？甲状腺癌？术中见肿物与周围组织轻度粘连，无包膜，行甲状腺大部切除。

肉眼及镜下特点：送检为灰红色不整形组织一块，大小7cm×6cm×3cm。切面实性，于一侧可见灰白色实性结节，大小5cm×4cm×3cm，无包膜，与周围组织界限尚清，质脆。镜检，在甲状腺组织中见肿瘤组织以大小不等的叶状、岛状、巢状和条索状形式浸润，其边缘较光滑，部分瘤细胞岛和岛之间相互吻合，由纤维结缔组织分隔，部分类似于胸腺瘤或胸腺癌的分叶状结构（图22－1）。肿瘤组织与周围正常甲状腺组织分界大部分尚清，部分在正常的甲状腺滤泡中呈浸润性生长。肿瘤细胞呈多角形或短梭形，部分呈鳞状细胞样，部分呈合体细胞样，弱嗜酸性胞质，细胞之间的界限不十分清晰；核呈圆形或卵圆形，淡染或空泡状，部分可见到核仁，有轻至中度异型性，核分裂象较少，1～2个/10HPF（图22－2）。局灶瘤细胞有明显鳞状细胞分化，并见到角化珠（图22－3）。可见少量“干尸”状细胞，以及有小片状和灶状坏死。部分区域间质和肿瘤细胞间散在淋巴细胞及浆细胞浸润。局部纤维间质有明显玻璃样变性。肿瘤中未找到乳头状和滤泡状结构。甲状腺旁横纹肌可见肿瘤浸润。

辅助检查结果：免疫组化：AE1/AE3（＋），CK7散在灶状（＋），CD5（＋）（图22－4），CD117（＋）（图22－5），Syn部分（＋），Bcl－2（＋），p53（＋），Ki－67阳性率在15%左右；而TG、CT、TTF－1、CK20、CgA、ACTH、NSE、CD56和EGFR均为阴性。刚果红染色（－）。

病理诊断：（右）甲状腺呈胸腺样分化的癌。

诊断及鉴别诊断要点：甲状腺呈胸腺样分化的癌（carcinoma showing thymus-like differentiation，CASTLE）是发生在甲状腺中的一种非常少见的肿瘤，由Miyauchi等在1985年首次报道，主要发生于成人（平均年龄48.5岁），男女之比1.3∶1[1,2]。多数症状为甲状腺出现无痛性肿块。CASTLE在组织学和免疫表型上与胸腺癌十分相似，即：①肿瘤呈分叶状和岛状排列，间质内常有中等量的促结缔组织增生性间质；②肿瘤细胞为合体细胞样或鳞状细胞样；细胞边界不清，胞质丰富，常呈弱嗜酸性，瘤细胞核较大，卵圆形，淡染或空泡状，可有清楚的小核仁。肿瘤细胞核呈轻至中度异型，核分裂象少见，约1～2/10HPF，无凝固性坏死，部分病例可呈不同程度的鳞状分化，如出现小的角化灶或细胞间桥等；③间质和肿瘤细胞间可见淋巴细胞及浆细胞；④肿瘤细胞除表达上皮性标记物外，主要表达胸腺分化的标记物CD5和CD117，并程度不同地表达神经内分泌标记物。该肿瘤亦可表达Bcl－2。本例从组织形态和免疫表型上完全符合CASTLE。CASTLE需要与以下肿瘤进行鉴别诊断：

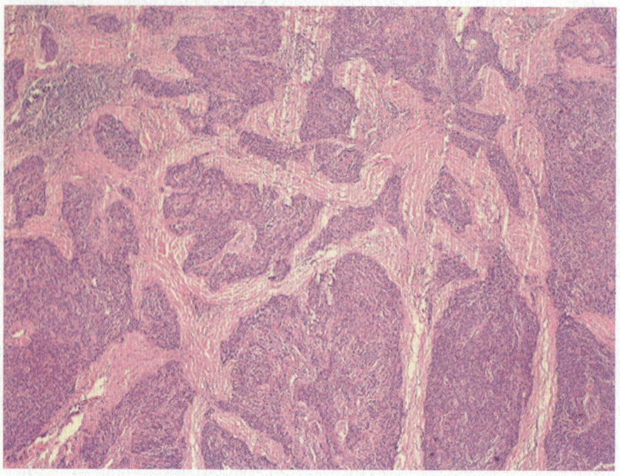

图 22-1 肿瘤组织以大小不等的叶状、岛状和巢状形式浸润，由纤维结缔组织分隔，局部可见淋巴组织（HE×4）

1. 甲状腺未分化癌：与 CASTLE 比较其细胞异型性更显著，在甲状腺组织中浸润更加弥散，不表达 CD5。

2. 甲状腺鳞状细胞癌：肿瘤细胞应该全部呈鳞癌分化，表达 CK19，而不表达 CD5。

3. 伴胸腺样分化的梭形上皮肿瘤：也称甲状腺伴有黏液囊肿的梭形细胞肿瘤，主要发生于儿童、青少年和青年人（平均年龄 15 岁），肿瘤呈分叶状，瘤细胞双向分化，梭形细胞和腺体结构合并存在。而 CASTLE 不存在腺体结构。

4. 异位胸腺瘤：该瘤包膜完整，明显分叶状，且缺少显著的核异型性及侵袭性。

5. 甲状腺髓样癌：呈 C 细胞分化的甲状腺恶性肿瘤，80%病例刚果红染色间质阳性，肿瘤细胞表达降钙素，而不表达 CD5。

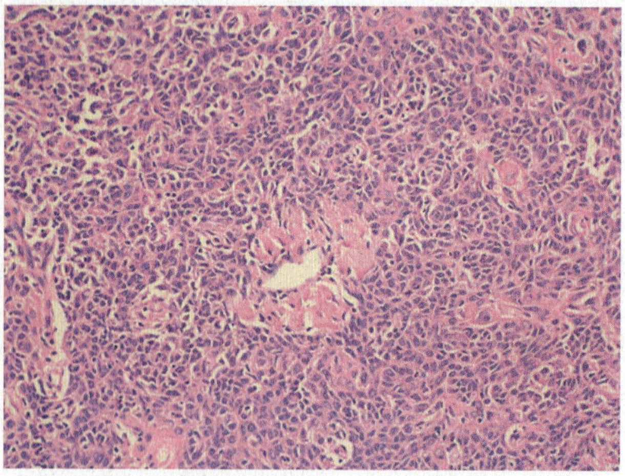

图 22-2 肿瘤细胞呈多角形或短梭形，部分似鳞状细胞样，部分呈合体细胞样，有轻度嗜酸性胞质，细胞之间的界限不清楚（HE×10）

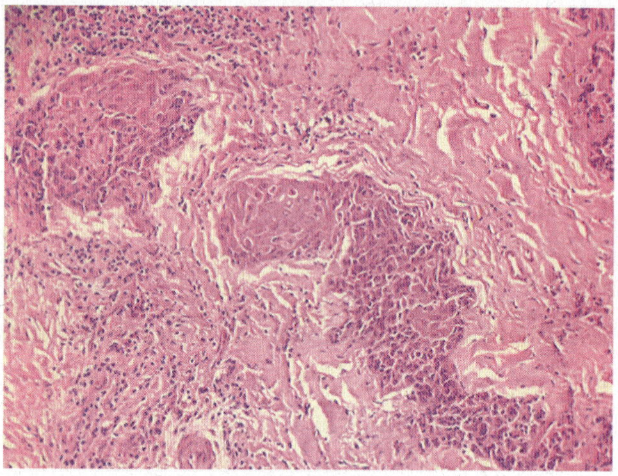

图 22-3 局部区域瘤细胞有明显鳞状细胞分化，并见到角化珠（HE×10）

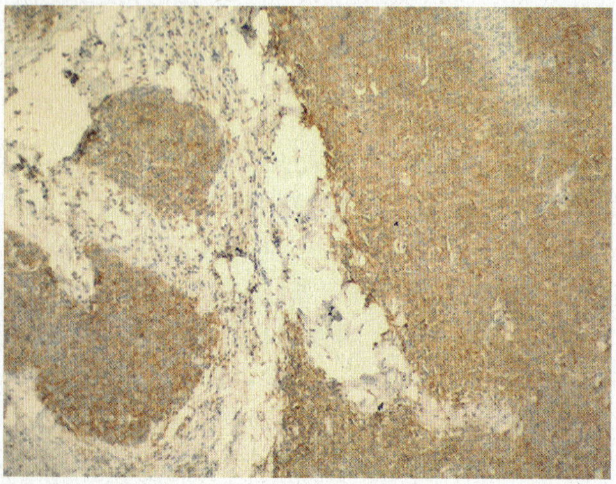

图 22-4 肿瘤细胞表达 CD5（IHC×10）

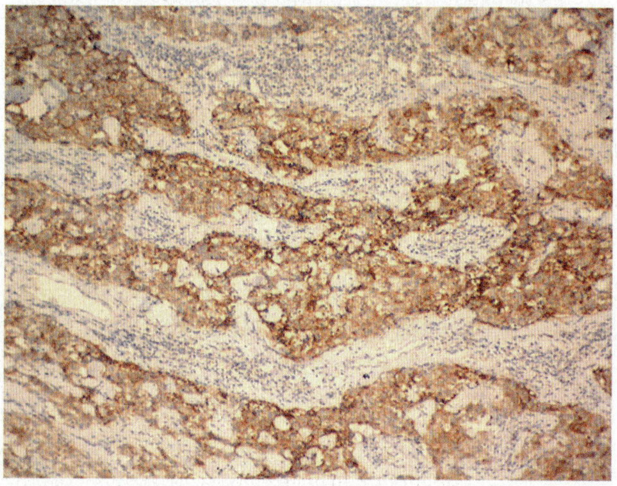

图 22-5 肿瘤细胞表达 CD117（IHC×10）

6. 滤泡树突状细胞肉瘤：也可出现分叶状结构，但表达 CD21 和 CD35，而不表达 CD5。

小结： CASTLE 生长缓慢，预后较好，但因此较少见，容易误诊为其他恶性肿瘤。因此认识和了解该肿瘤的形态学特征和免疫表型，如胸腺瘤样结构、常有灶状鳞化、表达 CD5 和 CD117 可明确诊断。这对该肿瘤的预后判断有极大的帮助。

（本病例由北京军区总医院病理科皋岚湘、周睿医师提供）

参考文献

[1] DeLellis RA，Lloyd RV，Heita PU，et al. World health organization classification of tumours. Pathology and genetics of tumour of endocrine organs. Lyon：IARC Press，2004：96－97.

[2] Dorfman DM，Shahsafaei A，Miyauchi A. Intrathyroidal epithelial thymoma（ITET）/carcinoma showing thymus－like differentiation（CASTLE）exhibits CD5 immunoreactivity：new evidence for thymic differentiation. Histopathology，1998，32：104－109.

病例 23

临床资料： 患者女性，48 岁，主因咳嗽、咳痰及胸闷 3 个月余，于 2003 年 6 月 13 日入院。胸片及 CT 显示左胸腔巨大占位性病变。

肉眼及镜下特点： 手术（2003 年 6 月）见左胸腔内直径 20cm 的实性肿物，与胸壁粘连紧密，尚可见残存受挤压的肺组织，将肿瘤切除送检。大体检查：破碎组织一堆，总体积 17cm×16cm×5cm，红褐色及灰白色相间，团块状，质细腻。患者于术后一年（2004 年 10 月）发现左胸腔肿瘤复发，二次开胸手术见胸壁长出直径 15cm 实性肿物，将其大部分切除后送检，体积为 11cm×8cm×4cm，褐色，部分似有包膜，切面灰白色，质脆，有黏滑及砂粒感，出血、坏死明显（图 23－1）。于第二次术后 3 个月（2005 年 1 月），左胸腔肿瘤第三次复发，开胸见直径 13cm 的肿物，浸润横膈至腹腔。送检团块状肿瘤数块，体积为12cm×12cm×3cm，特征同前两次。

镜下组织结构基本相同，肿瘤细胞具有多样性，大部分由分化差的小圆形和短梭形原始胚胎性间叶细胞构成；小圆细胞排列疏密不均，呈弥漫片状、条索状及腺样排列；梭形细胞呈束状排列，部分细胞胞质红染；另见由星网状和短梭形原始间叶细胞构成的区域。背景黏液样基质丰富，部分向软骨分化并形成不成熟软骨小岛（图 23－2～图 23－5）。

免疫组化检查结果： Vimentin（＋＋＋），O13（＋＋＋），CgA（＋＋），Desmin 灶性（＋），而 AE_1/AE_3、EMA、SMA、NSE、S－100、CD68 和 Calretinin 均为阴性（图 23－6～图 23－8）。

电镜检查结果： 以小圆细胞为主，细胞器很少且不发达，部分可见内分泌颗粒，有的细胞内可见缠绕的中间丝，有如横纹肌样细胞。细胞间无特殊连接（图 23－9～图 23－11）。

病理诊断： 成人胸膜肺母细胞瘤，Ⅲ型。

诊断及鉴别诊断：

胸膜肺母细胞瘤（pleuropulmonary blastoma in adult，type Ⅲ）于 1988 年由 Manivel 首先报告，是婴幼儿好发的胸腔恶性肿瘤，成人偶有报道，主要发生于壁层胸膜和肺，是由胚胎性间充质发展而来的，可伴有陷入的上皮成分，又称肺胚瘤。关于成人胸膜肺母细胞瘤，1999 年 Hill 等报告第一例，为 36 岁男性的成人胸膜肺母细胞瘤，随后，Walles 等报告了一例 18 岁女性，病理形态与婴儿胸膜肺母细胞瘤相似，均为实体型，预后差，前者发生了骨转移，后者发生了胰转移。

胚性或发育异常的肿瘤细胞和结构与 Wilms 瘤、神经母细胞瘤、肝母细胞瘤、视网膜母细胞瘤等相似。根据囊性成分的多少分为三型：Ⅰ型：多囊型，囊壁被覆较成熟的立方或柱状呼吸道上皮，囊间可见幼稚低分化的小细胞，包括横纹肌母细胞，预后较好；Ⅱ型：囊实性型，可见小裂隙样被覆上皮细胞囊腔，大部分为实性的肉瘤样成分；Ⅲ型：实体型，均为实性的肉瘤样成分，预后最差。

组织发生：来自胸膜的间胚叶细胞。

本病需要和以下疾病鉴别：

1. 肺母细胞瘤：是由原始的幼稚肺胚基组织发生的肿瘤，由梭形细胞和上皮细胞组成，有明显的双向分化特点。胸膜肺母细胞瘤主要由间叶组织构成，偶尔出现一些 CK 阳性的灶状上皮成分，可能为陷入的上皮。

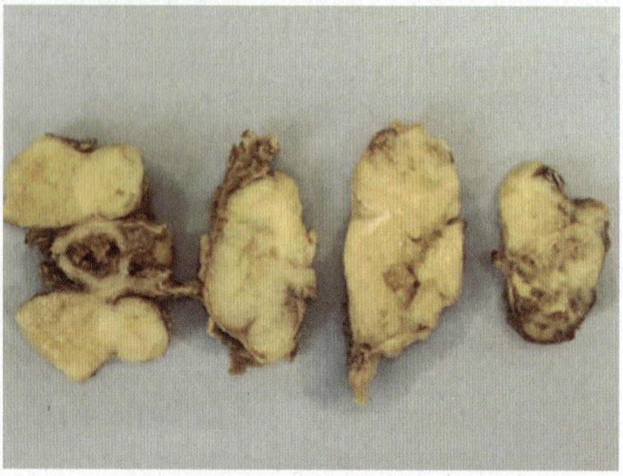

图 23-1　第二次大体标本

2. 恶性间皮瘤：多数为肉瘤样和上皮样双向分化，免疫组化有上皮和间叶的双向表达，Calretinin 阳性，电镜下有细长的指状绒毛。

3. 癌肉瘤：除梭形肿瘤细胞外，45%～70%有鳞癌，20%～31%有腺癌，10%有大细胞癌。

4. 恶性间叶瘤：有两种或两种以上的确切的间叶性肿瘤成分。

5. 恶性畸胎瘤：有明确的两个或三个胚层成分。

6. PNET/Ewing 瘤：较单一的小圆细胞肿瘤，大部分含有菊形团结构，核染色质散在或呈细颗粒状。免疫组化具有神经内分泌的标记。

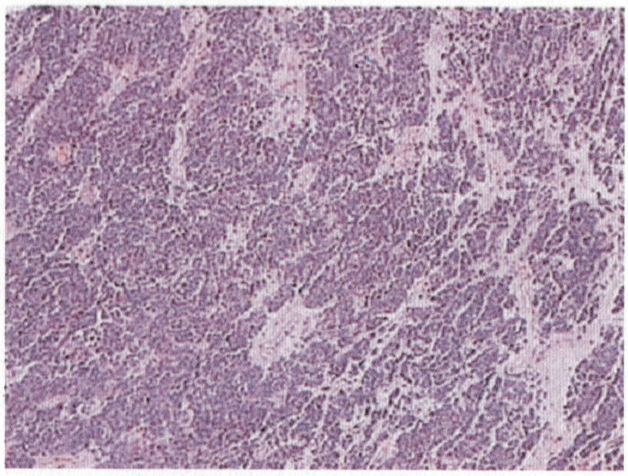

图 23-2　肿瘤以小细胞为主，呈实性片状和索状排列为主，富含黏液样基质（HE×10）

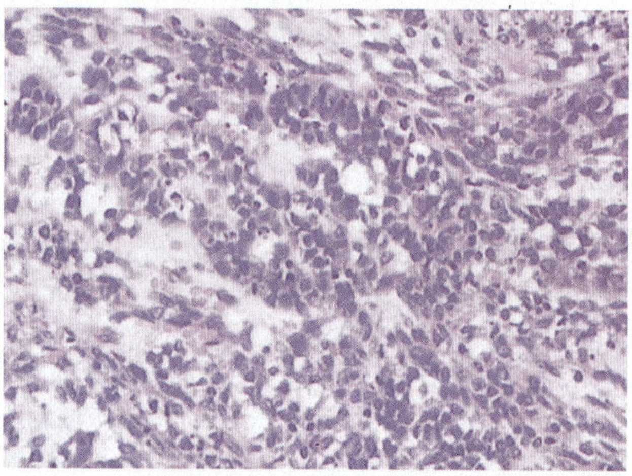

图 23-3　肿瘤以小细胞为主，易见核分裂象（HE×20）

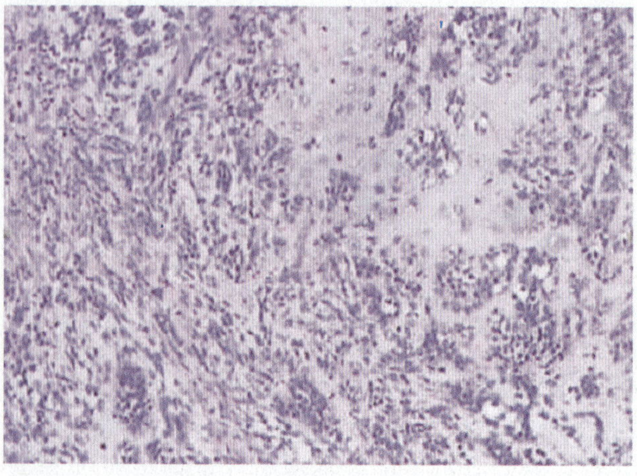

图 23-4　肿瘤部分区域有软骨岛形成（HE×10）

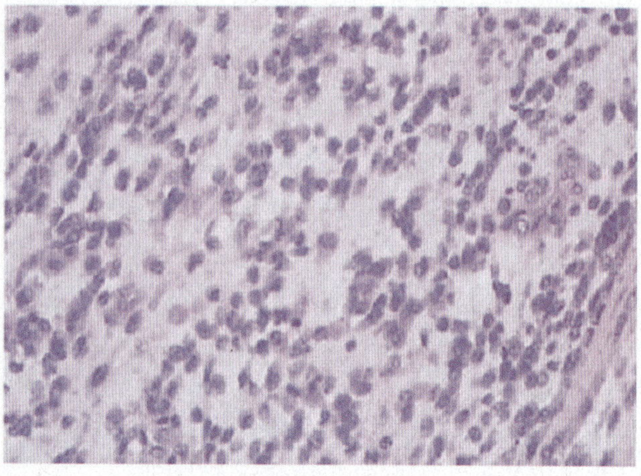

图 23-5　部分肿瘤细胞胞质红染（HE×20）

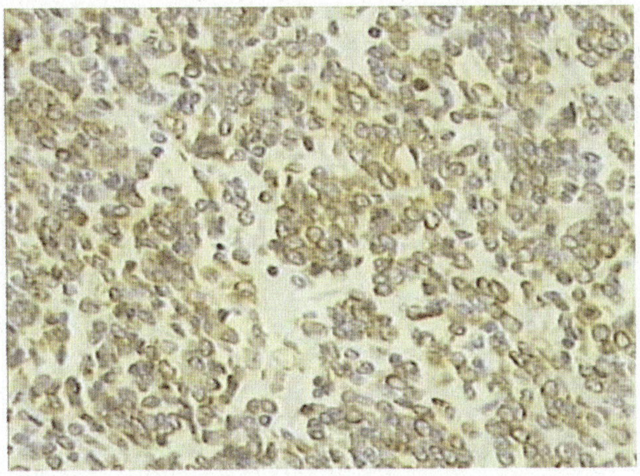

图 23-6　Vimentin 强阳性（IHC×20）

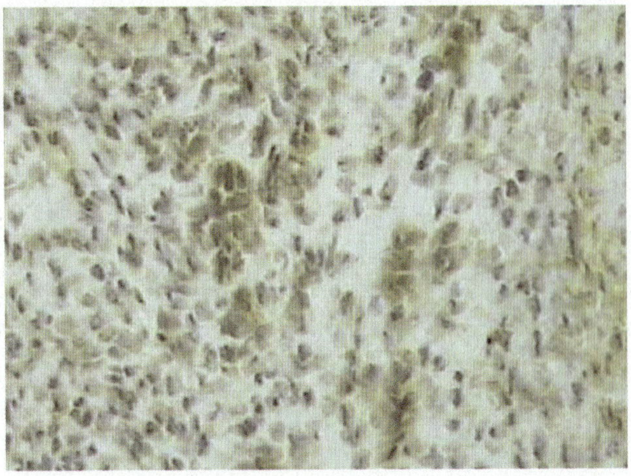

图 23-7　CgA 强阳性（IHC×20）

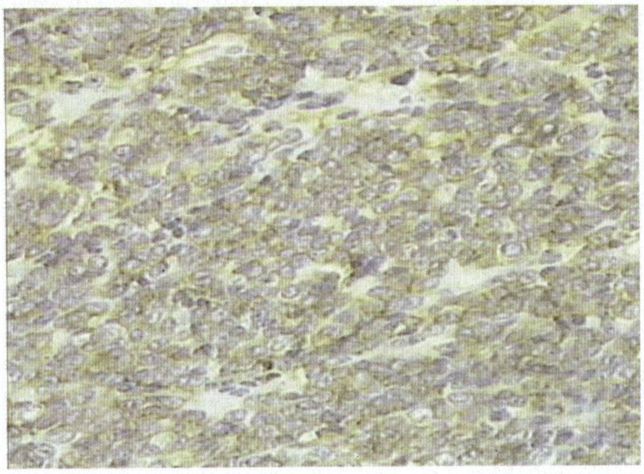

图 23-8　O13 强阳性（IHC×20）

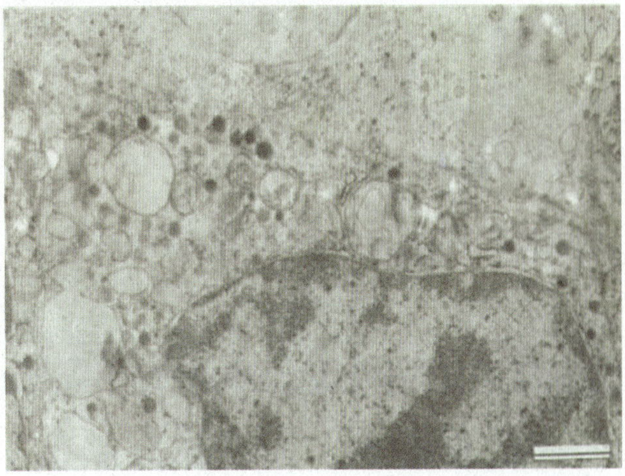

图 23-9　部分肿瘤细胞内可见神经内分泌颗粒（电镜×12000）

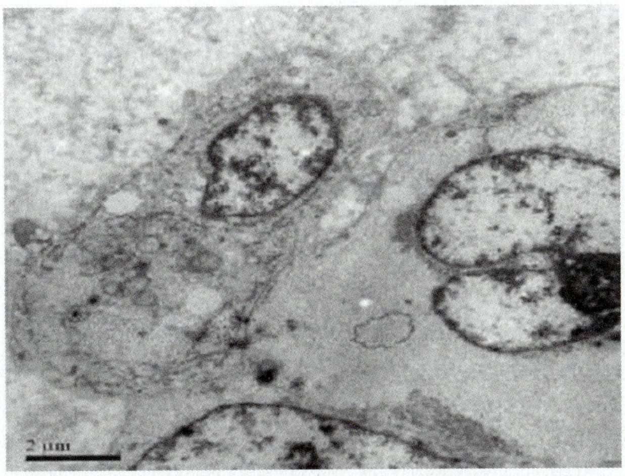

图 23-10　部分肿瘤细胞内可见缠绕的中间丝（电镜×20000）

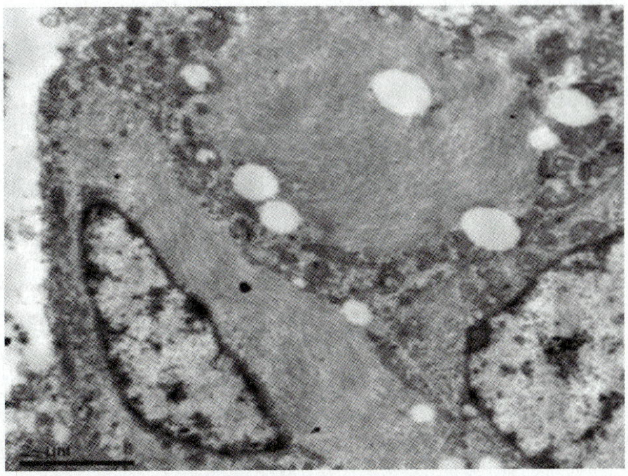

图 23-11　肿瘤细胞间无特殊连接（电镜×12000）

小结：本例的病理特点：①胸壁和肺共同受累的实性肿瘤；②镜下特点：小圆形细胞，部分胞质丰富、红染；有梭形细胞及软骨组织混合存在，但缺乏明确的上皮成分；结构：实性片状、条索状分布，富于黏液样基质；③免疫组化：有多种成分的间叶性免疫表达；④电镜：有胚性未分化细胞和早期分化性细胞的特点。

（本病例由郭华、尹洪芳、李挺和邹万忠医师提供）

参考文献

[1] WHO histological classification of tumors of the lung，2004.

[2] Priest JR，McDermott MB，Watterson J et al. Pleuropulmonary blastoma：a clinicopathological study of 50 cases. Cancer，1997，80：147－161.

[3] Hill DA，Sadeghi S，Schultz MZ，et al. Pleuropulmonary blastoma in an adult：an initial case report. Cancer，1999，85：2368－2374.

[4] Walles T，Teebken OE，Bartels M，et al. Pancreatic metastasis of a pleuropulmonary blastoma in an adult. Ann Oncol，2000，11：1609－1611.

病例 24

病史及临床资料：患者女性，41 岁，主诉活动后气短进行性加重伴咳嗽 18 个月，7 个月前及 3 个月前两次症状明显加重，安静状态下亦感气促，行多项检查后诊断为“肺间质纤维化”合并“右侧乳糜胸”及“右侧液气胸”。胸部 X 线：双肺中下叶呈网格状改变；胸部 HRCT：两肺正常结构消失，肺间质弥漫性增厚，双肺弥漫分布大小不等、形态不规则的薄壁囊腔（图 24－1）。肺功能：以阻塞为主的混合性通气功能障碍（重度），弥散量降低（重度）。

肉眼及镜下特点：大体检查：开胸切取的小块肺活检组织，可见胸膜增厚，切面肺组织呈多囊蜂窝状，充满大小不等囊腔，囊腔直径 0.5～3cm。镜下检查：正常肺组织结构破坏，肺泡腔扩张，可见大小不等的囊腔，囊壁的间隔有不同程度的增厚。增生的平滑肌间质细胞突入囊腔，使囊腔挤压成裂隙样（图 24－2～图 24－3）。

辅助检查结果：免疫组化 SMA（＋），HMB45（＋）（图 24－4）。

病理诊断：肺淋巴管平滑肌瘤病。

诊断及鉴别诊断要点：肺淋巴管平滑肌瘤病（pulmonary lympyhangioleiomyomatosis，PLAM）是一种少见病，在英、美国家的发病率是百万分之一。本病几乎都发生在绝经前的妇女，临床特点有呼吸困难、咯血、气胸和乳糜胸等。镜下组织学特点：囊性病变位于胸膜下，或沿支气管血管束、小叶间隔分布，增生之平滑肌围绕淋巴管和囊性腔隙生长并伴结节样增生。胸膜淋巴管周围平滑肌灶状增生。病变早期未成熟平滑肌细胞堆积在末端支气管外膜、肺泡壁和胸膜。肺泡毛细血管不受累及。受损的肺泡壁扩张形成肺气肿样改变。PLAM 细胞免疫组化可表达 Vimentin（＋）、Desmin（＋）、SMA（＋）；电镜可见肌原纤维，这表明其是平滑肌细胞来源的。电镜下还可见有界膜的电子致密体，以及由肌动原丝束形成的密度体；这种细胞免疫组化 HMB45（＋）。PLAM 常常被误诊，由于 X 线或 CT 显示为囊性病变，故需要与以下疾病鉴别：

1. 肺气肿：是指终末细支气管远端的肺组织呼吸性细支气管、肺泡管、肺泡囊、肺泡等呈持续性扩张且气腔体积大于正常，可伴有肺泡壁的破坏和间隔断裂，扩张的肺泡可融合成大囊腔，胸膜下的肺泡破裂可导致气胸，但不应该有间质平滑肌细胞的增生。

2. 嗜酸性肉芽肿：病变主要位于两肺上叶，呈结节状或形成空洞。晚期特征是蜂窝肺。X 线及高分辨 CT 可见早期双侧多个边界模糊的小结节影，有囊性变，晚期结节影消失，代之为壁厚薄不等的囊性变。镜下：组织学特点：肺间质可见结节性病变，病变部位纤维化伴慢性炎性细胞浸润，构成的细胞为朗格汉斯细胞、嗜酸性粒细胞以及淋巴细胞、浆细胞和少量中性粒细胞及间皮细胞。临床表现可有自发性气胸，但还有肺外的表现。

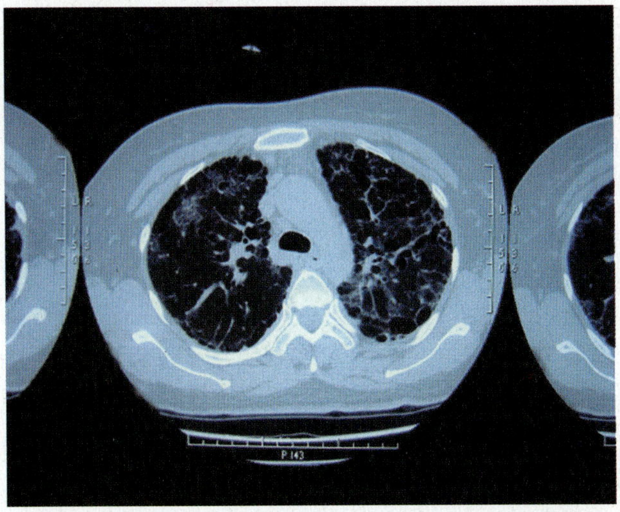

图 24－1　胸部 HRCT 示两肺正常结构消失，间质弥漫性增厚，双肺弥漫分布大小不等、形态不规则的薄壁囊腔

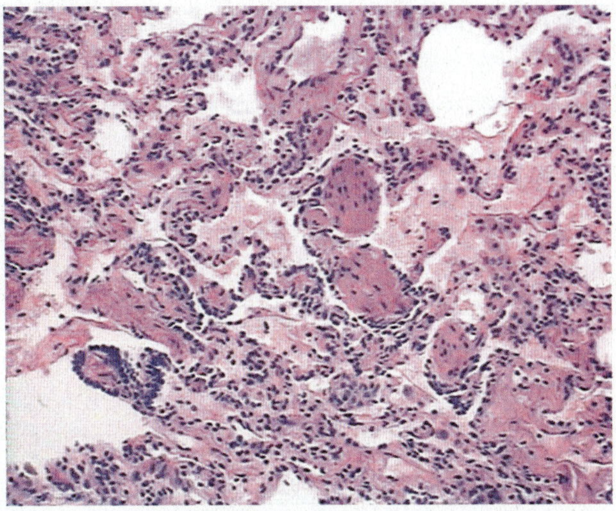

图 24－2　肺组织呈大小不等的囊，囊壁的间隔有不同程度的增宽。有些增生的间质突入囊腔，肺泡腔扩张，部分呈大小不等的囊腔，囊壁增宽，可见增生的平滑肌样梭形细胞结节状聚集（HE×10）

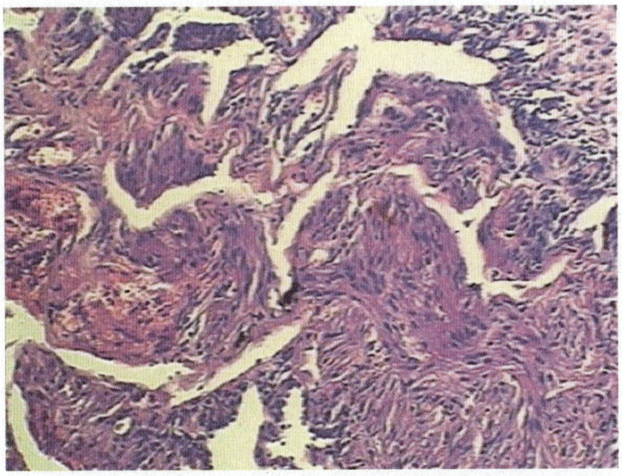

图 24－3　囊腔被增生的细胞挤压成裂隙样分枝状囊性病变，囊壁平滑肌细胞增生，呈结节样突入腔内（HE×10）

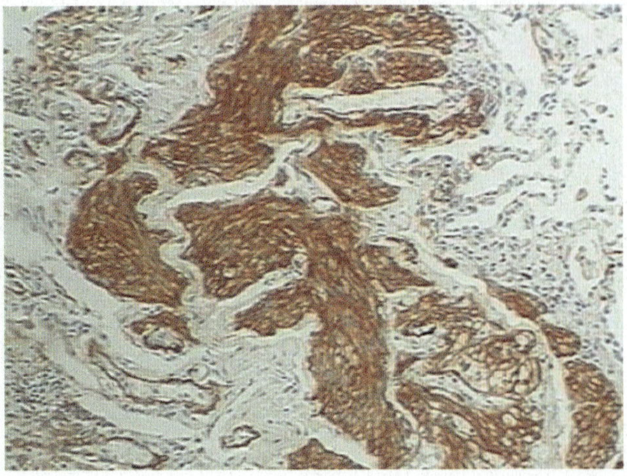

图 24－4　平滑肌细胞 HMB45（＋）（IHC×20）

3. 肺平滑肌瘤：PLAM 病变多为囊性，增生之平滑肌围绕淋巴管和小气道生长，而不像平滑肌瘤大多形成肿块。

小结：本病有较独特的临床特征，进行鉴别诊断时要密切结合临床表现，免疫组织化学可以鉴别，特别是 HMB45 只在 PLAM 表达。

（本病例由首都医科大学朝阳医院吕彧医师提供）

参考文献

[1] Urban T, Lazor R, Lacronique M, et al. Pulmonary lymphangioleiomyomatosis in France: a retrospective study of 69 cases. Am J Respir Crit Care Med, 1998, 157: A806.

病例 25

病史及临床表现：患者男性，66 岁，反复咯血 4 年，左胸肿物逐渐长大入院。1996 年发现胸膜增厚并有渗出，而且胸腔有占位性病变，临床根据体检及影像学检查诊断为结核性胸膜炎。2002 年 1 月因肿物增大行左全肺及胸腔肿物切除术，术中见左胸腔内有巨大囊性肿物，大小约为 30cm×20cm×20cm，内有牛筋样物质，重约 3kg，病变侵犯胸壁、膈肌、左下肺。术后 9 个月（2002 年 10 月）因反复发热，伤口不愈，左胸腔又出现多个结节状高密度肿物，行肿物穿刺活检。患者术后 10 个月余因肿瘤扩散死亡。既往 1951 年有左侧胸腔包裹性积液，诊断为结核性胸膜炎。

肉眼及镜下特点：大体检查：送检左肺及胸腔肿物标本，左肺大小 20cm×16cm×5cm，肺脏层胸膜粗糙，增厚约 0.3～0.7cm，附有灰黄色坏死物质，肺组织受压萎缩，肺门较大，支气管直接与剥离的肺膜相通（图 25－1）；胸腔肿物为不整形块状组织一堆，部分表面附有纤维性囊壁，大小约 25cm×25cm×20cm，切面呈灰黄、灰白、棕褐并有半透明胶冻样物，质脆（图 25－2）。镜下观察肺组织呈灶状非特异性间质性肺炎，以靠近胸膜处为重；支气管扩张并伴有陈旧和新鲜的出血灶形成。脏层胸膜呈纤维肥厚性胸膜炎改变伴有出血、坏死及钙化，可见少许上皮样肉芽肿形成（图 25－3～图 25－4）。肺门淋巴结可见非干酪样肉芽肿及融合的陈旧性纤维化结节形成。胸腔肿物为陈旧及新鲜出血、坏死和纤维素渗出，伴有吸收性反应。术后 9 个月胸腔肿物穿刺活检：肿瘤由上皮样细胞组成（图 25－5），细胞大，胞质丰富且为嗜酸性，细胞境界清楚；肿瘤细胞核大，空泡状，核仁明显，核分裂象较多并可见病理性核分裂象；瘤细胞内见空泡或小腔，有的含有红细胞；肿瘤细胞弥漫呈片状，形成大小不等、形态不规则的血管样腔隙，部分腔隙相互吻合（图 25－6）。

辅助检查结果：免疫组化：Vimentin（＋），FⅧ（＋），UEA（＋），CK 斑点状（＋），CD34 部分（＋），而 EMA、Calretinin、CEA 和 TTF－1 均为阴性；组织化学：网织染色显示肿瘤细胞包绕在网状纤维膜以内。

病理诊断：1. 结核性脓胸；2. 胸腔上皮样血管肉瘤伴大量出血、坏死及积血；3. 支气管扩张症。

诊断及鉴别诊断要点：本例发生于老年男性，有结核性胸膜炎病史，近期反复咯血；肺胸膜呈慢性纤维肥厚性胸膜炎改变并伴有干酪样坏死，并有少许上皮样肉芽肿形成；肺门淋巴结纤维钙化结节形成；根据以上资料结核性脓胸诊断明确。术后 9 个月胸腔肿物穿刺活检，肿瘤组织由上皮样肿瘤细胞形成大小不等、形态不规则的血管样腔隙，部分腔隙相互吻合。免疫组化角蛋白斑点状阳性，血管内皮标记阳性，支持上皮样血管肉瘤诊断。胸腔肿块考虑为先前就存在的上皮样血管肉瘤伴发大量出血、坏死及积血形成。鉴别诊断：胸膜血管肉瘤经常呈上皮样，从临床和组织学上容易误诊为间皮瘤或癌，角蛋白局灶斑点状阳性，Vimentin 强阳性，血管内皮标记阳性，间皮瘤抗体 Calretinin（－）、CEA（－）、TTF－1（－）则可排除间皮瘤或癌。

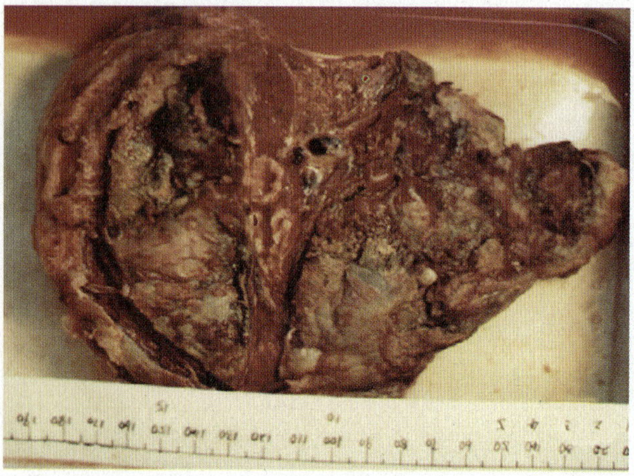

图 25－1　切除左全肺：肺表面大部分粗糙，附有灰黄色坏死物质，胸膜显著肥厚，厚约 0.3～0.7cm，肺组织受压萎缩

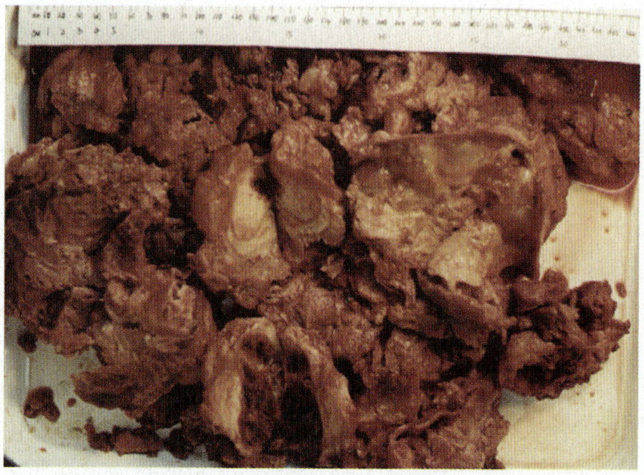

图 25－2　不整形块状胸腔肿物一堆，大小约 25cm×25cm×20cm，重约 3kg，切面呈灰黄、灰白、棕褐，并有半透明胶冻样物，质脆

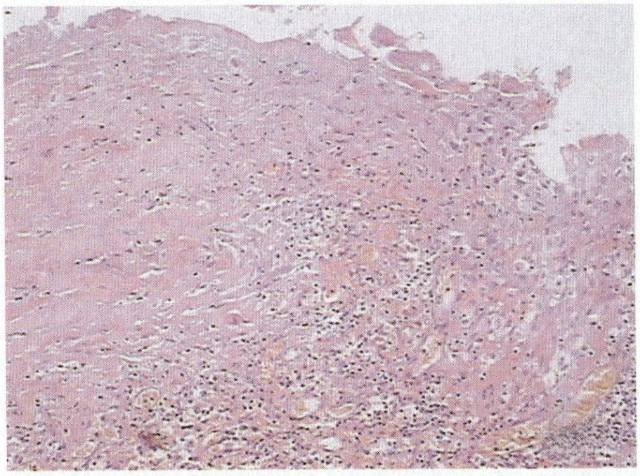

图 25－3　胸膜呈纤维肥厚性胸膜炎改变，表面附有干酪样坏死（HE×10）

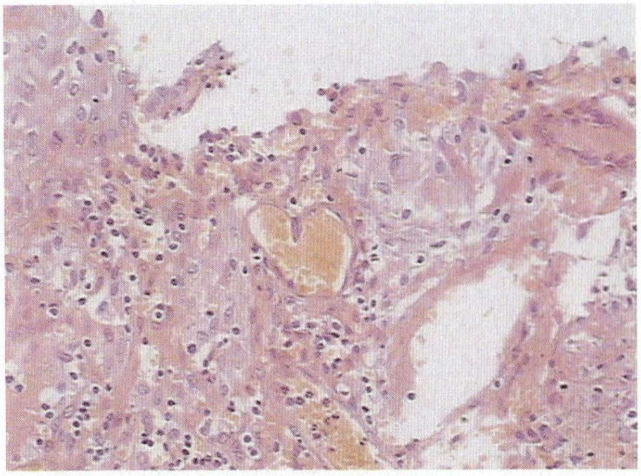

图 25－4　少许上皮样肉芽肿形成（HE×20）

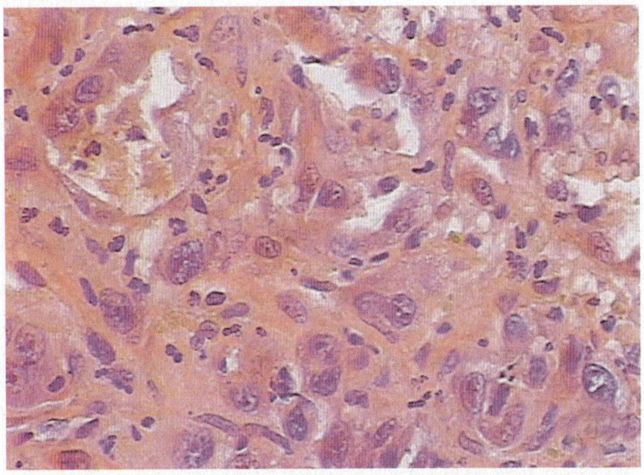

图 25－5　术后 9 个月胸腔肿物穿刺活检：肿瘤由上皮样细胞形成大小不等、形状不规则的血管样腔隙，部分腔隙相互吻合（HE×20）

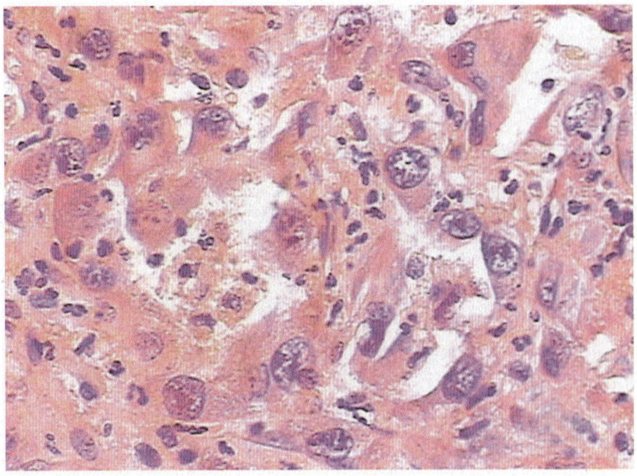

图 25－6　肿瘤细胞胞质丰富，嗜酸性，细胞核大，核仁明显（HE×40）

小结：原发于胸膜的恶性上皮样血管性肿瘤罕见，在慢性结核性脓胸基础上发生，目前仅见 2 例报道[1,2]。胸膜的恶性上皮样血管性肿瘤临床最常见的表现是胸膜增厚和渗出，几乎所有患者诊断后在短期内死亡。显微镜下从典型的高级别上皮样结构到相对低级别血管内皮瘤样结构，大多数病例免疫组化角蛋白表达不定的斑点状，血管内皮标记恒定阳性。胸膜血管肉瘤经常呈上皮样，从临床和组织学上容易误诊为间皮瘤或癌，当角蛋白阴性或局灶斑点状阳性，Vimentin 呈强阳性时，需要考虑血管性肿瘤[3]。所有上皮样血管肿瘤，不管是否表现血管内皮瘤样结构都应该认为高度恶性。病因除和脓胸有关之外，少数还有放射线及石棉暴露史。本例特点是在结核性胸膜炎基础上发生血管肉瘤，并伴有胸腔大量出血、坏死及积血。

（本病例由北京老年医院常占平医师提供）

参考文献

[1] Kimura M，Ito H，Furuta T，et al. Pyothorax－associated angiosarcoma of the pleura with metastasis to the brain，2003，53（8）：547－551.

[2] Hattori H. Epithelioid angiosarcoma arising in the tuberculous pyothorax：report of an autopsy case. Arch Pathol Lab

Med，2001，125（11）：1477－1479.
[3] Zhang PJ，Livolsi VA，Brooks JJ. Malignant epithelioid vascular tumors of the pleura：report of a series and literature review. Hum Pathol，2000，31（1）：29－34.

病例 26

病史及临床资料：患者男性，22岁，主因胸闷、气短、右胸痛4个月余入院。外院诊断为结核并给予相应治疗，后经支气管镜活检怀疑癌。转我院，影像学检查：两肺结节性肿物。临床诊断：右上肺癌。术中见主要病变位于右肺上叶，侵及右主支气管。3个月后，右腋下多数淋巴结肿大，手术切除。影像学检查：左肺病变变化不大。

肉眼及镜下特点：切除右肺标本，紧靠支气管切缘见一5.2cm×4cm×3.5cm的灰白色多结节状肿物，包绕支气管，肿物切面呈灰白色、质硬，与周围界限尚清，肺内可见数个灰白色边界清楚的实性结节（图26－1）。镜下所见：肿瘤细胞具有上皮样或组织细胞样形态，瘤细胞为圆形或多角形，呈小巢状、索状甚至腺样结构或不规则状，可以看到肿瘤组织在支气管和肺泡腔内呈微息肉状生长的典型结构（图26－2～图26－3），可见核分裂象及肿瘤细胞的多形性。

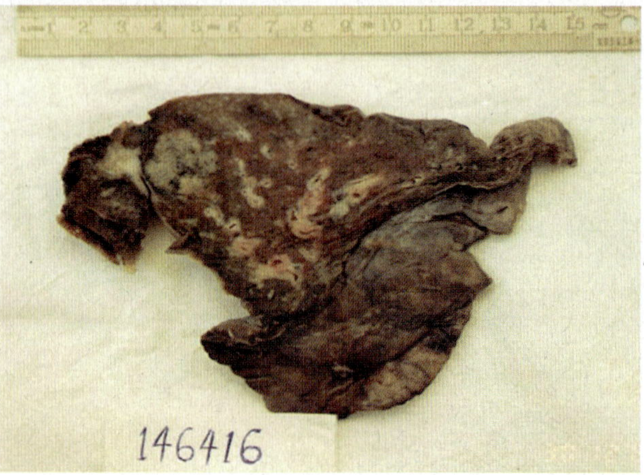

图26－1　肺切面肉眼可见多个灰白色结节，个别结节较大

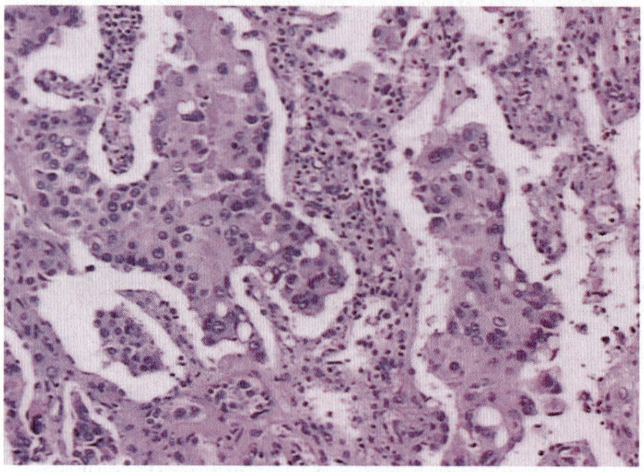

图26－2　瘤组织在支气管和肺泡腔内呈微息肉状生长（HE×20）

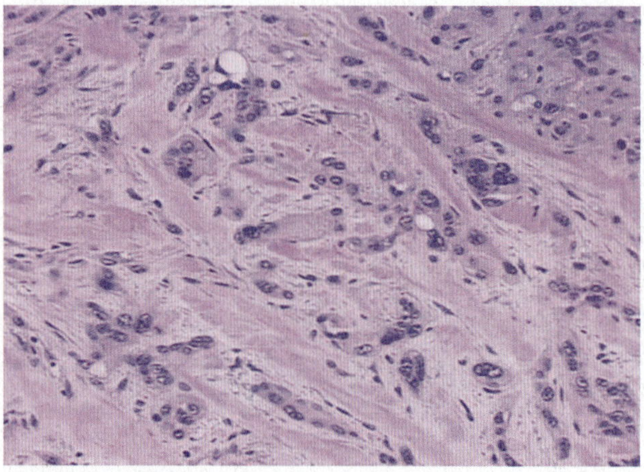

图26－3　部分区域肿瘤细胞呈条索状，具有明显的上皮样特点（HE×20）

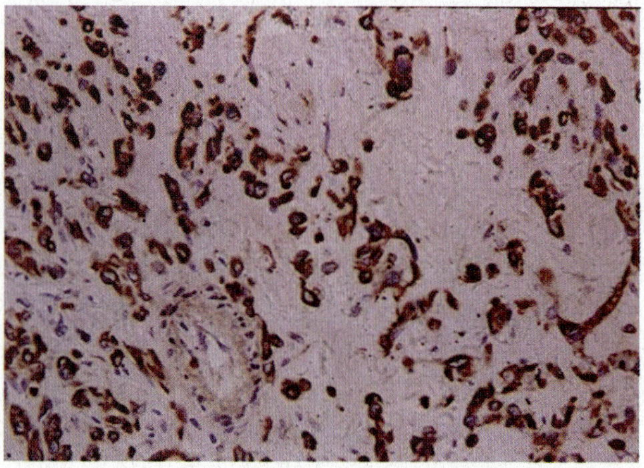

图26－4　免疫组化Ⅷ因子阳性（IHC×20）

辅助检查结果：免疫组化：Ⅷ因子（＋）（图 26－4），CD34（＋），Vimentin（＋），而 Actin 和 AE1/AE3 均为阴性；电镜：可见 W－P 小体、细胞间连接。

病理诊断：肺上皮样血管内皮瘤。3 个月后右腋下淋巴结切除可见转移，最终诊断为肺恶性上皮样血管内皮瘤（上皮样血管肉瘤）。

诊断及鉴别诊断要点：肺上皮样血管内皮瘤（pulmonary epithelioid hemangioendothelioma，PEH），又称血管内支气管肺泡肿瘤（intravascular bronchioloalveolar tumour，IVBAT），是一种罕见的血管肿瘤。此肿瘤多见于中青年人（平均年龄 36 岁），大多为女性（80%），几乎一半患者临床无症状。肉眼观：典型表现为双肺多发界限清楚的小结节（直径 0.3～2cm），切面为实性、灰白色，中心可伴钙化；其组织学形态具有一定的特征性，低倍镜下可见圆形或卵圆形结节，典型的结节为硬化性中心，近中心区细胞稀疏，而外层又富于细胞，中心坏死区有时可以发生钙化或骨化，并可看到肿瘤组织在支气管和肺泡腔内呈微息肉状生长的典型结构，偶尔亦充满细支气管腔，动脉和静脉腔亦可被肿瘤组织占据。瘤细胞具有明显的上皮样特征，类似上皮细胞、组织细胞或蜕膜细胞，胞质丰富，呈嗜酸性或有明显的胞质内空泡，细胞核呈圆形或卵圆形，间质可见少量黏液样变性或玻璃样变性；瘤细胞内含有原始血管腔，核分裂象、细胞多形性及坏死少见。基于以上特点在诊断时需要与肺转移癌、血管肉瘤、肺淋巴管肌瘤病等鉴别。免疫组化：肿瘤细胞 CD34、Ⅷ因子、CD31 和 Vimentin 阳性，CK 局灶阳性。肿瘤生长缓慢，但具侵袭性，亦可发生转移。诊断时需要与肺非肿瘤性病变如肉芽肿性病变和淀粉样结节等、良性肿瘤如错构瘤和硬化性血管瘤等以及恶性肿瘤如原发或转移性腺癌、血管肉瘤和平滑肌肉瘤等鉴别。

小结：肺上皮样血管内皮瘤是一种罕见的血管肿瘤，大多为年轻女性，典型的表现为双肺多发界限清楚的小结节，镜下见肿瘤细胞具有上皮样或组织细胞样形态，瘤细胞为圆形或多角形，呈小巢状、索状甚至腺样结构或不规则状，肿瘤组织可以在支气管和肺泡腔内呈微息肉状生长。肿瘤生长缓慢，但具侵袭性，亦可发生转移。借助免疫组化等手段明确诊断一般不难。

（本病例由北京军区总医院刘光、丁华野医师提供）

参考文献

[1] Kumazawa Y，Maeda K，Ito M，et al. Expression of glucocorticoid receptor and 11beta hydroxysteroid dehydrogenase in a case of pulmonary epithelioid haemangioendothelioma. Mol Pathol，2002，55（1）：61－64.

[2] Yi E S，Auger W R，Friedman P J，et al. Intravascular bronchioloalveolar tumor of the lung presenting as pulmonary thromboembolic disease and pulmonary hypertension. Arch Pathol Lab Med，1995，119（3）：255－260.

[3] Boudousquie A C，Lawce H J，Sherman R，et al. Complex translocation [7；22] identified in an epithelioid hemangioendothelioma. Cancer Genet Cytogenet，1996，92（2）：116－1121.

[4] Nagata N，Takatsu H，Sato Y，et al. Metastatic pulmonary epithelioid hemangioendothelioma with peculiar radiographic features. Respiration，1999，66（1）：78－80.

[5] Diaz R，Segura A，Calderero V，et al. Central nervous system metastases of a pulmonary epithelioid haemangioendothelioma. Eur Respir J，2004，23（3）：483－486.

病例 27

病史及临床资料：患者男性，39 岁，主述腰骶部疼痛伴下肢麻木。MRI 示骶骨 1、2 椎体左侧见一肿块，大小约 5cm×7cm，呈 T1 等信号、T2 稍高信号，病灶信号不均，累及邻近的髂骨、骶管和多个左侧椎间孔及神经根，增强扫描均可见强化。CT 示右肺中叶约 3cm×3cm×4cm 团块影，病灶呈分叶状，与胸膜粘连。左颈部可触及 3cm×3cm 大小淋巴结。曾行颈部淋巴结和肺部肿块穿刺术，均因组织过小未能明确诊断。行右侧开胸探查，行右肺中叶切除术及颈部淋巴结切除术。腰骶病变范围广，无法手术切除，骶骨肿块穿刺术明确诊断后予以局部放疗。

肉眼及镜下特点：大体检查：右肺中叶切除标本，大小 8cm×8cm×6cm，肺周边部可见 5cm×5cm×

4.5cm 肿瘤，无包膜，与周围肺组织界限尚清，切面灰白色，实性，质地中等。左侧颈部肿物大小 4cm×2.2cm×2cm，无包膜，切面灰白色，实性，质地较硬。骶骨穿刺标本，送检数条灰白色组织。镜下所见：右肺中叶肿瘤由梭形细胞组成，呈束状排列，伴数量不等的炎性细胞浸润（图 27-1～图 27-3），大部分细胞无明显异型性，部分区域可见坏死，坏死周围梭形细胞丰富，核异型性明显，核分裂象较多，并见灶状钙化（图 27-4～图 27-6）。支气管周围淋巴结内未见肿瘤。颈部肿瘤切除及骶骨穿刺标本，组织学上与肺部肿瘤一致，细胞形态较为温和。颈部肿瘤组织内未见淋巴结结构，瘤细胞浸润周围横纹肌组织。骶骨肿瘤周边可见死骨形成。

辅助检查结果： Vimentin（＋）、SMA 灶状（＋）、CD68（＋）、AAT（＋）、p53 灶状（＋）、Ki-67 标记指数约 5%，而 Desmin、CK（AE1/AE3）、S-100、Bcl-2、CD34、CD117、CD21、CD23、CD35 和 ALK 均为阴性（图 27-7～图 27-9）。

病理诊断：（右肺中叶）肺原发性炎症性肌纤维母细胞肿瘤伴颈部及骶骨转移。

诊断及鉴别诊断要点： 炎症性肌纤维母细胞瘤（inflammatory myofibroblastic tumor，IMT）是一种特殊类型的病变，有一组广泛的同义词，曾称为炎性假瘤、浆细胞肉芽肿、纤维黄色瘤、纤维组织细胞瘤、假肉瘤性肌纤维母细胞肿瘤及气管支气管树的侵袭性纤维性肿瘤等。IMT 是其中的一个亚群，由温和分化的肌纤维母细胞性梭形细胞组成，伴有胶原和大量的浆细胞、淋巴细胞、嗜酸性粒细胞等炎性细胞。有些人认为 IMT 是一种反应性炎性病变，而其他人则认为它是一种低级别的间叶性恶性肿瘤。近来在大量临床和病理学观察的基础下，通过免疫组化、流式细胞计数和细胞遗传学系列研究，证明它是一种真性肿瘤。WHO 软组织（2002）[1]和肺（2004）[2]肿瘤分类认为 IMT 是一种独立的组织学类型，将其列入交界性或生物学行为未定肿瘤一组。肺外 IMT 复发率约 25%，少数病例（<5%）具有远处转移的能力，但根据组织学形态不能可靠预测肿瘤的转移潜能。IMT 形成原因与局部炎症有无明显关系及其生物学行为在少数病例是否表现出恶性等问题至今仍为关注的热点。

IMT 可发生在所有年龄，但常见于儿童和青少年，大多数患者小于 40 岁，性别分布无明显差别。可发生在全身各处，以肺部最为常见，占所有肺部肿瘤的 0.04%～1%。胸部影像学多显示边界规则的孤立性肿块，临床表现多样，其症状和体征与受累部位有关。本例为发生于肺外周实质的结节，无明显症状，转移后出现腰骶部疼痛伴下肢麻木而就诊。

肉眼观察，肺部 IMT 为孤立性圆形肿块，直径 1～36cm，平均 3cm。无包膜，界限清楚。切面呈灰白或灰黄色，质地依其胶原和纤维性成分的数量而不同，多为实性，空洞罕见，偶见局灶出血、坏死和沙砾体样钙化。

组织病理学是肺 IMT 诊断的主要依据。肿瘤主要由呈束状或席纹样排列的梭形细胞组成，这些细胞显示成纤维细胞或肌纤维母细胞分化的特点，具有卵圆形核，染色质细腻，核仁不明显，胞质丰富、嗜酸性。细胞异型性不明显。核分裂象不常见。数量不等的淋巴细胞、浆细胞、组织细胞等弥漫浸润。免疫组化染色，梭形细胞弥漫表达 Vimentin，SMA 从灶状至弥漫阳性，少数可表达 Desmin，不表达 Myogenin、Myoglobin、CD117 和 S-100，部分病例因肺泡陷入肿瘤组织中显示角蛋白灶状阳性。大约 40%的 IMT 病例表达 ALK 和 p80。罕见 p53 阳性表达。梭形细胞超微结构呈现肌纤维母细胞和成纤维细胞的分化特征。

IMT 很少有较为完整的细胞遗传学研究报告，有环状染色体和第 1、2、4、5 号染色体的异位。有些病例可显示 TP53 突变。近几年[3]研究证实 IMT 病例显示克隆性改变，出现第 2 号染色上 ALK 基因 2p23 重排，提示 IMT 单克隆增生的特征，支持这一病变为真性肿瘤而非炎症性假瘤。

肺部 IMT 绝大多数呈现良好的预后过程，单纯肺叶切除即可取得极好的临床效果。少数病例（5%）可能显示肺外侵袭、复发或转移。复发通常发生在未完全切除的病例。仅仅根据组织学特点预测是否复发或恶变是极其困难的，但有证据显示，局部浸润、血管侵犯、细胞成分增加，细胞出现明显异型性、核分裂增加（大于 3/50HPF）和坏死等可能与预后差有关，TP53 表达和非整倍体核型的 IMT 更具侵袭性。肺外 IMT 极少可发生远处转移[4]，肺部 IMT 罕见转移。本例肺、颈部及骶骨病变主要呈典型炎性肌纤维母细胞肿瘤形态，肺部肿瘤内可见片状坏死，近坏死区域细胞丰富，核异型性明显，核分裂象较多，1 个高倍视野下多者可见 2 个病理性核分裂象，p53 免疫染色呈灶状阳性，细胞增殖指数明显高于其他区域。经血行发生远处转移，转移灶呈浸润性生长，颈部肿瘤浸润周围横纹肌组织，骶骨穿刺见死骨形成。但该肿瘤大部分区域梭形细胞异型性不明显，有丰富的新生血管及弥漫性的炎性细胞浸润，仅凭形态学也难以判断其恶性程度，需要进行鉴别诊断。

1. 平滑肌瘤或肉瘤：以成束的梭形平滑肌细胞为其特征，无混合性炎细胞浸润，SMA 弥漫阳性。

2. 孤立性纤维性肿瘤：是与脏层胸膜相连的胸膜下肿瘤，由梭形细胞组成，细胞之间可有不等量的胶原，常出现粗大的胶原间质，很少有炎性细胞成分，CD34 和 Bcl－2 阳性。

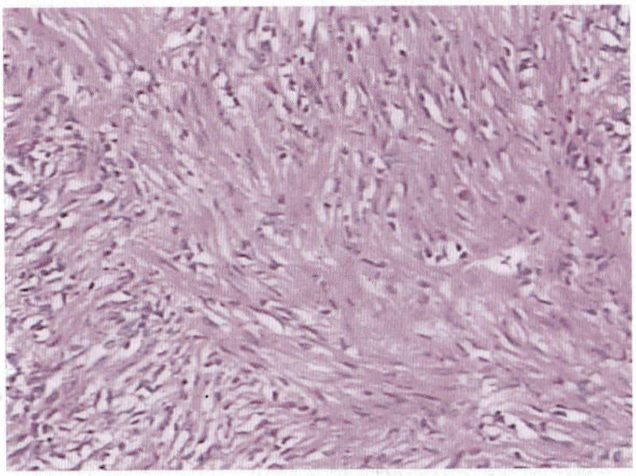

图 27－1　肺部 ITM 和颈部、骶骨转移灶，梭形细胞呈束状排列，伴数量不等的炎性细胞浸润（HE×10）

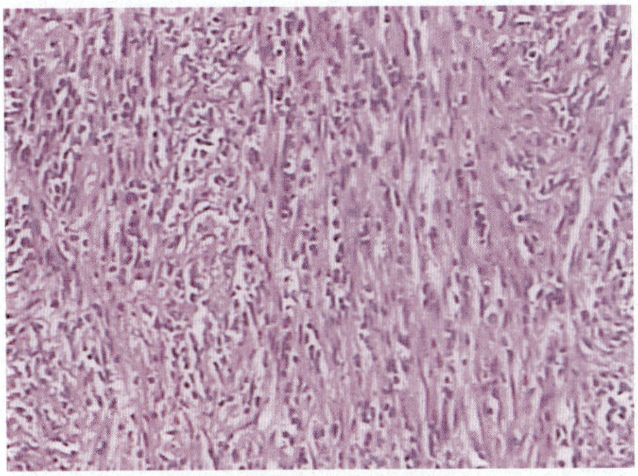

图 27－2　肺部 ITM 和颈部、骶骨转移灶，梭形细胞呈束状排列，伴数量不等的炎性细胞浸润（HE×10）

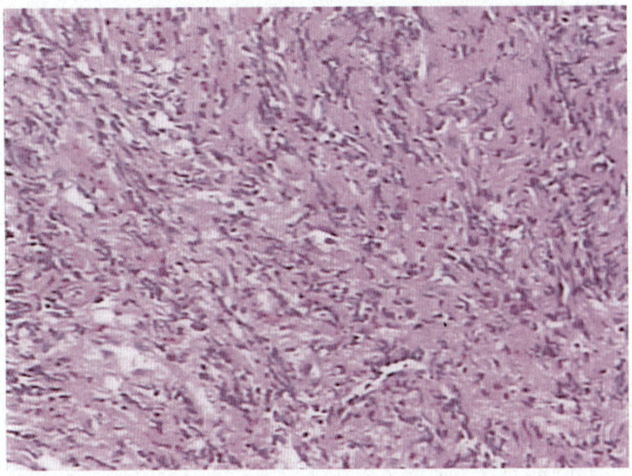

图 27－3　肺部 ITM 和颈部、骶骨转移灶，梭形细胞呈束状排列，伴数量不等的炎性细胞浸润（HE×10）

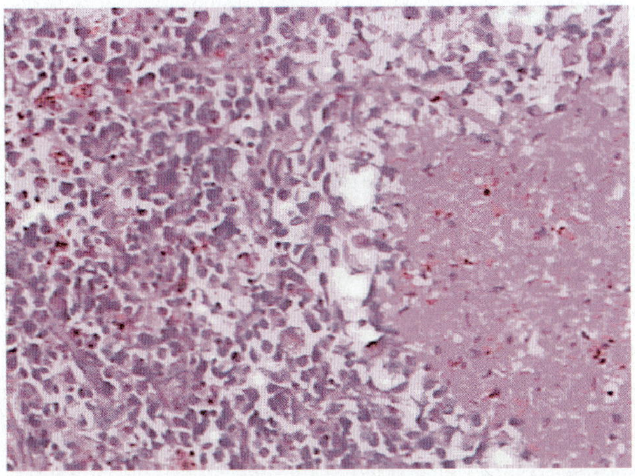

图 27－4　肺部 ITM 近坏死区域梭形细胞丰富，核异型性明显，可见核分裂象；颈部肿瘤侵及周围横纹肌（HE×20）

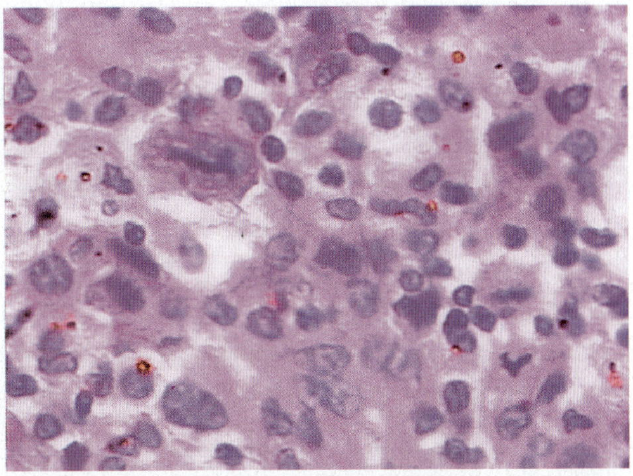

图 27－5　肺部 ITM 近坏死区域梭形细胞丰富，核异型性明显，可见核分裂象；颈部肿瘤侵及周围横纹肌（HE×20）

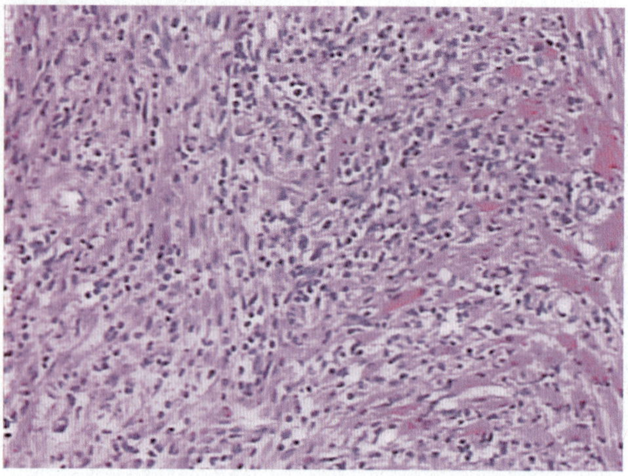

图 27－6　肺部 ITM 近坏死区域梭形细胞丰富，核异型性明显，可见核分裂象；颈部肿瘤侵及周围横纹肌（HE×20）

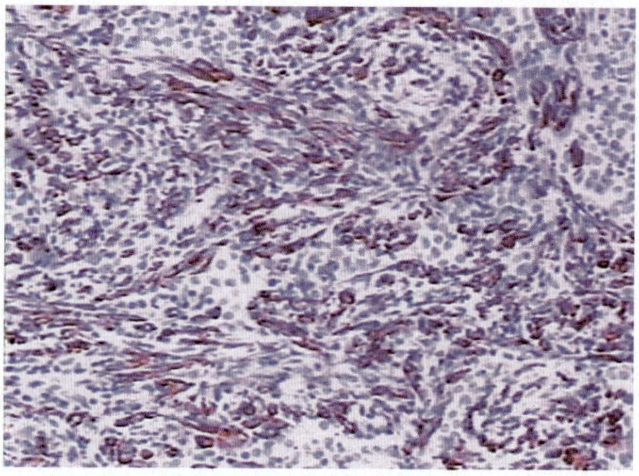

图 27－7　肿瘤细胞 SMA 灶状阳性（左）（IHC×10）

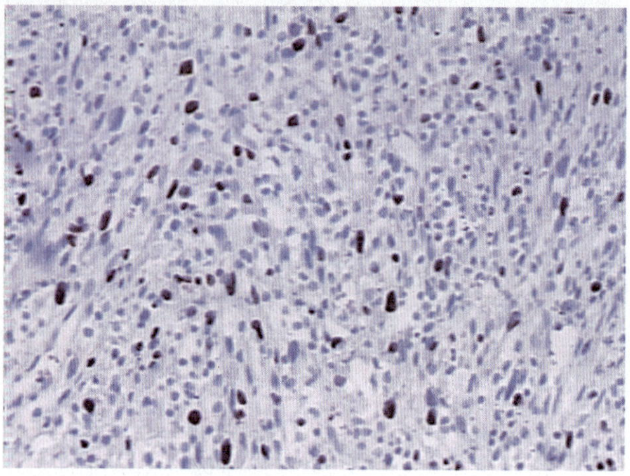

图 27－8　肿瘤细胞 Ki－67 标记指数约 5%（IHC×10）

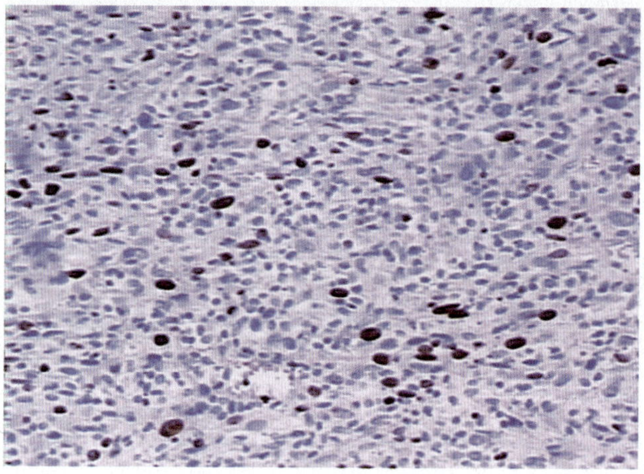

图 27－9　肿瘤细胞 p53 灶状阳性（右）（IHC×10）

3. 低度恶性肌纤维母肉瘤：是一种特殊的非典型性肌纤维母细胞性肿瘤，好发于头颈部，常有纤维瘤病样结构，淋巴细胞和浆细胞不明显。

4. 滤泡树突细胞肉瘤：增生的梭形细胞可呈束状排列，且较为紧密，而 ITM 常呈松散分布，不表达滤泡树突细胞的标记物，如 CD21、CD35 和 CD23。

5. 炎症性恶性纤维组织细胞瘤为排除性诊断，含有大量良性和恶性黄瘤细胞、非典型性梭形细胞和炎性细胞，核奇异怪状，分裂象多见，细胞丰富，肿瘤边界不清。

6. 炎症性纤维肉瘤：纤维肉瘤背景上伴有浆细胞、淋巴细胞浸润，有学者认为两者为同义词[1]。当 IMT 有恶性行为，具有大的异型性核，也可称为炎症性纤维肉瘤。

小结：肺 IMT 是由分化的肌纤维母细胞或成纤维细胞性梭形细胞组成，伴有大量炎性细胞浸润。发生肺外转移极其罕见，组织形态学虽不能确切判断其转移的可能性，但应广泛取材寻找其恶性特征。本例不仅证实了肺部 IMT 是真性肿瘤，而且也显示了该肿瘤可以呈浸润性生长，并具有远处转移的可能性，为临床进一步治疗和判断预后提供了一定的帮助。

（本病例由海军总医院路平医师提供）

参考文献

[1] Coffin CM，Fletcher CDM. Inflammatory myofibroblastic tumour. //Fletcher CDM，Unni KK，Mertens F. WHO Classi-

fication of Tumors: Pathology and Genetics of Tumours of Soft Tissue and Bone. Lyon: IARC Press, 2002: 91-93.
[2] Yousem SA, Tazelaar HD, Manabe T, et al. Inflammatory myofibroblastic tumour. //Travis wd, Brambilla E, Muller-Hermelink HK, et al. WHO classification of tumors: pathology and genetics of tumours of the Lung, pleura, thymus and heart. Lyon: IARC Press, 2004: 105-106.
[3] Montgomery EA, Shuster DD, Burkart AL, et al. Inflammatory myofibroblastic tumors of the urinary tract: a clinicopathologic study of 46 cases, including a malignant example inflammatory fibrosarcoma and a subset associated with high-grade urothelial carcinoma. Am J Surg Pathol, 2006, 30 (12): 1502-1512.
[4] Morotti RA, Legman MD, Kerkar N, et al. Pediatric inflammatory myofibroblastic tumor with late metastasis to the lung: case report and review of the literature. Pediatr Dev Pathol, 2005, 8 (2): 224-229.

病例 28

病史及临床资料：患者男性，58 岁，左侧胸痛 1 个月，伴间断性咯血。CT 检查：左肺下叶见一肿物，大小 6cm×5cm×4cm，肿瘤向纵隔内突出。行左肺下叶切除术。

肉眼及镜下特点：大体检查：左肺下叶大小 10cm×6.5cm×4cm，部分脏层胸膜增厚。切面距支气管断端 1.5cm 肺内见一肿物，大小 6cm×4.5cm×4cm。肿瘤中心有出血囊性变，肿瘤周边呈灰白色，质地中等，累及脏层胸膜。镜下检查：肿瘤细胞较大，胞质宽，有明显的吞噬现象。肿瘤间质内见大量中性粒细胞。局灶有黏液变性（图 28-1～图 28-2）。

辅助检查结果：免疫组化：S-100（+），CD68（+），AAT（+）（图 28-3～图 28-4），而 CK、CK20、AE1/AE3、EMA、TTF-1、CR、MC、LCA、CD38、CD21、Actin、Desmin、HMB45、Melanoma-Pan、CD1a、CD3、CD30、ALK、CD20、CD79a、CD4、CD8、CD43 和 CD45RO 均为阴性。组织化学：黏液卡红（－），PAS（－）。

病理诊断：（左肺下叶）Rosai-Dorfman 病（RDD）。

诊断及鉴别诊断：RDD 又称巨大淋巴结病性窦组织细胞增生症（sinus histiocytosis with massive lymphadenopathy，SHML），是一种原因不明的特发性组织细胞增生性疾病。主要发生于淋巴结内。1969 年 Rosai 与 Dorfman 对该病进行了临床病理研究，报道了这种以 S-100 蛋白阳性吞噬细胞浸润为特点的淋巴结良性病变，并以两人的名字命名该病。此后发现该病可同时累及淋巴结外一些器官和组织，亦可单独发生于淋巴结外而不伴有淋巴结肿大，目前统称为 Rosai-Dorfman 病。经典的 Rosai-Dorfman 病好发于儿童和年轻人。临床上可表现为颈部巨大、无痛性、双侧性淋巴结肿大，伴发热、白细胞增多、红细胞沉降率增快及多克隆性丙种球蛋白血症。大约 43%可伴有结外病变，如皮肤、涎腺、鼻旁窦、骨、软组织、乳腺、中枢神经系统等。但一般不累及脾和骨髓。发生于淋巴结外者少见。本病最具特征的表现为多边形组织细胞，胞核为圆形或卵圆形，呈空泡状，可见清楚的中位核仁，细胞内吞噬数量不一且形态完整的淋巴细胞、浆细胞以及中性粒细胞，称为伸入运动（emperipolesis）。免疫组化：组织细胞 S-100（+），CD68（+），AAT（+）。

本病需要和以下几种疾病进行鉴别：

1. 纤维组织细胞瘤：组织细胞通常较小且可见泡沫细胞、多核巨细胞，S-100 蛋白阴性。

2. 幼年性黄色肉芽肿：多发生于婴幼儿，病变体积较小，病灶内可见较多组织细胞、多核巨细胞、急慢性炎性细胞，组织细胞小，多核巨细胞多见，无结节状改变，S-100 蛋白阴性。

3. Langerhans 组织细胞增生症：组织细胞小，细胞核有明显核沟，有大量嗜酸性粒细胞和多核巨细胞。S-100（+），CD1a（+）。

4. 网状组织细胞瘤：与其鉴别困难。组织细胞体积较大，少量细胞可呈 S-100 蛋白阳性，但组织细胞胞质呈玻璃状表现，炎性细胞浸润程度轻，且通常无浆细胞浸润，组织细胞吞噬现象呈灶状或散在分布。

5. 慢性炎症性病变：可见慢性炎性细胞和组织细胞，有时组织细胞呈泡沫状，细胞较小，S-100 阴性。霉菌性感染者 PAS 阳性。

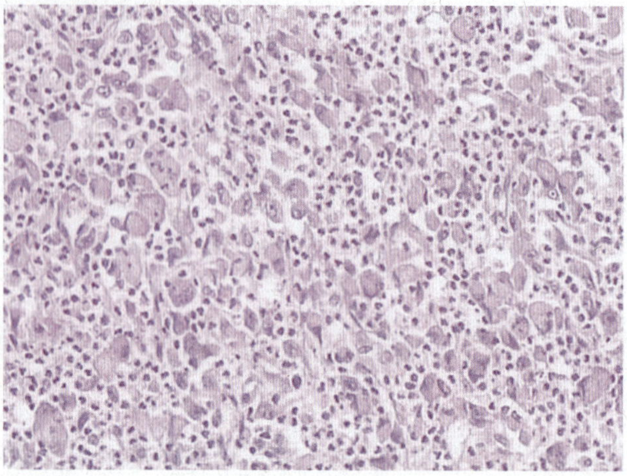

图 28-1　多边形的组织细胞之间可见淋巴细胞和中性粒细胞（HE×20）

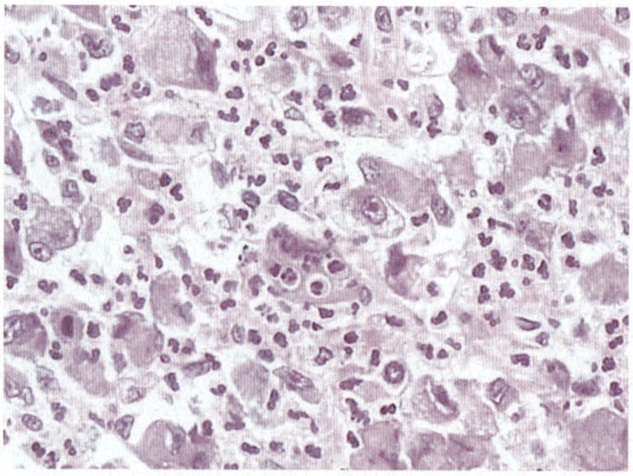

图 28-2　组织细胞有明显的吞噬功能（HE×40）

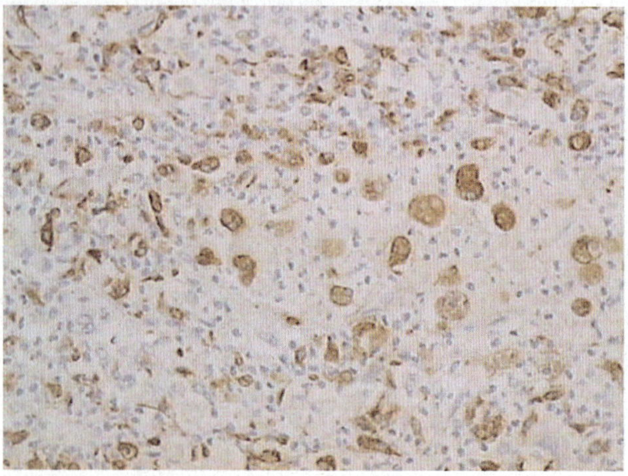

图 28-3　免疫组化 CD68 阳性（IHC×20）

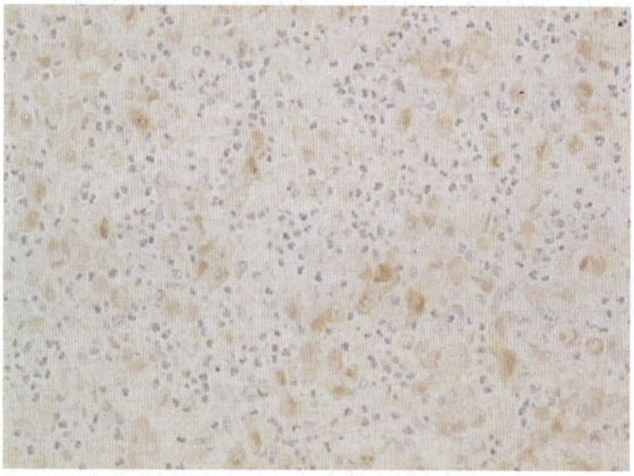

图 28-4　免疫组化 S-100 阳性（IHC×20）

小结：Rosai-Dorfman 病病因不明。曾在 SHML 患者血清及组织细胞中检测到 HHV-6 抗体（人类疱疹病毒），但 HHV-6 是 SHML 的因还是果，仍有争议。预后：结外 Rosai-Dorfman 病预后较好。大多表现为良性过程，少数可自行消退，部分病例有浸润性生物学行为并复发。伴有 SHML 且免疫异常或多发病灶者可能致死，治疗以手术切除为主。

（本病例由中国医学科学院肿瘤医院石素胜医师提供）

参考文献

[1] 甘梅富，周涛，余心如等．淋巴结外 Rosai-Dorfman 病．中华病理学杂志，2005，34（3）：137-139.

第四章　消化系统

郑杰　审

病例 29　血行播散性结核：肠结核伴穿孔、腹膜炎和肠系膜淋巴结结核
病例 30　（食管下段）恶性黑色素瘤（无色素性），低分化
病例 31　弥漫性胃黏膜皱襞肥大症（Menetrier 病）
病例 32　（胃）血管球瘤
病例 33　（十二指肠）节细胞性副神经节瘤
病例 34　肛门腺腺癌
病例 35　（肝移植术 16 个月肝穿活检）慢性病毒性乙型肝炎复发，YIDD 突变为 YIDD
病例 36　非酒精性脂性肝炎，F3G3S2
病例 37　肝门静脉硬化症引起的门静脉高压合并肝弥漫性结节状增生
病例 38　（肝）血管平滑肌脂肪瘤
病例 39　肝炎症性肌纤维母细胞瘤
病例 40　（胰腺）破骨细胞样巨细胞肿瘤

病例 29

病史及临床资料：患者男性，31 岁。以“发热 3 个月伴腹痛 2 个月，加重 1 天”入院。体温 37.8～38.5℃，最高 39.8℃。患者曾在山西医科大学附属医院住院，行结肠镜检查，回肠和回盲部可见多个溃疡，呈铺路石样外观，病理报告为“炎性肉芽组织及坏死，部分黏膜慢性炎”；抗结核抗体阴性，PPD 试验阴性；给予激素治疗。查血常规，Hg 81g/L，中性粒细胞 87%，胆红素增高。临床诊断：① 溃疡性结肠炎；② Crohn 病；③淋巴瘤不能除外。入院后突发剧烈腹痛，怀疑肠穿孔，遂行剖腹探查，见腹腔内约 1500ml 黄色渗出液，回盲部呈团块状，质硬，近回盲部见一 4cm×3cm 的穿孔，回肠见节段性肠壁水肿、坏死。

肉眼及镜下特点：回盲部肠管一段，长 120cm，结肠长 12cm，回肠周径 5～7cm，结肠周径 9cm，浆膜面灰暗无光泽；距回盲瓣 5.5cm 处回肠可见一个穿孔，直径 4cm；回肠黏膜面可见 7 个不连续的溃疡，与回肠长轴相垂直，最小者大小为 2.3cm×1cm，最大者为 5.5cm×2.8cm，溃疡深 0.2～0.4cm，位于肠系膜的对侧；溃疡之间的肠黏膜灰暗，黏膜皱襞存在（图 29-1）。肠系膜脂肪组织内找到 23 枚淋巴结，直径 0.5～2cm。

镜下观察，病变呈团巢状跳跃性分布于肠壁，肠壁各层均可见病变，其中以黏膜层为著（图 29-2～图 29-3）。肠壁血管扩张充血明显。高倍镜下观察，病变区细胞多数为单个核细胞，并显示不同程度的坏死，有较多碎屑样细胞核；散在体积较大的细胞，边界不清，细胞核大，核仁明显，略呈嗜酸性（图 29-4～图 29-5）。淋巴结的病变特点是在硬化的基础上出现与肠壁相似的病变，有些区域可见多核巨细胞（图 29-6～图 29-7）。

辅助检查结果：抗酸染色病灶内查见多量抗酸杆菌（图 29-8～图 29-9）。

病理诊断：血行播散性结核：肠结核伴穿孔、腹膜炎和肠系膜淋巴结结核。

诊断及鉴别诊断要点：本例为由结核杆菌感染恶化引发血行播散，导致肠结核并发肠穿孔。病理诊断明确后，建议临床检查肺部及其他脏器；术后患者出现喘息、胸闷，双肺呼吸音粗，满布干性啰音；急查

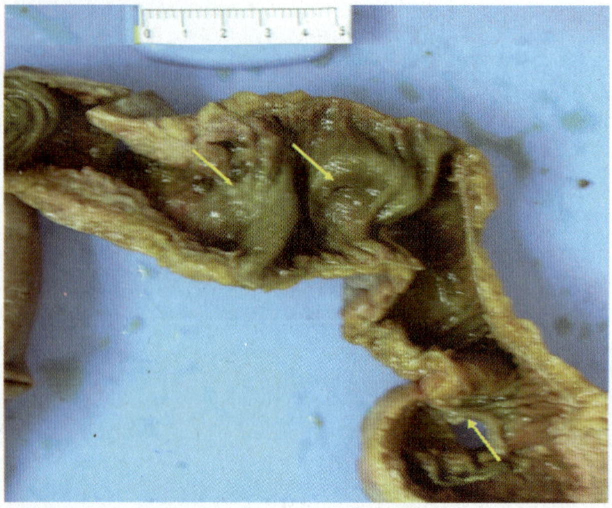

图 29－1 肠黏膜出现多发性跳跃性浅溃疡

胸部 X 线片，显示双肺粟粒状阴影，提示血行播散性结核可能性大。复查入院时胸片，显示双肺粟粒状阴影。但抗结核抗体一直为阴性。

本病的诊断需要与常见的炎症性肠病相鉴别。

1. Crohn 病：可侵犯胃肠道的任何一段或同时侵犯若干肠段，病变以炎症为特点。大体观肠壁增厚和充血，伴浆膜纤维蛋白沉着及邻近肠襻间的粘连。典型病例出现纵行线状溃疡及多发性跳跃性溃疡，深溃疡或裂缝可深入到增厚并水肿的黏膜下层。Crohn 病镜下最典型的病变是形成非干酪样肉芽肿，并可出现裂隙状溃疡、节段性全层炎、淋巴细胞聚集、黏膜下层高度增宽等突出表现。

2. 溃疡性结肠炎：病变主要侵犯直、结肠黏膜，

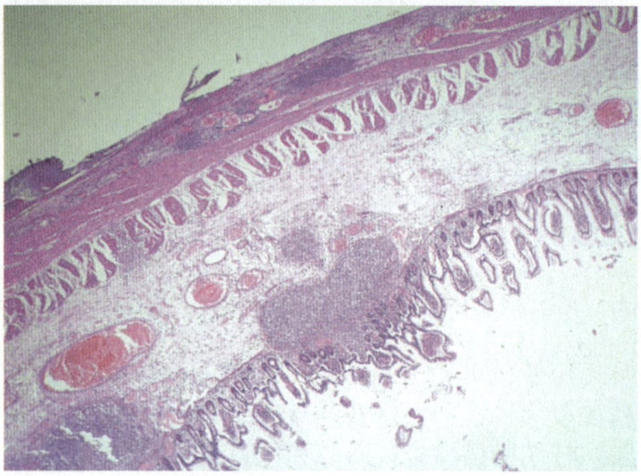

图 29－2 肠壁出现团巢状病变，以黏膜病变为著，血管扩张充血明显（HE×4）

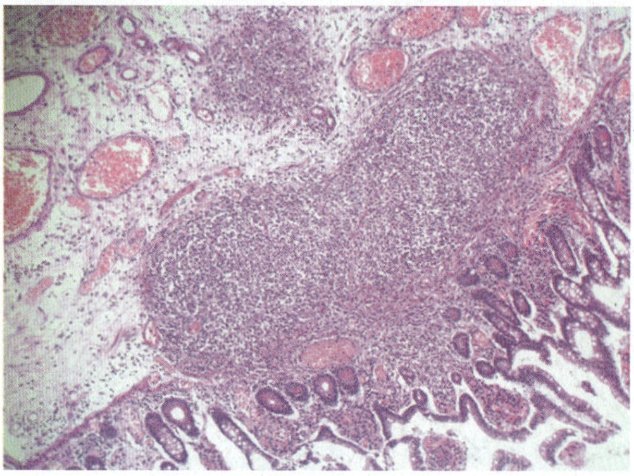

图 29－3 肠壁出现团巢状病变，以黏膜病变为著，血管扩张、充血明显（HE×10）

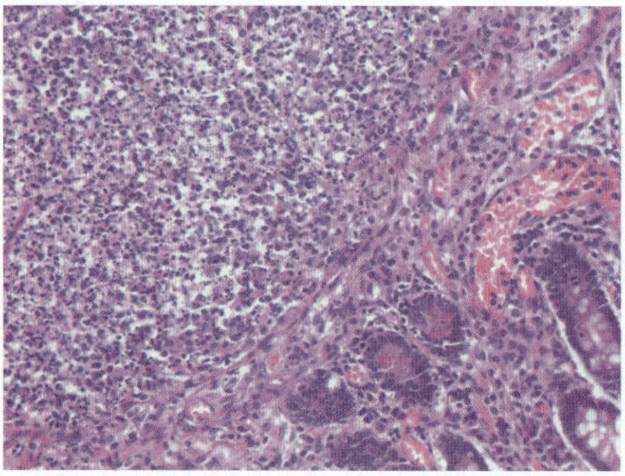

图 29－4 病变以单个核细胞、细胞碎屑与核大、核仁明显的大细胞为特点（HE×20）

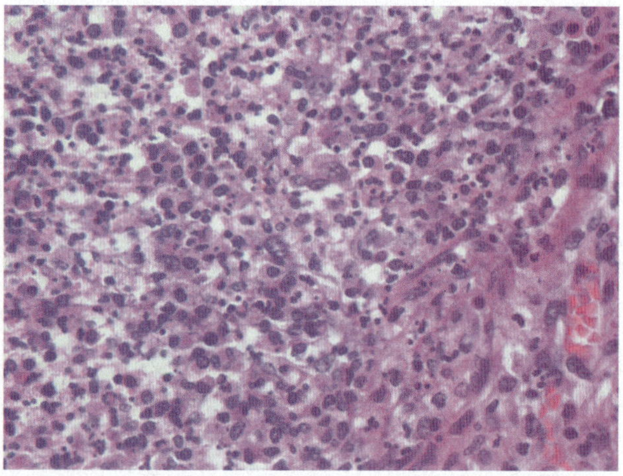

图 29－5 病变以单个核细胞、细胞碎屑与核大、核仁明显的大细胞为特点（HE×40）

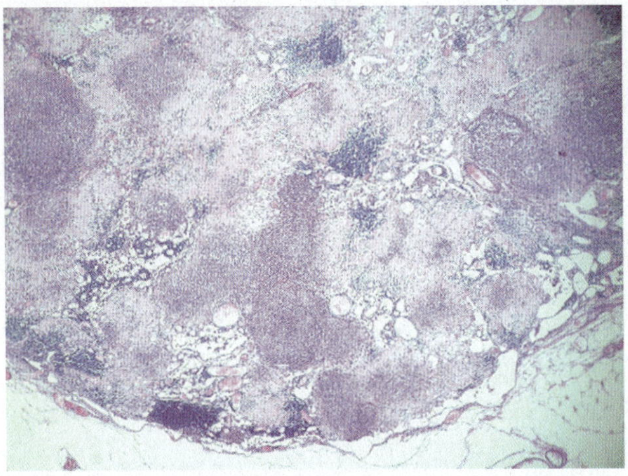

图 29-6　淋巴结病变特点为在硬化的基础上出现与肠壁类似的病变（HE×4）

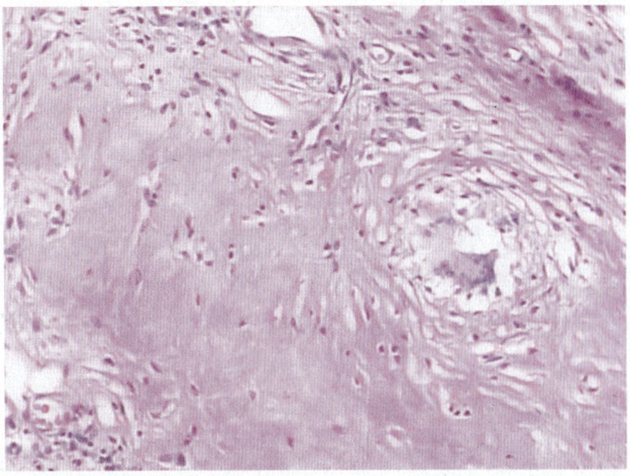

图 29-7　淋巴结病变特点为在硬化的基础上出现与肠壁类似的病变（HE×20）

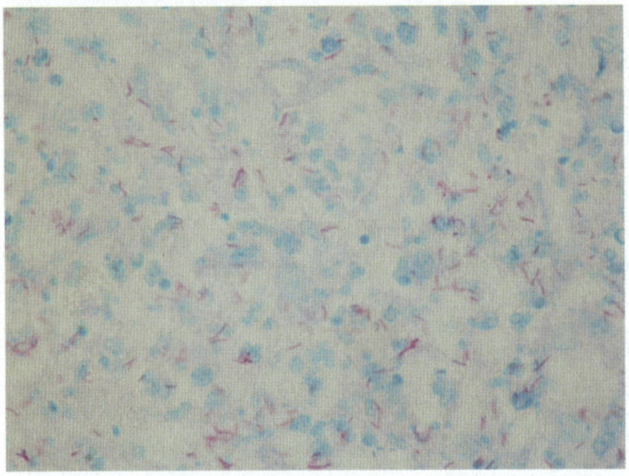

图 29-8　抗酸染色查见病灶内多量抗酸杆菌（×100）

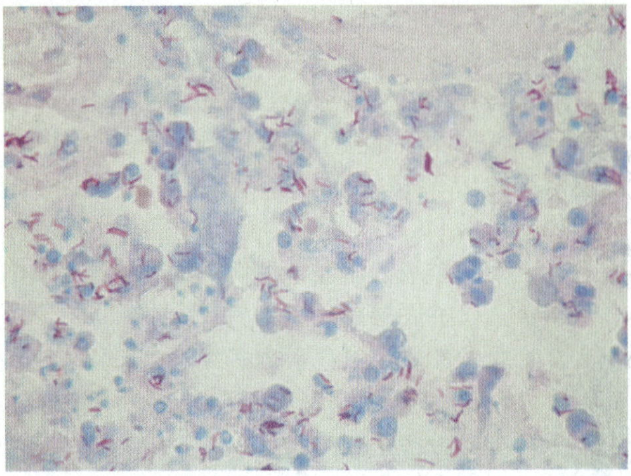

图 29-9　抗酸染色查见病灶内多量抗酸杆菌（×100）

病变处黏膜发红，并呈颗粒状和弥漫性出血。大体观黏膜出现小的淤点样溃疡至较深的线性溃疡。溃疡间由小岛状黏膜所分隔。溃疡性结肠炎典型的组织学改变包括隐窝脓肿、杯状细胞减少或消失、腺管排列紊乱，病变多位于黏膜层内。

3. 另外，本病的诊断还需要与肠道常见的感染性疾病，如肠伤寒等相鉴别。

小结：由于耐药菌的不断出现及临床治疗的影响，结核感染出现的症状及病理改变也越来越不特异，极大地影响了结核的正确、及时诊断。本例由于误诊，在治疗中错误使用激素，使得结核病情恶化，危及患者生命。提示我们要重视对基本病变的认识，并密切结合临床，是我们病理医生必备的素质。

（本病例由北京军区总医院提供）

参考文献

[1] Basar O, Koklu S, Koksal D, et al. Intracranial tuberculomas in a nonimmunocompromised patient with abdominal tuberculosis misdiagnosed as Crohn's disease. Dig Dis Sci, 2005, 50 (7): 1279-1282.

[2] Collado C, Stirnemann J, Ganne N, et al. Gastrointestinal tuberculosis: 17 cases collected in 4 hospitals in the northeastern suburb of Paris. Gastroenterol Clin Biol, 2005, 29 (4): 419-424.

[3] Pulimood AB, Peter S, Ramakrishna B, et al. Segmental colonoscopic biopsies in the differentiation of ileocolic tuberculosis from Crohn's disease. J Castvoenterol Hepatol, 2005, 20 (5): 688-696.

病例 30

病史及临床资料：患者男性，56 岁，进食后哽咽感 14 个月，突然加重 2 周。食管镜提示：距门齿 39cm 处食管环形狭窄，内镜可以通过，表面黏膜光滑，无糜烂。手术切除病变段食管。

肉眼及镜下特点：肉眼观察：食管一段，长 11cm，周径 2.5～4cm，距一侧断端 2.2cm、另一侧断端 3.8cm 处可见一缩窄型肿物，大小 5.5cm×3.0cm×1.5cm，食管黏膜尚光滑、僵硬，肿物切面灰白色，质较硬。

镜下食管表面黏膜完整，肿瘤细胞沿食管黏膜固有层、黏膜下层及肌层弥漫浸润，甚至侵透食管壁（图 30－1）。细胞呈片、巢状分布，肿瘤细胞大多呈多角形、上皮样，异型性显著，胞质嗜酸或双嗜性；细胞核呈空泡状，有一或两个突出的嗜酸性核仁（图 30－2），瘤巨细胞可见。食管黏膜固有层内可见脉管内瘤栓（图 30－3）。邻近的正常食管黏膜基底层可见胞质透亮的圆形细胞（图 30－4）。

辅助检查结果：免疫组化 HMB45（＋＋＋），Melan－A（＋＋＋），S－100（＋），Ki－67 40％细胞（＋），而 AE1/AE3、SYN、CGA 和 Vimentin 均为阴性。

病理诊断：（食管下段）恶性黑色素瘤（无色素性），低分化。肿瘤弥漫侵及食管全层，脉管内可见瘤栓。

诊断及鉴别诊断要点：恶性黑色素瘤的好发部位主要为皮肤、眼、外阴，其次为直肠、肛门、生殖道、消化道等。继发转移至食管的黑色素瘤很少见，在播散性恶性黑色素瘤的尸体解剖病例中，3.2％病例有食管转移。而原发于食管的恶性黑色素瘤则十分罕见，大约仅占食管恶性肿瘤的 0.1％，占黏膜恶性黑色素瘤的 0.5％。1906 年，Bauer 对原发性食管恶性黑色素瘤进行了首次描述，但并未得到人们的认可。1964 年，De La Pava 证实 4％正常人的食管黏膜上皮内存在黑色素细胞，并对原发于食管的黑色素瘤进行了较为详细的研究，他们观察到肿瘤旁食管黏膜内有黑色素细胞的存在，认为该肿瘤的组织发生与食管鳞状上皮基底层黑色素细胞有关。

食管原发性恶性黑色素瘤多见于中老年人（＞50 岁），高发年龄为 60～70 岁，男女患病比例为2∶1。其临床表现与一般的食管癌相似，包括吞咽困难、体重下降、胸骨后或上腹部疼痛等。肿瘤好发于食管的中下 1/3 段，大多呈息肉状突向管腔内生长，表面被覆完整黏膜上皮或伴有溃疡形成。肿瘤细胞主要在黏膜下生长，可有出血、坏死，颜色灰白至黑蓝色，质地软硬不等。与发生于皮肤或其他黏膜的恶性黑色素瘤相比，并无特殊的组织学表现。肿瘤细胞呈上皮样至梭形的各种形态，成片或巢状分布，可（或不）产生黑色素。邻近的上皮偶尔可见原位交界性病变或基底部良性黑色素细胞增生（黑变病，melanosis）。

对于发生在老年男性食管中下段的息肉状肿物，我们应考虑到恶性黑色素瘤的可能。虽然恶性黑色素瘤的肿瘤细胞形态多样，但光镜下若在瘤细胞内找到确切的黑色素颗粒，其诊断并不困难。而当瘤细胞内无黑色素颗粒，细胞又呈弥漫分布时，就需要与以下疾病鉴别：

1. 平滑肌肉瘤：是最常见的食管肉瘤，大体表现同样为息肉状突向管腔，细胞可呈现梭形至上皮样。但肿瘤细胞具有方向性的长流水样生长方式，聚集成簇、成束，核呈空泡状；肿瘤有相对清楚的边界，仅在边缘可见肿瘤细胞对正常组织的侵犯。而原发性恶性黑色素瘤，常可见与邻近黏膜上皮的移行。前者免疫组化 Actin 和 Desmin 阳性。

2. 肉瘤样癌：好发于中年男性，为食管中下段的息肉样肿瘤，组织学特点是具有癌和梭形细胞成分的双向分化。癌通常为鳞癌，肉瘤样成分由非典型性的梭形细胞和星形细胞组成，排列成束、席纹状或无序聚集。免疫组化显示细胞角蛋白为阳性。

3. 低分化腺癌：好发于食管下段，肉眼上很少呈息肉状生长。镜下可见腺管形成和黏液产生。上皮黏液染色（PAS 或 alcian 蓝）及免疫组化细胞角蛋白（CK8、CK18）阳性有助于诊断。

4. 转移性恶性黑色素瘤：比原发性恶性黑色素瘤要常见，两者的鉴别往往十分困难。诊断原发性恶性黑色素瘤需具备以下条件：①有典型的黑色素瘤组织学图像，用特殊染色和免疫组织化学染色或电镜证实瘤细胞内有黑色素颗粒存在；②肿瘤来自邻近的鳞状上皮；③肿瘤附近正常黏膜鳞状上皮基底层含有黑色素细胞；在诊断的同时还必须排除其他部位原发性恶性黑色素瘤转移来的可能。

小结：食管原发性恶性黑色素瘤是一种罕见的食管恶性肿瘤，与转移性恶性黑色素瘤的鉴别最为困难。本例特点为老年男性，食管中下段缩窄型肿物（而非常见的息肉状肿物），组织学形态及免疫组化染色均支持恶性黑色素瘤的诊断。虽然邻近食管黏膜未发现交界性病变或黑变病（据报道，仅在40%的病例中可以见到），但在附近正常黏膜鳞状上皮基底层可见胞质透亮的圆形细胞，考虑为黑色素细胞。并且经临床检查，身体其他部位均未发现原发瘤灶。因此食管原发性恶性黑色素瘤的诊断可以成立。

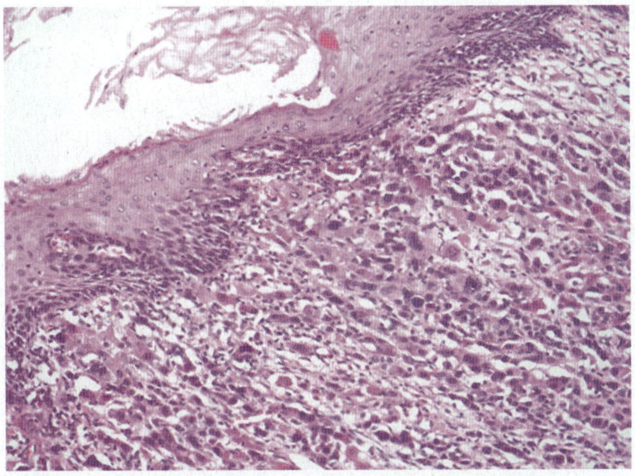

图 30-1　食管表面黏膜完整，肿瘤细胞沿食管黏膜固有层及黏膜下层弥漫浸润（HE×4）

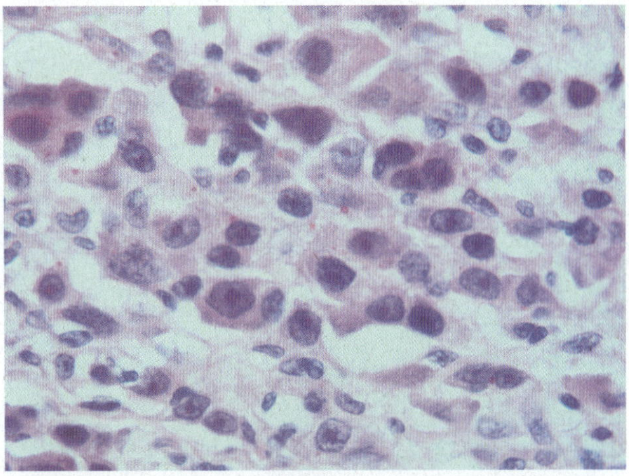

图 30-2　肿瘤细胞呈多角形、上皮样，异型性显著，胞质嗜酸或双嗜性；细胞核呈空泡状，有1～2个突出的嗜酸性核仁（HE×20）

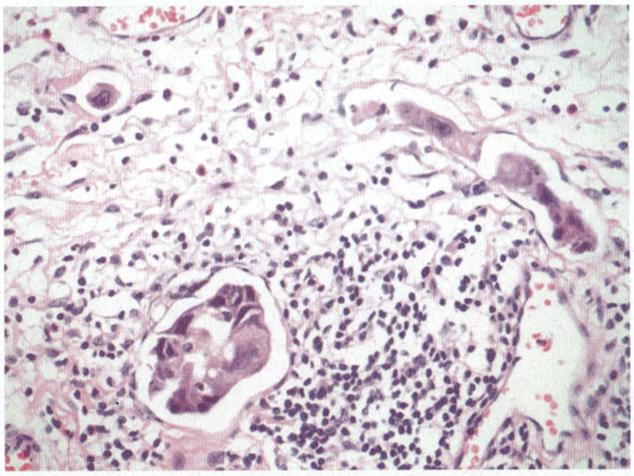

图 30-3　食管黏膜固有层内可见脉管内瘤栓（HE×10）

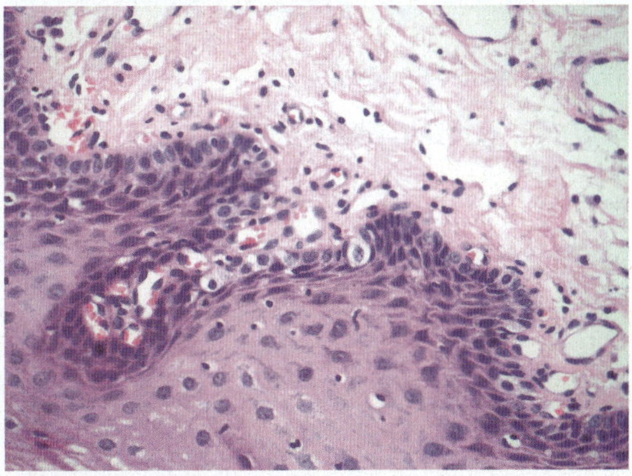

图 30-4　食管黏膜基底层可见胞质透亮的圆形细胞（HE×10）

（本病例由卫生部北京医院刘东戈、何淑蓉提供）

参考文献

[1] DiCostanzo DP, Urmacher C. Primary malignant melanoma of the esophagus. Am J Surg Pathol, 1987, 11 (1): 46-52.

[2] 高玉平，朱建善等．原发性食管胃交界处恶性黑色素瘤1例及文献复习．临床与实验病理学杂志，2004，20（4）：447-449.

病例 31

病史及临床资料：患者男性，55 岁，无明显诱因出现双下肢水肿 2 个月，同时稍感上腹部不适，进食后尤其明显，食欲减退。入院前于外院 CT 检查示：胃壁平滑肌瘤可能性大，胃腔变小，胃镜检查未见明显异常。上消化道造影示：胃癌、右侧胸膜肥厚。外科查体：腹部平坦，全腹无压痛、反跳痛及肌紧张，左上腹可触及一 8cm×9cm×15cm 大小的肿块，无触痛，双下肢出现凹陷性水肿。

肉眼及镜下特点：巨检：切除的全胃 1 个，大弯长 39cm，小弯长 21cm，胃体宽 12cm，胃角部宽 6.5cm，网膜面积为 23cm×16cm，沿胃大弯将胃剪开，可见弥漫性黏膜皱襞粗大，弥漫至胃底、大小弯及胃窦，隆起呈结节状，柔软，胃壁厚 4cm，黏膜厚 3.5cm，皱襞宽约 1.5～2.0cm，皱襞之间隔以深裂，大体观酷似大脑的沟回，黏膜表面可见灶性出血（图 31－1～图 31－2）。镜下：黏膜上皮完整，胃小凹上皮增生，部分有囊性扩张，延伸到腺体基底，局部超出黏膜肌层，胃小凹明显变深，呈直性、螺旋状囊性弯曲，排列紧密，内衬单层柱状上皮，黏膜肌层增厚，黏膜下层增宽，血管增多（图 31－3～图 31－4）。

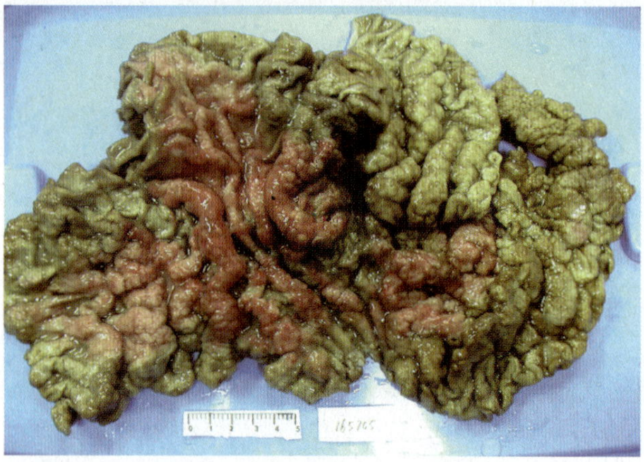

图 31－1　巨检见胃弥漫性黏膜皱襞粗大

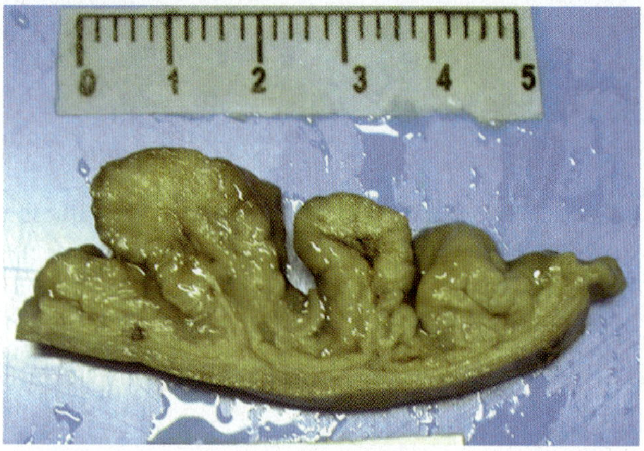

图 31－2　切面见胃壁厚 4cm，黏膜厚 3.5cm，皱襞宽，皱襞之间隔以深裂，酷似大脑的沟回

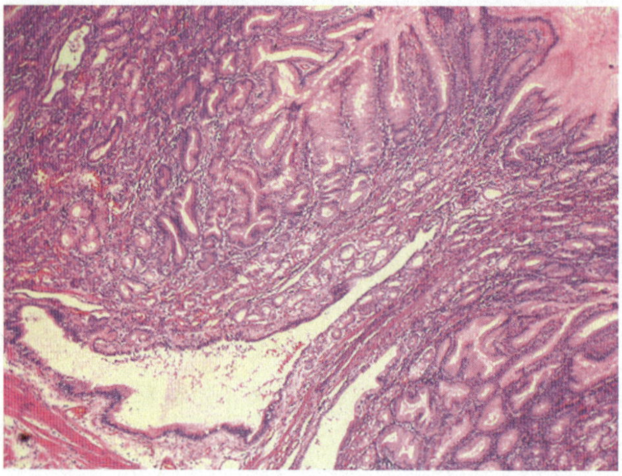

图 31－3　胃黏膜上皮完整，胃小凹上皮增生，部分有囊性扩张，延伸到腺体基底（HE×4）

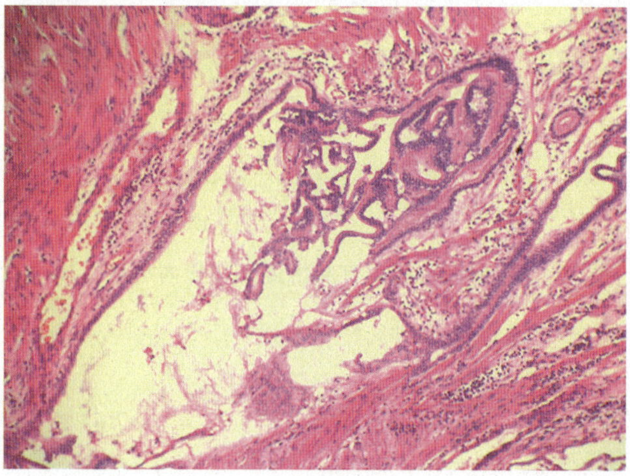

图 31－4　局部胃小凹伸入黏膜肌层，呈直性、螺旋状囊性弯曲，被覆单层上皮，无异型性（HE×10）

病理诊断：弥漫性胃黏膜皱襞肥大症（Menetrier 病）。

诊断及鉴别诊断：Menetrier 病是良性增生性胃病的一种，以胃内黏膜增生肥厚为主要表现，最初由 Menetrier 于 1888 年发现并描述为片状多发性腺瘤，故而得名。本病曾有多种不同名称，如胃黏膜巨大肥厚症、巨大肥厚性胃炎、胃巨大皱襞肥厚、胃黏膜息肉样肿、胃腺乳头状瘤变、肥厚性增生性胃炎等[1]。由于本病既非炎症，亦非肿瘤，故称胃黏膜巨大肥厚症较为贴切。本病的发病年龄以 40～60 岁多见，男性发病多于女性，也可见于儿童。临床表现上主要以上消化道症状为主，轻重不定。因胃黏液腺细胞增生，主细胞及壁细胞减少，导致胃蛋白酶和胃酸分泌减少，患者常有上腹不适、疼痛、胞胀等，以进食后尤其明显。因黏膜过度肥厚脱垂入十二指肠而易导致急性幽门梗阻。由于病变黏膜有糜烂或出血，故常有黑便或呕血。患者还有乏力、消瘦、贫血或低蛋白血症及水肿等表现。

鉴别诊断包括：①本病在放射学、内镜和大体检查上易与淋巴瘤和癌混淆，但组织形态学上无淋巴瘤的特征，亦找不到癌细胞，虽然部分腺体可延伸到黏膜肌层下，类似于浸润性病变，但均为分化好的胃小凹腺体，无异型性。②Zollinger-Ellison 综合征在放射学和大体检查上类似于 Menetrier 病的改变，但在镜下增生的主要是胃底腺而不是胃小凹腺体，其中以壁细胞增生为主。

小结：本病临床主要表现为上腹部不适、双下肢水肿和低蛋白血症。其中低蛋白血症是本病具有特征性的表现，原因可能是胃黏膜中的胃腺过度分泌白蛋白，而白蛋白的重吸收却发生障碍所致。临床易误诊为肿瘤性病变。治疗可根据病情的轻重采取手术和非手术方法。有人证实 Menetrier 病具有恶性潜能[2]，因此对于症状明显的患者以积极的手术治疗为宜。

（本病例由北京军区总医院病理科皋岚湘、丁晓平提供）

参考文献

[1] 回允中主译．阿克曼外科病理学．第 9 版．北京：北京大学医学出版社，2006：659－660.

[2] Kim J，Cheong JH，Chen J，et al. Menetrier's diseas in Korea：report of two cases and review of cases in a gastric cancer prevalent region. Yonsei Med J，2004，45（3）：555－560.

病例 32

病史及临床资料：患者女性，34 岁，上腹部疼痛不适 7 年。临床诊断为平滑肌瘤。术中见肿物位于胃窦后壁。

肉眼及显微镜检查：大体检查：（胃窦后壁）卵圆形肿物一个，大小 3cm×1.5cm×1.5cm，一侧被覆黏膜组织，黏膜面积约 2.5cm×2.5cm。肿物切面灰白色，实性，质地中等，境界清楚。显微镜观察：肿瘤细胞呈巢状或梁索状排列，细胞巢和梁索之间富于血窦，细胞大小一致，胞质较丰富，淡染或红染（图 32－1～图 32－2）。肿瘤组织低倍镜下呈结节状，结节之间为胃的固有平滑肌层。

辅助检查结果：肿瘤细胞 SMA（＋）（图 32－3），Laminin 局部（＋）（图 32－4），而 CD117、S－100、Desmin、CD34、CgA、Syn 和 CK 均为阴性。

病理诊断：（胃）血管球瘤。

诊断及鉴别诊断：血管球瘤最多见于肢端甲下，常伴有疼痛，组织学特点是衬有正常血管内皮的扩张的血管腔，周围围绕圆形或立方形的上皮样细胞，细胞核圆形，细胞质透亮或嗜酸性，病理改变有三种基本形态：实性型、血管瘤型、黏液型 。该肿瘤也可发生于其他部位，如皮肤、软组织、胃肠道、纵隔、肺、鼻腔、气管、卵巢、食管、腭部、骨等部位。绝大多数血管球瘤为良性，极少数为恶性。良、恶性血管球瘤的鉴别依据部位、境界、大小、细胞异型性、核分裂象、梭形细胞区域、血管浸润、坏死、浸润和转移等。

鉴别诊断：

胃肠道发生的血管球瘤需与以下肿瘤鉴别：胃肠道类癌、副节瘤、血管外皮瘤、上皮样平滑肌瘤、平滑肌母细胞瘤、上皮样间质肿瘤（GIST）和淋巴瘤等。

1. 类癌、副节瘤：属于神经内分泌肿瘤，也富于血窦，细胞大小一致，很容易与血管球瘤混淆。类癌异型性要大一些，胞质也不如血管球瘤丰富和红染。副节瘤尽管胞质有时也比较丰富，但多呈器官样结构，而不是围绕不规则的血管结构，胞质也不如血管球瘤红染。对于比较疑难的病例，需要免疫组化对两者进行鉴别。类癌和副节瘤表达神经内分泌标记物，而血管球瘤表达肌源性标记物，神经内分泌标记物阴性。

2. 血管外皮瘤：发生于胃肠道的血管外皮瘤（HPC）非常少见，诊断 HPC 必须除外其他富于血管或血窦的肿瘤。HPC 细胞比较幼稚，细胞梭形而非圆形或卵圆形，胞质不丰富，而且很少表达神经内分泌标记物和肌源性标记。

3. 上皮样平滑肌瘤或平滑肌母细胞瘤：细胞也常常表现为圆形或卵圆形，胞质丰富，嗜酸或透亮，但平滑肌肿瘤很少有丰富的血管或血窦结构，即便出现所谓的血管外皮瘤样结构也常常非常局限或不明显。另外，平滑肌肿瘤多数可以找到典型的梭形平滑肌细胞区域，表现为细胞核长且呈香肠样改变，不同于血管球瘤的圆形或卵圆形细胞。另外，免疫组化有助于两者鉴别，平滑肌肿瘤除了 SMA 表达外，还可以表达其他的肌源性标记物如 Desmin 等。

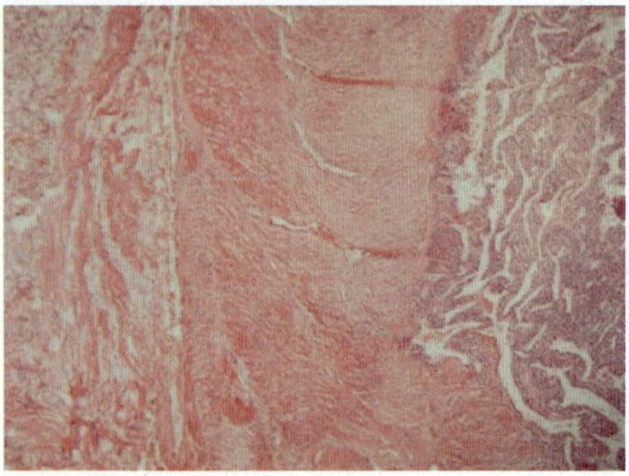

图 32－1　肿瘤富于血窦，在胃壁平滑肌之间生长（HE×10）

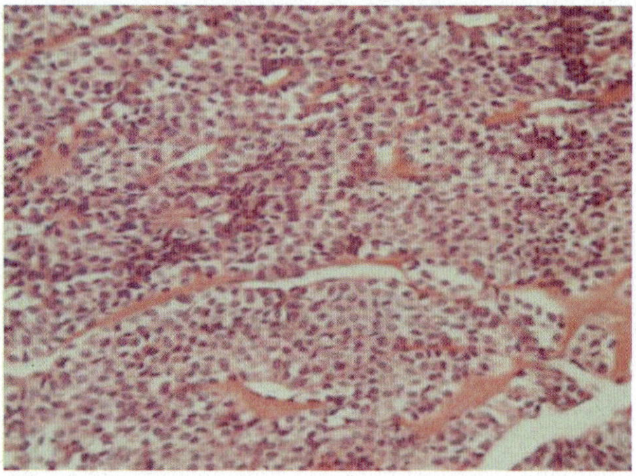

图 32－2　肿瘤细胞大小一致，类似血管外皮瘤样排列（HE×20）

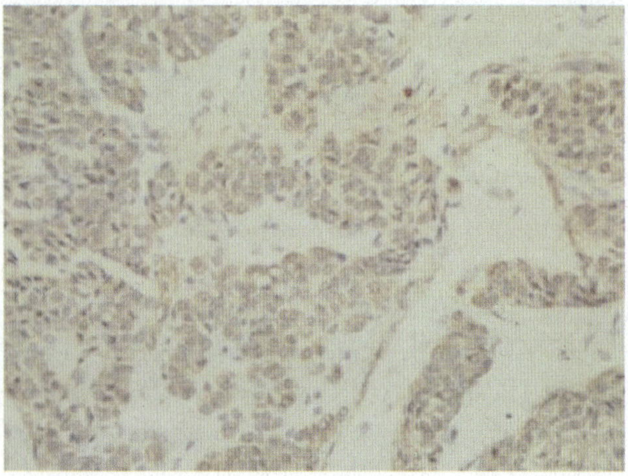

图 32－3　免疫组化显示 SMA 阳性（IHC×20）

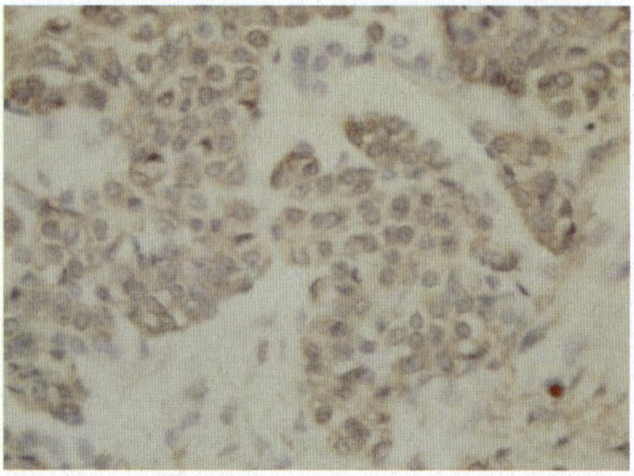

图 32－4　免疫组化显示 Laminin 阳性（IHC×40）

4. 上皮样间质肿瘤（GIST）：细胞周空亮更常见，细胞更容易表现为多角形或卵圆形，血管腔不如血管球瘤明显，且免疫组化 CD117（+），SMA 阳性不如血管球瘤强或弥漫。

小结：胃肠道血管球瘤相对少见，但应该知道血管球瘤可以发生于胃肠道，当发现富于血管，而且肿瘤细胞大小一致，类似于神经内分泌肿瘤时，一定要想到与血管球瘤鉴别。另外，由于绝大多数血管球瘤位于胃壁内，将平滑肌束分开，类似于浸润，因此不要将这种假浸润误诊为恶性特征。

（本病例由解放军总医院病理科石怀银医师提供）

参考文献

Gastrointestinal glomus tumors：a clinicopathologic，immunohistochemical，and molecular genetic study of 32 cases. Am J Surg Pathol，2002 Mar，26（3）：301－11.

病例 33

病史及临床资料：患者男性，42 岁，主诉：黑便半年余，伴左下腹隐痛不适、乏力 3 个月余。钡透提示：十二指肠乳头部一带蒂肿物，考虑肿瘤可能性大。十二指肠镜提示：在十二指肠降乳头部见一肿物悬垂于十二指肠腔内，肿物中央呈菜花样，质硬。取活检，病理回报：少许肠黏膜，慢性炎症伴急性炎症，并见炎性渗出、坏死及肉芽组织，符合溃疡，未见肿瘤。拟行胰、十二指肠切除术。

肉眼及镜下特点：肉眼：灰白色肿物，大小为 2.5cm×2cm×2cm，切面实性、质地较硬，与周围组织界限不清，表面附肠黏膜。镜下：①具有上皮样细胞巢（又称类癌样表现的内分泌细胞），排列成致密巢状和小梁状结构，电镜下见致密核心颗粒，与多种标记物有免疫反应，尤其是胰多肽；②孤立的神经节细胞，免疫组化神经元特异性烯醇化酶和其他神经标记物阳性；③梭形神经鞘细胞和/或支持细胞，具有 S－100 蛋白反应性（图 33－1～图 33－6）。

辅助检查结果：见表 33－1。

表 33－1　主要抗体免疫组化结果

抗体	上皮样细胞	节细胞样细胞	梭形细胞
Synaptophysin	＋	＋	－
NF	＋	＋	＋
CgA	＋	＋	±
NSE	＋	＋	－
Somatostain	＋	＋	±
Panocreatric Polypeptid	＋	－	－
S－100	－	－	＋
CK（AE_1/AE_3）	±	－	－

电镜：低倍镜下上皮样细胞巢由明、暗两种细胞组成，明细胞即光镜下所见的上皮样细胞，胞质内含大量神经内分泌颗粒及少量神经纤维；暗细胞即光镜下所见的梭形细胞，胞质内含有较多神经纤维聚集：节细胞样细胞较大，呈散在或成团分布，胞质内细胞器与其他细胞相似，但含较多的次级溶酶体，不支持上皮来源的恶性肿瘤。

病理诊断：（十二指肠）节细胞性副神经节瘤。

诊断及鉴别诊断要点：诊断要点见镜下特点，需要与以下疾病进行鉴别（表 33－1）：

1. 腺瘤：肿瘤细胞由单克隆发生，具有腺样结构，免疫组化 CK 阳性。

2. 胃肠道间质瘤：为梭形细胞肿瘤，形态单一，似平滑肌瘤，免疫组化特点为 CD117、CD34、SMA 和 S-100 不同程度的阳性，其中 CD117 和 CD34 阳性更具有诊断意义。

3. 类癌：肿瘤细胞的排列方式可以是微腺状、梁状或岛屿状，核规则，核染色质细腻，细胞单一。

小结：十二指肠节细胞性副神经节瘤是一种发生于十二指肠的极为罕见的病变，目前全球报道 100 多例，其中亚洲 27 例（日本 25 例，韩国 1 例，中国台湾 1 例），本例为中国内地首次从病理学角度报道这一极具恶性形态的良性肿瘤。

十二指肠节细胞性副神经节瘤是一种形态独特的肿瘤，几乎完全发生在十二指肠第二部分，镜下所见具有特征性，由三部分组成：①具有类癌样表现的内分泌细胞（即上皮样细胞），排列成致密巢状和小梁状，电镜下见致密核心颗粒，与多种标记物有免疫反应，尤其是胰多肽；②孤立的神经节细胞，免疫组化示神经元特异性烯醇化酶和其他神经标记物阳性；③梭形神经鞘细胞和/或支持细胞，具有 S-100 蛋白反应性。该肿瘤绝大部分为良性，仅有少部分可发生淋巴结转移，由于此肿瘤在形态学上与恶性肿瘤极其类似，因此容易误诊，导致临床上手术范围扩大及术后的抗肿瘤治疗等。

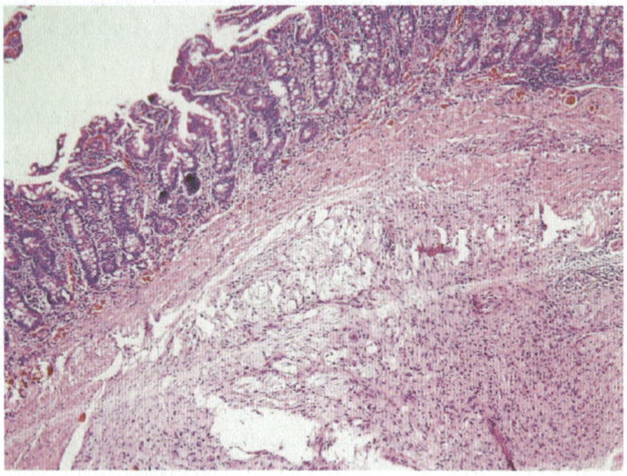

图 33-1　肿瘤由三种细胞组成：上皮样细胞、节细胞样细胞及梭形细胞（HE×4）

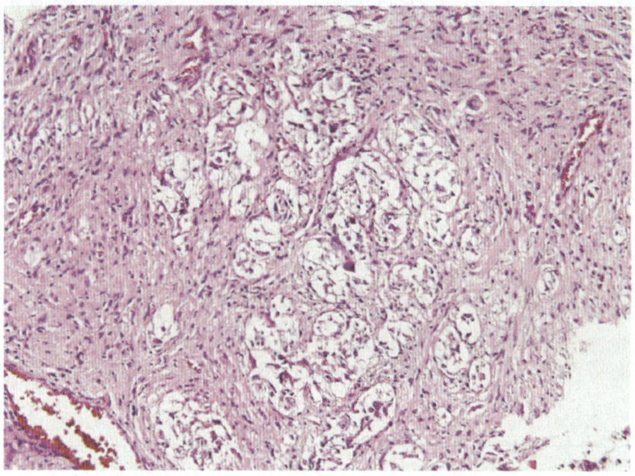

图 33-2　肿瘤由三种细胞组成：上皮样细胞、节细胞样细胞及梭形细胞（HE×10）

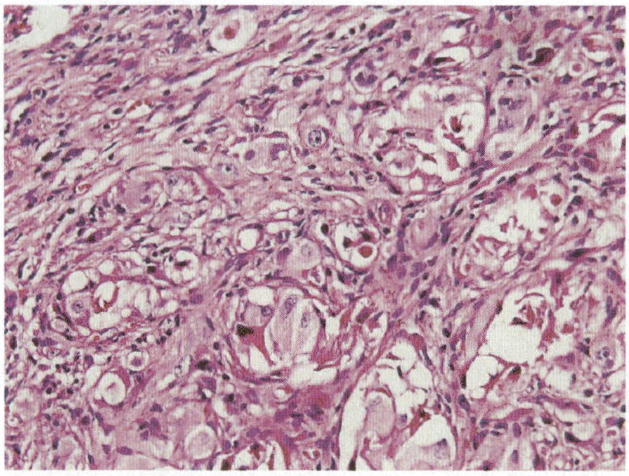

图 33-3　肿瘤由三种细胞组成：上皮样细胞、节细胞样细胞及梭形细胞（HE×20）

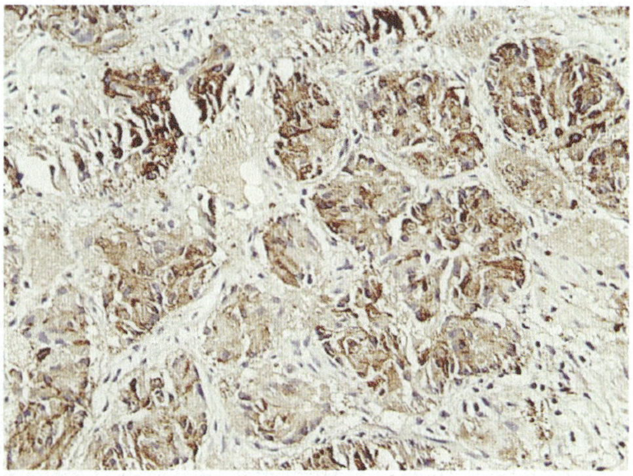

图 33-4　显示上皮样细胞呈巢状排列，CgA 阳性（IHC×20）

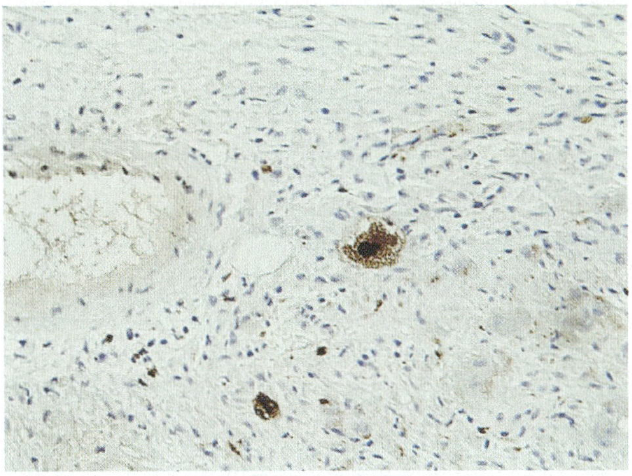

图 33－5　显示上皮巢支持细胞呈梭形，S－100 阳性（IHC×20）

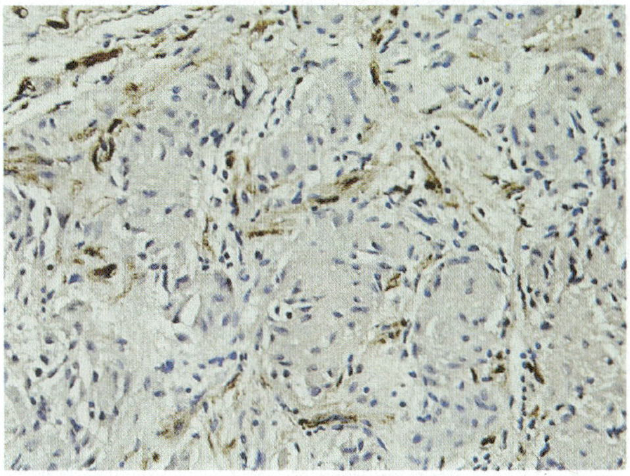

图 33－6　显示单个神经节细胞样细胞，syn 阳性（IHC×20）

（本病例由空军总医院病理科任力、毛志远医师提供）

参考文献

[1] Altavilla G，Chiarelli S，Fassina A. Duodenal periampullary gangliocytic paraganglioma：report of two cases with immunohistochemical and ultrastructural study. Ultrastruct Pathol，2001，25：137－145.

[2] Burke AP，Helwig EB. Gangliocytic paraganglioma. Am J Clin Pathol，1989，92：1－9.

[3] Van Eeden S，Offerhaus GJ，Peterse HL，et al. Gangliocytic paraganglioma of the appendix. Histopathology，2000，36：47－49.

病例 34

病史及临床资料：患者男性，55 岁。主诉排便困难伴肛门疼痛一年。大便扁、细，每日数十次，无黏液血便。十余年前曾有肛周感染史，后自愈。查体左腹股沟可扪及一肿大淋巴结。肛门指诊：示指不能进入，未见肛管内脱出物。B 超示肛管壁增厚，肛周不规则低回声区——感染灶？专科检查：于肛门 3—6 点，6—9 点肛缘外 4cm 范围内发现：皮肤肿胀、发红。9 点可见皮肤小凹陷。行肛门狭窄松解术。

肉眼及镜下特点：巨检：送检破碎组织三块，总体积 2.5cm×2cm×1cm，切面灰红、质韧。镜检：肿瘤细胞呈小立方形，形成小管状结构，没有明显的黏液分泌物；这些小腺管杂乱地浸润于直肠肛管区的肌层；肿物侵及处可见被覆正常直肠黏膜和肛管鳞状上皮（图 34－1～图 34－2）。

辅助检查结果：CEA（＋＋＋），CK7（＋＋＋），Ki－67 个别细胞阳性，p53 弱阳性，而 CK20、CDX2、P63、PSA、GCDFP15 和 Mammoglobin 均为阴性（图 34－3～图 34－6）。

病理诊断：肛门腺腺癌。

诊断及鉴别诊断要点：肛门腺腺癌（anal gland carcinoma）诊断主要依靠病理形态学，并结合免疫组化。肛门腺腺癌由小立方形细胞构成，呈小管状结构，很少有黏液分泌，这些似肛门腺的小腺管杂乱地浸润于直肠肛管区的肌层[1]；肿物侵及处可见被覆正常直肠黏膜和肛管鳞状上皮。免疫组化示这些小腺管细胞 CK7 阳性，CK20 阴性。

Christine M. Hobbs[1] 等建议肛门腺腺癌的诊断标准是：肿瘤小腺体和小腺管向肛门腺分化或似肛门腺，并认为即使使用这样宽松的标准，肛门腺腺癌也是非常罕见的。

肛门腺腺癌因临床表现出现较晚且无特异性，肿瘤细胞由小立方形细胞构成，呈小管状结构，异型性小，难以与正常的肛门腺鉴别，易误诊为良性；或被误诊为转移性胃肠道腺癌或起源于窦道和瘘管的肿瘤[2]。肛门腺腺癌若能早期诊断预后极好，故早期诊断非常重要，需与以下疾病鉴别：

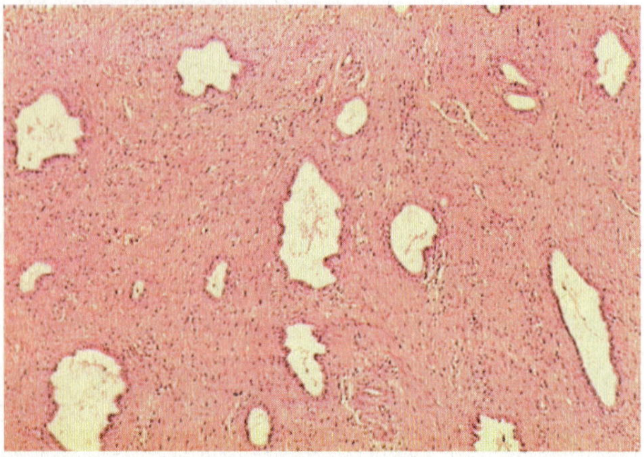

图 34－1　肿瘤浸润直肠壁肌层（HE×10）

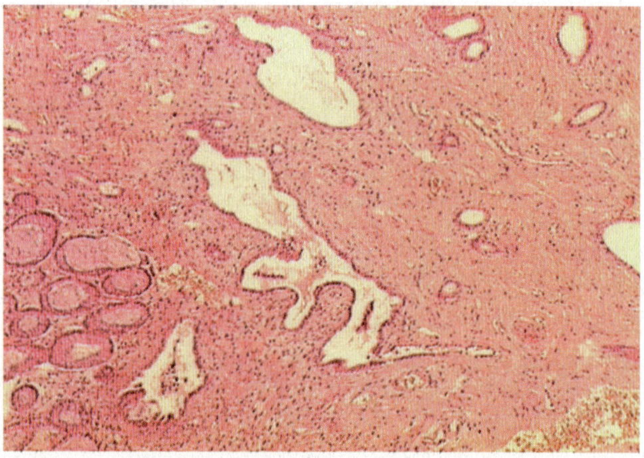

图 34－2　肿瘤浸润直肠黏膜下层（HE×10）

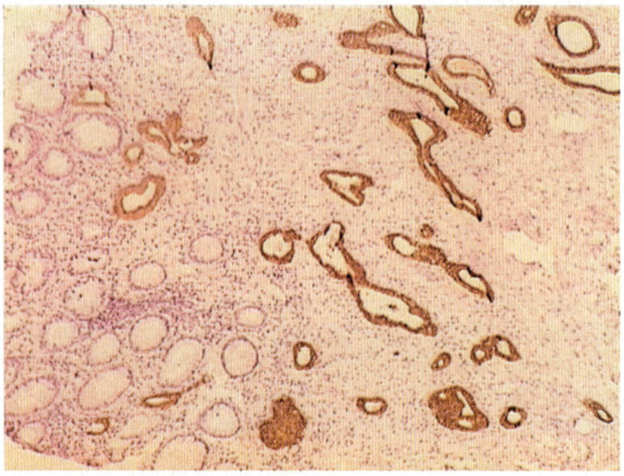

图 34－3　肿瘤细胞呈 CK7 强阳性（IHC×1）

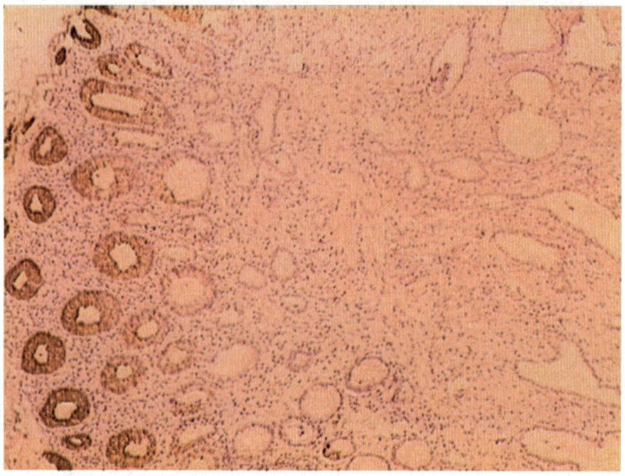

图 34－4　肿瘤细胞呈 CK20 阴性（IHC×10）

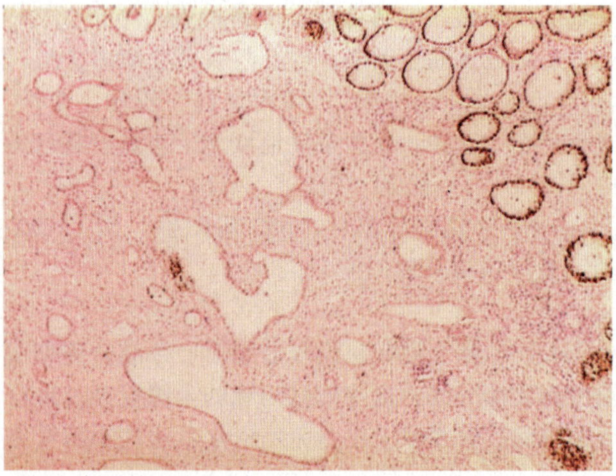

图 34－5　肿瘤细胞呈 CDX2 阴性（IHC×10）

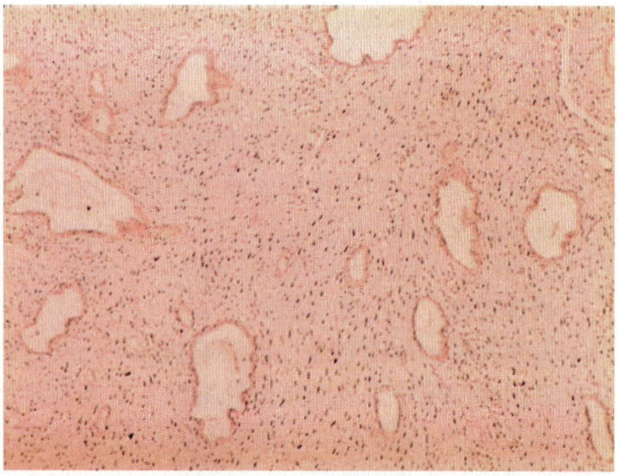

图 34－6　肿瘤细胞呈 PSA 阴性（IHC×10）

1. 直肠型腺癌：黏膜层无正常直肠型黏膜和鳞状上皮黏膜，免疫组化肿瘤细胞 CK20 和 CDX2 阳性，CK7 阴性。

2. 肛直肠瘘内腺癌：常为分化好的黏液腺癌。而肛门腺腺癌由小圆柱形细胞构成，呈小管状结构，管腔内很少有黏液分泌物。

3. 前列腺转移癌：其镜下生长方式酷似肛门腺腺癌，结合临床前列腺检查和免疫组化（PSA 和 PAP）有助于鉴别[1]。

4. 子宫内膜异位症：因分化较好的腺管在肌层内浸润性生长，很像子宫内膜异位症，在女性患者需鉴别。

小结：肛管腺腺癌罕见，为高分化腺癌，低度恶性，预后较好。由于易误诊为良性，或被误诊为转移性肿瘤和其他恶性肿瘤，要注意与其他疾病鉴别，尤其是直肠型腺癌和前列腺转移癌。本例从镜下表现和免疫组化看均为比较典型的肛管腺腺癌，组织学上由小立方形细胞构成小管状结构，杂乱地浸润于直肠肛管区的肌层；管腔内没有明显的黏液分泌物；免疫组化肿瘤细胞 CK7 阳性，而 CK20 阴性。

（本病例由中国中医科学院西苑医院闫爱国、董小霞、李宏坤医师提供）

参考文献

[1] Hobbs CM，Lowry MA，Owen D，et al. Anal gland carcinoma. Cancer，2001，92（8）：2045 - 2049.

[2] Behan WMH，Burnett RA. Adenocarcinoma of the anal glands. J Clin Pathol，1996，49（12）：1009 - 1011.

病例 35

病史及临床资料：患者男性，56 岁，22 年前患肝炎，经治疗后好转。6 年前体检时发现肝硬化，半月前行 CT 和 B 超检查发现“肝实性占位 10cm×10.3cm，门静脉内瘤栓形成”，故于 2000 年 12 月 26 日入院治疗。术前乙肝五项检查：HBsAg（＋），抗 HBs（－），HBeAg（－），抗 HBe（＋），抗 HBc（＋）。患者于 2001 年 1 月 16 日行肝移植手术。术后该患者一直坚持服用拉米呋啶治疗。患者于术后 3 周行肝穿活检未见明显急性排斥反应和其他异常。此标本为术后 16 个月肝穿组织。

肉眼及镜下特点：肝穿活检显示肝小叶内多灶状肝细胞胞质疏松化，甚至气球样变，灶状肝细胞呈毛玻璃样，灶状肝细胞核呈泥沙样，多灶状肝细胞坏死，肝细胞界板明显破坏，可见碎屑状坏死，汇管区有中等量以单核、淋巴细胞为主的慢性炎性细胞浸润，部分汇管区明显纤维化并向肝小叶内延伸（图 35 - 1）。

辅助检查结果：免疫组化示 HBsAg（＋）（图 35 - 2）。HBV DNA 巢式 PCR 结果（＋），扩增出一段包括 YMDD 区段在内的长 289bp 的片段（图 35 - 3）。PCR - RFLP 结果：Ⅰ：检测 YIDD 突变。ⅠA～ⅠB：第 1 次 PCR 后用 FokⅠ酶消化后再行第 2 次 PCR，显示可扩增出较强的 159bp 的 DNA 条带；ⅠC：第 1 次 PCR 后未用 FokⅠ酶消化并行第 2 次 PCR，显示扩增出较强的 159bp 的 DNA 条带；ID：第 1 次 PCR 后未用 FokⅠ酶消化并行第 2 次 PCR，巢式 PCR 产物用 SspⅠ酶消化，和ⅠC 相比被该酶切开，酶切为 134bp 和 25bp 两个片段，提示为突变型 YIDD；ⅠA～ⅠB 与ⅠC～ⅠD 相比，DNA 条带无减弱，提示第 1 次 PCR 后不能被 FokⅠ酶消化，不是野生型 YMDD。Ⅱ：检测 YVDD 突变。ⅡA～ⅡB：第 1 次 PCR 后用 FokⅠ酶消化后再行第 2 次 PCR，显示可扩增出较强的 188bp 的 DNA 条带；ⅡC：第 1 次 PCR 后未用 FokⅠ酶消化并行第 2 次 PCR，显示扩增出较强的 188bp 的 DNA 条带；ⅡD：第 1 次 PCR 后未用 FokⅠ酶消化并行第 2 次 PCR，巢式 PCR 产物用 ApaLⅠ酶消化，和ⅡC 相比未被该酶切开，提示无 YVDD 突变；ⅡA～ⅡB 与ⅡC～ⅡD 相比，DNA 条带明显增强，原因是未买到可消化野生型 YMDD 第 1 次 PCR 产物的 Ppu10Ⅰ酶，而换用 FokⅠ酶，由于检测 YVDD 和 YIDD 突变的 PCR 扩增引物不同，故 FokⅠ酶不能消化野生型 YMDD 第 1 次 PCR 产物。综上所述，该患者检测 YIDD 突变的巢式 PCR 产物可被 SspⅠ酶消化，提示该患者出现 HBV YIDD 突变；而检测 YVDD 突变的巢式 PCR 产物不被 ApaLⅠ酶消化，提示该患者无 YVDD 突变（图 35 - 4）。该患者的 DNA 测序结果（图 35 - 5）显示，巢式 PCR 产物第 132bp 至第 142bp 处为 TAT ATT GAT GAT，对应的氨基酸序列为 YIDD，与 PCR - RFLP 结果完全一致。与野生型 YMDD 相比，突变型 YIDD 发生点突变，由 ATG 突变为 ATT。

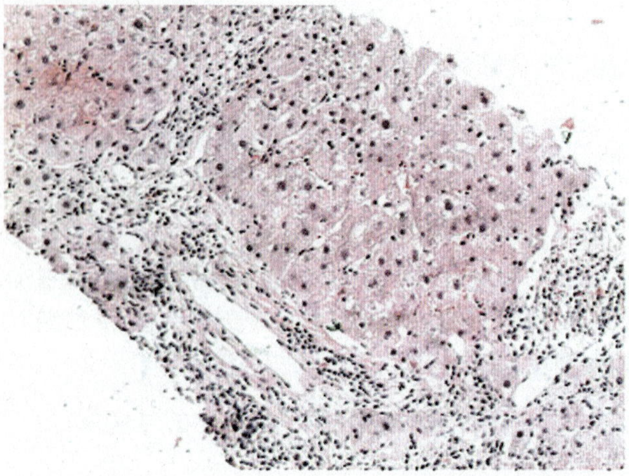

图 35－1　肝穿活检显示肝小叶内多灶状肝细胞胞质疏松化，甚至气球样变，多灶状肝细胞坏死，肝细胞界板明显破坏，可见碎屑状坏死，汇管区中等量以单核、淋巴细胞为主的慢性炎性细胞浸润，部分汇管区明显纤维化并向肝小叶内延伸（HE×10）

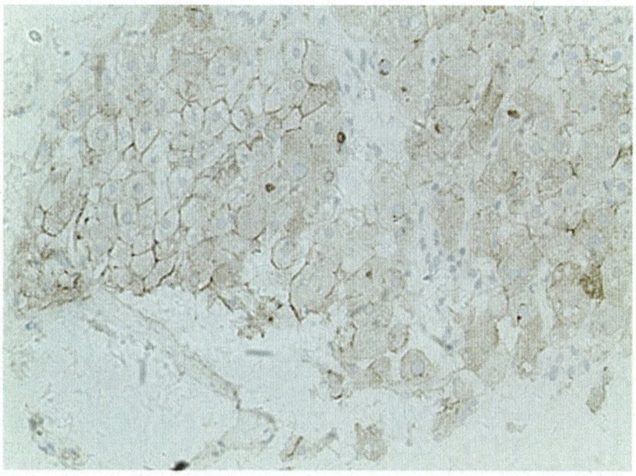

图 35－2　免疫组化示 HBsAg（＋），为胞膜和胞质着染，主要位于胞膜上（IHC×20）

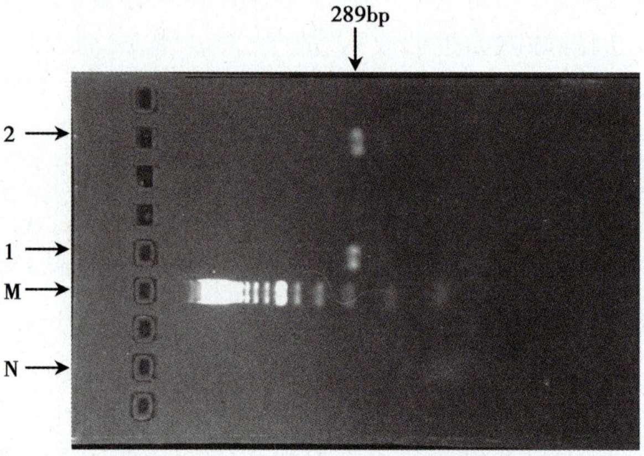

N：正常人；M：DNA 标准分子量；1，2：患者

图 35－3　该患者 HBV DNA 巢式 PCR 特异性扩增产物，为 289bp

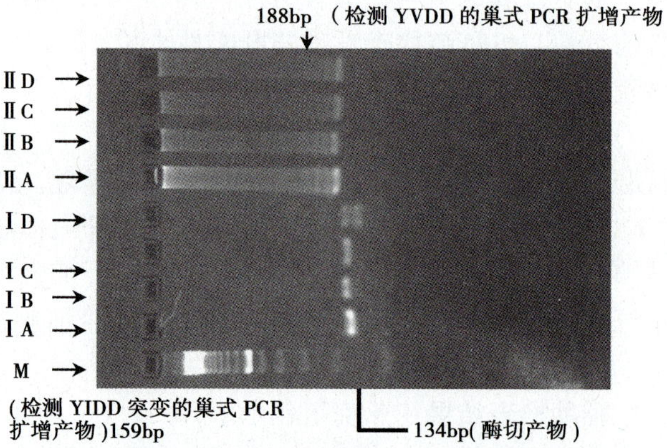

图 35－4　患者的 PCR－RFLP 结果。M：DNA 标准分子量；Ⅰ：检测 YIDD 突变。ⅠA～ⅠB：第 1 次 PCR 后用 FokⅠ酶消化后再行第 2 次 PCR；IC：第 1 次 PCR 后未用 FokⅠ酶消化并行第 2 次 PCR；ID：第 1 次 PCR 后未用 FokⅠ酶消化并行第 2 次 PCR，巢式 PCR 产物用 SspⅠ酶消化；Ⅱ：检测 YVDD 突变。ⅡA～ⅡB：第 1 次 PCR 后用 FokⅠ酶消化后再行第 2 次 PCR；ⅡC：第 1 次 PCR 后未用 FokⅠ酶消化并行第 2 次 PCR；ⅡD：第 1 次 PCR 后未用 FokⅠ酶消化并行第 2 次 PCR，巢式 PCR 产物用 ApaLⅠ酶消化

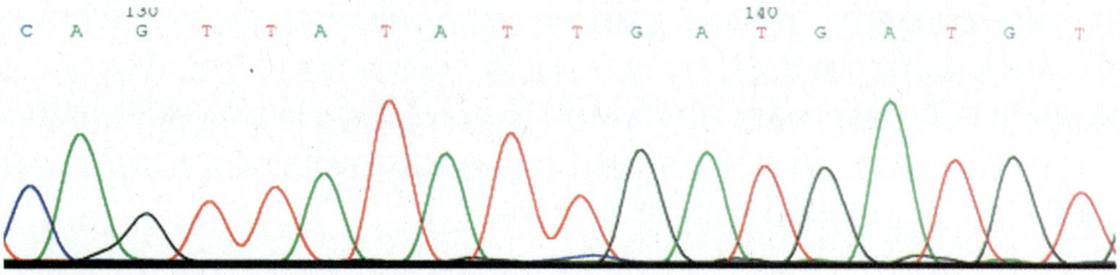

图 35－5　该患者的 DNA 测序结果：
巢式 PCR 产物序列：
NTTCCATCCATNTCCTGGGCTTTCG-
CAAAATTCCTATGGGAGTGGGCCTCAGTC-
CGTTTCTCCTGGCTCAGTTTACTAGTGC-
CATTTGTTCAGTGGTTCGTAGGGCTTTC-
CCCCACTGTTTGGCTTTCAGT*TATATT-*
*GATGAT*GTGGTATTGGGGGCCAAGTCTG-
TACAACATCTTGAGTCCCTTTTTACCTC-
TATTACCAATTTTCTTTTGTCTTTGGGTA-
TACATTTGAACCCTAATAAAACCAAACGT-
TGGGGCTACTCCCCTTAACAACTTNATG-
GNATATGNCNACNNNANNNNNNNNNNNN
对应的氨基酸序列：
SIHGFRKIPMGVGLSPFLLAQFTSAICSV-
VRRAFPHCLAFS*YIDD*VVLGAKSVQHLESLFTSITNFLLSLGIHLNPNKTKRWGYSP ＃ QL-
GIXXXX

病理诊断：（肝移植术后 16 个月肝穿活检）慢性病毒性乙型肝炎复发，YMDD 突变为 YIDD。

诊断及鉴别诊断要点：移植肝发生病毒性乙型肝炎复发的临床表现包括急性肝炎、慢性肝炎、肝硬化、HBs 抗原携带状态和纤维性胆汁淤积性肝炎。早在肝移植后 1～3 周，采用免疫组化方法即可在移植肝内检测出乙型肝炎病毒表面抗原，一旦移植肝出现乙型肝炎病毒复制和 HBcAg，则患者会发生急性肝炎，并很快进展为慢性肝炎，并在 1 年之内进展为肝硬化。少数发生了乙型肝炎复发的患者可表现为纤维性胆汁淤积性肝炎，病理表现为肝细胞胞质内大量的 HBsAg 毛玻璃样包涵体、肝细胞气球样变、胆汁淤积和汇管区、中央静脉周围以及窦周网状纤维化，常常导致移植肝肝衰竭。本例患者移植肝表现为慢性病毒性乙型肝炎复发，且 YMDD 突变为 YIDD 提示该患者对拉米呋啶耐药。其诊断依据是：①汇管区慢性炎性细胞浸润，肝细胞界板破坏，肝小叶内炎性细胞浸润，肝细胞坏死和局部肝纤维化提示慢性肝炎；②灶状毛玻璃样肝细胞，灶状肝细胞核呈泥沙样，提示为慢性病毒性乙型肝炎，因 HBsAg 在滑面内质网内和肝细胞核内聚集所致；③免疫组化示 HBsAg（＋）；④HBV DNA 巢式 PCR 结果（＋）。

复发性乙型病毒性肝炎应注意与急性排斥反应复发鉴别，因为这些疾病均有汇管区单核-淋巴细胞浸润的特点。鉴别点是：①急性排斥反应中，炎性细胞浸润是以小叶间胆管为中心，而非排斥反应性肝炎则是以肝细胞界板和肝小叶为中心；②急性排斥反应中各个汇管区内浸润的炎性细胞分布和密集程度比较均匀一致，炎性细胞在汇管区内弥漫浸润，而非排斥反应性肝炎各个汇管区内浸润的炎性细胞密集程度均不相同，且炎性细胞在汇管区内呈灶状分布；③急性排斥反应中，若肝小叶内有炎性细胞浸润，则通常局限于中央静脉周围区域，并伴其周围肝细胞点状坏死，肝小叶病变呈带状和小叶中心性分布，且肝细胞索排列无明显紊乱；而在非排斥反应性肝炎，肝小叶内炎症弥漫散在分布，且肝细胞索排列紊乱。

小结：本例肝移植患者于肝移植术后 16 个月出现 HBV 感染复发，且发生 YMDD 突变，突变为

YIDD，提示患者对拉米呋啶耐药。其机制是YMDD突变后的HBV空间构象改变，会阻碍拉米呋啶正确地进入HBV DNA多聚酶的核苷酸结合部位，从而对其酶活性的抑制作用丧失，导致拉米呋啶不能抑制HBV复制。本例采用PCR－RFLP检测HBV YMDD突变的结果与直接DNA测序结果完全吻合，进一步证实PCR－RFLP法是目前唯一能替代DNA测序法检测HBV YMDD突变的方法，它具有准确、简便、快速和价廉的优点，可适用于临床大批量样本的检测。

（本病例由北京大学医学部病理学系裴斐医师提供）

参考文献

Peter J，Scheuer，Jay H，Lefkowitch and Dame Sheila Sherlock. Liver biopsy interpretation. 6th edition，2000：323－338.

病例36

病史及临床资料：患者男性，96岁，因冠心病及心功能不全入院，既往冠心病24年，高血压病7年，2型糖尿病19年。死前1个月因患者胃肠功能渐差，故减少鼻饲量，间断给予脂肪乳支持治疗。死前20天出现肝衰竭，全身黄疸明显。体检无胆道梗阻表现；查甲、乙、丙、戊型肝炎抗体均阴性；无饮酒史。

肉眼及镜下特点：尸检大体观察：患者体胖，全身皮肤黄染，肝重2720克，明显增大，褐黄色，表面光滑，边缘钝圆。切面灰黄色，油腻感（图36－1）。

镜下可见病变主要分布在腺泡Ⅲ区（小叶中央区），以大泡性为主的混合型肝细胞脂肪变性，有脂肪囊形成（图36－2）；肝细胞气球样变，可见中空的肝细胞糖原核。肝小叶内肝细胞点灶状变性、坏死，伴有中性粒细胞及淋巴细胞浸润，及含铁血黄素沉积（图36－3）。中央静脉、肝窦周围及汇管区门静脉周围纤维化。汇管区有少量单核、淋巴细胞浸润。

辅助检查结果：Masson三色显示窦周纤维化（图36－4）。

病理诊断：非酒精性脂性肝炎，F3G3S2（Fatty3 Grade3 Stage2）。

诊断及鉴别诊断要点：1980年，Ludwing及其同事首次正式把病理学上和酒精性脂性肝炎（alcoholic steatohepatitis，ASH）相似，而无明确饮酒史的病理状态命名为非酒精性脂性肝炎（nonalcoholic steatohepatitis，NASH），并根据其病因将其分为原发性和继发性两种。①原发性NASH与肥胖、高脂血症和2型糖尿病等胰岛素抵抗相关性疾病有关；②继发性NASH则由小肠旁路手术、药物、全胃肠外营养和营养不良等因素引起。

目前，不少学者认为NASH是非酒精性脂性肝病（non-alcoholic fatty liver disease，NAFLD）谱系中的一种类型。NAFLD组织学上有单纯性脂肪肝、NASH及NASH相关性肝硬化之分。单纯性脂肪肝常被认为是良性病变，而NASH则被认为是严重肝病的前兆，相当一部分进展为肝硬化，是隐源性肝硬化的重要原因。

NASH的肝组织病理学改变与酒精性肝炎（ASH）相类似，但无过量饮酒史（摄入酒精＜140g/w），严格说来还应除外慢性病毒性肝炎、代谢性肝病、自身免疫性肝病和胆汁淤积性肝病等同样可以引起脂性肝炎的慢性肝病。NASH的主要病理特征包括：①必然出现肝细胞脂肪变性、小叶内炎症和肝细胞气球样变；②经常出现窦周纤维化、肝细胞糖原核、脂性肉芽肿、嗜酸性小体或PAS阳性的Kupffer细胞以及脂肪囊肿；③可以出现Mallory小体、肝细胞铁染色阳性和肝细胞巨大线粒体等；④如仅存在肝细胞脂肪变性和炎症，尚不足以诊断NASH。肝细胞的脂肪变性表现为大小泡混合型，以大泡为主。重度NASH常为混合性，以小叶中央区为著，严重者弥漫分布于全小叶。肝小叶的炎症多为轻度散在点灶状坏死，炎症细胞以单核细胞（包括巨噬细胞和淋巴细胞）为主，也有少量中性粒细胞。点灶状坏死肝细胞附近有时可见到嗜酸性小体脱落到窦间隙，汇管区炎症较轻，甚至没有。肝细胞的气球样变多见于脂肪变性肝细胞周围，即小叶中央区常见。Mallory小体多不典型，甚至难以明确。纤维化主要分布在中央静脉周围和肝窦周围，病变进一步发展则汇管区门静脉周围也可出现纤维化，严重者可以见到桥接纤维化（中央静脉与汇管区之间)。1999 年 Brunt 等多位学者通过研究 51 例 NASH 肝活检标本后发现：NASH 的组织学表现与其他病因的肝炎有区别，并指出肝细胞脂肪变性和气球样变、汇管区及腺泡内炎症与 NASH 的病理分级关系密切（脂性肝炎的病理学分级标准见表 36－1)。同时可按肝纤维化程度进行分期：仅有肝腺泡 3 区窦周纤维化和中央静脉周围纤维化为 1 期；在上述病变基础上出现门静脉周围纤维化为 2 期；有桥接纤维化为 3 期；肝硬化阶段为 4 期。近几年，一些学者又对 NASH 的诊断标准进行了修改和细化。除了依据炎症分级和纤维化分期以外，还依据肝细胞脂肪变性所占比例，分为 4 度（$F_{0\sim4}$）：F_0：＜5％肝细胞脂肪变；F_1：5％～30％肝细胞脂肪变；F_2：31％～50％肝细胞脂肪变；F_3：51％～75％肝细胞脂肪变；F_4：＞75％肝细胞脂肪变（表 36－1)。

NASH 的鉴别诊断：很多种因素都可以引起肝细胞的脂肪变性以及肝小叶的炎症，因此 NASH 需与以下几种肝的病变进行鉴别。

1. 非酒精性单纯性脂肪肝（NASFL)：低倍视野下可见 30％以上的肝细胞脂肪性变性，但无其他明显的组织学改变，无炎症、坏死和纤维化等。而 NASH 表现为肝细胞大泡性或以大泡性为主的混合性脂肪变性，肝细胞气球样变，或伴有肝细胞不同程度的坏死，小叶内混合性炎症细胞浸润，部分病例伴有中央静脉和窦周局灶性或延伸性纤维化。

2. 酒精性肝炎（ASH)：具有明确的嗜酒病史，在组织学表现上虽与 NASH 相似，但程度上却有不同。ASH 的肝细胞变性坏死及炎症反应程度较 NASH 更为严重；有更多的肝细胞气球样变；有高频率的 Mallory 小体，且倾向于肝小叶中心分布（NASH 中的 Mallory 小体轮廓不甚清楚，多为不规则分布)；肝细胞周围纤维化明显，有时可见融合的肝细胞缺失和中央区—中央区桥接坏死，肝小叶结构塌陷。

3. 药物及毒物性肝损伤：有用药或毒物接触史；肝细胞脂肪变性为混合型或以微泡型为主，可伴有或不伴有肝小叶内炎症；小胆管内可出现胆汁淤积；有时可表现为嗜酸性粒细胞的浸润和肉芽肿形成；有些药物还可引起血管的损伤，如类固醇激素所致的紫癜性肝炎。

4. 病毒性肝炎：血清学提示存在病毒感染；除丙型肝炎之外，很少出现肝细胞的脂肪变性，且脂肪变性的程度通常很轻；肝细胞多呈桥接坏死、碎屑样坏死；汇管区炎症细胞的浸润更为显著。

表 36－1　脂性肝炎的病理学分级标准（Brunt 法改良)

分级	脂肪变	气球样变	小叶内炎症	门管区炎症
1 级：轻度	大泡性为主，小叶内脂肪变性的肝细胞＜33％	腺泡 3 区肝细胞偶可见到	低倍镜下见 1～2 个炎症灶，为散在性轻度急性炎症（多型核)，偶见慢性炎症（单个核细胞)	无或轻度（多为慢性炎症)
2 级：中度	通常为混合性肝细胞脂肪变性，累及 33％以上的肝细胞	腺泡 3 区肝细胞易见到	低倍镜下见 3～4 个炎症灶，主要为急性炎症，伴窦周纤维化和轻度慢性炎症	轻度或中度
3 级：重度	通常为混合性肝细胞脂肪变性，累及 66％以上的肝细胞（全腺泡性)	明显，肝腺泡 3 区尤为严重	低倍镜下见 4 个以上炎症灶，在气球样变和窦周纤维化的肝腺泡 3 区有多形核粒细胞聚集	轻度或中度

小结：本例患者无饮酒史，罹患 2 型糖尿病 19 年，死前 1 个月曾行胃肠外脂肪乳支持治疗，之后出现黄疸和肝功能异常。病理检查可见分布于腺泡Ⅲ区、以大泡性为主的肝细胞脂肪变性，脂肪囊形成，存在小叶内的肝细胞坏死及窦周和门脉周围的纤维化，NASH 的诊断成立，并依据 NASH 的病理学分度、分级及分期标准，定为三度三级二期（F3G3S2)。因病理组织学表现相似，主要需与 ASH 进行鉴别。只要注意询问有无过量饮酒史，仔细观察肝细胞坏死和炎症反应的程度，以及 Mallory 小体量的多少及分布，两者的鉴别应不困难。

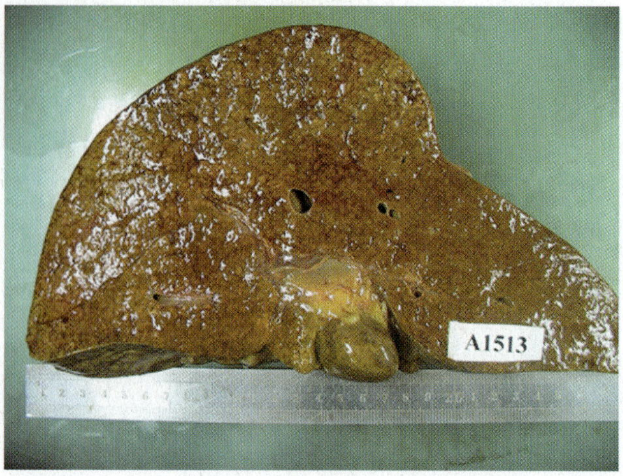

图 36-1 肝明显增大，切面灰黄色，有油腻感

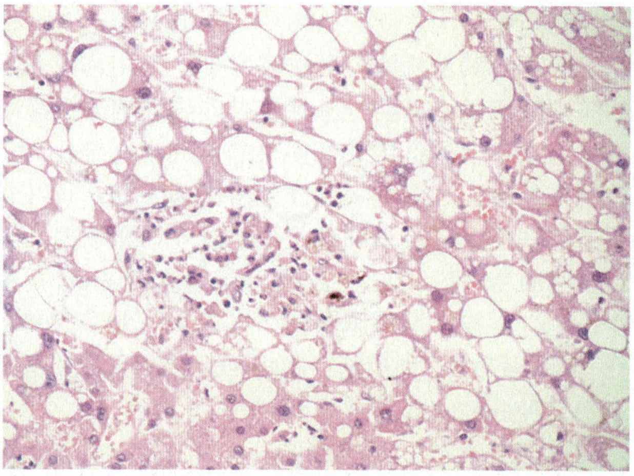

图 36-2 小叶中央区可见以大泡性为主的混合型肝细胞脂肪变性（HE×10）

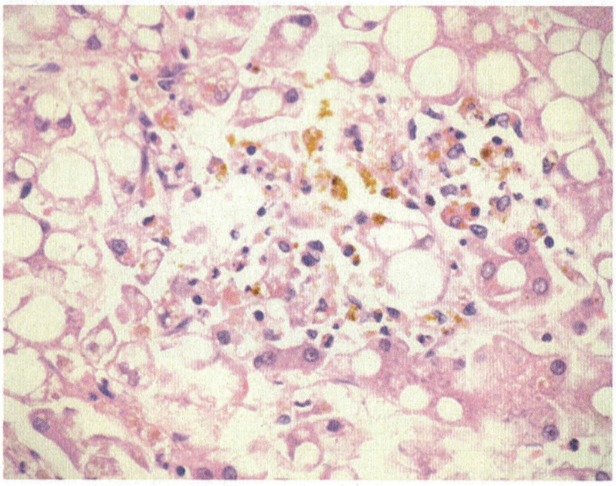

图 36-3 小叶内肝细胞点灶状变性坏死，伴有中性粒细胞及淋巴细胞浸润，及含铁血黄素沉积（HE×20）

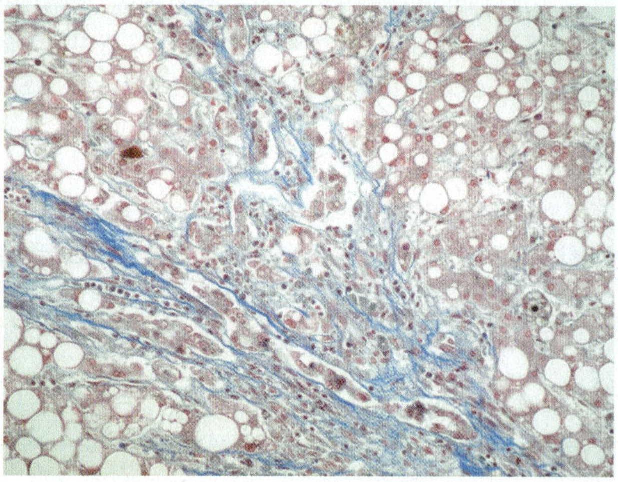

图 36-4 肝窦周围可见胶原纤维增生，纤维化（Masson 三色染色×10）

（本病例由卫生部北京医院刘东戈、何淑蓉、张伟提供）

参考文献

[1] Brunt E. M, Janney C. G, et al. Nonalcoholic Steatohepatitis: a proposal for grading and staging the histological lesions. Am. J. Gastroenterol, 1999, 94: 2467-2474.
[2] 鲁超，邹宇宏等．非酒精性脂肪性肝炎病因及发病机制研究进展．安徽医药，2006，10（2）：81-84.
[3] 范建高，徐正婕．非酒精性脂肪性肝炎的定义和病理学．肝脏，2001，6（3）：189-190.
[4] 胡锡琪．酒精性肝病与非酒精性脂肪性肝病组织病理学诊断标准评述．中华医学会病理学分会 2006 年学术年会，论文汇编：16-17.

病例 37

病史及临床资料：患者男性，90 岁，因反复发热入院，抗生素治疗无效，B 超显示腹腔积液，予以白蛋白及利尿剂对症治疗后腹水减少；其后腹水反复出现，且增长很快，腹水为漏出液，多次送病理均未找到癌细胞；实验室检查肝功能基本正常，血 C-ANCA 阳性。腹部 B 超显示门静脉和肠系膜上静脉有血栓形成，血管壁增厚。半年后病情进一步恶化，经抢救无效死亡。死后行尸检，切片为肝组织。

肉眼及镜下特点：大体观察肝重 1350 克，表面呈灰黄色，小结节状；切面中等硬度，也呈灰黄色、小结节状。镜下可见肝汇管区扩大、显著纤维化，肝静脉管壁增厚，管腔狭窄，甚至管腔完全性纤维性闭塞；由萎缩的肝细胞分隔再生性肝细胞增生结节，结节内肝细胞索呈双排排列；肝内小血管内可见血栓形成（图 37－1～图 37－4）。

病理诊断：肝门静脉硬化症引起的门静脉高压（非肝硬化性门静脉高压）合并肝弥漫性结节状增生，腹水 5500ml，肝内门静脉血栓形成。

诊断及鉴别诊断要点：肝门静脉硬化症（hepatoportal sclerosis，HPS）是一种临床病理疾病，它是“非肝硬化性门静脉高压”（non-cirrhotic portal hypertension，NCPH）谱系中许多不同类型疾病的一部分。HPS 一词由 Mikkelsen 于 1965 年首次提出，他描述了由于肝门静脉及其分支的内膜纤维性增厚，导致不伴有肝硬化的门脉高压。日本和美国学者经常使用“特发性门静脉高压”（idiopathic portal hypertension，IPH），而印度学者则使用“非肝硬化性门静脉纤维化”（non-cirrhotic portal fibrosis，NPF）来描述本病。

HPS 的发病率在发展中国家明显高于发达国家。各地患者年龄、性别有所差异，可能与种族、社会经济状态、卫生条件等有关。HPS 的病因和发病机制目前尚未明确，公认的学说有以下几种：一种为持续感染学说，认为腹腔感染或盆腔的上行感染引起门脉系统的感染；另一种是超抗原学说，认为超抗原侵入人体激活特定的 T 细胞，产生大量细胞因子，诱导机体产生急性炎症反应，损伤血管内皮细胞；第三种是自身免疫学说，其依据是临床上有相当一部分患者合并有其他脏器的结缔组织病（如类风湿关节炎、系统性红斑狼疮、干燥综合征等），且自身抗体检出率较高，有家族聚集性等。HPS 典型的临床表现为脾功能亢进（血象三系减少、脾大）、侧支循环开放（食管-胃底静脉曲张破裂出血、腹壁浅静脉显露等），而腹水、黄疸、肝性脑病等少见，实验室检查肝功能基本正常，部分患者合并其他脏器的结缔组织病，自身抗体阳性率较高。

HPS 是原发于远端门静脉的阻塞性病变，主要镜下改变为：①汇管区纤维化，门静脉壁不规则增厚、纤维化，甚至门静脉完全闭塞。汇管区肝静脉分支亦有狭窄和减少；②肝内血管紊乱，肝小叶边缘可见到薄壁血管紧紧贴附于纤维化的汇管区，胆管周围可见胶原纤维呈同心圆状环绕；③结节状再生性肝细胞增生（nodular regenerative hyperplasia，NRH）：结节不是由纤维组织分割，而是由萎缩的肝细胞分割，结节内的肝细胞常呈双行排列，直径多为 1 毫米，中央偶可见汇管区；④有一类迟发性 HPS 表现为纤细的纤维血管间隔，从汇管区扩展伸入肝实质内，形成不完全的分隔，但不伴有炎症或坏死。这种 HPS 最终可以发展为不完全间隔性肝硬化（incomplete septal cirrhosis，ISC）和肝衰竭。

鉴别诊断：HPS 突出的临床表现是门脉高压，因此需与以下几种可导致门脉高压的肝疾病进行鉴别。

1. 肝硬化性门静脉高压症：肝呈弥漫性病变，纤维间隔形成，小叶结构破坏，假小叶形成，门静脉分支无变化。而 HPS 则表现为中重度门脉周围纤维化，汇管区纤维化，门静脉及其分支纤维化增厚，甚至闭塞，但小叶结构完整，可见由萎缩肝细胞分隔的再生结节。

2. 肝外门静脉梗阻（extrahepatic portal vein obstruction，EHPVO）：临床可通过检查门脾静脉内有无梗阻（超声、CT 或造影）而与 HPS 轻易区分，但当 HPS 同时在门静脉主干内出现血栓的情况下则不易鉴别。HPS 大多发病隐匿，而 EHPVO 多发病急骤，可出现曲张静脉直径突然增大、胃肠道突然出血、腹痛及腹水。肝活检可以显示肝细胞的变性、萎缩，但很少出现汇管区的纤维化和 HPS 中门静脉血管的特征性改变。

3. 先天性肝纤维化（congenital liver fibrosis，CLF）：是一种少见的常染色体隐性遗传性肝纤维化疾病，患者年龄较轻。其突出的组织学特征是，在肝小叶保持完整无损的状况下，汇管区极度纤维化，纤维组织内胶原粗大且致密，部分呈玻璃样变；纤维条索中可见已硬化的门静脉、肝动脉分支和增生的小胆管，一般无肝细胞结节性再生。HPS 时纤维组织则较少见于肝实质内，而主要局限于门静脉分支的周围，其管腔内可见已机化的血栓，但无胆管增生表现，可见再生性肝细胞增生结节。

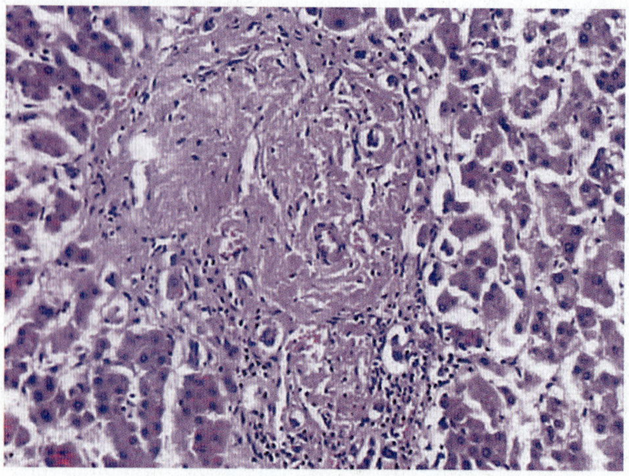

图 37－1　肝汇管区纤维化，肝静脉闭塞（HE×20）

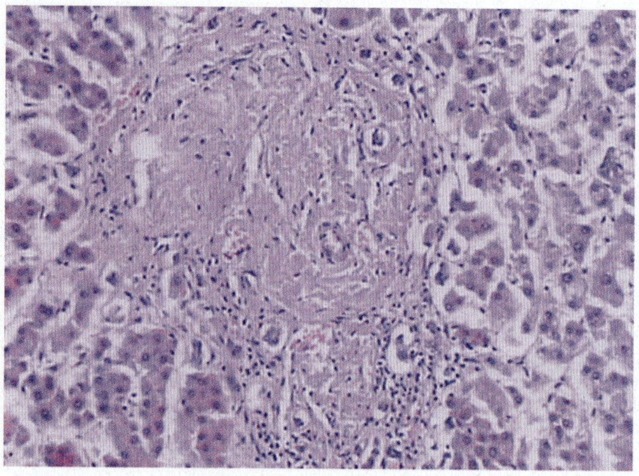

图 37－2　肝汇管区纤维化，可见肝动脉及小胆管，肝静脉闭塞（HE×20）

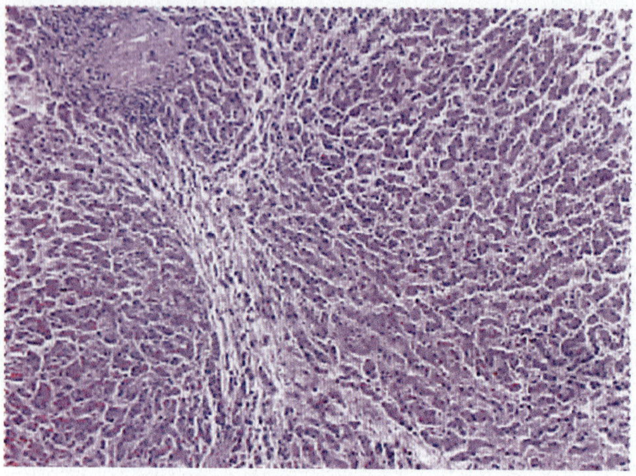

图 37－3　显示肝内结节样增生，呈“圆球状”（HE×10）

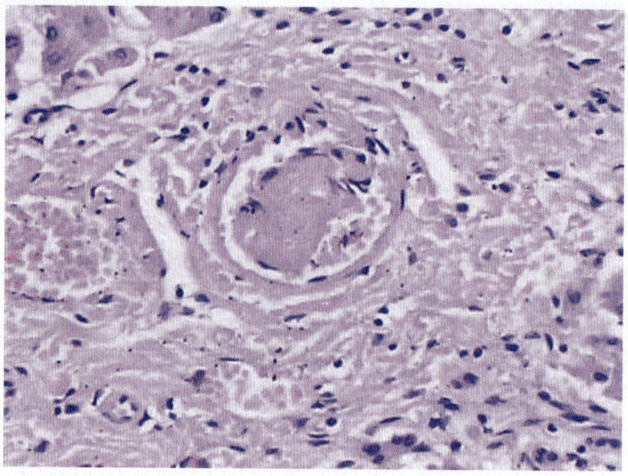

图 37－4　肝内小血管血栓形成（HE×20）

小结：本例患者临床上虽无常见的脾功能亢进的表现，但实验室检查肝功能正常，C-ANCA 阳性。肝病理切片显示门静脉及其分支管壁纤维化、增厚，汇管区纤维化，并可见再生性肝细胞增生结节及小血管内血栓，具备典型的肝门静脉硬化症的组织学特点。其主要应与肝硬化性门脉高压症进行鉴别，肝细胞的变性坏死、小叶结构的破坏、纤维间隔和假小叶的出现都有助于后者的诊断。

（本病例由卫生部北京医院刘东戈、何淑蓉、杜俊医师提供）

参考文献

[1] NAKANUMA，Y.；HOSO，M. et al. Histopathology of the liver in non－cirrhotic portal hypertension of unknown aetiology. Histopathology，1996，28（3）：195－204.

[2] Boulac－Sage P，Balabaud C. 肝门静脉硬化症：一种肝脏的微血管疾病．现代诊断病理学年鉴，1999/2000，（3）：57－61.

[3] 马安林．肝门脉硬化与肝硬化．北京医学，2006，28（6）：357－358.

[4] 龙宝光．先天性肝纤维化与门脉性肝硬化的鉴别诊断（文摘），国外医学．流行病学传染病学分册，2004，31（2）：110.

病例 38

病史及临床表现：患者女性，12 岁，发现肝肿物 1 年。术中见肿物位于右肝叶下方，包膜完整。5 岁时曾患左肾上腺神经母细胞瘤，6 岁时曾做过自体干细胞移植术，术后曾多次化疗。

肉眼及镜下特点：送检物为肝标本，大小 5cm×3cm×3cm，切面见一 2.5cm×2cm×2cm 肿物，灰白间灰红色，质软，与周围肝组织界清。镜下肿瘤富于血窦，肿瘤细胞呈梭形、多边形，胞质丰富、空亮，周边可见厚壁血管，并见灶性脂肪细胞；散在髓外造血灶（图 38－1～图 38－4）。

辅助检查结果：HMB45（＋＋＋），SMA（＋），CD68（＋）（图 38－5），而 MSA、CD34、AFP、S－100和 NF 均为阴性。

病理诊断：（肝）血管平滑肌脂肪瘤

诊断及鉴别诊断要点：血管平滑肌脂肪瘤（angiomyolipoma）是间叶来源的良性肿瘤，曾经认为属于错构瘤，后来发现该病有特定的基因异常，而且常作为结节性硬化症综合征的组成部分，所以目前认为血管平滑肌脂肪瘤属于真性肿瘤，常发生于肝、肾，此外，腹膜后、淋巴结、心、肺、硬腭、消化道、阴道及皮肤亦有报道。肿瘤由三种成分组成：畸形的血管、脂肪和梭形肌样细胞。根据组成成分的比例，分为：①混合型：成片的肌样细胞中混以成片或单个脂肪细胞，有畸形的厚壁血管及丰富的薄壁血管。肌样细胞又分为上皮样细胞、中间型细胞和梭形细胞；②脂肪瘤样型：脂肪成分＞70％；③肌瘤样型：脂肪成分＜10％；④血管瘤样型；⑤上皮样型：肿瘤由粉染的胞质丰富的上皮样细胞构成，属于低度恶性，可出现转移。

需要和以下疾病鉴别：

1. 肝细胞癌：当肝血管平滑肌脂肪瘤缺乏脂肪成分，而以上皮样细胞为主时，易与肝细胞癌混淆。多处取材，总可以观察到一些脂肪细胞和畸形血管，而且 HMB45 的标记有助于诊断。

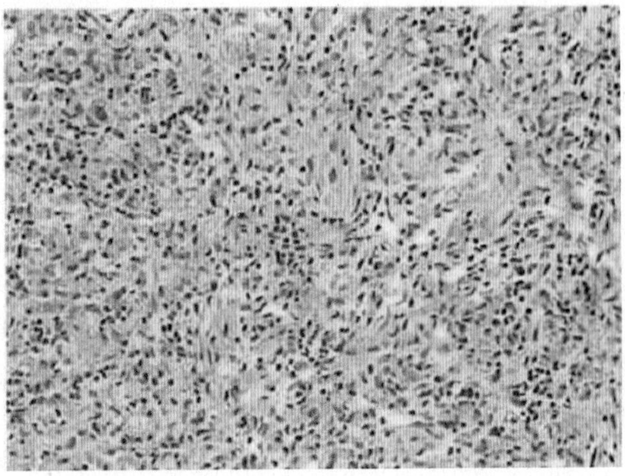

图 38－1　肿瘤组织由椭圆形和梭形细胞组成，血管丰富，可见髓外造血（HE×10）

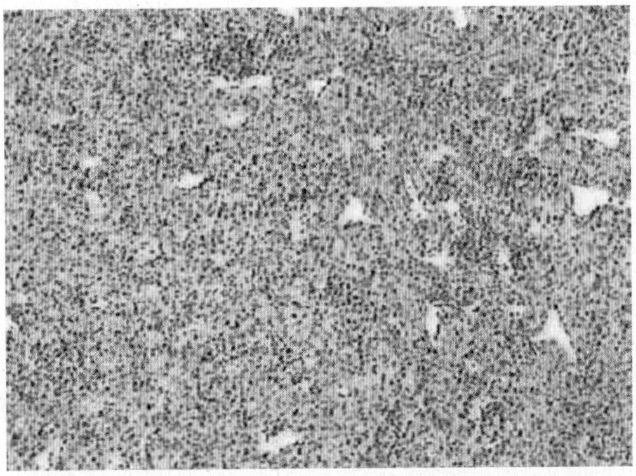

图 38－2　肿瘤组织由椭圆形和梭形细胞组成，血管丰富（HE×4）

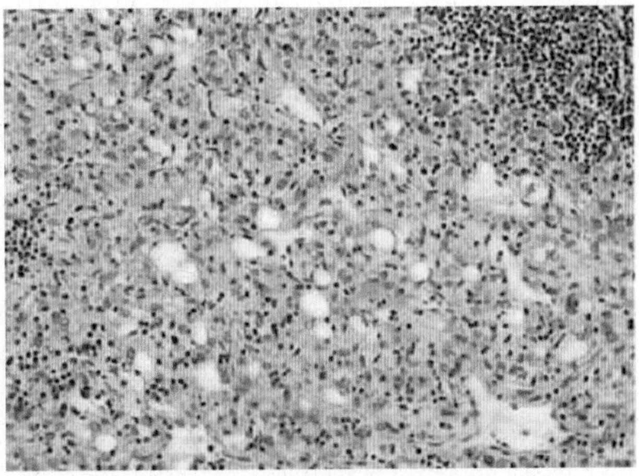

图 38－3　肿瘤组织中可见脂肪细胞（HE×10）

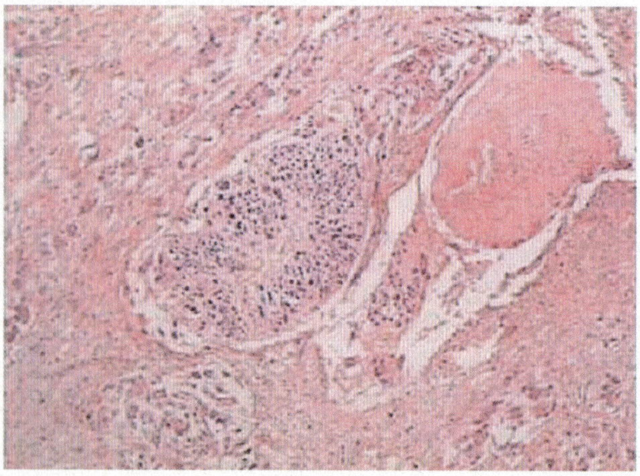

图 38-4 肿瘤组织中可见厚壁的畸形血管（HE×4）

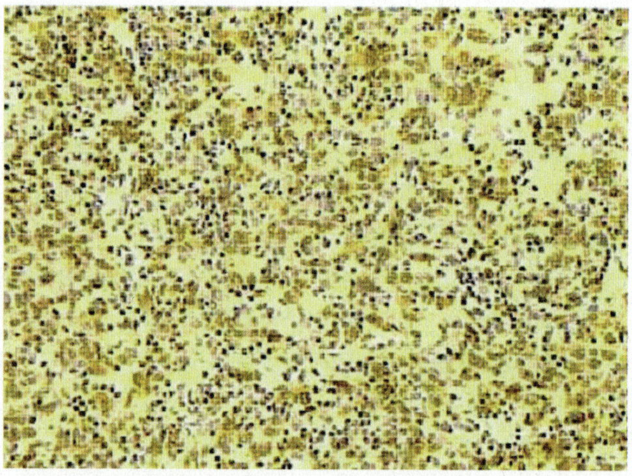

图 38-5 肿瘤细胞 HMB45 阳性（IHC×10）

2. 恶性纤维组织细胞瘤：当肿瘤细胞有明显多形性时需与恶性纤维组织细胞瘤区别，CD68 和 HMB45 的标记有助于鉴别。

3. 平滑肌瘤、平滑肌肉瘤、GIST：以梭形平滑肌细胞为主时，鉴别凭借各自的免疫组化标记，可作出诊断。

4. 脂肪瘤、高分化脂肪肉瘤：主要以脂肪组织为主，并伴有细胞异型性和脂肪母细胞时，需要与脂肪瘤或高分化脂肪肉瘤相鉴别，但经多处取材可出现血管平滑肌脂肪瘤的组成成分。

小结：此瘤为良性肿瘤，预后好。梭形平滑肌样细胞、脂肪细胞和畸形血管三种成分混合组成是其基本的病理特点。有恶性血管平滑肌脂肪瘤（或生物学行为具有恶性潜能）的报道，可发生转移和局部复发，多为上皮样细胞构成，重度核异型性，明显核分裂象，成熟脂肪和厚壁血管少见。

肝和肾是血管平滑肌脂肪瘤的好发器官，但两者有一定区别，见表 38-1：

表 38-1 肝和肾血管平滑肌脂肪瘤的鉴别点

	肝	肾
细胞	上皮样细胞为主，常形成实性片状细胞区，核异型性明显，梭形平滑肌细胞少见	梭形平滑肌细胞，核异型性少见
脂肪成分	很少	多
血管	大量薄壁血管，周围围绕上皮样细胞，厚壁血管少见	畸形的厚壁血管，常伴有玻璃样变性
髓外造血	常伴发	无
免疫组化	HMB45 强阳性，SMA 局灶阳性	SMA 强阳性，HMB45 局灶阳性
发病年龄	好发于中青年女性，多不伴结节性硬化症	见于各个年龄阶段，约 1/3 伴结节性硬化症，若肿瘤多发或双侧发生，则该比例更高

（本病例由北大医院郭 华、尹洪芳、李挺和邹万忠医师提供）

参考文献

[1] Huang PC, Chen JT, Ho WL. Clinicopatnologic analysis of renal and extrarenal angiomyolipomas: report of 44 cases. Chin Med J, 2000, 63: 372.

[2] 邵云，钟定荣，李向红．肝与肾血管平滑肌脂肪瘤的形态和免疫表型差异．中华医学杂志，2003，83：1142.

病例 39

病史及临床资料：患者男性，66 岁，于外地体检时发现胃部肿块 1 个月余，肝占位 1 个月。来我院后行胃镜检查，发现胃幽门前壁一隆起性病变，范围约 4cm，该部胃壁增厚，厚约 1cm。CT 检查：肝内可见 5 个散在结节，直径 1.2～1.5cm。肝炎各项指标均为阴性，肝功能正常。两次胃黏膜活检均为慢性浅表性胃炎。

肉眼及镜下特点：肝活检：肝穿组织 2 条，长各约 1.5cm，灰黄色。镜下观：肝组织多个汇管区内纤维组织增生并可见肌纤维母细胞及毛细血管，其间散在较多组织细胞、浆细胞、淋巴细胞及嗜酸性粒细胞等慢性炎性细胞浸润（图 39－1～图 39－3）。

辅助检查：免疫组化染色 Vimentin（＋），CD68 部分细胞（＋）（图 39－4），而 Actin、ALK 和 CD21 均为阴性。

病理诊断：（肝）炎性假瘤（炎症性肌纤维母细胞瘤，inflammatory myofibro blastic tumor，IMT）。

诊断及鉴别诊断要点：WHO 软组织肿瘤国际组织学分类专家组建议将 IMT 定义为“由分化的肌纤维母细胞性梭形细胞组成的，常伴大量浆细胞和/或淋巴细胞的一种肿瘤”。

IMT 的临床特点：IMT 除了发生于肺，还可见于中枢神经系统、口腔、上呼吸道、鼻旁窦、甲状腺、心脏、腹腔/腹膜后、胃肠道、肝、脾、肾、膀胱和子宫/阴道等，大部分见于儿童和青少年。临床表现颇似恶性肿瘤，但大部分病例经手术切除病灶，症状和体征即消失，并能完全治愈。

肝 IMT 的病因：确切病因不清楚，可能的机制包括：肝实质出血或坏死、肝闭塞性静脉炎、机体免疫反应及胆管炎逆行感染等。

肝 IMT 的大体特点：IMT 可发生于任何年龄，以婴幼儿和青壮年居多，平均发病年龄约 35 岁，男性发病率明显高于女性，多为单发，约 20％病例为多发病灶，直径 1～25cm 不等，剖面呈灰白色或黄白色，部分肿瘤呈编织状外观，质地较韧；部分肿瘤表现为黏液样外观，质地较软。

IMT 的镜下特点：病理组织学上表现为纤维组织增生并可见肌纤维母细胞及毛细血管。其间散在较多增生的组织细胞、浆细胞，也可有淋巴细胞和嗜酸性粒细胞等慢性炎性细胞浸润。纤维组织呈片层样排列，部分病灶可见到血栓性静脉炎表现。IMT 的三种组织学形态为：黏液样/血管型、丰富梭形细胞型、少细胞纤维型。

免疫组织化学染色可分为三种表型：

1. 仅表现为 Vimentin 阳性。

2. 有不同程度的肌源性蛋白的表达，如 Desmin、SMA、MSA（肌特异性肌动蛋白）局灶或弥漫阳性，应注意与肌源性肿瘤鉴别。

3. 极少数 IMT 还可表现为梭形细胞（Cytokeratin）阳性，部分病例尚可表现为 EMA、CD68、CD30、α-抗胰蛋白酶、α-抗糜蛋白酶和溶菌酶阳性。

IMT 的鉴别诊断：三种组织学类型要与具有相似特点的肿瘤相鉴别。

1. 黏液样/血管型 IMT 要与结节性筋膜炎、横纹肌肉瘤和多形性黏液性肉瘤鉴别。

2. 丰富梭形细胞型 IMT 要与肌源性或纤维组织细胞肿瘤、外周神经鞘膜瘤、滤泡树突细胞肿瘤、胃肠道间质瘤、脑膜瘤、分枝杆菌属梭形细胞假瘤、肉瘤样癌鉴别。

3. 少细胞纤维型 IMT 要与纤维瘤病、腹膜后纤维化和其他纤维硬化性病变鉴别。

据献报道，IMT 约 50％ALK 阳性，而 ALK 阳性者为真性肿瘤（IMT），ALK 阴性者则为炎性假瘤。本例 ALK 染色阴性，结合临床有胆囊切除手术史及肝内胆管结石，考虑为炎性假瘤。

小结：一般认为本瘤绝大部分为良性，但也有中间型或恶性。若瘤细胞分化差，梭形细胞出现不规则的空泡状核、包涵体样核仁及较多核分裂象时，则要考虑恶性的可能，称为炎症性肌纤维母细胞肉瘤（炎症性纤维肉瘤）。发生在肠系膜、腹膜后和鼻旁窦等部位的 IMT 可局部复发，甚至发生远处转移，直至导致患者死亡。

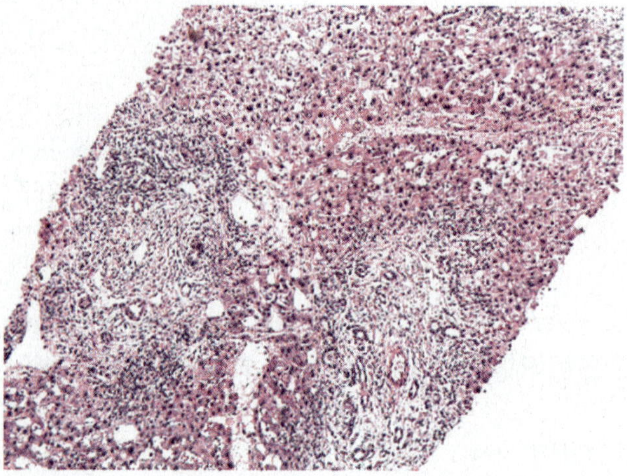

图 39－1　肝组织内多个汇管区灶状炎性细胞浸润（HE×4）

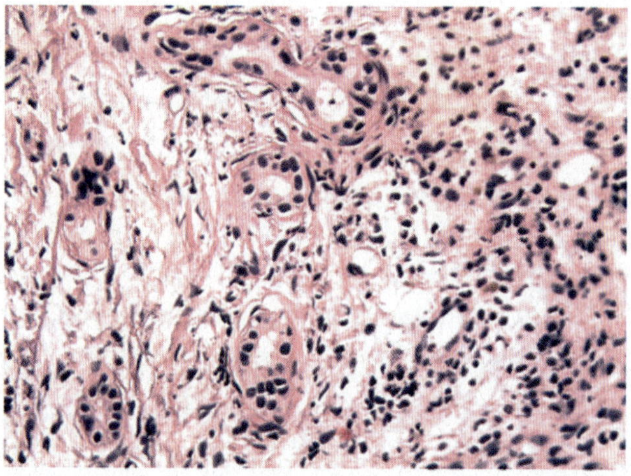

图 39－2　肝组织多个汇管区内纤维组织增生并可见肌成纤维细胞及毛细血管（HE×10）

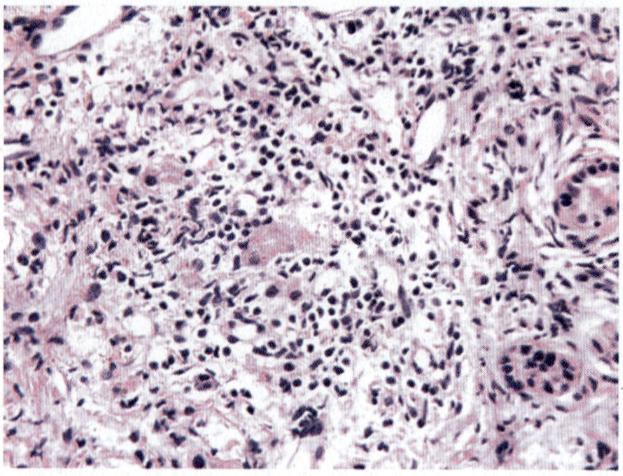

图 39－3　肝组织间散在较多组织细胞、浆细胞、淋巴细胞及嗜酸性粒细胞等慢性炎性细胞（HE×10）

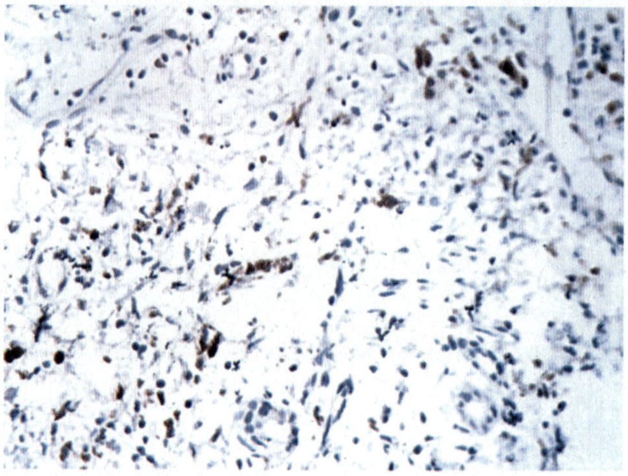

图 39－4　CD68 部分细胞阳性（IHC×10）

（本病例由朝阳医院京西院区夏成青医师提供）

病例 40

病史及临床资料：患者女性，66 岁。因上腹痛 2 个月，并发现肿物 3 周入院。体检：上腹左肋缘下可扪及 5cm×6cm 大小肿物，CT 及 B 超示胰体尾部囊实性肿物，大小 15cm×12cm×10cm，有完整包膜。临床诊断：胰腺囊腺癌。

肉眼及镜下特点：送检标本为灰红、灰黄色肿瘤样组织一堆，总体积 19cm×15cm×3cm，肿瘤组织大部分呈结节状，切面灰白色，鱼肉状；部分灰黄、灰褐色，细颗粒状。镜下观察：大部分肿瘤由单核细胞及破骨细胞样巨细胞组成（图 40－1）。单核细胞弥散分布，细胞异型性明显，呈梭形、多角形，细胞核呈卵圆形、梭形、分叶状或空泡状，核仁明显，可见核分裂象。在单核细胞背景中破骨细胞样巨细胞均匀散布，细胞多核，少者 2～3 个，多者 50 余个，核较小，空泡状，核仁明显，胞质嗜碱性，未见吞噬现象，其中部分区域可见到典型腺癌结构（图 40－2）。

辅助检查结果：免疫组化结果：CEA 及 EMA 在单核细胞及破骨细胞样巨细胞呈弱阳性，腺癌部分阳

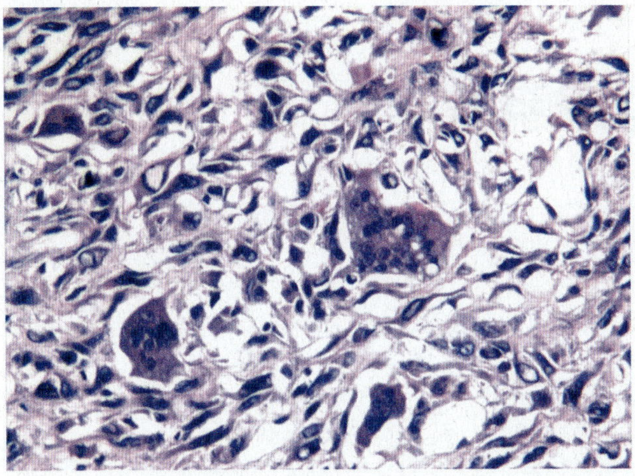

图 40－1　肿瘤由单核样细胞和破骨样巨细胞组成（HE×20）

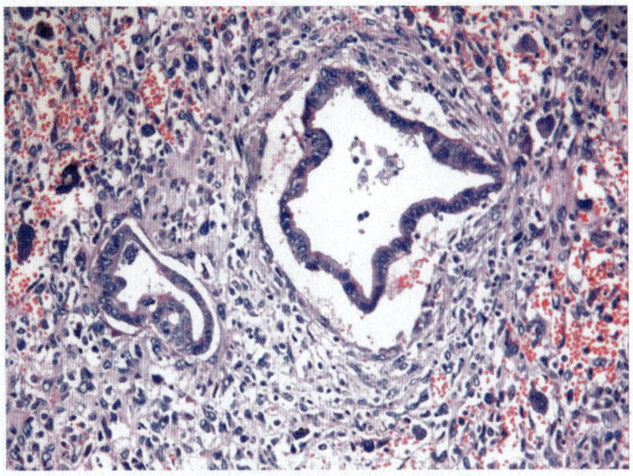

图 40－2　部分区域可见腺癌结构（HE×10）

性；Vimentin 在两种细胞中均呈阳性，腺癌部分阴性。

病理诊断：（胰腺）破骨细胞样巨细胞肿瘤。

诊断及鉴别诊断要点：胰腺破骨细胞样巨细胞肿瘤（osteoclast-like giant cell tumor，OGCT）是 1968 年 Rosai 首先描述的，发生率较低，约占胰腺非内分泌肿瘤的 1%。该肿瘤多发生于老年患者，患者常以上腹痛、体重下降或胃肠道症状就诊，经影像学检查常可证实胰腺占位。肿瘤常发生于胰头，实性或囊实性，出血、坏死多见。患者多经手术治疗，尽管有人报道该肿瘤预后较好，但约 2/3 的患者 1 年内死亡。肿瘤形态比较典型，呈肉瘤样，由两种细胞构成：①成纤维细胞样单核细胞：该细胞为肿瘤的主体，弥散分布，细胞异型性明显，核分裂象多见；②破骨细胞样巨细胞：散在分布，细胞多核，2～100 余个不等，异型性不明显，无核分裂象，两种成分混杂存在。有时亦可见到少量典型腺癌结构及呈恶性外观的多形性巨细胞，细胞多核，核大，异型性明显，常可见核分裂象。该肿瘤需要与胰腺多形性癌鉴别，后者是胰腺导管癌的变型，由肉瘤样单核细胞及多形性巨细胞构成，常可见到典型的腺癌成分，预后极差。

近几年，分子生物学的研究对于肿瘤的上皮性起源提供了新的证据，支持上皮来源。本例可以见到典型的腺癌成分，结合免疫组织化学结果，故认为该肿瘤是上皮起源。

小结：胰腺破骨细胞样巨细胞肿瘤极为罕见，肿瘤中除多形性肿瘤细胞外，尚可见到形态良性的破骨细胞样巨细胞，组织形态及免疫组化结果均支持该诊断。

（本病例由北京天坛医院刘晖、王军梅、李光医师提供）

参考文献

[1] Westra WH，Sturm P，Drillenburg P，et al. K-ras oncogene mutations in osteoclast-like giant cell tumors of the pancreas and liver：genetic evidence to support origin from the duct epithelium. Am J Surg Pathol，1998，22：1247－1254.

[2] Molberg KH，Heffess C，Delgado R，et al. Undifferentiated carcinoma with osteoclast-like giant cells of pancreas and periampullary region. Cancer，1998，82：1279－1287.

第五章　泌尿系统

邹万忠　审

病例 41　多囊性肾瘤
病例 42　囊性肾细胞癌
病例 43　Von Hippel-Lindau（VHL）综合征，左肾透明细胞癌，双侧附睾乳头状囊腺瘤
病例 44　肾嫌色细胞癌肉瘤样变
病例 45　（右肾区）上皮样血管平滑肌脂肪瘤
病例 46　（右肾）上皮样血管平滑肌脂肪瘤
病例 47　肾恶性胃肠道外间质瘤
病例 48　（膀胱）浸润性尿路上皮癌——浆细胞样型
病例 49　黏液样肾上腺皮质癌
病例 50　前列腺平滑肌肉瘤

病例 41

病史及临床资料：患者女性，39 岁，B 超发现右肾肿物 1 个月余，外院肾穿刺活检诊断肾癌。术中见肿物位于右肾上极。

肉眼及镜下特点：切除肾一个，大小 11cm×5cm×4.5cm，于肾上极可见一 7cm×4.5cm×3cm 的椭圆形肿物，肿物切面呈多囊状，灰褐、质软，部分区域为实性微囊样结构，肿物与正常肾组织边界清楚。镜下肿物为多囊性结构，囊内壁可见柱状、立方状、扁平状或鞋钉状肾小管上皮样细胞被覆，囊肿间质纤维组织及平滑肌组织增生。实性区可见不成熟的肾小管结构，该区肾小管上皮细胞呈立方形及梭形，核大，核膜及核仁明显，核分裂象罕见（图 41－1～图 41－4）。

辅助检查结果：CK（AE1/AE3）（＋），Vimentin（＋），SMA（＋）（图 41－5～图 41－6）。

病理诊断：多囊性肾瘤。

诊断及鉴别诊断要点：多囊性肾瘤（multicystic nephroma）又称肾的多部位囊肿，可见于任何年龄。多单侧受累，呈界限清楚的囊性肿物，切面呈多囊状。镜下囊壁内面有肾小管上皮样细胞被覆，呈柱状、立方状、扁平状或鞋钉状，囊肿间为成纤维细胞样细胞和成熟的肾组织，可出现平滑肌细胞、横纹肌细胞或软骨细胞。目前病因不明确，可能是肾发育畸形，也可能是分化型的肾母细胞瘤。该病 B 超及 CT 诊断困难，需病理检查确诊。

由于该肿物呈囊性且囊壁间隔多见不成熟肾小管结构，易造成误诊，需要和下列疾病鉴别：

1. 囊性肾母细胞瘤：虽然被覆分化好的肾小管上皮细胞成分，但囊肿间有幼稚的肾胚芽组织。

2. 多房性囊性肾细胞癌：虽然大体也表现为界限清楚的多房性囊性包块，但囊壁被覆单层或多层透明细胞。

3. 成人型多囊肾：病变多为双侧，囊壁被覆单层扁平或立方上皮，囊壁间为正常的肾组织，可有压迫性萎缩及纤维化，继发感染常见。

4. 单纯性肾囊肿：通常为单侧单发，囊壁被覆分化好的扁平的上皮细胞。

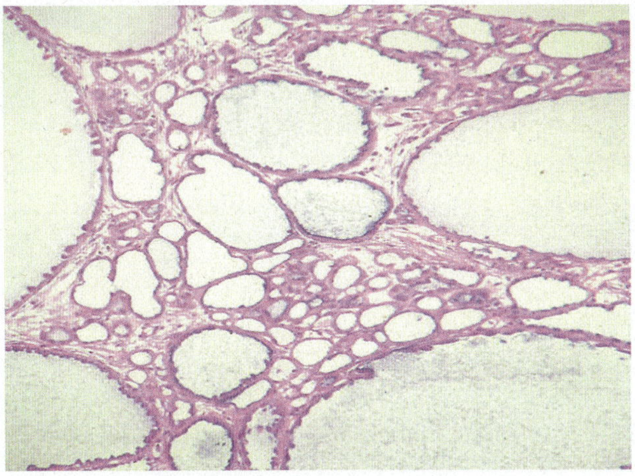

图 41 - 1 肿物为多囊性结构，实性区可见不成熟的肾小管结构（HE×10）

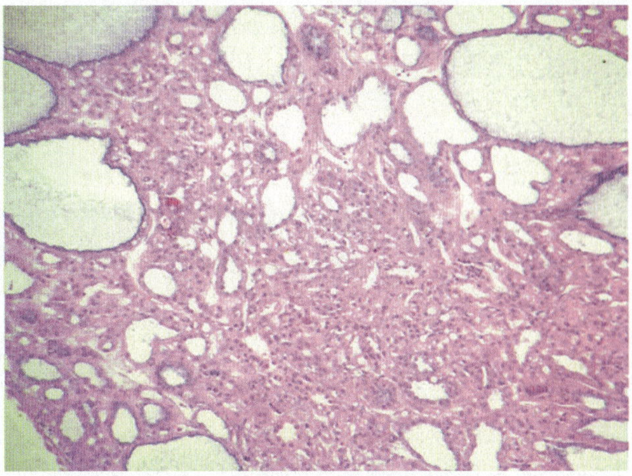

图 41 - 2 肿物为多囊性结构，实性区可见不成熟的肾小管结构（HE×10）

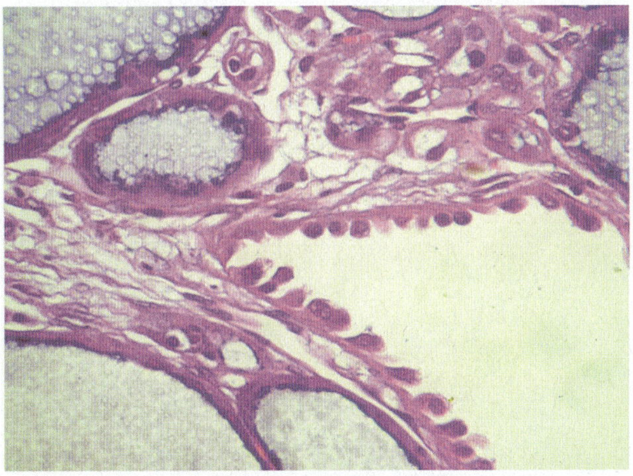

图 41 - 3 可见立方状、鞋钉状肾小管上皮细胞被覆，核膜及核仁明显（HE×40）

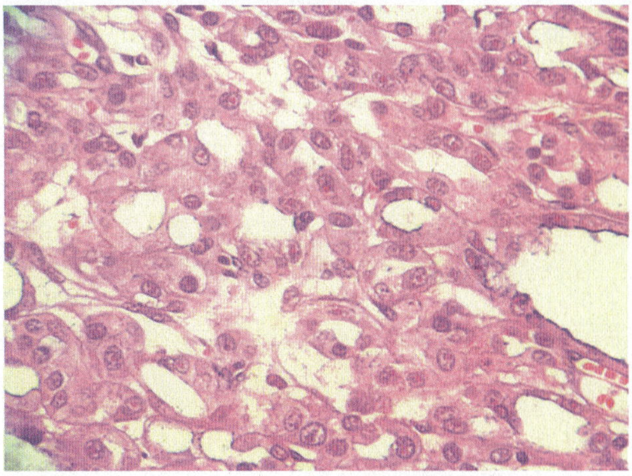

图 41 - 4 可见立方状、鞋钉状肾小管上皮细胞被覆，核膜及核仁明显（HE×40）

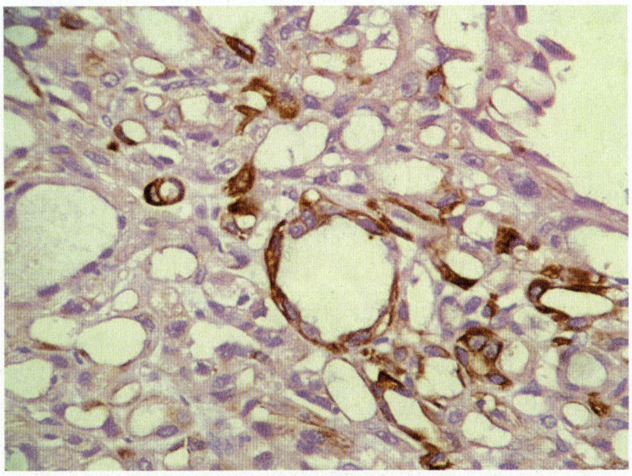

图 41 - 5 肾小管上皮细胞广谱 CK（AE1/AE3）部分阳性（IHC×40）

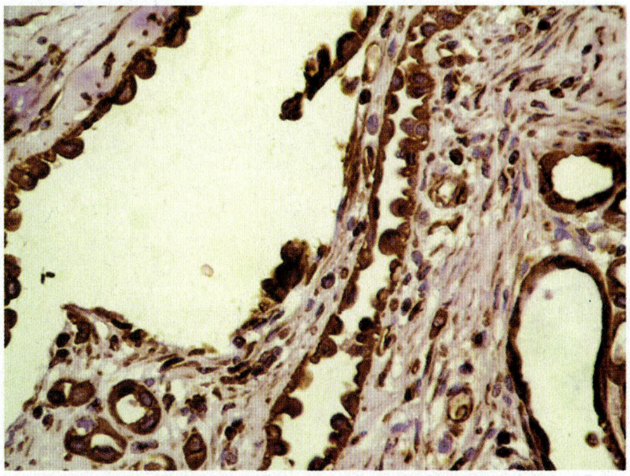

图 41 - 6 肾小管上皮细胞 Vimentin 弥漫阳性（IHC×40）

小结：多囊性肾瘤是肾罕见的良性肿瘤，由于肾小管上皮样细胞的存在，给活检诊断带来了困难，应充分取材，严格掌握诊断标准，如特别注意囊性病变及囊壁上皮细胞形态特点，就不会轻易做出恶性诊断。

（本病例由二炮总医院孙锁柱、程波医师提供）

参考文献

[1] 梁朝朝，王克孝，蒋云仙．多房性囊性肾瘤．中华泌尿外科杂志，1999，8（20）：475－476.
[2] 薛卫成，张小东，王晓峰．多房性囊性肾细胞癌一例报告．中华泌尿外科杂志，2000，4（21）：145－146.

病例 42

病史及临床资料：患者女性，25 岁，7 个月前体检发现左肾囊肿。影像学检查提示左肾囊肿。术中见左肾上极直径约 3cm 的囊性肿物，行囊肿单纯切除。

肉眼及镜下特点：送检标本大体检查：囊壁组织 2 块，大小分别为：2.5cm×1cm×0.2cm 和 2cm×1cm×0.1cm。两侧面光滑。囊壁一侧被覆胞质透明的立方细胞，囊壁内也可见灶状分布的胞质透明的细胞，细胞核呈小圆形，染色质细腻，未见核分裂象（图 42－1～图 42－2）。

辅助检查结果：AE1/AE3（＋＋），VIM（＋＋），而 CD68（－）（图 42－3～图 42－4）。

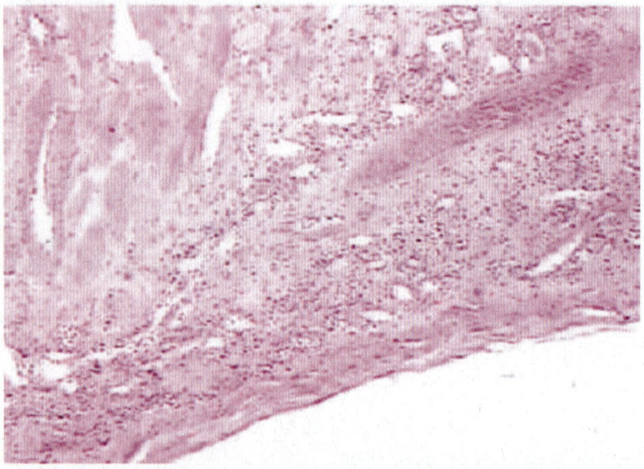

图 42－1　囊壁组织，内面被覆透明细胞，囊壁内也见透明细胞浸润（HE×10）

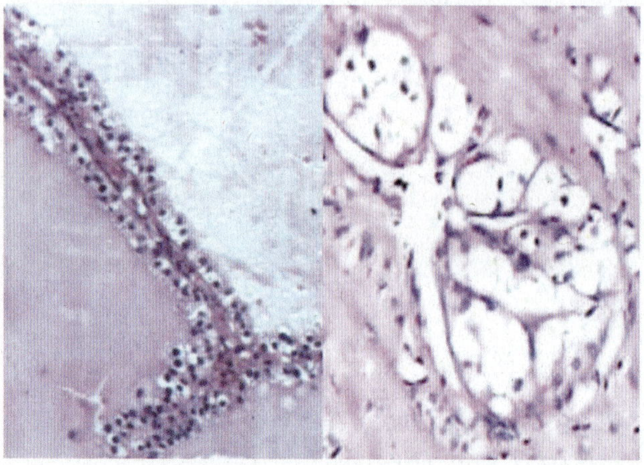

图 42－2　囊壁组织，内面被覆透明细胞，囊壁内也见透明细胞浸润（HE×40）

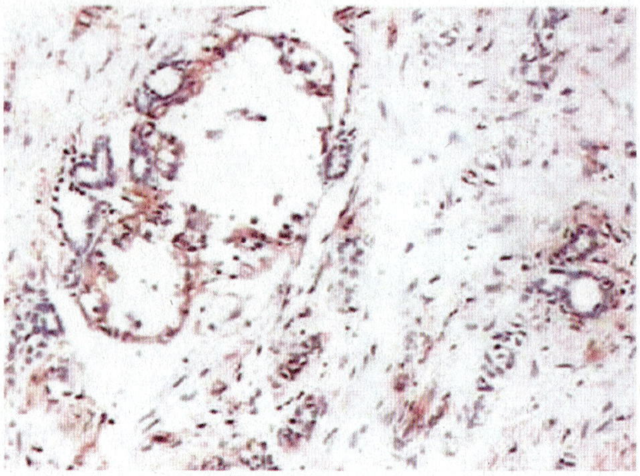

图 42－3　囊壁内透明细胞 CK 阳性（IHC×10）

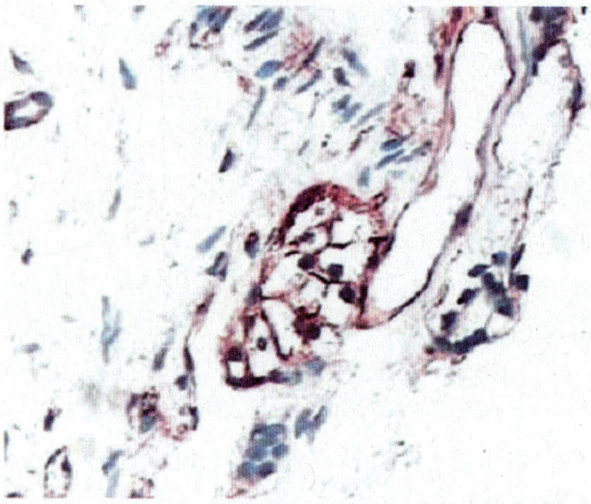

图 42－4　囊壁内透明细胞 Vimentin 阳性（IHC×40）

病理诊断： 囊性肾细胞癌。

诊断及鉴别诊断要点： 囊性肾细胞癌（cystic renal cell carcinoma）是肾细胞癌中的特殊类型，常呈多房性，囊壁由致密结缔组织构成，囊内衬覆透明细胞，有时脱落，极易漏诊。有的由肾囊肿恶变而来，有的则为透明性肾细胞癌的特殊类型，两者的形态相同，有多年肾囊肿的历史或多发性肾囊肿中的部分恶变，方能证明为肾囊肿恶变而来。

本病需要和以下疾病鉴别：

1. 透明性肾细胞癌囊性变：透明性肾细胞癌的背景中，癌组织液化坏死形成液性区，无囊壁形成，在囊性变周围总能见到残留的实性癌组织。

2. 肾囊肿壁的组织细胞反应：肾囊肿常因炎症反应而有组织细胞和泡沫细胞浸润，但这种细胞 CK 阴性，而 CD68 阳性。

小结： 囊性肾细胞癌少见，约占肾细胞癌的 3.5%，常为分化好的低分级（96%）、低分期（89%）的肾细胞癌。此肿瘤仅 70%可由术前影像学检查诊断。预后好（生存率：1 年 95%；3 年 89.7%；3 年以上 84.4%），尤其是源于肾囊肿的囊性肾细胞癌，尚未发现因癌死亡者，但术前诊断困难。

（本病例由北大医院郭华、何群、尹洪芳、李挺和邹万忠医师提供）

参考文献

[1] Onishi T，Oishi Y，Goto H，et al. Cyst - associated renal cell carcinoma：clinicopathologic characteristics and evaluation of prognosis in 27 cases. Int J Urol，2001，8 (6)：268 - 274.

[2] Omachi T，Sakamoto W，Kishimoto T，et al. A case of renal cyst associated with renal cell carcinoma - characteristics of intracystic fluid associated with renal cell carcinoma from Japanese reports. Hinyokika - Kiyo，1992，38 (3)：323 - 326.

[3] Han KR，Janzen NK，Mc Whorter VC，et al. Cystic renal cell carcinoma：biology and clinical behavior. Urol Oncol，2004，22 (5)：410 - 414.

[4] 东亮，李汉忠，崔全才. 肾细胞癌临床与病理的新特点. 中华现代外科学杂志，2005，7：577 - 580.

病例 43

病史及临床资料： 患者男性，31 岁。患者 1 个月前因头痛、呕吐一周在当地医院检查，发现小脑及左肾各有一占位性病变，在外院行小脑肿物切除术，术后病理为血管母细胞瘤。既往史：二十年前发现双侧附睾有大小不等的结节，未见明显长大。家族史：父亲因肾癌肺转移死亡。检查：双侧附睾可触及大小不等数个类圆形肿物，轻触痛。B 超：左侧附睾有直径 2.5cm 肿物，右侧附睾有直径 1.8cm 肿物，囊实性，其内回声不均，实性区血流信号丰富。CT：左肾上极有一直经 5cm 占位，胰腺多发低密度灶，考虑胰腺囊肿。

肉眼及镜下特点： 大体检查：送检左肾及双侧附睾，左肾上极可见一大小 5cm×4cm×4cm 肿物，灰黄色，累及肾被膜，未累及肾盂。左附睾头部见一大小 2cm×1.3cm×1cm 肿物，囊实性，囊性区内容已流失，囊壁厚 0.1～0.5cm，实性区灰黄色。右附睾大小 7cm×1.5cm×1.5 cm，切面见多个结节，灰黄、灰粉色。显微镜观察：肾肿瘤细胞呈多角形，胞质透明，核较小。附睾肿瘤有三种基本结构：①扩张的导管和小囊肿，囊壁由纤维结缔组织构成，被覆扁平或矮立方上皮，腔内可见嗜酸性物质，PAS 染色阳性；②有较多的乳头形成并突入囊腔，乳头以纤维血管间质为轴心，单层或双层立方形或柱状上皮被覆，表面有纤毛，瘤细胞胞质呈嗜酸性或透明，胞质内可见空泡，胞界清楚。细胞核无异型性，位于细胞的基底部，圆形或卵圆形，有时呈泡状核，核膜厚，通常有一个核仁；③致密的纤维性间质，可伴玻璃样变性及炎性细胞浸润，炎性细胞包括淋巴细胞和组织细胞（图 43 - 1～图 43 - 4）。

辅助检查结果： 免疫组化：EMA（＋＋），CK18（＋＋），Vimentin（＋＋＋），而 CEA、F8 和 GFAP 均为阴性。

病理诊断： Von Hipppel-Lindau（VHL）综合征，左肾透明细胞癌，双侧附睾乳头状囊腺瘤。

诊断及鉴别诊断要点：VHL 综合征是一种常染色体显性遗传性疾病，是由于第 3 号染色体 2 区 5 带第 5 亚带的肿瘤抑制基因的缺失或突变所致，可发生良性或恶性肿瘤，包括中枢神经系统（小脑、脑干、脊髓等）及视网膜的血管母细胞瘤；肾囊肿及肾细胞癌；胰腺及肝的囊肿；嗜铬细胞瘤；附睾（男）及阔韧带（女）乳头状囊腺瘤等。VHL 根据是否有嗜铬细胞瘤分为 VHL－Ⅰ型和 VHL－Ⅱ型。VHL－Ⅰ型不包括嗜铬细胞瘤，包括视网膜及中枢神经系统的血管母细胞瘤、肾囊肿、肾细胞癌、胰腺囊肿和附睾的乳头状囊腺瘤等。VHL－Ⅱ型伴有嗜铬细胞瘤，又可分为两种，VHL－Ⅱ A 型包括嗜铬细胞瘤、视网膜或中枢神经系统的血管母细胞瘤、胰腺或肾囊肿或肿瘤；VHL－Ⅱ B 型：包括嗜铬细胞瘤，视网膜或中枢神经系统血管母细胞瘤；不包括胰腺或肾的囊肿或肿瘤等。

VHL 综合征的诊断标准：有视网膜或中枢神经系统血管母细胞瘤的家族史，当出现任何一个血管母细胞瘤或内脏病变（肾囊肿及肿瘤、胰腺囊肿、嗜铬细胞瘤、附睾乳头状囊腺瘤等）即可做出 VHL 的诊断。如没有明确的家族史，当出现两个部位血管母细胞瘤或 1 个部位血管母细胞瘤加上 1 个内脏病变时也可做出 VHL 的诊断。

VHL 基因包含 3 个外显子，根据外显子 2 是否存在，而分为 2 个 mRNA 异构体。肿瘤的发生是由于细胞内野生型等位基因的缺失、失活。最初的 southern blot 分析：大约 20％患者有种系突变，27％有错

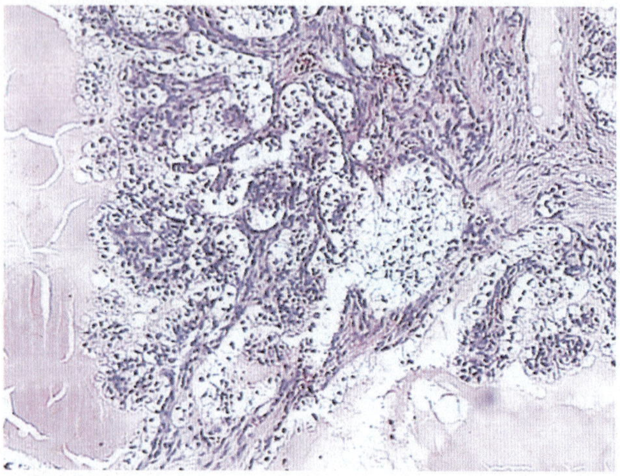

图 43－1　附睾乳头状囊腺瘤。肿瘤呈乳头状突入囊腔（HE×10）

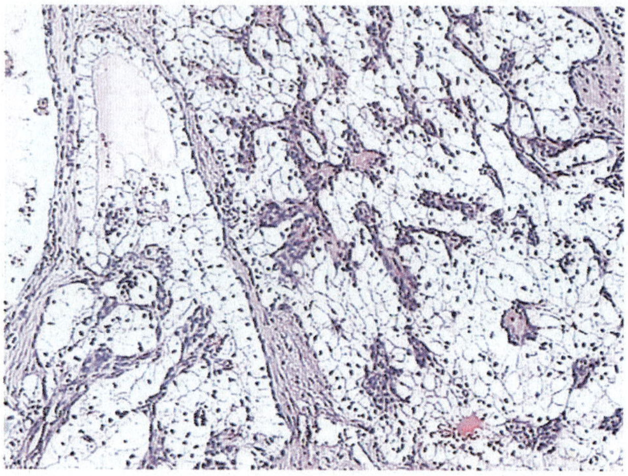

图 43－2　附睾乳头状囊腺瘤。肿瘤呈乳头状突入囊腔（HE×10）

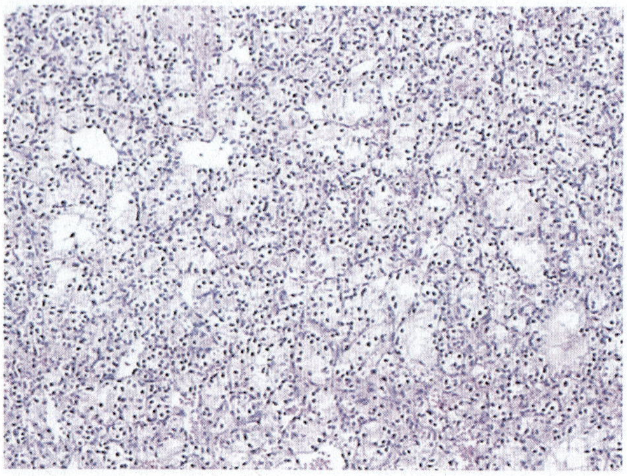

图 43－3　肾透明细胞癌（HE×10）

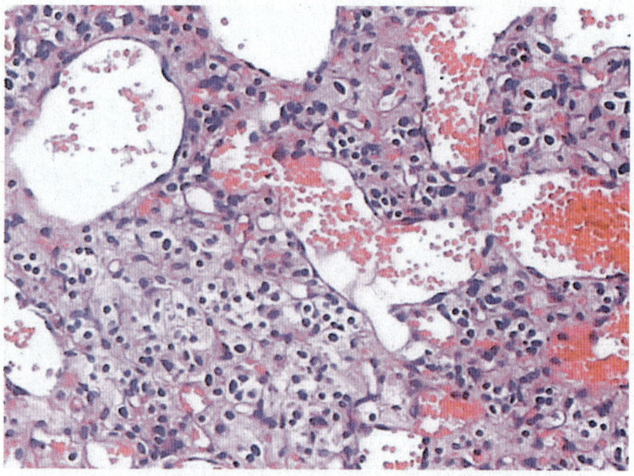

图 43－4　小脑血管母细胞瘤（HE×20）

义突变，27%有无义或移码突变。最近的研究显示：VHL 家族 100%有突变。大部分 VHL－Ⅱ型家族有错义突变，VHL－Ⅰ型有基因的缺失或突变。

VHL 家族成员的监控应从婴儿时期开始，腹部、脑、脊髓的影像学检查应从十几岁或成年开始，对肾的囊肿和肿瘤应每 6 个月做一次 CT 检查。基因分析应在出现症状以前进行。对没有遗传基因改变的不必继续监视。

附睾乳头状囊腺瘤为良性，应行手术切除，预后较好。VHL 患者最常见的死亡原因是小脑血管母细胞瘤的并发症（53%）和肾细胞癌的转移（32%）。

小结：现在认为附睾乳头状囊腺瘤有家族性，尤其是双侧附睾的乳头状囊腺瘤，应引起临床的足够重视，应检查患者是否有 VHL 综合征的其他病变，以便及早发现和及早治疗。对于病理医师，当附睾乳头状囊腺瘤合并有肾细胞癌时，不要误诊为肾细胞癌的附睾转移，应想到 VHL 的可能。

（本病例由中国医学科学院肿瘤医院石素胜医师提供）

参考文献

[1] Friedrich CA. Von Hippel－Lindau syndrome. A pleomorphic condition. Cancer，1999，86（11）：2478－2482.

[2] Friedrich CA. Genotype－phenotype corelation in von Hippel－Lindau syndrome. Hum Moi Genet，2001，10（7）：763－767.

病例 44

病史及临床资料：患者男性，58 岁，曾做过右扁桃体活检，病理诊断为恶性黑色素瘤，现查体发现右肾区巨大肿物，腹膜后淋巴结怀疑转移，高血压。行右肾肿物切除。

肉眼及镜下特点：大体检查：肿物大小 15cm×15cm×13cm，肿瘤累及大部分肾组织，切面黄褐色，有多处坏死。镜下检查：肿瘤细胞排列成索状和实性巢状，并被纤细的纤维血管索分隔，肿瘤细胞核染色质细腻，核周空晕明显，肿瘤细胞膜较厚，界限清楚，类似植物细胞，部分区域呈肉瘤样（图 44－1～图 44－3)。电镜观察：可见桥粒样连接，一些细胞可见刷状微绒毛。在肿瘤细胞和间质间可见基底膜样物，最重要及具有诊断意义的是绝大多数细胞胞质内有多少不等的微囊泡，大小从 100nm 到 350nm 不等，并被光滑的膜包裹，有些微囊内包含小微囊及糖原颗粒，少数还包裹色深均质物质，类似溶酶体。

辅助检查结果：免疫组化染色：AE1/AE3（＋），CK7（＋），而 Vimentin 染色呈阴性。组织化学染色：胶体铁染色阳性（图 44－4）。

病理诊断：肾嫌色细胞癌肉瘤样变。

诊断及鉴别诊断要点：

肾的肉瘤样癌可见于各种类型的肾癌，并不是一个独立的组织学类型。

对于肾的透明细胞癌、乳头状癌、嫌色细胞癌、集合管癌及不能分型的肾癌，肉瘤样变的发生率分别为 8%、3%、9%、29%及 11%。

1. 肾嫌色细胞癌肉瘤样变多见于老年人（中位年龄为 60 岁），男性稍多（男∶女为 1.6∶1）。

2. 肾嫌色细胞癌肉瘤样变发现时往往肿瘤较大，临床分期较高，病变进展快，预后差。

3. 肾嫌色细胞癌肉瘤样变称为肉瘤样癌。肉瘤样癌形态可以多种多样，其中最常见的是纤维肉瘤样、未分化肉瘤样、横纹肌样瘤，少见的是软骨肉瘤样和成骨肉瘤样等。

4. 镜下癌与肉瘤样成分无过渡现象，分界清楚，癌结节可位于肉瘤样区域内；肉瘤样区常见坏死。

5. 免疫组织化学：肉瘤样区域角蛋白上皮膜抗原呈灶状或弥漫阳性，有时 Vimentin 阳性，而肌源性标记物、S－100 和 CD34 阴性。

6. 电镜：肉瘤样区域可见桥粒、微绒毛及基底膜等上皮分化的特点。

7. 肾嫌色细胞癌预后较好，但肉瘤样变者预后极差。

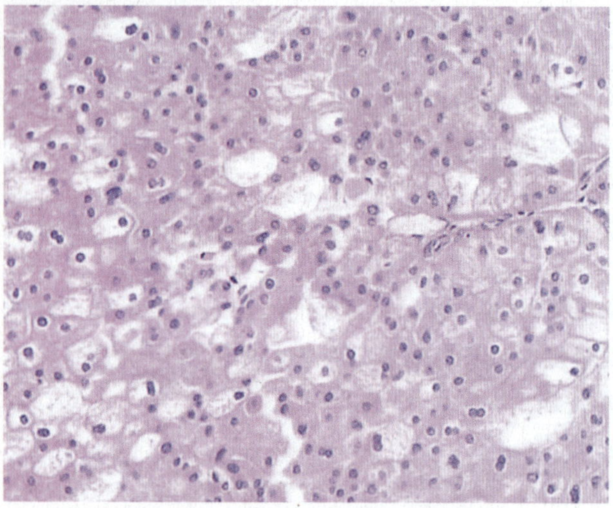

图 44-1　肿瘤细胞胞膜清楚，胞质嗜酸（HE×10）

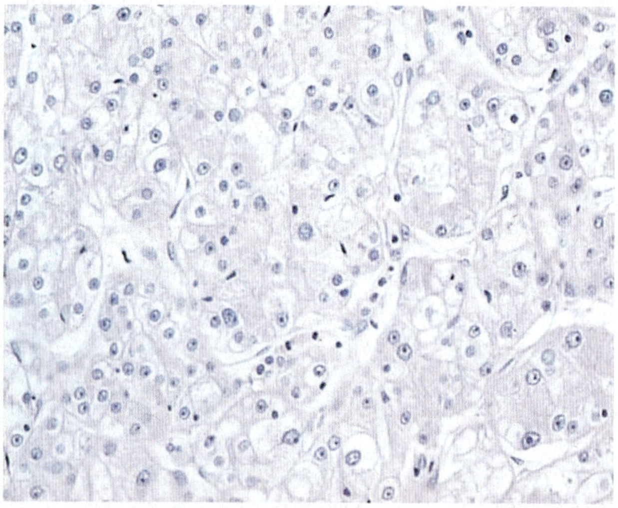

图 44-2　肿瘤细胞排列成实性片状，细胞膜清楚，核周透明区明显，间质为纤细的纤维血管（HE×20）

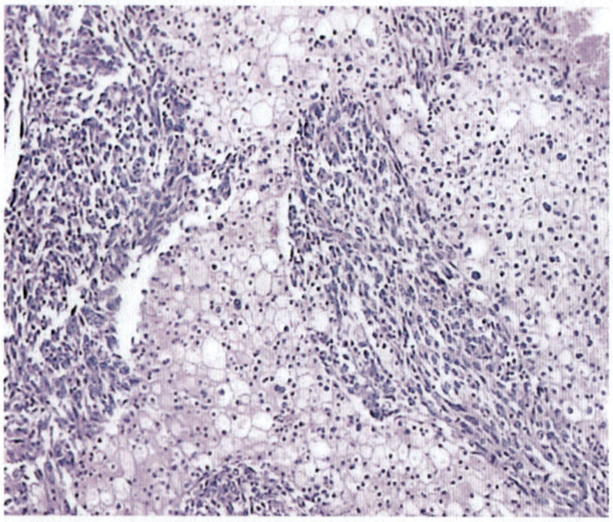

图 44-3　嫌色细胞癌肉瘤变，肉瘤样成分为纤维肉瘤（HE×10）

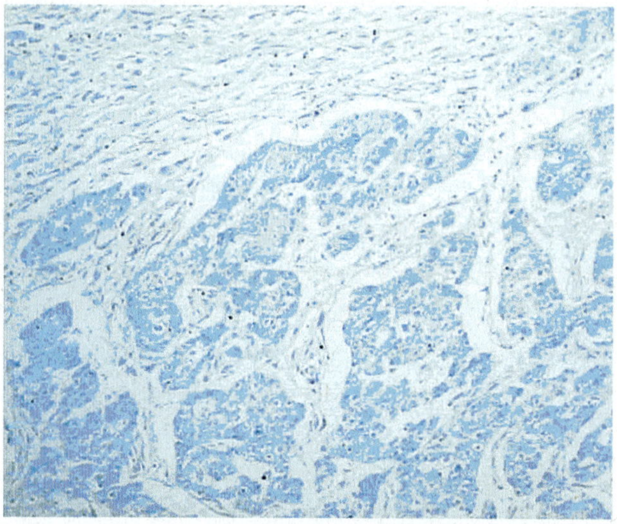

图 44-4　Hale 胶体铁染色，嫌色细胞癌阳性（特染×10）

（本病例由中国医学科学院肿瘤医院张洪图医师提供）

参考文献

[1] 刘丽娜，张长淮，刘哲等．肾嫌色细胞癌的临床病理学观察．诊断病理学杂志，1999，6：133-135.

[2] Thoenes W，Störkel S，Rumpelt MJ. Human chromophobe cell renal carcinoma. Virchows Arch B Cell Pathol，1985，48：207-217.

[3] Itoh T. Chikai K Ota S，et al. Chromophobe renal cell carcinoma with osteosarcoma-like differentiation. Am J surg pathol，2002，26（10）：1358-1362.

[4] Akhtar M，Tulbah A H，Ali M A. Sarcomatoid renal cell carcinoma：the chromophobe connection. Am J Surg Pathol. 1997，2（10）：1188-95.

病例 45

病史及临床表现：患者男性，30 岁，右肾切除术后 2 年，再发现肿物 2 个月。2 年前因发现右肾占位性病变在外院行右肾切除术，病理诊断为右肾错构瘤。2 个月前发现右侧肾区占位。CT 示右肾上腺区 11.7cm×8.8cm×7.2cm 占位，其上方邻近肝右叶后段处可见大片低密度影，与右肾区病变分界不清；左肾可见多个等密度或低密度影，部分位于皮质外（图 45 - 1）。术中见腹膜后肿物与周围严重粘连，尤其是与下腔静脉明显粘连。

肉眼及镜下特点：肉眼观：肿瘤约 15cm×15cm×20cm，表面有假包膜，质脆、易碎，切面可见灰白色烂肉样组织、黄色组织和较硬的结节样组织。镜下观：肿瘤呈结节状生长。可见多灶状坏死和含铁血黄素沉着。肿瘤细胞之间和间质内可见较多量单核、淋巴细胞和浆细胞浸润。肿瘤细胞呈上皮细胞样，成片生长（图 45 - 2），肿瘤细胞体积大，胞质宽，嗜酸性，具多形性，空泡核，偏位，核为单核、双核或多核，胞核圆形或椭圆形，核仁明显（图 45 - 3）。可见多核肿瘤细胞，胞核有一定异型性，核分裂象罕见。部分肿瘤细胞胞质透明，部分肿瘤细胞排列松散，部分肿瘤细胞的胞质内可见细丝状物，部分肿瘤细胞的胞质内可见少数淋巴样细胞。血管内可见瘤栓（图 45 - 4）。偶见厚壁血管（图 45 - 5）。局部可见多量成束的长梭形细胞。局灶可见空泡状细胞，似脂肪细胞。2 年前病理切片示：肿瘤呈浸润性生长。肾组织中可见肿瘤结节浸润，由梭形的平滑肌细胞、脂肪细胞和厚壁血管组成。局灶肿瘤细胞呈上皮细胞样，和本例形态相同。血管内可见瘤栓。

辅助检查结果：HMB45（+）（图 45 - 6），Vimentin（+），SMA（+），NSE（+），而 CK 为阴性。

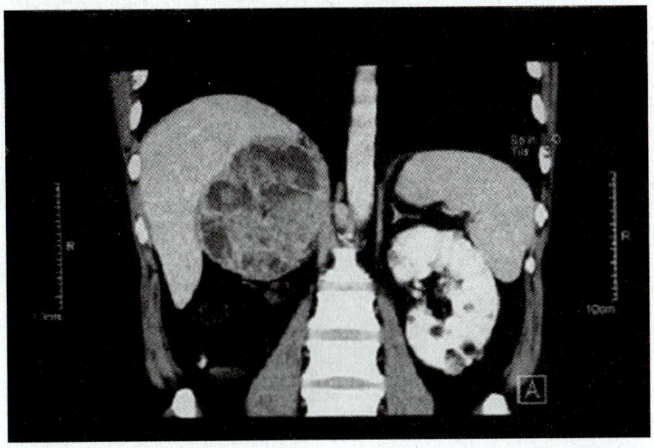

图 45 - 1　CT 示右肾上腺区 11.7cm×8.8cm×7.2cm 占位

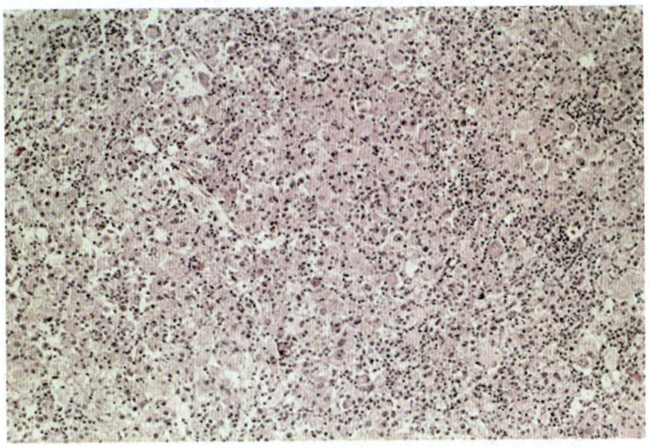

图 45 - 2　肿瘤细胞呈上皮细胞样，成片生长（HE×10）

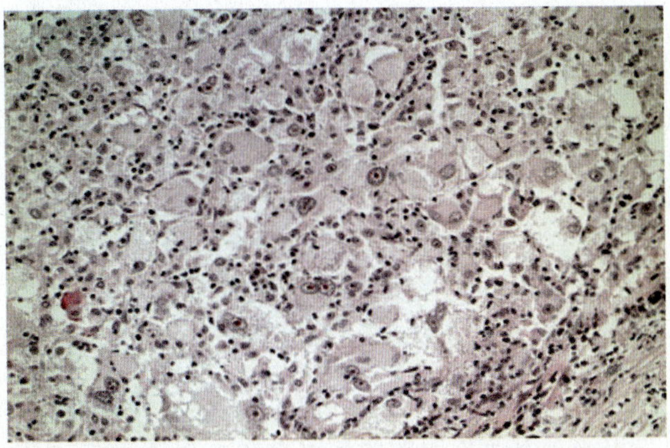

图 45 - 3　肿瘤细胞体积大，胞质宽，嗜酸性，具多形性，空泡核，偏位，胞核圆形或椭圆形，核仁明显（HE×20）

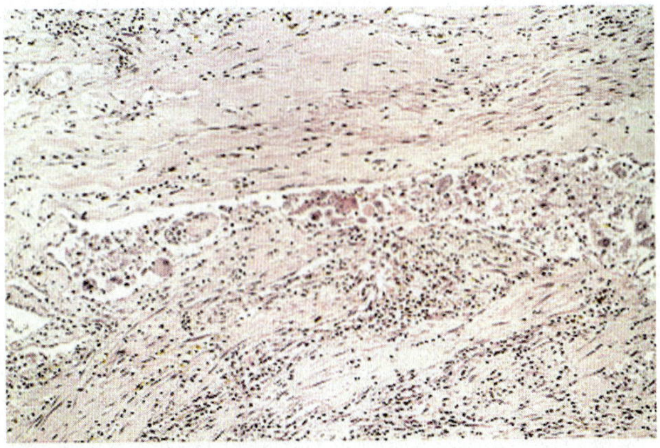

图 45 - 4　血管内可见瘤栓（HE×10）

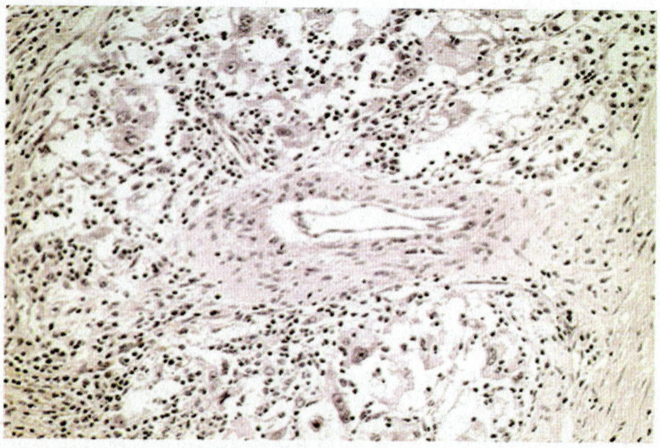

图 45－5 偶见厚壁血管（HE×20）

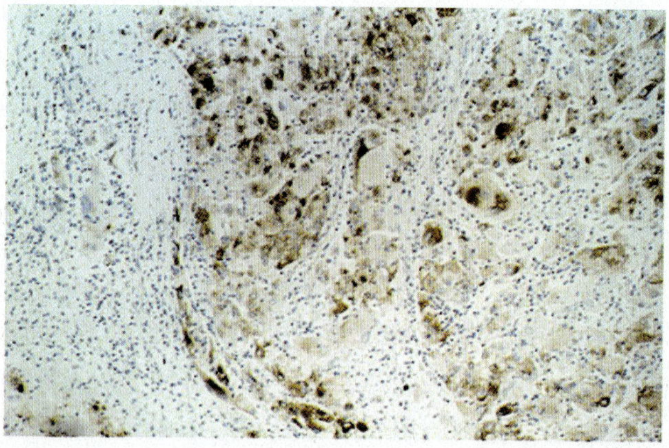

图 45－6 免疫组化显示 HMB45（＋），为胞质着染（IHC×20）

病理诊断：（右肾区）上皮样血管平滑肌脂肪瘤。

诊断及鉴别诊断要点：本例上皮样血管平滑肌脂肪瘤（epithelioid angiomyolipoma，EAML）的诊断依据是：①该肿瘤主要由上皮样细胞组成，但局部可见多量成束的长梭形细胞，似平滑肌细胞；偶见厚壁血管；局灶可见空泡状细胞，似脂肪细胞；②免疫组化显示肿瘤细胞 HMB45 和 SMA 阳性；③2 年前肾肿瘤病理显示为典型的 AML，由梭形的平滑肌细胞、脂肪细胞和厚壁血管组成。局灶肿瘤细胞呈上皮细胞样，和本例形态相同。血管内可见瘤栓；④本例肿瘤主要或几乎全部由上皮样细胞组成，故诊断上皮样 AML。本例鉴别诊断包括肾细胞癌和肾嗜酸细胞腺瘤等，免疫组化有助于鉴别。

本例上皮样 AML 具有一定恶性潜能，理由如下：①此次切除右肾区肿瘤为局部复发肿瘤；②肿瘤与肝分界不清，且与下腔静脉明显粘连；③左肾可见多个病灶；④肿瘤呈浸润性生长；⑤肿瘤细胞主要由上皮样细胞组成，细胞具有明显的多形性。Pea M 等于 1998 年报告了 3 例上皮样 AML，其中 2 例发生了转移，并在确诊后 12～18 个月死亡；⑥肿瘤坏死明显；⑦血管内可见瘤栓形成。

患者术后随访 10 个月，身体尚可，体重明显增加，一直在家休养，右腰时有疼痛。

小结：AML 最早由 Moolten SE 于 1942 年描述，当时认为它是合并结节性硬化的肾错构瘤。上皮样 AML 由 Mai KT 于 1996 年首先报告。目前认为上皮样肿瘤细胞是血管周上皮样细胞（perivascular epithelioid cell，PEC）。AML 几乎都是良性肿瘤，但有时可发生局部浸润，在罕见情况下可致人死亡；上皮样 AML 较经典型 AML 侵袭性更强。大多数上皮样 AML 呈良性生物学行为，少数具有侵袭性：Delgado 等报告了一组上皮样 AML，随访 1～8 年，未复发；而 Pea M 等于 1998 年曾报告了 3 例上皮样 AML，其中 2 例发生了转移，并在确诊后 12～18 个月内死亡。到 2005 年为止，全世界共报告了 14 例恶性 AML。Cibas 等回顾了 7 例伴有转移的恶性 AML，6 例核分裂象多见，尤其是出现病理性核分裂象，5 例患者死于该肿瘤。只有出现了远隔脏器转移，才能诊断恶性 AML。提示 AML 具有恶性潜能的病理改变有：①肿瘤细胞浸润血管；②肿瘤呈浸润性生长，边界不清；③肿瘤细胞呈上皮细胞样，具有非典型性；④核分裂象多见，尤其是出现病理性核分裂象最重要；⑤明显的出血、坏死；⑥局部复发。推测 AML 的生物学行为为：经典型 AML（良性）→上皮样 AML（具恶性潜能）→恶性 AML（发生远隔脏器转移）。

（本病例由北京大学医学部病理学系裴斐医师提供）

参考文献

Linglei Ma，Diane Kowalske，Khurram Javed，Pei Hui. Atypical angiomyolipoma of kidney in a patient with tuberous sclerosis. Arch Pathol Lab Med，2005，129：676－679.

病例 46

病史及临床资料： 患者男性，42 岁。全程肉眼血尿伴右肾区疼痛入院。CT 示右肾肿块，大小 8.1cm×9cm×10cm，边界欠清晰，有分叶，分别向肾外及肾盂内生长；右侧肾盂、肾盏结构被破坏；考虑恶性占位性病变。临床诊断：右肾癌。手术后随访 18 个月，患者状态良好，未发现复发和转移病灶。

肉眼及镜下特点： 右肾中上部见 7cm×6cm×5cm 肿物，与周围界限尚清楚，外缘与肾周脂肪囊粘连，切面实性，灰白色，中等硬度。另见淋巴结 7 枚，直径 0.4～1.5cm。镜下肿瘤细胞呈弥漫片状排列，部分区域呈血管外皮瘤样结构。瘤细胞呈圆形、多边形或梭形，胞质丰富、淡嗜伊红，核圆形或卵圆形，染色质细，核仁明显。大部分区域肿瘤细胞异型性明显，可见多核巨细胞，有少数核分裂象。局部区域有少量异常厚壁血管及血窦。少部分区域可见出血、坏死。肿瘤局部区域浸润至肾周脂肪囊。可见静脉内瘤栓。淋巴结边缘窦内可见成片分布的肿瘤细胞（图 46－1～图 46－6）。

辅助检查结果： 免疫组化：肿瘤细胞 HMB45、SMA 和 Vimentin 弥漫阳性；S－100、melan－pan 和 CD68 散在阳性；而 EMA、AE1/AE3、CK7、CD117、Actin、结蛋白、LCA、CD20、CD45RO、CD30、CD15、NSE、CgA、Syn、Bcl－2、ER、PR、p53 均为阴性。淋巴结肿瘤细胞 HMB45 阳性（图 46－7～图 46－12）。电镜观察：肿瘤细胞外可见基膜样物质，核不规则，核仁明显，细胞器较丰富，可见细胞内肌丝、密体、密斑及黑色素小体样的致密颗粒（图 46－13）。

病理诊断：（右肾）上皮样血管平滑肌脂肪瘤。

诊断及鉴别诊断要点： 肾上皮样血管平滑肌脂肪瘤（epithelioid angiomyolipoma，EAML）因肿瘤中出现大量上皮样细胞，而经典 AML 中的成熟脂肪细胞和异常血管不明显，加之组织学变化多样，特别是出现明显的细胞多形性及不典型性时，仅凭光镜观察难与肾的肉瘤样癌和其他肉瘤鉴别。以下三点对病理诊断最为重要：①血管周上皮样细胞分化：上皮样细胞在血管周呈套袖样排列；②经典的 AML 成分；③联合表达黑色素（如 HMB45）和平滑肌（如 SMA）标志对诊断有决定性意义。鉴别诊断包括：①肾细胞癌：上皮细胞标志阳性，黑色素及平滑肌细胞标志阴性；而 EAML 则相反；②肾肉瘤：可见特异的细胞分化标志物表达，如上皮样平滑肌肉瘤（SMA 阳性），横纹肌肉瘤（MSA、Myosin、Myogenin 阳性），但黑色素标志物均阴性。而 EAML 特有的平滑肌及黑色素细胞标志联合表达是其特点；③恶性黑色素瘤：肾原发恶性黑色素瘤极罕见。EAML 在表达黑色素细胞标志物的同时多伴不同程度的平滑肌细胞标志表达，另外，血管周细胞样排列及残留经典的 AML 成分可与恶性黑色素瘤鉴别；④副节瘤：两者形态可能相似，但副节瘤 Syn、CgA、CD56 阳性，而黑色素及平滑肌细胞标志物阴性；⑤嗜酸细胞腺瘤：电镜下嗜酸细胞腺瘤胞质中存在大量密集的线粒体，免疫组化 HMB45 阴性；⑥恶性纤维组织细胞瘤：EAML 中 HMB45、SMA 弥漫阳性及电镜下的平滑肌细胞分化特征和黑色素小体结构，无法用恶性纤维组织细胞瘤解释。

小结： 由于 EAML 绝大部分肿瘤细胞由上皮样细胞构成，特别是当肿瘤异型性明显时更难做出正确的诊断。本例除组织学上找到厚壁血管（经典 AML 成分）外，免疫组化（HMB45、melan－pan、SMA）和电镜（黑色素小体样的致密颗粒、肌丝、密体及密斑、细胞外基膜）均联合表达平滑肌和黑色素细胞的分化表型，诊断证据充分。目前对恶性 EAML 的诊断无统一认识。多数学者认为 EAML 属于潜在恶性。文献认为肿瘤细胞异型性、核分裂象、出血和坏死、浸润性生长、血管浸润、淋巴结出现肿瘤、局部复发只能作为潜在恶性指标。诊断恶性 EAML 需有肯定的远隔转移。本例虽然异型性明显，可见少数核分裂象，也可见静脉内瘤栓和淋巴结受累；但术后随访 18 个月，患者状态良好，无复发和转移征象。因此按文献观点不能诊断为恶性。但我们认为还需要进一步的随访证实。最近认为 EAML 起源于血管周上皮样细胞。血管周上皮样细胞瘤家族（AML、肺透明细胞“糖”瘤、镰状韧带透明细胞肌黑色素细胞肿瘤、肺淋巴管肌瘤病、肾被膜瘤、肾微小错构瘤）的共同特点是肿瘤细胞联合表达黑色素标志物和平滑肌标志物，多与结节性硬化症有关。

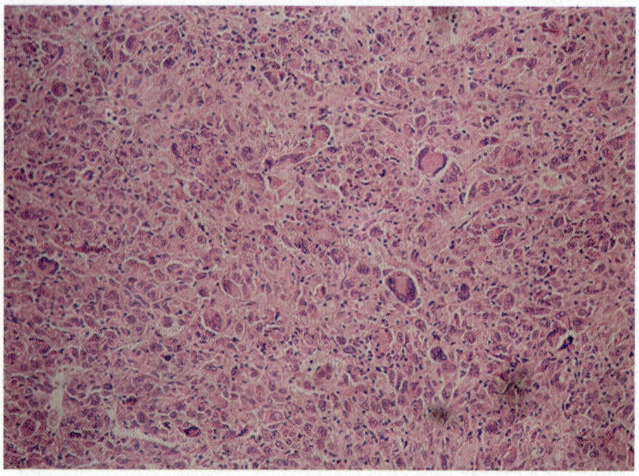

图 46-1 肿瘤细胞呈上皮样、弥漫成片排列（HE×10）

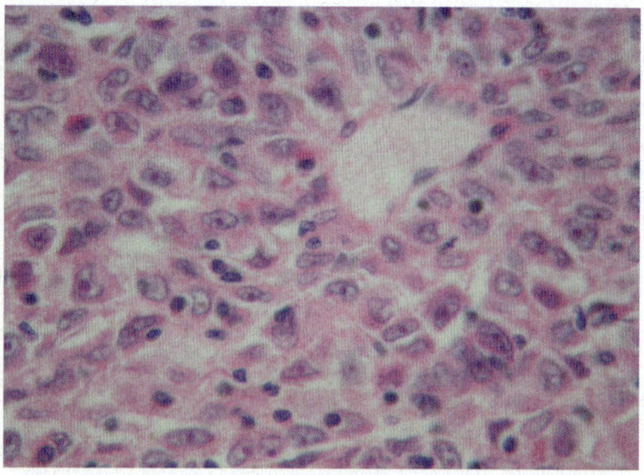

图 46-2 肿瘤细胞呈血管外皮瘤样排列（HE×20）

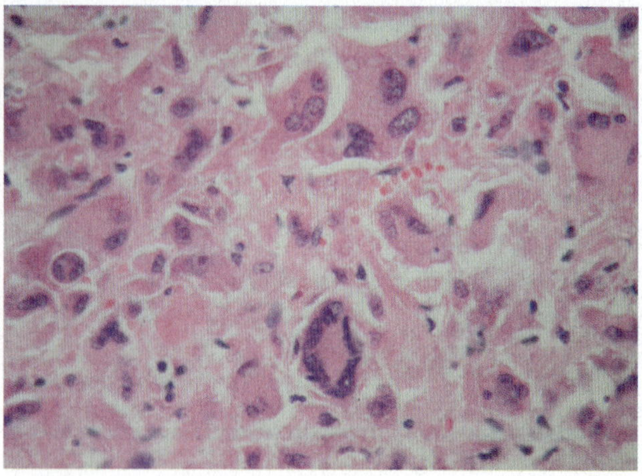

图 46-3 肿瘤细胞异型性明显，可见多核巨细胞（HE×20）

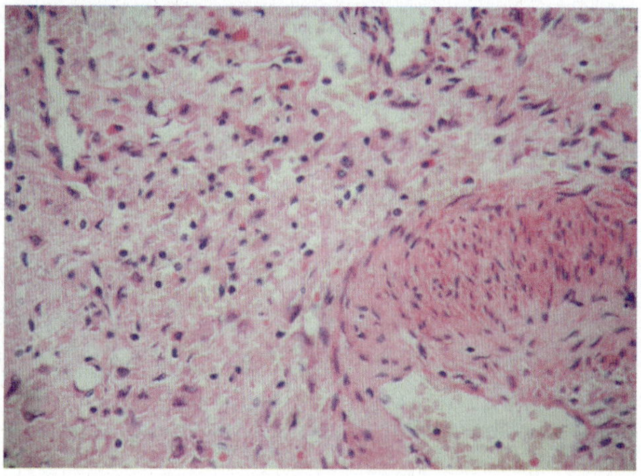

图 46-4 异常厚壁的血管（HE×10）

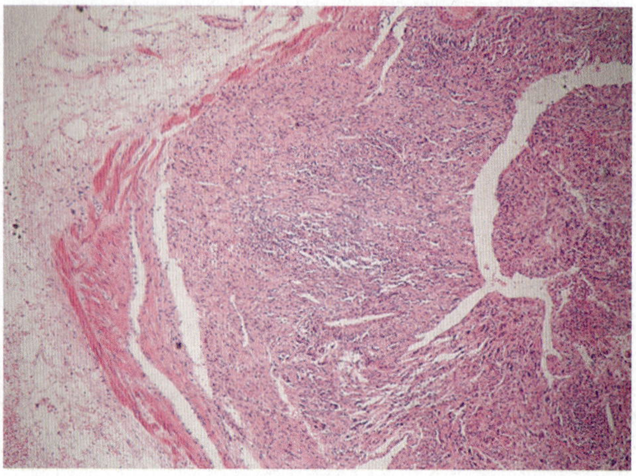

图 46-5 静脉内瘤栓（HE×4）

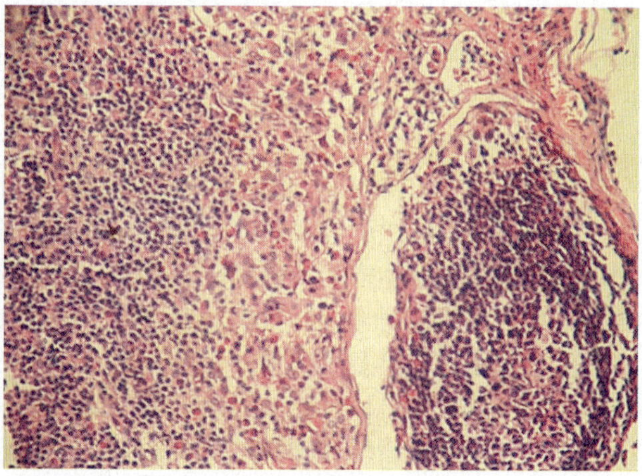

图 46-6 淋巴结内的肿瘤累及（HE×10）

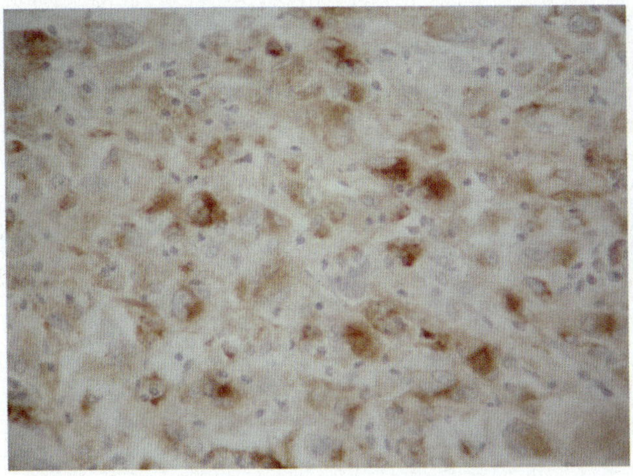

图 46－7　肿瘤细胞 HMB45 阳性（IHC×20）

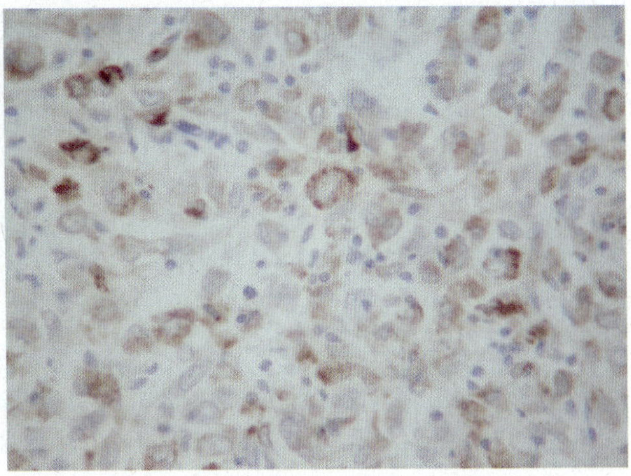

图 46－8　肿瘤细胞 melan-pan 阳性（IHC×20）

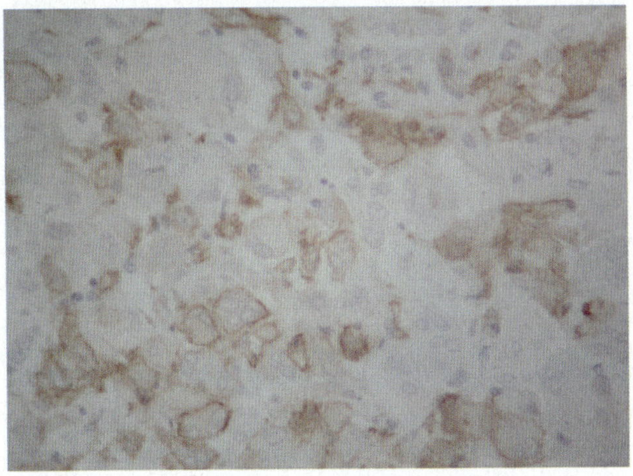

图 46－9　肿瘤细胞 SMA 阳性（IHC×20）

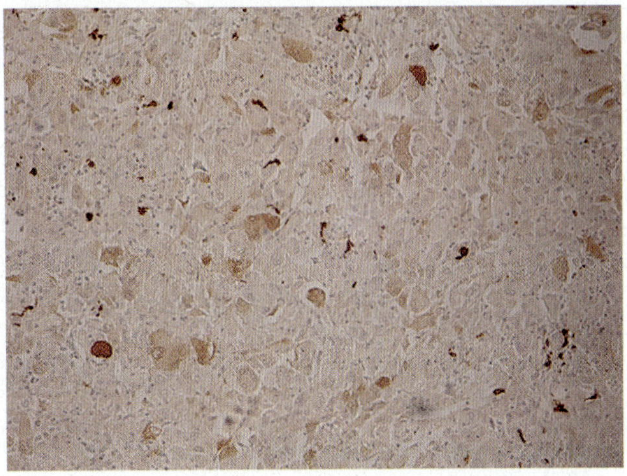

图 46－10　肿瘤细胞 S－100 阳性（IHC×20）

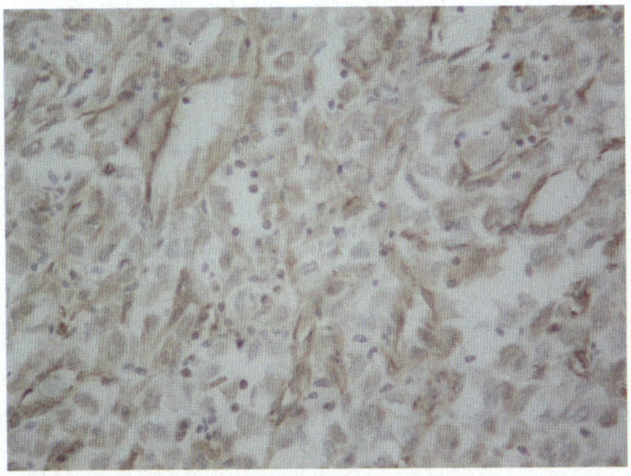

图 46－11　Vimentin 阳性（IHC×20）

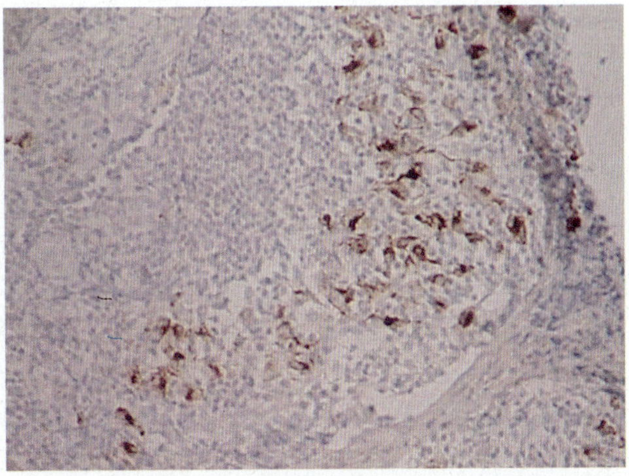

图 46－12　淋巴结内肿瘤细胞 HMB45 阳性（IHC×20）

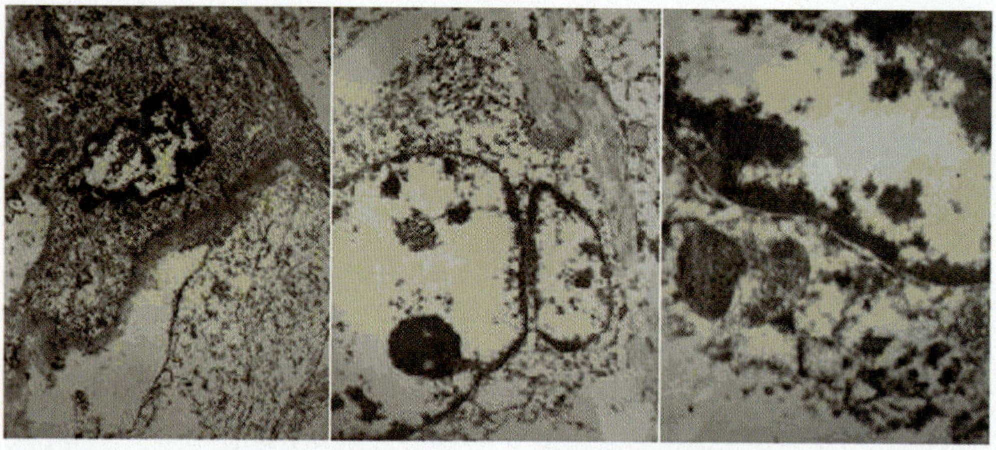

图 46-13　左图：肿瘤细胞外基膜样物质；中图：肿瘤细胞内可见肌丝、密体；右图：肿瘤细胞内黑色素小体样的致密颗粒

（本病例由海军总医院虞积耀、孟宇宏医师提供）

参考文献

[1] Epithelioid angiomyolipoma. Eble JN, Santer G, Epsstein JI, Sesterhenn IA. World health organization classification of tumours of the urinary system and male genital orgnas. Lyon: IARC Press, 2004.

[2] Yamamoto T, Ito K, Suzuki K, et al. Repidly progressive malignant epithelioid angiomyolipoma of the kidney. J Urology, 2002, 168: 190-191.

[3] Lebe B, Koyuncuoglu M, Tuna B, et al. Epithelioid angiomyolipoma: a case report. Tumori, 2001, 87: 196-199.

[4] Cibas ES, Goss GA, Kulke MH, et al. Malignant epithelioid angiomyolipoma of the kidney. A case report and review of the lliterature. Am J Surg Pathol, 2001, 25: 121-126.

[5] Mai KT, Perkins DG, Coffins JP. Epithelioid cell variant of ranal angiomyolipoma. Histopathology, 1996, 28 (3): 277-280.

[6] Eble JN, Amin MB, Young RH. Epithelioid angiomyolipoma of the kidney: a report of five cases with a prominent and diagnostically confusing epithelioid smooth muscle component. Am. J. Surg. pathol, 1997, 21: 1123-1130.

[7] Delgado R, de Leon Bojorge B, Albores-Saavedra J. Atypical angiomyolipoma of the kidney. Cancer, 1998, 83: 1581-1592.

病例 47

病史及临床资料：患者男性，62 岁，反复右上腹痛加重 1 个月。术中于右肾上极可见一肿物。

肉眼及镜下特点：肿物大小为 17cm×16cm×8.5cm，表面光滑，界限清楚，切面灰白色，结节状，编织样，部分区域呈灰黄色，肾盂黏膜较光滑。镜下由梭形和上皮样肿瘤细胞呈束状和弥漫性排列，部分细胞胞质呈嗜酸性，并见瘤巨细胞及病理性核分裂象（图 47-1～图 47-3）。

辅助检查结果：免疫组化 CD34（+）（图 47-4），Vimentin（+）；而 NF、Sm-Actin、HMB45、Desmin、S-100、CK、Actin、EMA、CD68 和 CD117 均为阴性。

病理诊断：肾恶性胃肠道外间质瘤。

诊断及鉴别诊断要点：胃肠道外间质瘤（extragastrointestinal stromal tumor，EGIST）是指组织形态、免疫表型等与胃肠道间质瘤相似，与胃肠壁或浆膜面无关的肿瘤。第五十届日本病理学会秋季病理特别学会总结了胃肠道间质瘤的鉴别诊断免疫组化特点：GIST 标本约 90%Kit 阳性，其中 70%的 CD34 阳性，30% CD34 阴性；另 10%为 Kit 阴性，其中 CD34 为阳性者亦可诊断为 GIST，CD34 阴性的如果

Desmin 阳性为平滑肌肿瘤，S－100 阳性的为神经鞘瘤。本例属于 Kit 阴性，CD34 阳性的胃肠道间质瘤。

大体特点：肿瘤境界清楚，但无包膜。良性肿瘤直径通常＜2cm，恶性肿瘤通常＞5cm，质地柔软。镜下特征：肿瘤主要由梭形和上皮样肿瘤细胞呈束状和弥漫性排列。有时排列成栅栏状、旋涡状、小巢状、花瓣样或假菊形团样，或围绕血管呈簇状生长。肿瘤细胞呈梭形、圆形或多边形，胞质淡嗜伊红色或较透明，细胞边界不清。细胞核卵圆形或短梭形，染色质细腻，核仁小或不明显。核分裂象多少不一。

肾间质瘤是肾少见的肿瘤，要和肾较常见的肿瘤鉴别：

肾细胞癌：细胞排列与间质瘤不同，免疫组化 Vimentin（＋）和 CK（＋）。

肾血管平滑肌脂肪瘤：肿瘤细胞成分较多，除血管有特点外，平滑肌细胞也可有多形性；但免疫组化 Sm-Actin（＋），HMB45（＋）。

编者注：本例 CD117 阴性，重点应与肾的梭形细胞肿瘤鉴别，如纤维肉瘤、平滑肌肉瘤和恶性外周神经鞘膜瘤等。

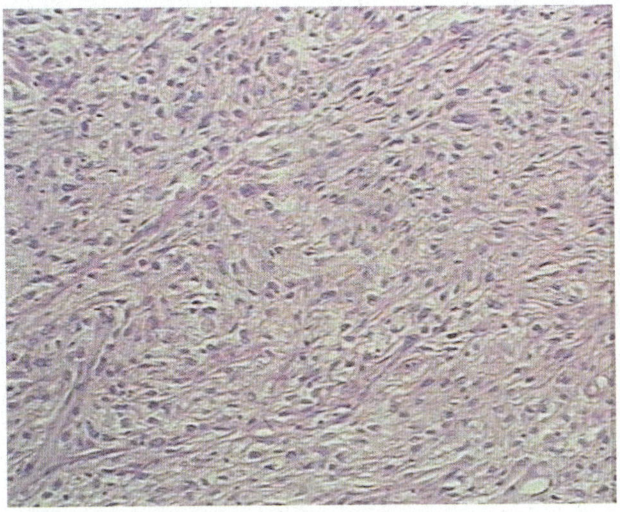

图 47－1　梭形细胞呈束状排列（HE×10）

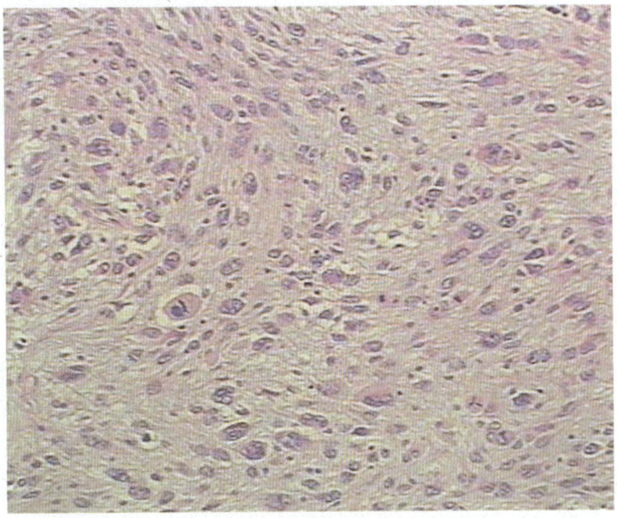

图 47－2　上皮样细胞弥漫分布（HE×20）

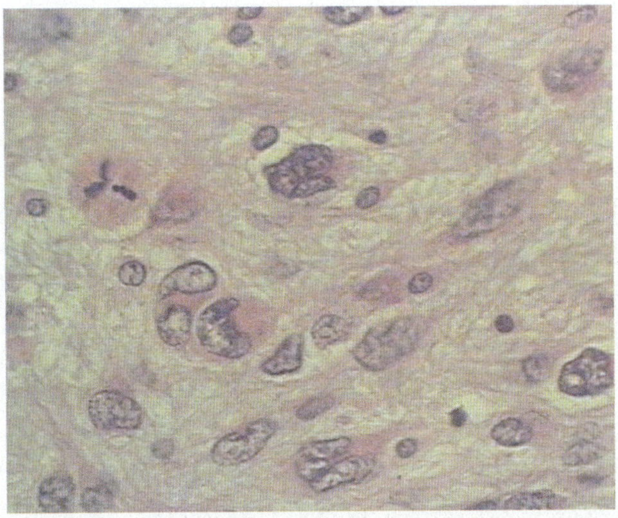

图 47－3　可见多核瘤巨细胞及病理性核分裂象（HE×40）

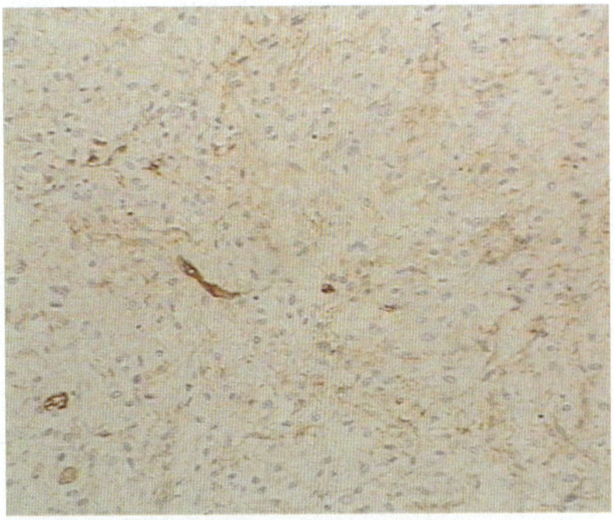

图 47－4　CD34 肿瘤细胞阳性（IHC×10）

（本病例由首都医科大学朝阳医院金木兰、张勇华医师提供）

病例 48

病史及临床资料：患者男性，50 岁。排尿困难 3 个月余，肉眼血尿 2 周。B 超显示膀胱充盈，右后壁可见直径约 2.5cm 不规则低回声肿物，实性，考虑恶性。膀胱镜显示右侧壁 3cm×2.5cm×2.0cm 大小占位，宽基底。

肉眼及镜下特点：活检为不整形灰白组织 1 块，大小 1.5cm×1cm×0.8cm，质地中等。组织学显示肿瘤细胞在水肿的固有层弥漫浸润，黏附性小，椭圆形，胞质丰富，核偏位深染，偶见双核，核仁不清楚。核分裂象常见。邻近组织可见尿路上皮原位癌（图 48－1～图 48－2）。尿沉淀物涂片中可见散在的胞质丰富且核异型偏位的大细胞。

辅助检查结果：免疫组化 AE1/AE3（＋＋＋）（图 48－3）、CK18（＋＋＋），而 LCA、Kappa、Lambda、S－100、Myoglobin、CD38、Actin、CgA 和 Vimentin 均为阴性。

病理诊断：（膀胱）浸润性尿路上皮癌——浆细胞样型。

诊断及鉴别诊断要点：膀胱癌是常见的恶性肿瘤之一，约占西方国家因癌肿死亡的 3%，其中尿路上皮癌是最常见的组织学类型。但浸润性尿路上皮癌—浆细胞样型仅报道不到 10 例。1991 年 Sahin 等报道了第一例“浆细胞样膀胱肿瘤”。他们描述了一位表现为骨的多发溶骨病变的患者。

此类病例的特点是以男性患者为主，往往主诉为无明显诱因排尿不畅或排尿困难，可以表现为肉眼血尿。出现临床症状比较晚，所有病例发现时都有肌层受累，不同于多数膀胱尿路上皮癌呈乳头状浅表生长，因此对本肿瘤早期诊断方法的研究至关重要。显微镜下均呈弥漫的单一细胞浸润，广泛累及固有层和/或肌层。细胞中等大小，胞质嗜酸性，核大而圆，偏位，染色质颗粒细，有核仁，类似于浆细胞的表现。核分裂象常见。部分肿瘤细胞与增生的尿路上皮相延续。局部可见典型的尿路上皮癌成分。部分邻近移行上皮有原位癌。尿液细胞学检查可见散在或成团的明显异型的细胞，胞质丰富，胞核大而偏位，核分裂象常见。免疫组化在此类病例的诊断和鉴别诊断中非常重要。文献中报道免疫组化染色 AE1/AE3、Cam5.2 和 EMA 强阳性。CEA 有局灶阳性，但 LCA、Kappa、Lambda、S－100 蛋白和神经内分泌标记物均阴性。本例免疫组化染色 AE1/AE3、CEA 和 CK18 强阳性，但 LCA、Kappa、Lambda、CD38、S－100 蛋白、HMB－45、Vimentin、Desmin、SMA、NSE 和 CgA 阴性。

浆细胞样细胞广泛存在于淋巴瘤、恶性黑色素瘤、多形性腺瘤、肌上皮瘤以及腺肌上皮瘤中。实际工作中病理医师应谨慎对待这一形态特点。髓外浆细胞瘤、小细胞癌、淋巴瘤、恶性黑色素瘤、肌上皮肿瘤和胚胎性横纹肌肉瘤都在鉴别诊断之列。

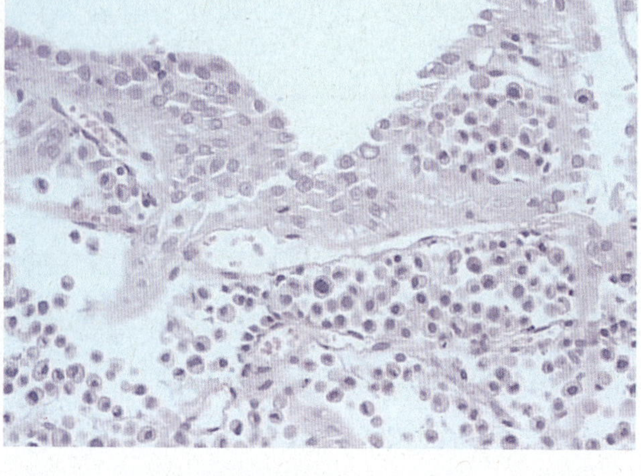

图 48－1　肿瘤细胞弥漫浸润水肿的固有层，胞质较丰富，核偏位（HE×20）

1. 淋巴瘤和浆细胞瘤：在膀胱罕见，常为继发性肿瘤，肿瘤细胞分布更弥漫，表达 LCA、CD38、CD138 等标记物。浸润性尿路上皮癌—浆细胞样型常能寻找到相关的尿路上皮原位癌和典型的浸润性尿路上皮癌的区域，且表达 AE1/AE3 和 CK 等标记物。

2. 小细胞癌：癌细胞之间有镶嵌排列，染色质细，表达神经内分泌标记物如 NSE、SYN 和 CgA 等。

3. 恶性黑色素瘤：大多数可以找到黑色素颗粒，细胞核的核仁更突出，且表达 S－100 蛋白、HMB－45 和 Melan-A 等标记物。

4. 肌上皮来源的肿瘤：大多数恶性度较低，核分裂象较少，细胞可以呈腺管状排列，且表达 S－100、Actin 和 p63 等标记物。

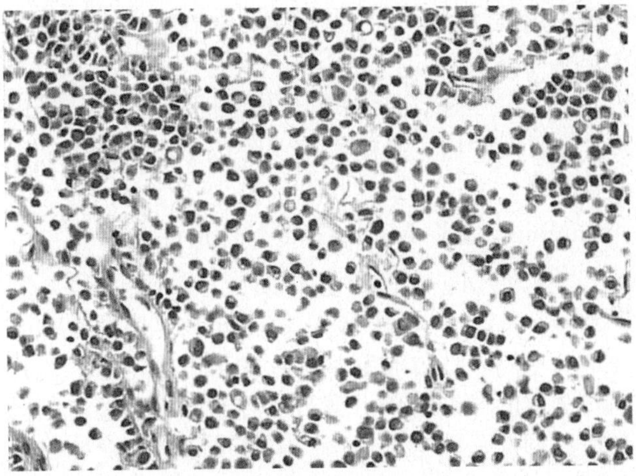

图 48－2　肿瘤细胞弥漫浸润水肿的固有层，胞质较丰富，核偏位（HE×10）

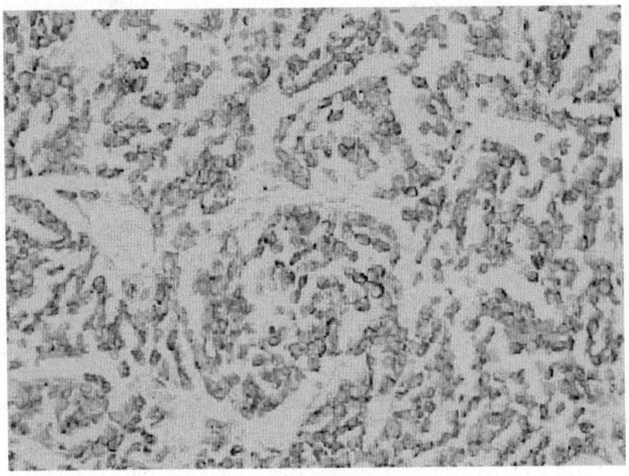

图 48－3　AE1/AE3 胞质阳性染色（IHC×10）

5. 胚胎性横纹肌肉瘤：一般发病年龄较小，仔细找能见到有横纹的细胞，表达 Desmin、MyoD1 和 Myoglobin 等。

小结： 总之，对于罕见的膀胱浆细胞样尿路上皮癌应有所认识，结合其临床表现、病理形态和免疫组织化学特点有助于我们作出正确的病理诊断，可以指导临床首先选择手术治疗。

（本病例由中国医学科学院肿瘤医院冯晓莉医师提供）

参考文献

[1] Sahin AA，Myhre M，Ro Jy，Sneige N，Dekmezian RH，Ayala AG：Plasmacytoid transitional cell carcinoma：report of a case with initial presentation mimicking multiple myeloma. Acta Cytol，1991，35：277－280.

[2] Zhang Xin-min，Elhosseiny A.，Melamed M. R.，Plasmacytoid urothelial carcinoma of the bladder. A case report and the first description of urinary cytology. Acta Cytol，2002，46：412－416.

病例 49

病史及临床资料： 患者女性，63 岁。阵发性右上腹隐痛 1 个月余，乏力，无尿量改变。腹部 CT 及 MRI 显示右肾上腺区占位。患者无高血压病史，血皮质醇检测正常。术中见右肾上腺区肿物，约 14cm×10cm×8cm，肿物与右肾上极粘连，致右肾下移。术中探查肿物上缘至肝，左侧缘穿至腔静脉后 4 cm 并与其粘连，向后抵脊柱。肿物与肾静脉粘连，腔静脉左侧淋巴结肿大。手术切除右肾及肿物、与其粘连之腔静脉壁及肿大之淋巴结。术中肿物破溃，并吸出多量黄褐色胶样物。

肉眼和镜下特点： 不整形软组织一堆，直径 15cm，部分呈胶冻样，附多量黏稠胶样物，并见结节数个，大小（1.2～4.5）cm×2cm×2cm。切面灰白色，质细腻。镜下大部分区域瘤细胞呈腺样结构，瘤细胞一至数排附着于血窦或裂隙状薄壁血管周围，腺腔内为多量黏液（图 49－1），部分区域瘤细胞呈条索漂浮在黏液中。少部分区域瘤细胞呈实性片状或交互吻合的网状排列（图 49－2）。间质是薄壁分支状血管和血窦。邻近血管的瘤细胞中等大小，细胞境界清楚，胞质为嗜酸性颗粒状，胞核圆形至卵圆形，有 1～2 个嗜酸性核仁，可见核内空泡或核内胞质。远离血管的瘤细胞较小，胞质空亮，核皱缩。瘤细胞无明显异型性，核分裂象 11 个/50HPF。

辅助检查结果： 组织化学：AB－PAS 染色显示肿瘤黏液样区有细胞外酸性黏液（图 49－3）。PAS 染色小灶状弱（＋）。黏液卡红染色（－）。组织化学染色没有显示细胞内黏液，说明黏液样物质是间质产物。免疫组化显示邻近血管的肿瘤细胞 Calretinin、Mart－1 和 α－Inhibin（＋）（图 49－4），少量瘤细胞

Keratin（+），实性区瘤细胞 Vimentin（+），腺样区部分瘤细胞呈弱（+），少部分瘤细胞 Syn 弱（+），CgA（-）。10%细胞 Ki-67（+），绝大多数瘤细胞 p53 呈强（+）。

病理诊断： 黏液样肾上腺皮质癌。

诊断和鉴别诊断要点： 肾上腺皮质癌是罕见的肾上腺皮质恶性肿瘤，确定其来源除依靠皮质肿瘤的组织学特点，还可借助组织化学和免疫组化。组织学可见瘤细胞呈包巢状、梁索状结构及少量血窦构成的间质。免疫组化较为特异的抗体有 Mart-1、Calretinin、α-Inhibin，其中 Mart-1 特异性最好。

此肿瘤需要与以下疾病鉴别：

1. 腹膜后软组织发生的脊索瘤：脊索瘤由胚胎残存脊索发生。大体呈分叶状，包膜完整，切面呈胶冻样，可见出血囊性变。镜下呈分叶状，瘤细胞呈多角形、星形及梭形。部分瘤细胞有较少至中等量嗜酸性胞质，部分呈多泡状或印戒样胞质，即液滴样细胞。瘤细胞间有丰富的黏液基质，结节中心瘤细胞弥漫疏松排列，形成簇或巢。周边瘤细胞呈放射状条索样排列。组织学形态容易与本瘤相混淆，可借助免疫组化和电镜鉴别。脊索瘤 S-100、CK、Vimentin 均呈阳性，若低分化者 S-100 阴性，α_1-ATT 和 α_1ACT 均阳性。电镜下有软骨分化的证据，形成完好的扩张的粗面内质网、糖原、分化好的高尔基器、吞饮泡和脂滴等结构。

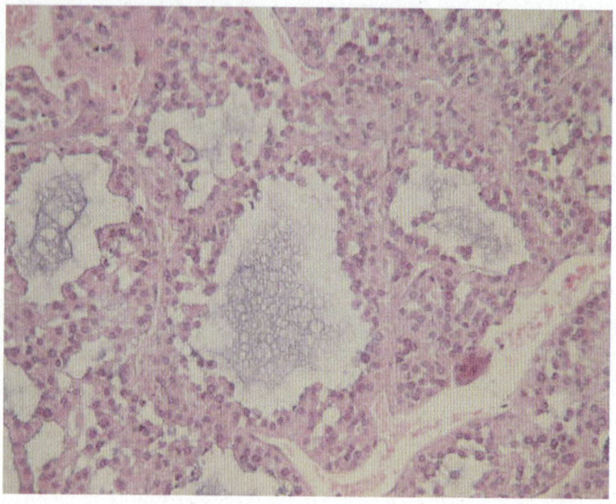

图 49-1 瘤细胞呈腺样结构，瘤细胞一至数排附着于血窦或裂隙状薄壁血管周围，腺腔内为多量黏液（HE×10）

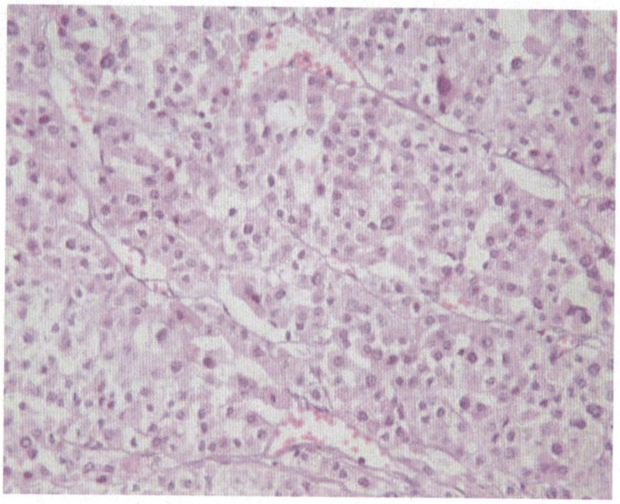

图 49-2 少部分区域瘤细胞呈实性片状，间质是薄壁分支状血管和血窦（HE×10）

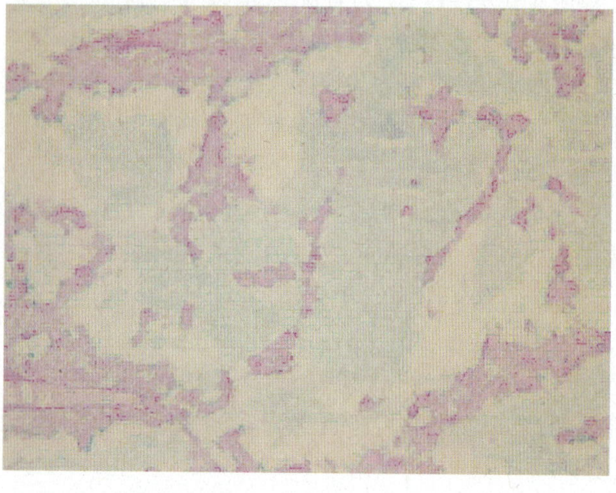

图 49-3 组织化学 AB-PAS（pH 2.5）染色，黏液样区有细胞外酸性黏液（AB-PAS×10）

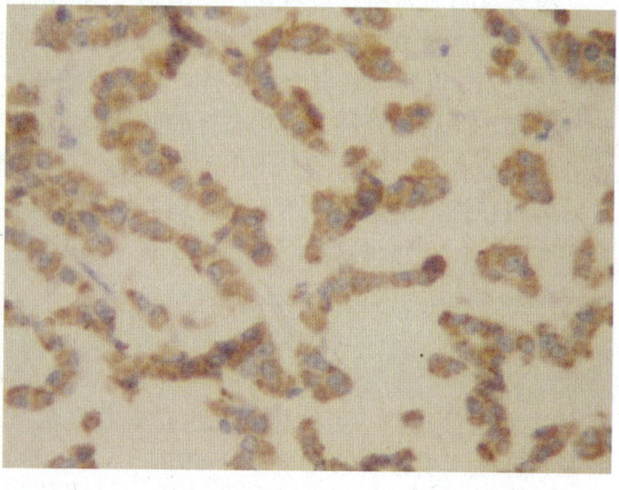

图 49-4 免疫组化 Mart-1（+），肿瘤细胞胞质颗粒状强阳性（IHC×10）

2. 转移癌：肾上腺是转移癌最常见的部位。需要与来自肺、直肠、乳腺等器官的黏液腺癌鉴别。另外，肾透明细胞癌也可转移或侵犯到肾上腺，组织学表现可以提供诊断依据，免疫组化肾细胞癌 CK、Vimentin 阳性有助于鉴别。另外仔细询问患者既往病史有助于明确诊断。

3. 伴有黏液变性的间叶源性肿瘤：包括良、恶性脂肪来源、平滑肌来源及神经来源的肿瘤。肌源性及神经源性肿瘤都可找到梭形细胞区域。脂肪来源的肿瘤胞质内脂滴大，制片后胞质空亮，核偏位、长圆形。而皮质肿瘤细胞胞质常为大小较一致的空泡，核圆居中。而且可以找到嗜酸性颗粒状胞质的区域。免疫组化肌源性肿瘤 Actin、Desmin 阳性；脂肪及神经源性肿瘤 S－100 阳性。

小结：肾上腺皮质癌确定其来源需依靠皮质肿瘤的组织学特点、组织化学和免疫组化特征。组织学可见瘤细胞呈包巢状、梁索状结构及少量血窦构成的间质。免疫组化较为特异的抗体有 Mart－1、Calretinin、α－Inhibin，其中 Mart－1 特异性最好。

（本病例由北京友谊医院陆鸣、韦萍医师提供）

参考文献

[1] Brown FM，Gaffey TA，Wold LE，Lloyd RV. Myxoid neoplasms of the adrenal cortex：a rare histologic variant. Am J Surg Pathol，2000，24（3）：396－401.

[2] Timothy SL，Roy WP，Chadwick LL. A103 Immunostaining in the Diagnosis of Adrenal Cortical Tumors. An immunohistochemical study of 316 cases. Arch Pathol Lab Med，2002，126：170－172.

病例 50

病史及临床资料：患者男性，45 岁，尿频、尿少反复发作一年多，有时出现尿闭，经抗感染治疗无明显好转。因前列腺增大，行前列腺摘除术。术中见前列腺呈结节状。

肉眼及镜下特点：不整形软组织一堆，灰白色及灰红色，4cm×4cm×1cm 大小。质地较软，易碎。镜下细胞丰富，编织样排列，部分细胞梭形，胞核椭圆；部分细胞明显增大，胞质嗜酸性，核异型性明显；核分裂象易见（图 50－1～图 50－2）。

辅助检查结果：Vimentin（＋），Desmin（＋）（图 50－3～图 50－4），Actin（＋），S－100（＋），而 Myoglobin、CAM 5.2、Keratin 5/6、PSA 和 Keratin 19 均为阴性。

病理诊断：前列腺平滑肌肉瘤。

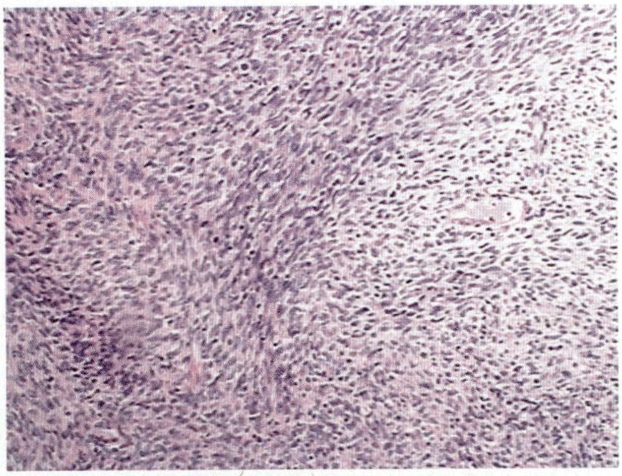

图 50－1　梭形细胞束状排列（HE×10）

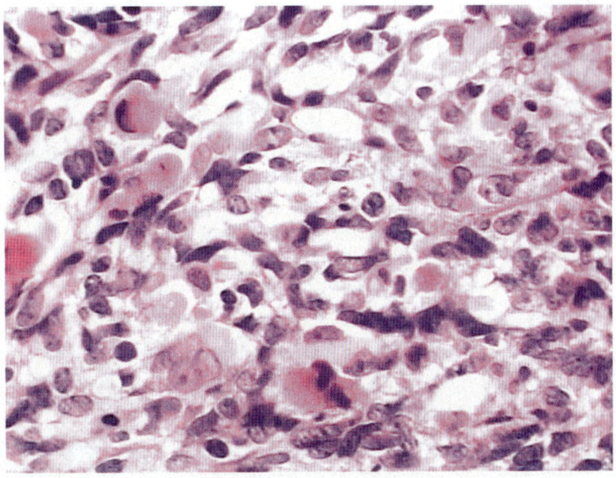

图 50－2　部分细胞胞质丰富，嗜酸性，核有异型性（HE×20）

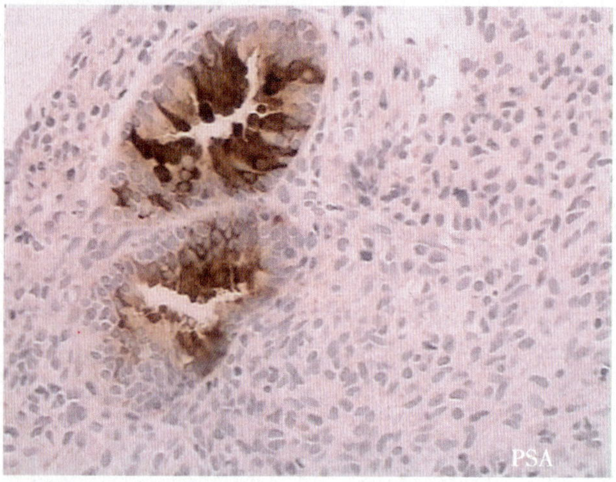

图 50－3　PSA 前列腺上皮阳性，肿瘤细胞阴性（IHC×10）

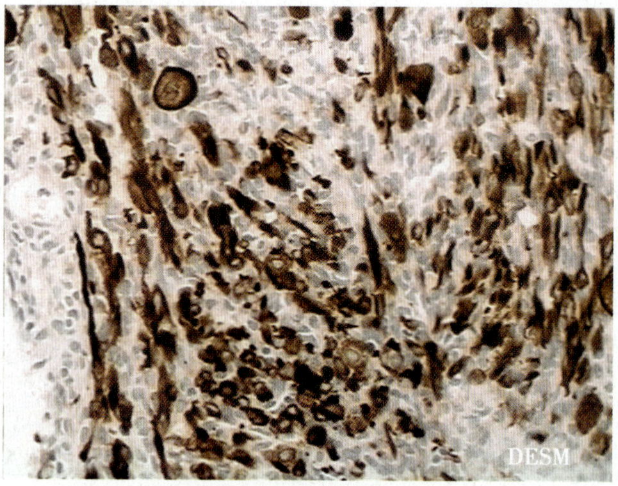

图 50－4　Desmin 肿瘤细胞阳性（IHC×10）

诊断及鉴别诊断要点：前列腺平滑肌肉瘤（leiomyosarcoma）少见，发病年龄在 40～70 岁，平均发病年龄 58 岁，临床上易误诊为前列腺增生和前列腺炎。镜下细胞呈梭形编织状，胞质嗜酸性，免疫组化和电镜可以确定平滑肌来源。本病需与以下疾病鉴别：

1. 术后梭形细胞结节：形态类似肉瘤，有尿路手术病史，可发生于 TUR 术后数周至数月，由间质过度反应引起，核异型性不明显，无病理性核分裂象，可见丛状血管和慢性炎性细胞，增生的细胞多为肌纤维母细胞，免疫组化：CAM 5.2（＋）。

2. 肉瘤样癌：细胞异型性明显，细胞可呈多形性，为梭形细胞为主的前列腺癌，PSA 强阳性。

3. 横纹肌肉瘤：肿瘤细胞胞质丰富，嗜酸性，发病年龄较轻，免疫组化 Myoglobin（＋），Desmin（＋）。

小结：前列腺平滑肌肉瘤与术后梭形细胞结节的鉴别非常重要，因为前者预后较差，而后者为良性病变。

（本病例由首都医科大学朝阳医院夏成青、李雪医师提供）

第六章　女性生殖系统

丁华野　审

病例 51

病史及临床资料：患者女性，72 岁，绝经 30 年，阴道出血 5 天，宫颈见一个 3cm×2cm×1cm 大小的息肉样肿物，质地较脆，易出血。

肉眼及镜下特点：灰白色软组织 2 块，直径均为 0.5cm。镜下：部分区域肿瘤细胞稀疏排列于黏液样基质中，部分细胞呈梭形，排列密集，部分区域细胞呈片状排列，细胞圆形，核仁明显，可见色素沉着（见图 51－1～图 51－3）。

辅助检查结果：免疫组化 HMB－45（＋）（图 51－4），S－100（＋），CD68（＋），Vimentin（＋），而 Actin、CD31 和 CK 均为阴性。

病理诊断：（宫颈）结节型恶性黑色素瘤。

诊断及鉴别诊断要点：女性生殖道恶性黑色素瘤仅占全部恶性黑色素瘤的 3%～7%，原发性宫颈恶性黑色素瘤则更为罕见。恶性黑色素瘤细胞形态和组织结构的多样性是本病诊断的困难所在。本例部分肿瘤细胞呈梭形，条索状排列，部分细胞呈圆形，片状分布，经免疫组化显示 HMB－45（＋），S－100（＋），因此诊断为宫颈恶性黑色素瘤。本例由于有黏液性基质，部分胞质嗜酸性，需要与以下几种疾病鉴别：

1. 黏液样脂肪肉瘤：肿瘤中应见到脂母细胞，间质内有鸡爪样血管，免疫组化 HMB－45（－）。
2. 黏液样平滑肌肉瘤：免疫组化 Actin 和 Desmin（＋）。

3. 黏液样恶性纤维组织细胞瘤：细胞异型性明显，核分裂象多见，免疫组化 CD68（+）；恶性纤维组织细胞瘤应当是一种排除性诊断。

小结：本例肿瘤细胞可见 CD68（+），有学者提出 97%的恶性黑色素瘤可有 CD68 阳性表达。有吞噬溶酶体或溶酶体样颗粒的细胞即可表达 CD68，这仅说明了吞噬或自噬作用。CD68 阳性不能作为恶性纤维组织细胞瘤的诊断标准，也不能增加确定组织细胞起源的砝码。

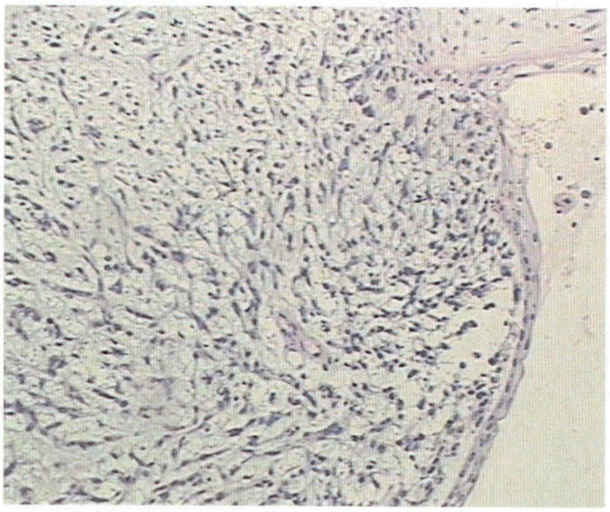

图 51-1　间质呈黏液样，散在梭形肿瘤细胞呈条索样排列（HE×10）

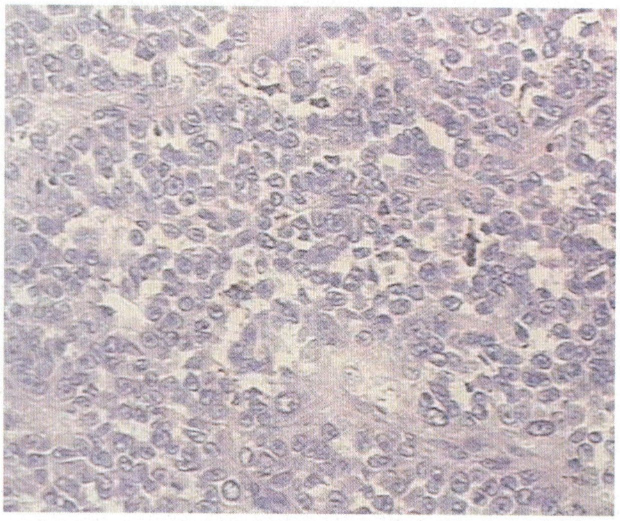

图 51-2　肿瘤细胞呈小圆形，胞质少，成片排列（HE×20）

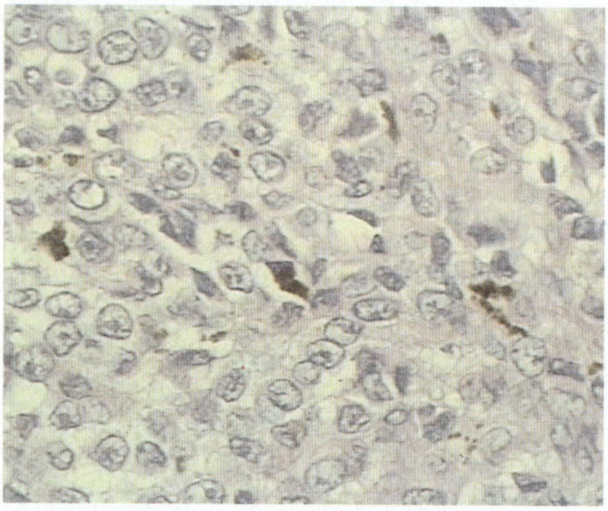

图 51-3　肿瘤细胞核仁明显，可见色素沉积（HE×40）

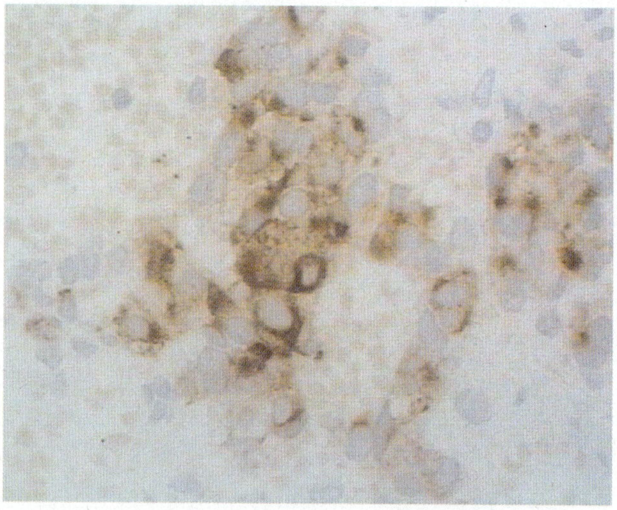

图 51-4　HMB45 肿瘤细胞阳性（IHC×40）

（本病例由首都医科大学朝阳医院王跃、李雪医师提供）

参考文献

Facchetti F，Bertakit Gm，Grugikati PG：KP1 staining of malignant melanomas . Histopathology，1991，19：141-145.

病例 52

病史及临床资料：患者女性，22 岁，接触性出血 4 个月，当地医院检查发现宫颈息肉。息肉摘除后不久出现宫颈肿物，取活检病理诊断为横纹肌肉瘤。在我院行子宫双附件切除术。

肉眼及镜下特点：大体检查：子宫大小 9.5cm×5.5cm×3cm，于宫体下段及宫颈管见一肿物，大小 4.7cm×3.2cm×4cm，灰黄色，质地细腻，肿瘤侵及子宫壁深层。双侧附件未见异常。镜下特点：肿瘤在肌壁内呈弥漫浸润性生长，累及宫颈。肿瘤细胞呈短梭形，局灶胞质较宽，呈红色（图 52－1～图 52－2）。

辅助检查结果：免疫组化：CD10（＋＋＋），Myoglobin（＋）（图 52－3～图 52－4），Sarcomeric Actin（＋），而 AE1/AE3 和 Inhibin 均为阴性。

病理诊断：子宫内膜间质肉瘤，伴横纹肌分化。

诊断及鉴别诊断要点：子宫内膜间质肿瘤一般情况下诊断不困难。但出现一些特殊形态时容易误诊，如性索分化、平滑肌分化——间质肌瘤（平滑肌成分＞1/3）、横纹肌分化、黏液样变、脂肪化生、纤维化、上皮样分化——子宫内膜样腺体、破骨细胞样巨细胞、细胞胞质可呈嗜伊红颗粒状/透明/泡沫状、细胞核出现奇异状核等。

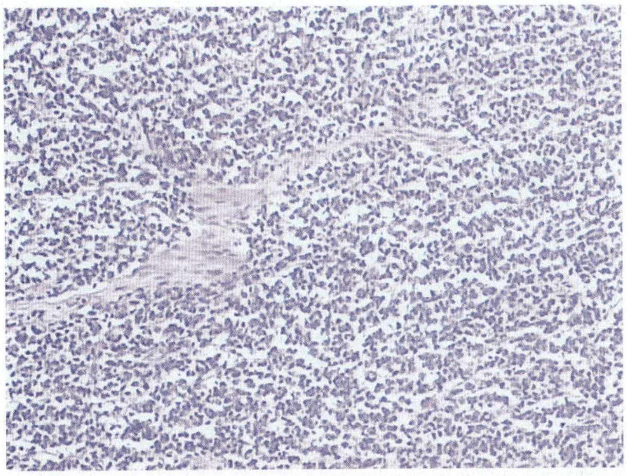

图 52－1　肿瘤细胞呈圆形和短梭形，弥漫浸润（HE×10）

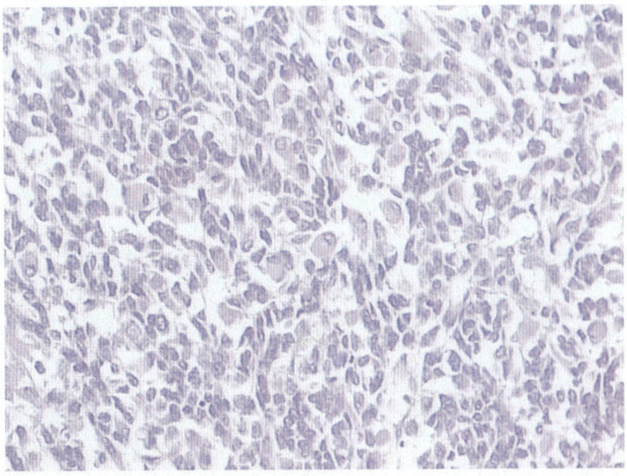

图 52－2　部分肿瘤细胞胞质宽、红染（HE×20）

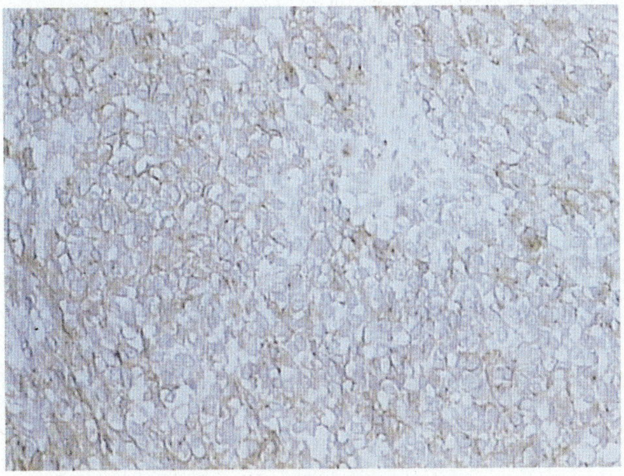

图 52－3　免疫组化 CD10 阳性（IHC×20）

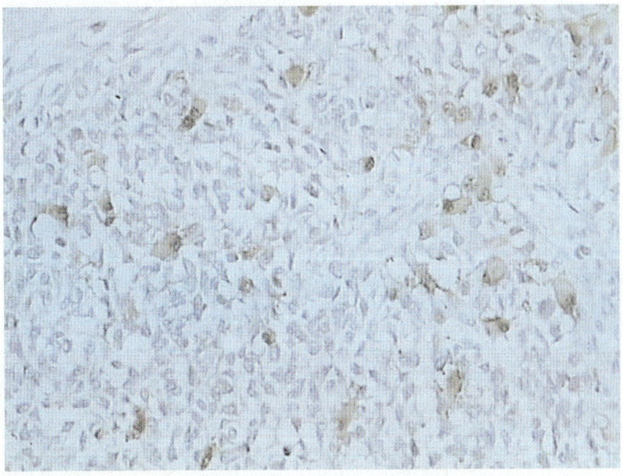

图 52－4　免疫组化显示胞质红染细胞肌红蛋白阳性（IHC×20）

本例肿瘤细胞呈梭形，局部细胞胞质宽，呈红色，免疫组化 CD10 弥漫强阳性，胞质红色区域横纹肌标记 Myoglobin（++），Sarcomeric Actin（++），说明有横纹肌分化。

本病主要应与恶性中胚叶混合瘤鉴别。恶性中胚叶混合瘤是由癌和肉瘤样成分构成。但本例缺乏上皮成分。

小结：子宫内膜间质肉瘤伴横纹肌分化比较少见，当伴有横纹肌分化时预后较差。

（本病例由中国医学科学院肿瘤医院石素胜医师提供）

参考文献

[1] Baker P M, Moch H and Oliva E. Unusual morphologic features of endometrial stromal tumors. Am J Surg Pathol, 2005, 29 (10) 1394 - 1398.

[2] Tanimoto A, Sasaguri T, Arima N, et al. Endometrial stromal sarcoma of the uterus with rhabdoid features. Pathol Int, 1996, 46: 231 - 237.

病例 53

病史及临床资料：患者女性，41 岁。主诉左腰部酸胀不适，隐痛。CT 示左肾盂、输尿管全程扩张。输尿管近膀胱处局限性狭窄，无尿频、尿急、尿痛，无排尿不畅及肉眼血尿。

肉眼及镜下特点：已剖开管状组织一段，长 1.5cm，周径 0.7cm，管腔狭窄，切面肌壁及浆膜内可见多个不规则病灶，灰白色，质细腻，镜下平滑肌壁和浆膜外脂肪组织中的厚壁血管内可见结节性病灶（图 53 - 1），病灶内肿瘤细胞弥漫分布，细胞呈圆形、卵圆形、短梭形，间质富于厚壁螺旋状小血管（图 53 - 2～图 53 - 3）。

辅助检查结果：免疫组化 CD10（+），ER（+），PR（+）（图 53 - 4～图 53 - 6），CD99（+），Vimentin（+），而 D2 - 40、CD117、CK、Desmin 和 Actin 均为阴性。

病理诊断：（左侧输尿管壁）低度恶性子宫内膜间质肉瘤。

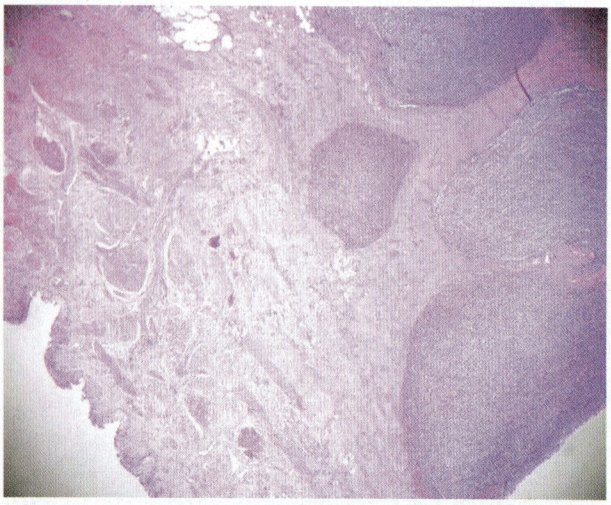

图 53 - 1　输尿管平滑肌壁和浆膜外脂肪组织中的厚壁血管内可见结节性病灶（HE×4）

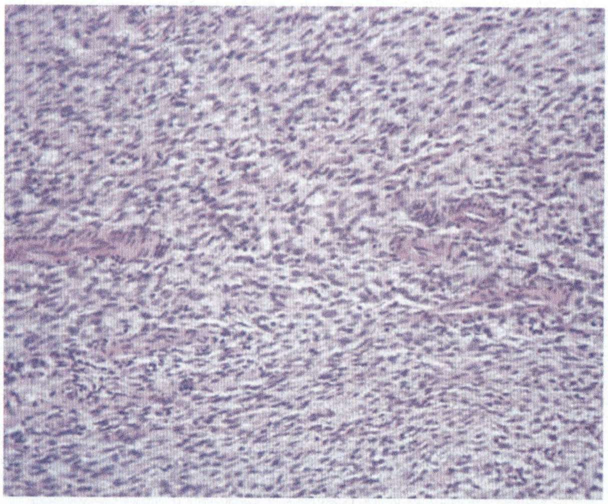

图 53 - 2　病灶内肿瘤细胞弥漫分布，间质富于厚壁螺旋状小血管（HE×10）

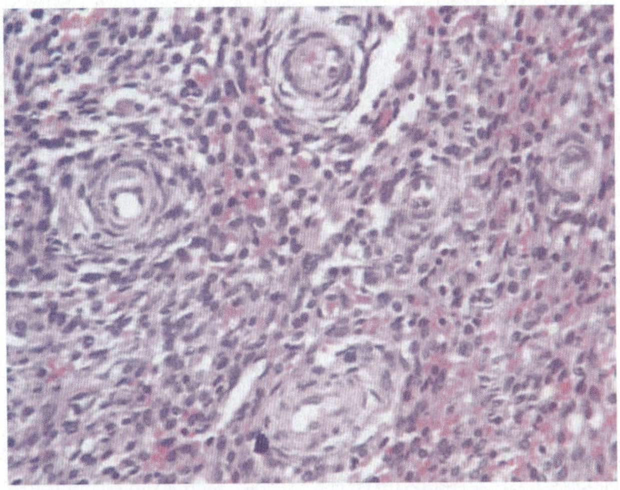

图 53－3　病灶内肿瘤细胞呈圆形、卵圆形、短梭形，间质富于厚壁螺旋状小血管（HE×20）

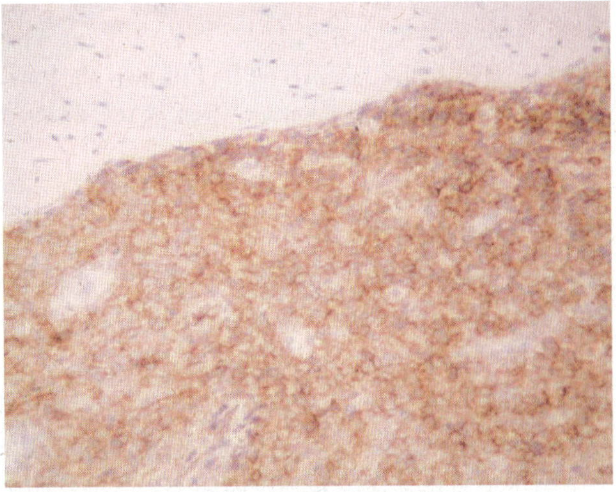

图 53－4　肿瘤细胞 CD10 阳性（IHC×10）

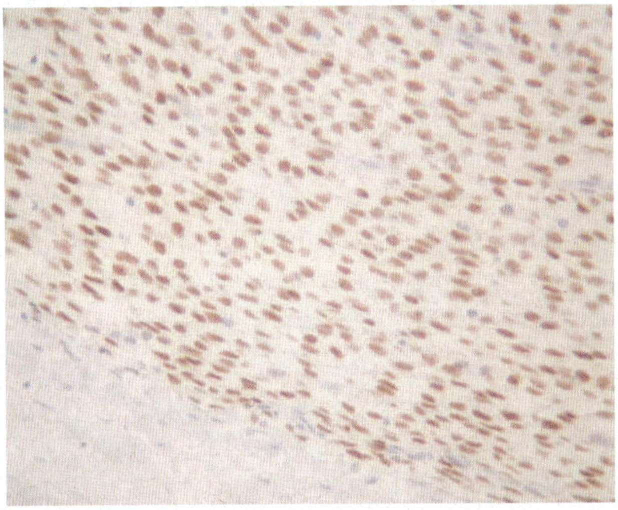

图 53－5　肿瘤细胞 ER 阳性（IHC×20）

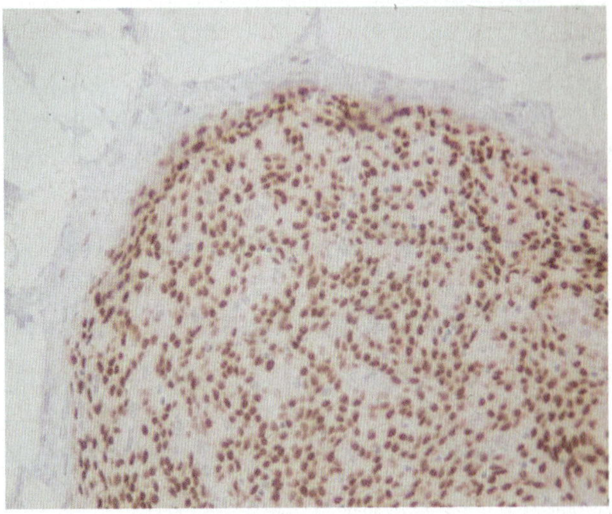

图 53－6　肿瘤细胞 PR 阳性（IHC×10）

诊断及鉴别诊断要点：此例诊断主要是要考虑到有子宫外子宫内膜间质肿瘤的可能性，形态学上肿瘤细胞呈圆形、卵圆形、短梭形，间质富于厚壁螺旋状小血管，再通过免疫组化 CD10、ER、PR 的阳性予以支持。子宫内膜间质肿瘤分为子宫内膜间质结节、低度恶性子宫内膜间质肉瘤和未分化子宫内膜肉瘤。本例可见脉管内浸润，属于低度恶性子宫内膜间质肉瘤。追问病史未得到发生于子宫的间质肿瘤的证据，考虑为本例为发生于子宫外的间质肿瘤，有文献提示其来自子宫内膜异位症。需要鉴别诊断的疾病有：

1. 子宫内膜异位症：需见到子宫内膜腺体和间质，并且无浸润性生长。

2. 胃肠道外胃肠间质瘤：两者在细胞形态上不易区别，但间质瘤一般无厚壁螺旋状小血管，免疫组化 CD117、CD34 有助于鉴别。

3. 静脉内平滑肌瘤病：当子宫内膜间质肿瘤侵犯血管时，两者在形态上不易区别，免疫组化 Actin 有助于鉴别。

小结：在日常工作中遇到女性患者输尿管梗阻除提示有子宫内膜异位症外，还有子宫内膜间质肿瘤的可能性。

（本病例由北京友谊医院周小鸽、张彦宁医师提供）

参考文献

Jaffe ES，Harris NL，Stein H，et al. Pathology and genetics：tumours of the breast and female genital organs . World health organization classification of tumour，lyon：IARC Press，2003.

病例 54

病史及临床资料：患者女性，66 岁，主因下腹胀 3 个月，咳嗽时溢尿 20 天，发现子宫肌瘤 1 天入院。术中见子宫增大如孕 3 个月大小。

肉眼及镜下特点：大体检查见全切子宫一个，大小为 11cm×8 cm×6cm，宫颈外口直径为 3.5cm，黏膜灰白色，尚光滑，子宫体内膜菲薄，宫腔内可见两个息肉状突起，大小分别为 5cm×4.5cm×3.5cm 及 4cm×4cm×3.5cm，大者切面呈灰白色，有沙砾感；小者切面淡黄色，质地中等，细腻。

镜下见息肉表面附着子宫内膜上皮，子宫内膜呈增殖期改变，局部轻度增生。上皮下见异型性明显的间质细胞。间质细胞的分布在靠近腺体的地方密集，在远离腺体的地方稀疏，形成套袖状改变，形成所谓的“形成层”（cambium layer）。局部钙化，部分间质细胞间见骨样基质（图 54－1～图 54－4）。

辅助检查结果：免疫组化染色：Vimentin（＋），Ki－67：50％的细胞阳性，而 CK、AE1、AE3、SMA、Desmin、CD10、CD117 均为阴性。

病理诊断：子宫腺肉瘤（肉瘤成分为骨肉瘤）。

诊断及鉴别诊断要点：子宫腺肉瘤（adenosarcoma）是发生在子宫的具有上皮及间叶成分表型的混合型上皮及间叶肿瘤，这类肿瘤依据上皮成分与间质成分的良恶性程度分型见表 54－1。

腺肉瘤是罕见肿瘤，其特点是良性腺上皮成分与肉瘤成分并存。大多发生于绝经后妇女，有报告常发生在他莫昔芬治疗乳腺癌后的妇女中，并且偶尔发生在盆腔放疗后的妇女中。腺肉瘤的典型症状是阴道流血、子宫增大，有组织从子宫外口突出。典型的腺肉瘤呈外生性息肉样生长，常为单个息肉状团块，也可表现为多发乳头状肿物。罕见情况下，可起源于肌层。肿瘤切面呈灰白色或深棕色，局灶伴有出血和坏死，常出现小的囊腔。

低倍镜下腺肉瘤呈分叶状结构，类似乳腺的叶状肿瘤。表面被覆良性上皮，按发生几率依次为子宫内膜上皮、宫颈上皮、鳞状上皮或输卵管上皮。有的为混合性上皮，可有不典型性增生，但无癌性上皮。上皮下为恶性间叶成分，间质成分在肿瘤不同区域分布不同，其特点为靠近腺体的地方密集，在远离腺体的地方稀疏，形成套袖状改变，即所谓的“形成层”。肉瘤成分大多数是同源性，2/3 的病例是子宫内膜间质肉瘤，其次为纤维肉瘤，或者两者混合，平滑肌肉瘤少见。异源性间质以不成熟软骨和横纹肌及脂肪组织最常见。

腺肉瘤的诊断需要掌握腺肉瘤由良性腺上皮成分与肉瘤成分并存这一基本特点，会辨认“形成层”这一基本结构。并且还要与发生在子宫的以下肿瘤相鉴别：

1. 腺纤维瘤：鉴别极为困难，主要是要区分纤维成分是否为恶性。1990 年 Clement 和 Scully 经大宗病例随访观察，提出恶性的诊断标准是：①核分裂象≥2/10HPF；②间质细胞密度明显增加；③间质细胞异型性明显。Kaku 等（1992）强调腺肉瘤具有典型的“形成层”结构。

2. 子宫内膜息肉：鉴别诊断有时也很困难，子宫内膜息肉的间质为单一的内膜间质，生长不活跃，无不典型性。常见中央厚壁血管。无“形成层”结构。

3. 癌肉瘤：主要是上皮成分有无恶性改变，如果上皮为恶性，则诊断为癌肉瘤。

4. 不典型息肉状腺瘤（atypical polypoid adenomyoma，APA）：APA 含有富于细胞的平滑肌间质，上皮成分为规则的内膜型上皮伴鳞化。间质和上皮成分均无不典型改变。

5. 子宫内膜间质肉瘤：子宫内膜间质肉瘤一般是单一型子宫内膜间质成分，少见上皮分化或性索样结构。而完全分化的苗勒管上皮成分常见于腺肉瘤，上皮表面及腺腔内的乳头状突起是腺肉瘤的特征。免疫组化对诊断有一定帮助。

小结：子宫腺肉瘤是罕见肿瘤，首次诊断准确率不高，很容易和其他良性或恶性肿瘤混淆。特别要注意和腺纤维瘤鉴别。本例从病史和大体及镜下均表现为比较典型的腺肉瘤，肉瘤成分为骨肉瘤成分，属于异源型肉瘤，在腺肉瘤很少见。部分肉瘤细胞呈上皮样排列，需要借助免疫组化明确诊断。

表 54-1　具有上皮及间叶成分表型的混合型上皮及间叶肿瘤的命名

	良性上皮成分	恶性上皮成分
良性间叶成分	腺纤维瘤、腺肌瘤（包括非典型性腺肌瘤）	癌纤维瘤
恶性间叶成分	腺肉瘤	癌肉瘤

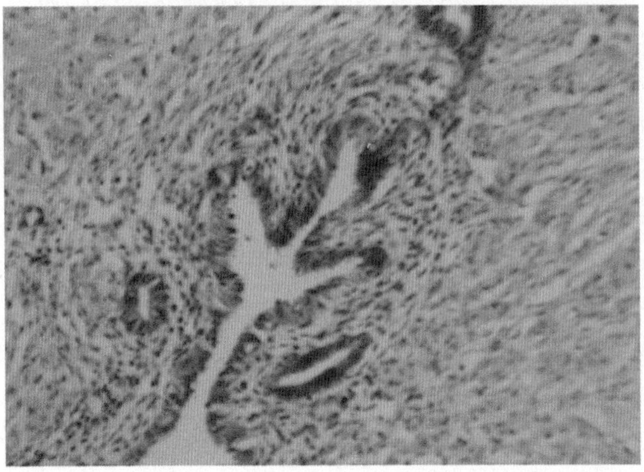

图 54-1　肿瘤呈分叶状，表面腺体为良性子宫内膜腺体（HE×10）

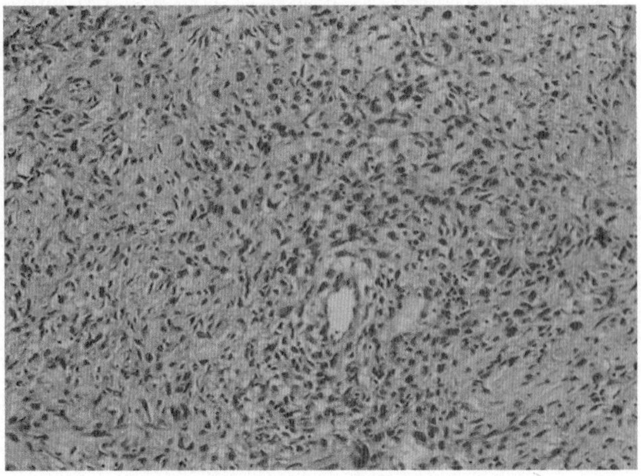

图 54-2　内膜下恶性的间质细胞（HE×10）

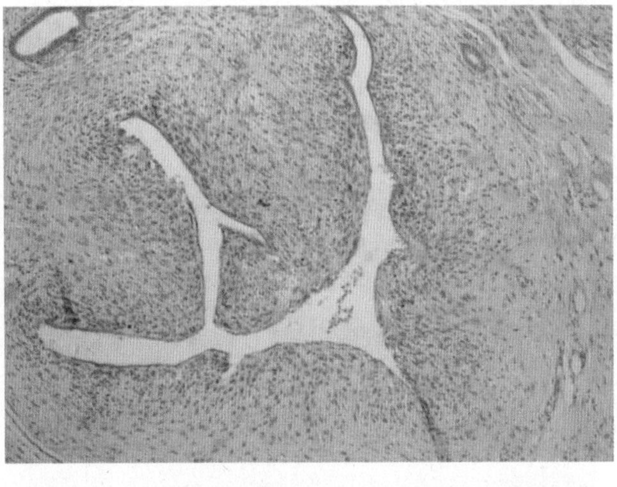

图 54-3　间质细胞靠近腺体的地方密集，远离腺体的地方稀疏，呈套袖状改变，形成所谓的“形成层”（HE×10）

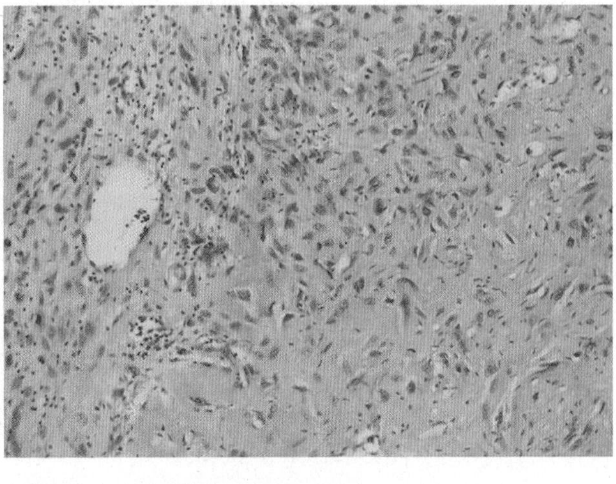

图 54-4　间质细胞间的骨样基质（HE×20）

（本病例由解放军总医院周振鸿医师提供）

参考文献

[1] Clement PB, Sculy RE. Mullerian adenosarcoma of the uterus: a clinicopathological analysis of 100 cases with a review of

the literature. Hum Pathol，1990，20：263.
[2] Kaku T，Silverberg SG，Major FJ，et al. Adenosarcoma of the uterus：a gynecologic oncology group clinicopathologic study of 31 cases . Int J Gynecol Pathol，1992，11：75.

病例 55

病史及临床资料：患者女性，40 岁，2004 年 3 月查体发现右宫旁直径 2.0cm 结节，自觉经血逐渐增多，2005 年 1 月复查 B 超发现肿瘤直径增大至 6.0cm。术中见肿瘤位于右侧阔韧带。外院送检部分瘤体前来会诊。

肉眼及镜下特点：大体检查为数块灰白色部分瘤体，切面灰白、灰黄色，可见条纹漩涡样结构，质中偏软。镜下见肿瘤细胞被红染的纤维结缔组织分隔成团片状，高倍镜下见肿瘤细胞胞质透亮，核染色质细腻，核仁小或不明显，核分裂象罕见（图 55 - 1～图 55 - 2）。

辅助检查结果：免疫组化 SMA（＋＋），Desmin（＋＋）（图 55 - 3～图 55 - 4），ER（＋），PR（＋），Vimentin（＋），而 CD34、CD10、EMA 和 CK 均为阴性。

病理诊断：（子宫右侧阔韧带）上皮样平滑肌瘤。

诊断及鉴别诊断要点：上皮样平滑肌瘤（epithelioid leiomyoma）又称良性平滑肌母细胞瘤（benign leiomyoblastoma），此瘤大多发生于消化道，尤其是胃，少数可发生于子宫、腹膜后、肠系膜、网膜等部位。发生在子宫的上皮样平滑肌瘤以阔韧带报道为多。肿瘤细胞轮廓似上皮样，呈圆形或多边形；核居中或偏位，细胞核呈圆形或卵圆形，核偏位时似印戒样细胞，核染色质呈细颗粒状，大部分可见单个核仁；胞质嗜伊红或呈空泡状，有核周晕。免疫组织化学表达 SMA 及 Vimentin，CK 和 EMA 亦可表达（表 55 -1）。

上皮样平滑肌瘤的亚型包括：

1. 平滑肌母细胞型：细胞形态与平滑肌母细胞相似，细胞为圆形或多边形，胞质透亮，有的有核周空晕，胞质内不规则的空泡把细胞核挤向一边呈印戒状。

2. 透明细胞型：细胞富含糖原，无黏液或脂肪，细胞体积大，界限清楚，核圆而规则。此型恶性少见。

3. 丛状型：非常罕见，体积小，有时在显微镜下偶尔发现，多位于子宫内膜与肌层交界处。瘤细胞排列为条索状或柱状，其间被透明变性的纤维结缔组织分隔。

良、恶性的鉴别：良性：上皮样平滑肌瘤核分裂象＜5/10HPF，无凝固性坏死，无细胞异型性或仅有轻度细胞异型性。恶性：核分裂象≥5/10HPF，凝固性坏死，细胞异型性，以上三者出现两种情况时预示恶性。

有人研究了 80 例上皮样平滑肌瘤，发现凝固性坏死、血管侵犯、显著的核异型性以及核分裂象超过 3/10HPF 时预示肿瘤为恶性，这四种特征均不出现或出现一种、同时出现两种或三种时肿瘤恶性行为的比例分别为 10％、42％、56％和 88％（值得注意的是此四种特征均不出现，即形态学表现为良性时仍有 10％的肿瘤出现恶性生物学行为）。

鉴别诊断：

1. 子宫内膜间质肉瘤：子宫上皮样平滑肌瘤主要需和低度恶性子宫内膜间质肉瘤鉴别，间质肉瘤通常表现为致密纤细的梭形细胞，细胞核两端比较尖，而平滑肌肿瘤尤其是上皮样平滑肌瘤则细胞上皮样特点明显，细胞核呈圆形或卵圆形，核染色质少，空亮。另外，上皮样平滑肌瘤常见胞质透亮的细胞，而间质肉瘤透明细胞相对少见或不明显，少数病例有时 HE 切片上难以区分，只有依靠免疫组化来鉴别。

表 55 - 1　文献中有关两者鉴别诊断的免疫组化结果

抗体	Actin	Desmin	EMA	CD10
上皮样平滑肌瘤	14/14	14/14	9/14	2/14*
子宫内膜间质肉瘤	5/10	3/10	2/10	7/10

*注：2 例 CD10 表达均为弱阳性

2. 转移癌：平滑肌母细胞形态与印戒细胞癌有一定的相似性，但核异型性及核分裂象不如后者明显，另外，转移癌的腺样结构、黏液、细胞巢状排列更加明显，坏死、核分裂象多见，与上皮样平滑肌瘤相比有明显的细胞多形性。免疫组织化学染色转移癌表达上皮性标记物，不表达肌源性标记物。

3. 血管周上皮样细胞肿瘤：近年来子宫原发的血管周上皮样细胞肿瘤报道的越来越多，该肿瘤表现为圆形、卵圆形、梭形或多角形细胞围绕血管排列，细胞胞质也可以透亮，该类型肿瘤表达肌源性和黑色素瘤标记物，有助于两者的鉴别。

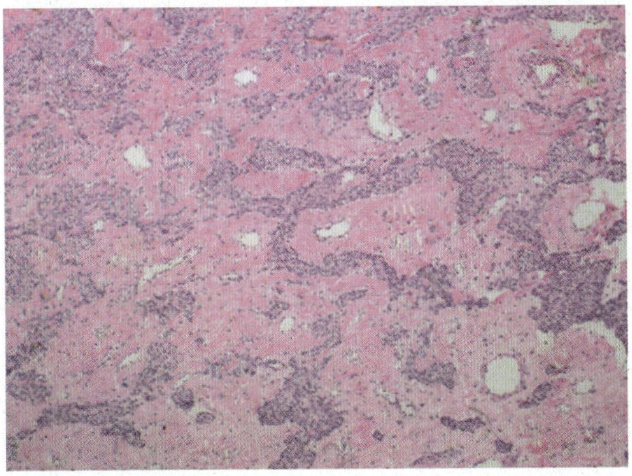

图 55 - 1　肿瘤细胞被红染的纤维结缔组织分隔成团片状（HE×4）

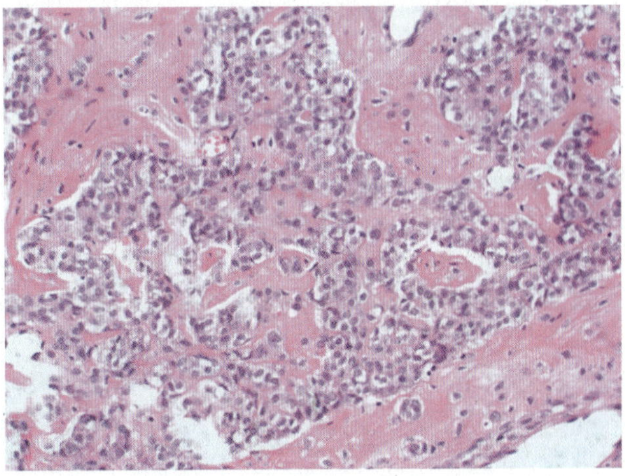

图 55 - 2　肿瘤细胞胞质透亮，核染色质细腻，核仁小或不明显，核分裂象罕见（HE×10）

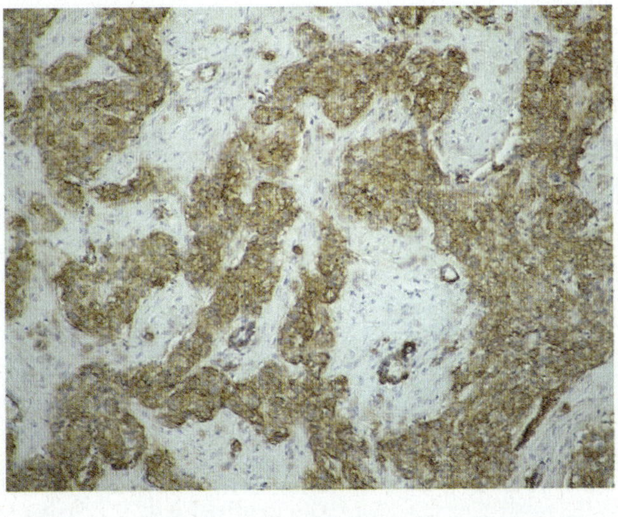

图 55 - 3　免疫组织化学染色 SMA（+）（IHC×10）

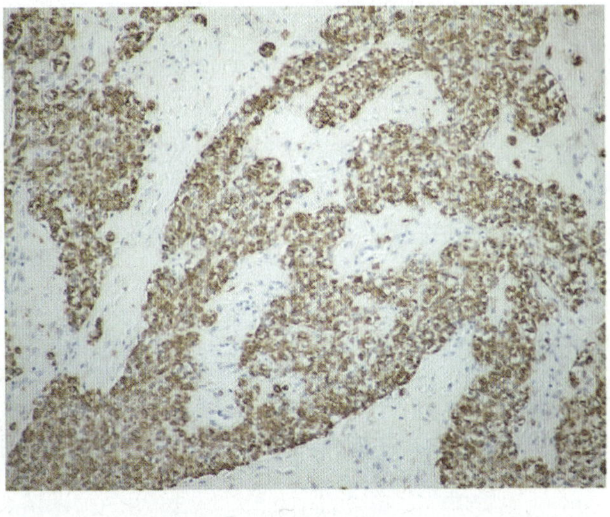

图 55 - 4　免疫组织化学染色 Desmin（+）（IHC×10）

4. 腺泡状软组织肉瘤：瘤细胞呈实性腺泡状排列，细胞较大，呈圆形或多角形，胞质丰富，透明或半透明，核仁明显。腺泡之间为丰富的血窦，而上皮样平滑肌瘤间质为红染粗大的胶原或平滑肌束。前者部分病例可表达 S-100，两者免疫组化均表达肌源性标记物，但 PAS 组织化学染色有助于鉴别，前者为阳性。

5. 类似卵巢性索间质肿瘤的子宫肿瘤：该肿瘤比较少见，形态类似于卵巢的性索间质肿瘤，细胞排列呈小巢、单列或腺样结构，有人认为是子宫间质肿瘤或平滑肌肿瘤出现的性索间质分化，因此可以出现在平滑肌肿瘤或间质肿瘤内。鉴别诊断主要靠免疫组化，该肿瘤可以表达上皮性标记物、肌源性标记物以及 Inhibin、Calretinin 等，而上皮样平滑肌瘤不表达性索间质肿瘤的标记物。

6. 脂肪肉瘤：多处取材可见脂母细胞及分化好的脂肪细胞。免疫组化染色表达 S-100、CDK-4 及 MDM-2，而不表达肌源性标记物。

小结：上皮样平滑肌瘤比较少见，本例发生在子宫阔韧带，形态比较典型，但日常诊断中在 HE 切片下经常误诊为低分化癌，在日常工作中如果想到此病并行免疫组化染色则不难诊断。

（本病例由解放军总医院病理科提供）

参考文献

[1] 陈乐真，妇产科诊断病理学．北京：人民军医出版社，2002：218.

[2] Oliva E，Nielsen GP，Clement PB，et al．Epithelioid smooth-muscle tumors of the uterus：a clinicopathologic analysis of 80 cases. Lab Invest，1997，76：107A.

[3] 宋蔚青，陈晓端，陈建华．子宫上皮样平滑肌瘤的临床病理观察．临床与实验病理学杂志，2004，1：53-55.

[4] 刘彤华，李维华，陈杰．诊断病理学．第 2 版．北京：人民卫生出版社，2006：764-766.

[5] Mentzel T. Toennissen J. Rutten A. Schaller J. Palmar atypical lipomatous tumour with spindle cell features（well-differentiated spindle cell liposarcoma）：a rare neoplasm arising in an unusual anatomical location. Virchows Archiv，2005，446（3）：300-304.

病例 56

病史及临床表现：患者女性，46 岁，5 年前查体发现盆腔肿物，直径 3cm，无自觉症状，近两年月经不规律，偶有面部潮红、便秘等症状。B 超示左卵巢囊实性肿物，大小 6.8cm×5.4cm×4.0cm，内有直径 4cm 的液性囊性区和直径 2.9cm 的实性中等回声区。术中见左卵巢囊实性肿瘤 6cm×6cm×5cm，表面光滑，剖开囊内可见油脂及毛发，对侧卵巢及输卵管形态正常。

肉眼及镜下特点：送检左卵巢肿物，大小 5cm×4cm×3.5cm，已剖开，内容物流失，囊壁厚 0.1～0.2cm，其内可见直径 0.8cm 结节，上有毛发，另见壁内局限性增厚呈结节状，大小 3.5cm×2cm×2cm，切面实性，黄白色，质中等，界限清楚，部分区域可见胶冻样物。术中冰冻报告：卵巢恶性肿瘤，考虑为性索间质来源。临床行子宫双附件切除术。镜下所见：肿瘤囊壁可见鳞状上皮及皮脂腺成分，囊壁增厚区可见呈小梁状排列以及岛状结构的肿瘤细胞巢（图 56-1～图 56-2），肿瘤细胞大小较一致，有嗜酸性胞质。另可见黏液样柱状上皮成分。

辅助检查结果：免疫组化染色：细胞角蛋白：柱状上皮阳性，岛状及梁状区域肿瘤细胞局灶阳性；嗜铬素及突触素：岛状及梁状区域的肿瘤细胞阳性（图 56-3～图 56-4），黏液柱状上皮阴性；而抑制素和甲状腺球蛋白均为阴性。

病理诊断：（左侧）卵巢类癌（成熟性囊性畸胎瘤恶变）。

诊断及鉴别诊断要点：原发性卵巢类癌非常少见，占所有卵巢癌的不足 0.1%[1]，占卵巢畸胎瘤的 0.09%～5%[2,3]，大多数与畸胎瘤成分有关，一般认为起源于含有 APUD 细胞的胃肠道或呼吸道上皮，或直接由畸胎瘤中原始神经外胚叶或具有 APUD 细胞分化潜能的未定型内胚叶上皮细胞发生[2]。卵巢类癌的患者发病年龄广，较常见于绝经期间或绝经期后妇女。13%的患者可伴有类癌综合征，绝大多数为岛状类癌的患者[1]。原发性卵巢类癌通常为单侧发病，表现为成熟性囊性畸胎瘤中实性结节，最大直径约为10cm，对侧常常伴有卵巢的成熟性囊性畸胎瘤。转移性类癌常常双侧发病，伴有腹膜转移，而不伴发成熟性畸胎瘤，由胃肠道或其他部位的类癌转移。镜下表现与其他部位的类癌相似，组织学类型有岛状型（类似于小肠的类癌）、梁状型（类似于直肠的类癌）、黏液型（类似于发生于阑尾的类癌）以及甲状腺肿性类癌（类癌与甲状腺成分混合）。免疫组化染色：神经特异性烯醇化酶、嗜铬素以及各种神经元性肽均为阳性，嗜银性反应：Grimelius 与 Bodian 染色通常弱阳性。

鉴别诊断：

1. 转移性类癌：通常累及双侧卵巢，组织学上与原发性卵巢类癌无法区别，但是与畸胎瘤成分无关，原发灶通常在回肠。

2. 颗粒细胞瘤：最易与岛状类癌相混淆，Call－Exner 小体类似于类癌的腺泡，但颗粒细胞具有核沟，且抑制素阳性，而神经内分泌标记物阴性。

3. Sertoli－Leydig 细胞瘤：此肿瘤的条索状区域应与梁状类癌相鉴别，但是 Sertoli 细胞瘤应该可以找到小管样结构以及簇状 Leydig 细胞，而不具有畸胎瘤成分，免疫组化染色抑制素阳性，而神经内分泌标记物阴性。

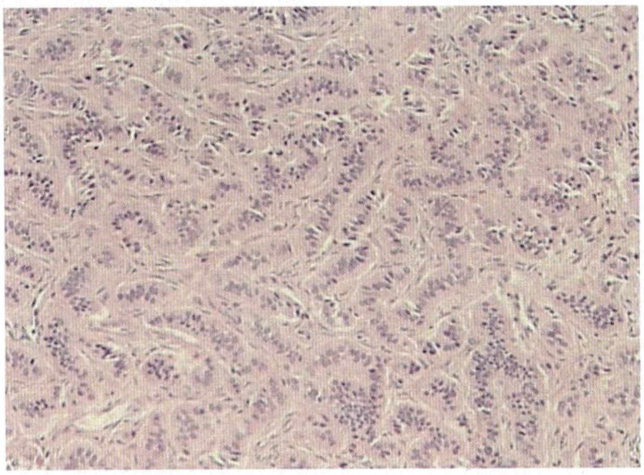

图 56－1　肿瘤细胞呈小梁状排列，肿瘤细胞大小较一致，有嗜酸性胞质（HE×10）

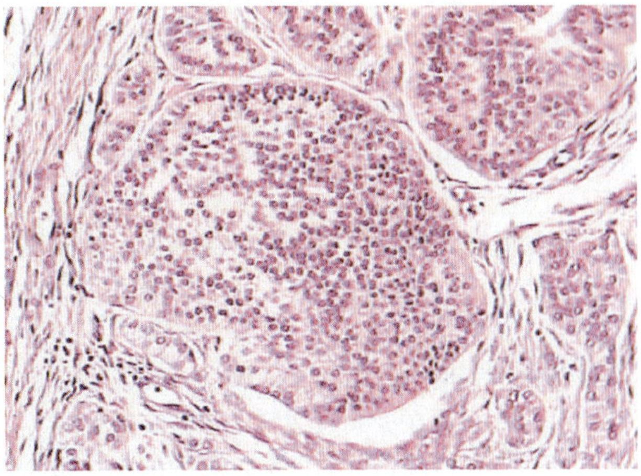

图 56－2　肿瘤细胞排列成岛状，肿瘤细胞大小较一致，细胞核呈圆形（HE×10）

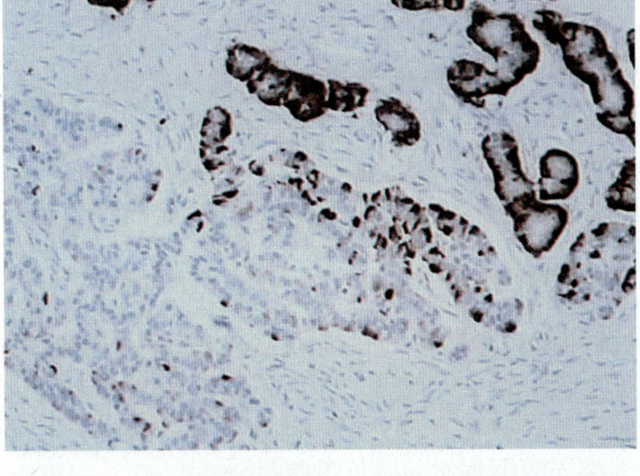

图 56－3　肿瘤细胞对嗜铬素 A 呈阳性反应（IHC×10）

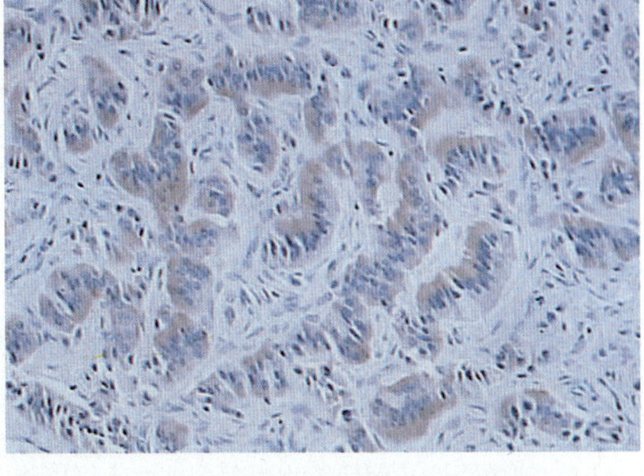

图 56－4　梁索状排列的肿瘤细胞对突触素呈阳性反应（IHC×10）

4. Krukenberg瘤：黏液型类癌中可见间质黏液和印戒细胞，与Krukenberg瘤相似，但前者肿瘤细胞具有类癌的特征：细胞核小，呈圆形或卵圆形，异型性不明显，而后者常常累及双侧卵巢。

小结：原发性卵巢类癌的治疗原则主要为手术切除，辅助性化疗效果更好。仅局限于卵巢的原发性类癌预后非常好，Davis等[1]随访11例，仅有1例在无病生存13年后死于本病。而转移性类癌预后很差，5年生存率仅为33%。

（本病例由人民医院病理科沈丹华提供）

参考文献

[1] Davis KP，Hartmann LK，Keeney GL，et al. Primary ovarian carcinoid tumors. Gynecol Oncol，1996，61：259-265.

[2] 回允中主译. 女性生殖道病理学. 北京：北京大学医学出版社，2005：674-677.

[3] 田扬顺，张惠琴，黄高升. 卵巢少见类型畸胎瘤66例临床与病理分析. 中国实用妇科与产科杂志，2004，20（11）：680-682.

病例57

病史及临床资料：患者女性，17岁，停经伴腹胀4个月，下腹隐痛3个月入院，有发热。妇科检查子宫左前方可见一16cm×17cm肿物，B超示左侧附件可见一大小15cm×14.7cm×10.3cm、形状不规则、不均质的低回声肿物，考虑为卵巢实性肿物。CT示腹盆腔占位性病变，考虑为恶性肿瘤。生化检查：胎盘催乳素（PRL）131.8μg/dl（正常<25μg/dl），CA125>600μg/dl，其余均无异常。术中见：肿瘤为不规则分叶状、偏实性肿瘤，与大网膜、肠管粘连，肿瘤左侧见一直径5cm裂口。子宫增大同孕6周。手术切除左侧附件、部分肠管、网膜。

肉眼及镜下特点：肉眼：一侧附件，输卵管长8cm，直径0.4cm，伞端开放；卵巢被一肿物代替，肿物大小为20cm×16cm×8cm，包膜完整；切面灰黄，实性，分叶状；部分区域有灶状出血、坏死；质地较细腻。镜检：肿瘤细胞呈实性片状排列，细胞边界欠清楚，其间可见丰富薄壁血管，间质极少，局灶的纤维结缔组织增生。大部分区域细胞较密集，小部分区域细胞较稀疏，间质水肿。肿瘤细胞绝大多数为中等大小，其中散在少数大细胞，细胞有中度异型性；大部分肿瘤细胞为含有嗜酸性颗粒胞质的多角形细胞，少部分为胞质透明的细胞，两种细胞互相混杂在一起。部分区域内有散在的异型细胞。核呈圆形或卵圆形，染色质较细腻，大部分细胞核内可见嗜酸性核仁，部分细胞核可见核沟。核分裂象易见，最多可达到21/50HPF，可见出血、坏死灶（图57-1～图57-2）。

辅助检查结果：免疫组化染色Inhibin（+），Calretinin（+）（图57-3～图57-4），CD99（+），Actin（+），MART-1（+），而EMA、S-100和HMB-45阴性。

病理诊断：（左侧）卵巢非特异性类固醇细胞瘤，倾向于恶性，输卵管未见病变。

诊断及鉴别诊断要点：诊断此肿瘤主要是排除性诊断，需要与类固醇细胞瘤相鉴别的肿瘤如下：

1. 罕见的广泛黄素化的颗粒细胞瘤和卵泡膜细胞瘤：这两者可以通过一些非黄素化的颗粒细胞瘤成分及在卵泡膜细胞瘤中发现更多的伴有丰富网状纤维的纤维卵泡膜细胞瘤区域来确定。

2. 富于脂质的Sertoli细胞瘤：鉴别最主要的依据是在肿瘤中辨认出小管状结构。本例肿瘤细胞呈弥漫片状分布，没有特异性的排列结构，也没有特异性的间质。

3. 妊娠黄体瘤：其与发生在妊娠期间的无脂质或脂质很少的类固醇细胞肿瘤很难区别。然而妊娠黄体瘤有妊娠史，且1/3是双侧性，而且一半是多发性的；本例虽有停经史，但没有妊娠的证据，因此也不符合此项诊断。

4. 黑色素瘤：在形态上有时可能很难鉴别，但在前者中Melan-A（A103）阳性，而MART-1（Ab3）却为阴性，而后者均为阳性，由此可以将非特异性类固醇细胞瘤和黑色素瘤鉴别。

5. 间质黄体瘤和Leydig细胞瘤：本例经过广泛取材没有发现卵巢的实质部分，也没有在细胞质内发现Reinke结晶，与间质黄体瘤和Leydig细胞瘤的诊断标准不符。

小结：非特异性类固醇细胞瘤是一种罕见疾病，但本例提示日常工作中有这种卵巢性索间质肿瘤的存在。

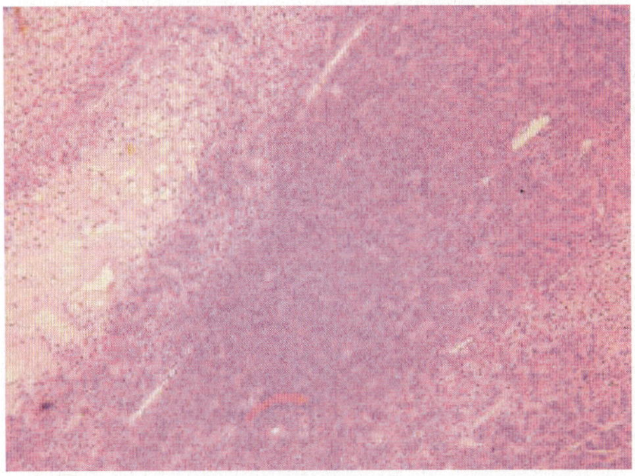

图 57-1　肿瘤细胞呈实性片状排列，细胞边界欠清晰，其间可见丰富薄壁血管，间质极少，部分区域细胞较密集，部分区域细胞较稀疏，间质呈水肿状（HE×10）

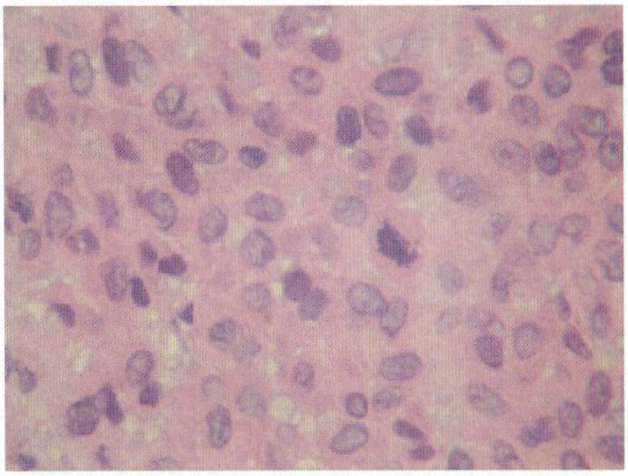

图 57-2　肿瘤组织中可见较多的核分裂象、异型的大细胞，大多数细胞核内可见嗜酸性小核仁（HE×20）

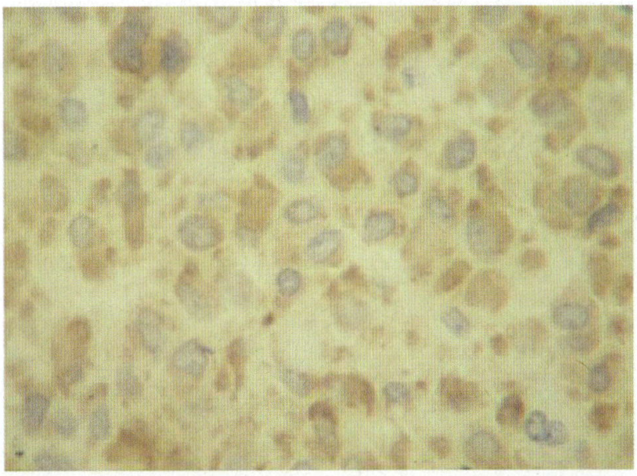

图 57-3　肿瘤细胞 α-inhibin 阳性，细胞质着色（IHC×20）

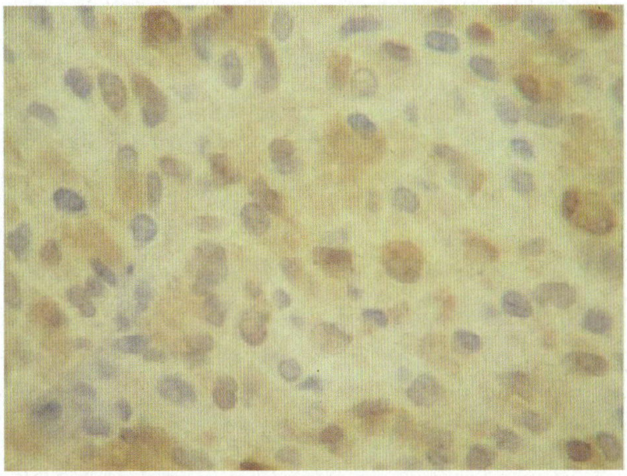

图 57-4　肿瘤细胞 calretinin 阳性，细胞质着色（IHC×20）

（本病例由北京友谊医院卢晓梅、王超医师提供）

参考文献

[1] Young R H, Parh FRC, Scully RE. Sex cord-strormal, steroid cell, and other ovarian tumors with endocrine, paraendocrine, and paraneoplastic manifestation. //Kurman RJ. Blausrein's pathology of the female genital tract. New York: Springer-Verlag, 1994: 783-847.

[2] Hayes MC, Scully RE. Ovarian steroid cell tumor (not otherwise specified): a clinicopathological analysis of 63 cases. Am J Surg Parhol, 1987, 11: 835-845.

[3] Reedy B, Richards WE, Ueland F, èt al. ovarian steroid cell tumours, not otherwise specified: a case report and literature review. Gynecol Oncol, 1999, 75: 293-297.

病例 58

病史及临床资料：患者女性，60 岁，主诉饭后腹胀，自扪及下腹部包块。查体：子宫后方可扪及 19cm×15cm×12cm 大小囊实性包块，欠活动，无压痛。B 超及 CT 均提示腹盆腔巨大囊实性占位。术中见：左卵巢肿物 25cm×20cm×20cm，囊实性，表面不光滑，无破溃，与大网膜片状粘连。

肉眼及镜下特点：大体见卵巢肿物 19cm×16cm×8cm，囊实性，大部分区域为囊性，其内可见灰黄色坏死样物，部分内壁光滑，少部分实性区灰白间灰红色。镜下见肿瘤细胞弥漫分布，部分区域可见纤维组织间隔，部分区域伴黏液变性（图 58－1），部分肿瘤细胞大小较一致，细胞界限欠清，胞质淡染，细胞核呈圆形或卵圆形，染色质较粗（图 58－2）；部分肿瘤细胞呈多形性，间变明显，可见多核瘤巨细胞，核分裂象易见（图 58－3）；部分区域可见细胞呈梭形（图 58－4）；部分细胞呈印戒样及泡沫样（图 58－5），细胞间可见厚壁小血管，少数区域可见透明变，部分区域囊性变（图 58－6）。

辅助检查结果：免疫组化 Vimentin（＋＋＋），CD10（＋＋＋），而 α－inhibin、AFP、CK7、EMA、AE1/AE3、HMB45、Desmin、myoglobin、MyoD1、SMA、CEA、ER 和 PR 均为阴性。

病理诊断：（左侧）未分化卵巢肉瘤。

诊断及鉴别诊断要点：未分化卵巢肉瘤（undifferentiated ovarian sarcoma）是 2003 年 WHO 在妇科肿瘤新分类中提出的新的诊断名词，它在原分类中被称为高度子宫内膜样间质肉瘤。卵巢发生的子宫内膜样间质肉瘤是以弥漫增生的、类似于子宫内膜间质细胞的瘤细胞为特征的单相型肉瘤，它的组织学特点是：①肿瘤细胞弥漫或片状排列，细胞小，圆形、卵圆形或梭形，胞质少而淡染，核圆形或卵圆形；②瘤细胞间散在大量的类似分泌晚期宫内膜螺旋小动脉的厚壁血管，瘤细胞围绕血管呈漩涡状排列；③瘤细胞间有玻璃样物质沉着，将肿瘤细胞分割为小灶状，其内有厚壁裂隙状血管腔；④有时有灶状上皮样或性索间质细胞样结构；⑤有纤维瘤样的成分。传统上将核分裂象＜10/10HPF 者归为低度恶性，而将核分裂象＞10/10HPF 者归为高度恶性。在 WHO 的新的分类中取消了高度子宫内膜样间质肉瘤的诊断，而将瘤细胞呈中至重度多形性、细胞核明显间变、有丰富的胞质者归为未分化卵巢肉瘤。

本例为老年女性的卵巢囊实性包块，镜下表现多样性，部分区域肿瘤细胞呈弥漫一致的分布，部分区域肿瘤细胞异型性明显，核分裂象多见，部分区域细胞呈梭形，部分区域呈印戒或泡沫样细胞，并可见纤维间隔及玻璃样沉淀物，同时伴有囊性变及黏液样变性。这在诊断上有一定难度，需要与以下疾病鉴别：

1. 成年型颗粒细胞瘤：瘤细胞排列多样，如小梁型、水绸型、岛状型、圆柱瘤型、微滤泡型、巨滤泡型和弥漫型，其中含 Call－Exner 小体的微滤泡结构最为多见。典型的颗粒细胞可见纵行核沟。免疫组化呈 CD99、α-抑制素、Vimentin、SMA、S－100 阳性，CK 灶性阳性。

2. 卵泡膜细胞瘤：典型的卵泡膜细胞瘤由一致的、良性表现的瘤细胞构成，细胞核呈卵圆形或梭形，胞质丰富、淡染、空泡状，富含脂质。免疫组化呈 α-抑制素、Vimentin 阳性。

3. 平滑肌肉瘤：瘤细胞呈梭形，胞质丰富，嗜酸性，核两端钝圆呈纺锤形，染色质粗，核仁明显。可伴有上皮样分化及黏液样分化。免疫组化呈 Desmin、SMA 阳性。

4. 横纹肌肉瘤：瘤细胞可呈多形性，典型者胞质嗜酸性，带状及球拍样，可见横纹。免疫组化呈 Desmin、Myoglobin 阳性。

5. 卵黄囊瘤：亦可形态多样。可见由疏松的嗜碱性黏液样基质、筛网状微囊和迷宫样裂隙构成的特征性的网状结构，内衬上皮细胞，有时可见 Schiller-Duval 小体。免疫组化呈 AFP、CK 阳性。

6. 未分化癌：由实性瘤细胞巢构成，瘤细胞形态多样，排列成片状、不规则巢状或条索状，瘤细胞显著非典型性，核分裂象多见，可见梭形细胞区、微囊及灶状血管周围浸润。免疫组化无特异性表现。

由于仅依靠组织学表现，本例与以上肿瘤鉴别有一定难度，因此，免疫组化成为诊断的关键。本例免疫组化呈 Vimentin 和 CD10 弥漫强阳性，由此可判断子宫内膜间质来源，可与以上肿瘤相鉴别。

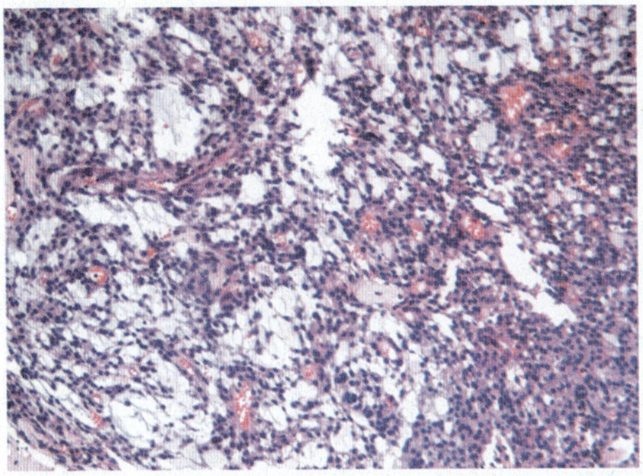

图 58-1　肿瘤部分区域黏液变性（HE×10）

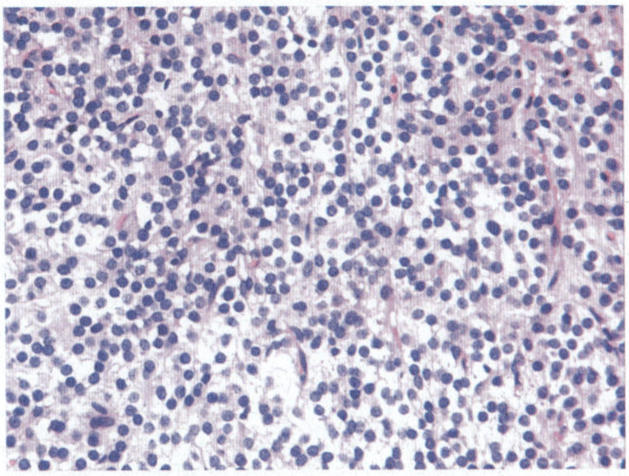

图 58-2　部分肿瘤细胞大小一致，胞质淡染，核圆形或卵圆形（HE×20）

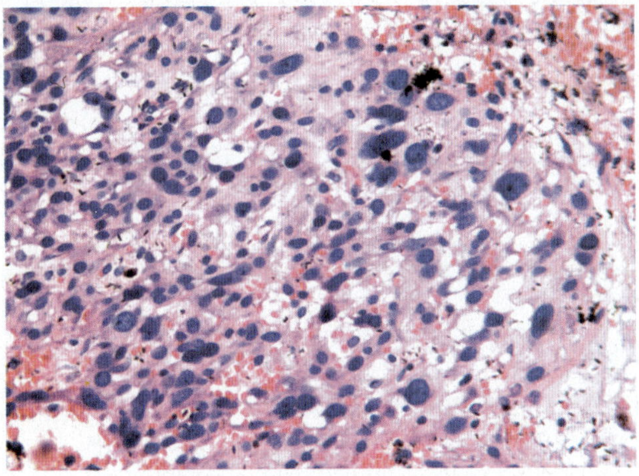

图 58-3　部分肿瘤细胞异型性明显（HE×20）

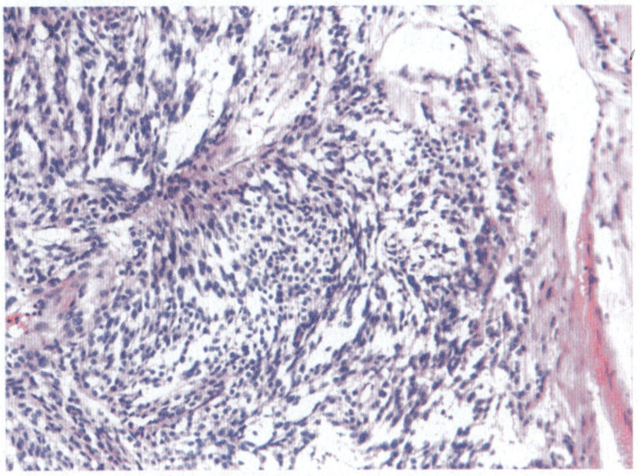

图 58-4　部分肿瘤细胞呈梭形（HE×10）

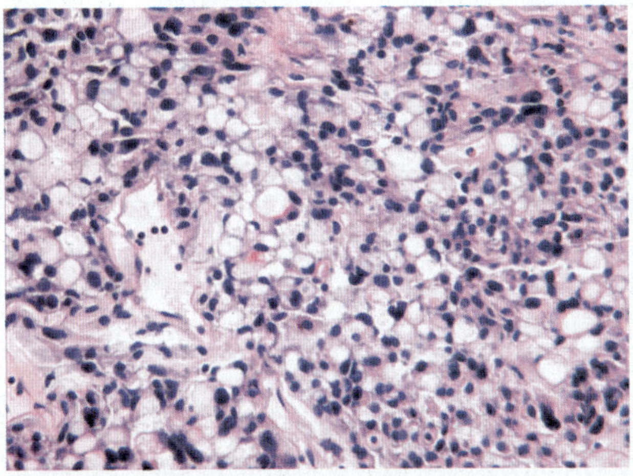

图 58-5　部分区域可见印戒样细胞（HE×10）

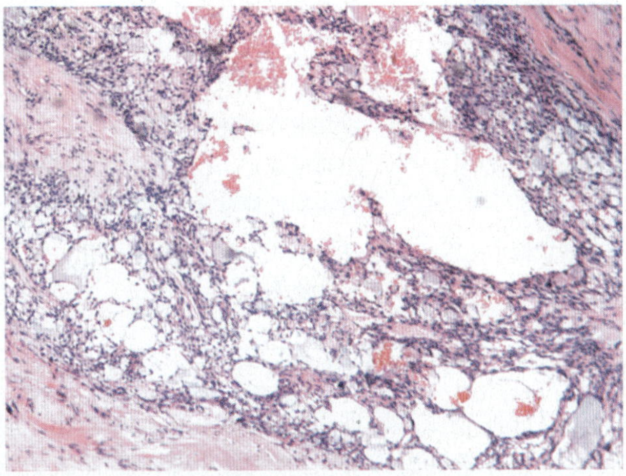

图 58-6　部分区域囊性变（HE×4）

小结：未分化卵巢肉瘤属卵巢的子宫内膜样间质肿瘤，非常罕见，恶性程度高。本例临床特征和大体表现与卵巢其他肿瘤相似，形态学表现呈多样性，异型性明显，但子宫内膜间质的特点不突出，与其他疾病的鉴别应依赖免疫组化，免疫组化结果呈 Vimentin 和 CD10 弥漫强阳性，因此我们认为符合未分化卵巢肉瘤的诊断。

（本病例由北京天坛医院刘晖、李光医师提供）

参考文献

Lee K R，Tavassoli F A，Part J. Surface epithelial-stromal tumours. //WHO：Pathology and Genetics of Tumours of the Breast and Female Genital Organs. Lyon：IARC Press，2003，10：134－135.

病例 59

病史及临床资料：患者女性，31 岁，停经 3 个月，不规则阴道出血，胚胎停育，血 HCG 41240 IU/ml。刮宫可见部分绒毛组织呈葡萄状。临床诊断：葡萄胎？

肉眼及镜下特点：送检绒毛组织 3.5cm×1.5cm×1cm，未见明显水泡。镜下：部分绒毛水肿，局灶绒毛中央水池形成。大多数水肿绒毛轮廓圆整，表面滋养细胞层较薄。少数绒毛轮廓不规则，表面滋养细胞局灶轻度增生。绒毛间质血管尚未完全消失（图 59－1～图 59－4）。

辅助检查结果：$p57^{KIP2}$免疫组化：细胞滋养细胞及绒毛间质细胞核阳性（图 59－5）。流式细胞倍体分析结果为二倍体（图 59－6）。

病理诊断：胎盘绒毛水肿性流产。

诊断及鉴别诊断要点：可以造成胎盘绒毛水肿的病变主要有三种：完全性葡萄胎、部分性葡萄胎和水肿性流产，三种病变的诊断及鉴别诊断见表 59－1。

表 59－1　胎盘绒毛水肿性病变的诊断和鉴别诊断

疾病	绒毛	滋养细胞	辅助检查
部分性葡萄胎	大的及正常绒毛均有； 扇贝形轮廓； 不同程度水池形成； 有核红细胞	局灶轻度合体滋养细胞增生； 合体滋养细胞包涵体形成	流式：三倍体 免疫组化：$p57^{KIP2}$阳性
完全性葡萄胎	弥漫性不同程度增大； 局灶有明显水池形成	三种滋养细胞弥漫性增生， 并有异型性； 种植部位异常	流式：二倍体 免疫组化：$p57^{KIP2}$阴性
早期完全性葡萄胎	少数散在略增大的绒毛； 小囊形成； 蓝染黏液样基质，间质细胞丰富	局灶性或弥漫性滋养细胞 增生，并有异型性； 种植部位异常	流式：二倍体 免疫组化：$p57^{KIP2}$阴性
水肿性流产	水肿绒毛的大小逐渐变化，绒毛轮廓规则	只有轻度滋养细胞增生，并有极向； 滋养细胞无异型性	流式：二倍体 免疫组化：$p57^{KIP2}$阳性

但三种病变的病理组织学表现有相似之处，造成病理医师间诊断重复性差。而且由于超声诊断技术的发展，使异常妊娠能够得以早期发现，此时葡萄胎的病变尚未充分发展，进一步增加了病理诊断的困难。

完全性葡萄胎为二倍体，染色体全部来自父方，可能为空卵受精所致；绝大多数部分性葡萄胎为单母双父的三倍体，父母遗传物质之比为 2∶1。根据上述葡萄胎发生的遗传学基础，近年出现了一些辅助检查手段，对三种病变加以鉴别，包括核型分析、DNA 多态性分析、DNA 倍体分析以及与基因组印迹有关的标记物检测等。这几种方法各有优缺点。核型分析需取新鲜组织，细胞培养后进行染色体显带，将妊娠产物与父母的染色体条带加以对比。DNA 多肽性分析通过 PCR 方法检查妊娠产物中是否含有母体遗传位点，此法不需新鲜组织，可从石蜡包埋组织中提取 DNA 作为模板。流式细胞 DNA 倍体分析操作较为简便，可直接观察妊娠产物的倍体情况，三倍体强烈支持部分性葡萄胎，二倍体支持完全性葡萄胎和水肿性流产。与基因组印迹有关的标记物在区别完全性葡萄胎和其他病变中有重要作用。父系印迹基因 $p57^{KIP2}$ 是一种细胞周期素依赖性激酶抑制基因（CDKNI），在正常人类胎盘组织中只有母亲来源的 $p57^{KIP2}$ 表达。完全性葡萄胎因染色体完全来自父方，$p57^{KIP2}$ 免疫组化一般阴性。其他类型的妊娠（包括部分性葡萄胎）同时含有父亲和母亲的染色体，$p57^{KIP2}$ 阳性。

免疫组化和流式细胞倍体分析方法均简单，常规组织学上区别上述三种绒毛水肿性病变有困难时，可先进行 $p57^{KIP2}$ 免疫组化检测，阴性支持完全性葡萄胎。对 $p57^{KIP2}$ 阳性病例再进行流式细胞倍体分析，三倍体支持部分性葡萄胎，否则为水肿性流产。

小结：本例部分胎盘绒毛轻度水肿，滋养细胞有局灶增生，但大部分绒毛表面滋养细胞层较薄，绒毛较圆整，初步考虑为水肿性流产，但需和部分性葡萄胎鉴别。倍体分析结果为二倍体，$p57^{KIP2}$ 免疫组化结果为阳性，支持水肿性流产。

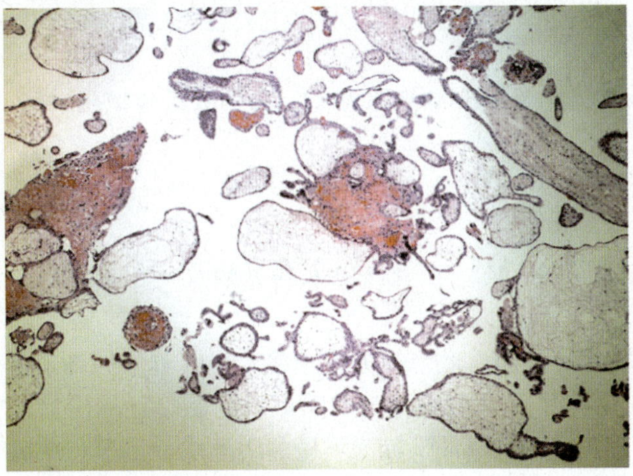

图 59-1　部分绒毛水肿，大部分绒毛轮廓规则，少部分绒毛轮廓不规整（HE×4）

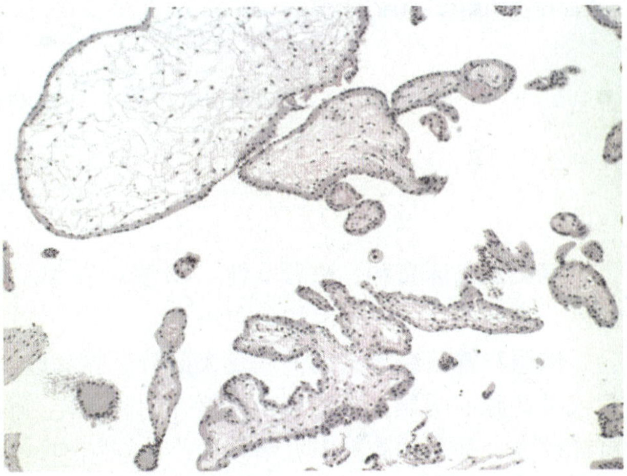

图 59-2　部分绒毛水肿，大部分绒毛轮廓规则，少部分绒毛轮廓不规整（HE×10）

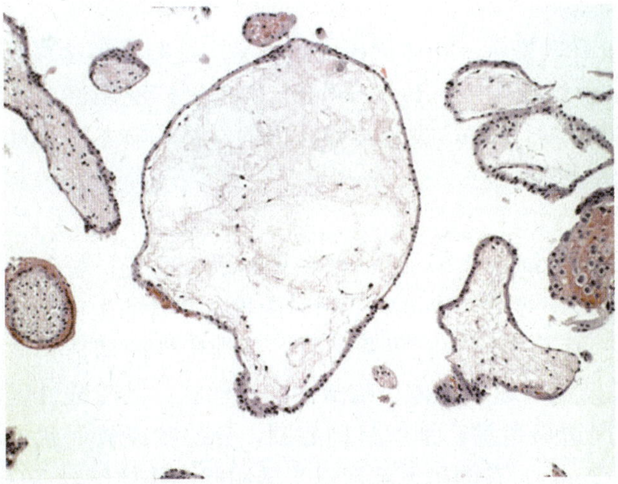

图 59-3　部分绒毛水肿，大部分绒毛轮廓规则，少部分绒毛轮廓不规整（HE×20）

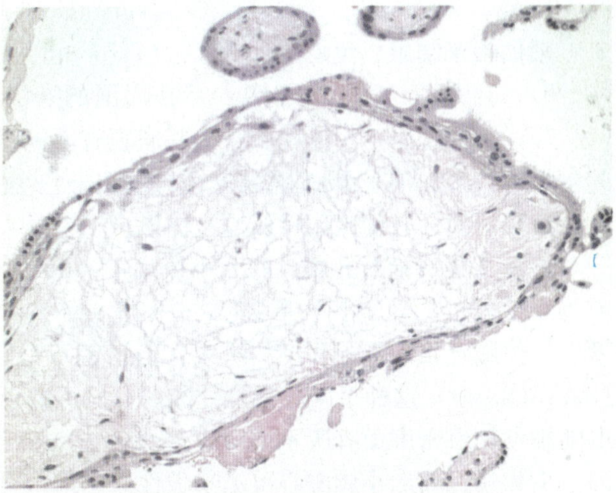

图 59-4　局灶滋养细胞轻度增生（HE×20）

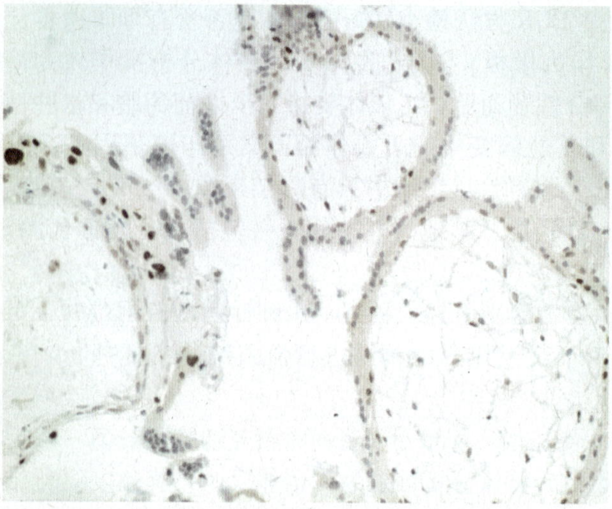

图 59－5　p57^{KIP2} 免疫组化中间型细胞滋养层细胞和绒毛间质细胞阳性（IHC×20）

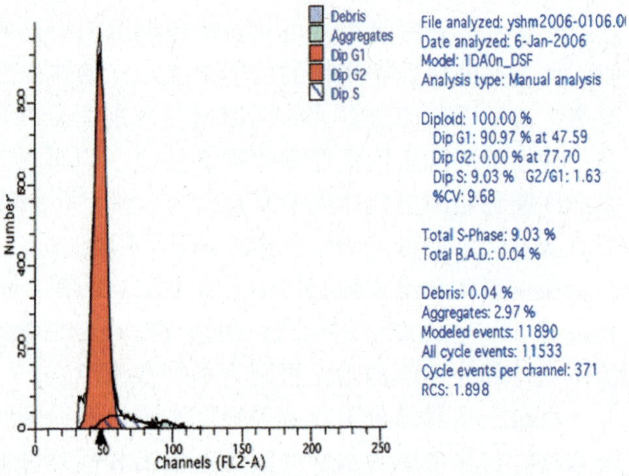

图 59－6　流式细胞倍体分析结果为二倍体

（本病例由北京大学医学部病理系郑杰、杨邵敏医师提供）

病例 60

病史及临床资料：患者女性，42 岁，发现左乳包块 1 周。查体：左乳外上象限可触及一包块，活动性差，直径约 2cm，手术切除包块。

肉眼和镜下特点：镜下病变大部分呈腺病改变，局部病变特殊，低倍镜下位于终末小叶单位的终末导管或某些腺泡明显扩大，呈比较整齐的假腺样/筛孔状结构，筛孔呈大小不等的圆形或卵圆形，周围有边窗样腔隙。筛孔状腔隙中见嗜酸性小球样结构。高倍镜下嗜酸性小球常呈较为均质的细丝状，呈星状或放射状，其颜色深浅、形状、构型及大小各不同。小体周围通常排列有 1～2 层扁平或形状不规则的细胞，局部细胞聚积成小簇状，细胞质少，核较深染，染色质细，核仁不明显或有小核仁，核分裂象罕见，有的细胞核直接和筛孔内的细丝状物接触。融合或黏液微囊样退变小体的周围细胞成分少（图 60－1～图60－4）。

辅助检查结果：免疫组化 SMA、Calponin、CD10 和 P63 染色：小体周围的细胞呈广泛阳性表达（图 60－5）；34βE12、CK5/6 染色：筛孔周围的外层细胞呈小灶状阳性；E－cadherin 染色呈广泛阳性（图 60－6）；Ⅳ型胶原：小体和腺管的基底膜有不同程度阳性；AB－PAS 染色：筛孔内的小体均有不同程度的阳性，许多小体呈 PAS 整体着色；网织染色小体细丝呈黑色。

病理诊断：乳腺腺病伴胶原小体病

诊断及鉴别诊断要点：胶原小体病（collagenous spherulosis，CS）是一种少见的良性病变，呈单灶或多灶性分布，累及小叶单位的终末导管或腺泡，主要在终末导管，也可两者同时受累。腺管的上皮细胞增生，使腺管出现不同程度的扩大，低倍镜下呈筛孔状。筛孔中间含有界限清楚、无细胞性的球形小体（20～100μm），这种小体通常是分散的，但可融合。HE 染色，球形小体呈嗜酸性和细丝状，其嗜酸性程度随细丝的致密度而有所不同，许多小体中心染色淡，周边染色深，细丝呈同心圆，分层状或放射状排列。少数病例球形小体中心可见嗜酸性透明球（直径 1～2μm）。有的呈无定形或半透明状。小体细丝 VG 染色呈粉红色，三色染色呈蓝绿色，网织染色呈黑色。AB－PAS 染色有不同的结果，部分小体 AB 阳性，另外一些小体 PAS 阳性，或两者都有阳性（中间 AB 阳性，周边 PAS 阳性）。弹力纤维染色也呈阳性反应。部分病例球形小体可发生退行性改变，基底膜样物发生疏松、皱缩或黏液微囊样变，周围上皮成分缺乏。在少数病例，球形小体可有钙化。小体周围有均匀一致、体积较小、圆形到卵圆形的肌上皮细胞增生，其胞质空，核温和，没有核分裂象。也可看到典型的腺上皮增生。其周围可见纤维囊性病变、硬化性腺病、放射性瘢痕或导管内乳头状瘤等良性病变。胶原小体病也可出现在导管或小叶原位癌内，或低度恶性的叶状肿瘤，但非常少见。

CS结构特殊，经验不足者易误诊为恶性肿瘤，需与以下疾病相鉴别：

1. 腺样囊性癌：CS和腺样囊性癌都有透明球样改变，其形态类似，主要鉴别点有：腺样囊性癌是以较小的衬有上皮的导管腔隙和较大的衬有肌上皮的囊性腔隙（假腺性）在间质内浸润性生长为特点，而CS病变位于导管和腺泡内；AB－PAS染色：前者都阳性，后者仅PAS阳性；腺样囊性癌的腔内物缺乏像CS那样的细丝状、放射状等结构特点和胶原成分。

2. 导管内印戒细胞癌：仔细观察两者，鉴别一般没有困难，虽然印戒细胞癌的胞质内空泡和CS的球状物都可AB、PAS阳性，但前者都在细胞内，不含胶原，而且核具有恶性的特点，均与CS不同。

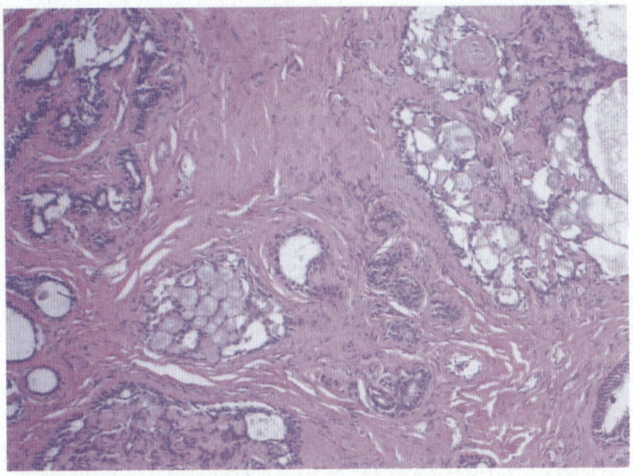

图60－1　硬化性腺病中可见多灶性分布的CS，腺管扩大呈筛孔状，筛孔状间隙内充填有结构的小体样分泌物（HE×4）

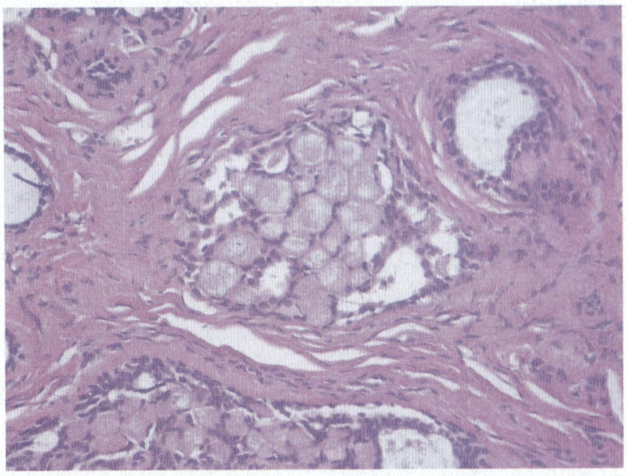

图60－2　腺管扩大，筛孔状腔隙内的嗜酸性小球/小体呈细丝状、星状或放射状（HE×10）

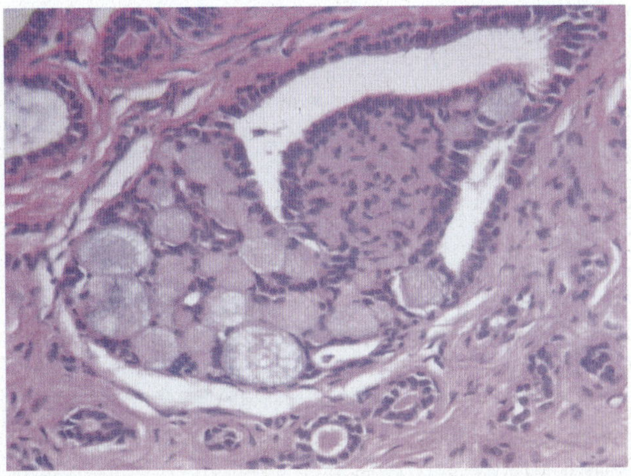

图60－3　CS只占据导管内增生的一部分，小体呈细丝状、星状或放射状（HE×20）

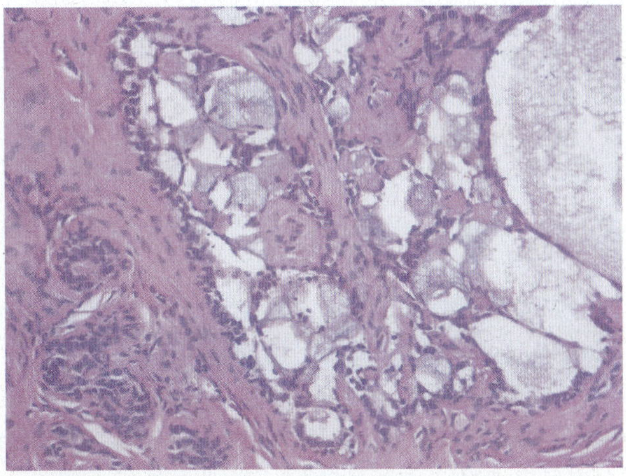

图60－4　部分小体出现退行性改变，呈皱缩或黏液微囊样变（HE×10）

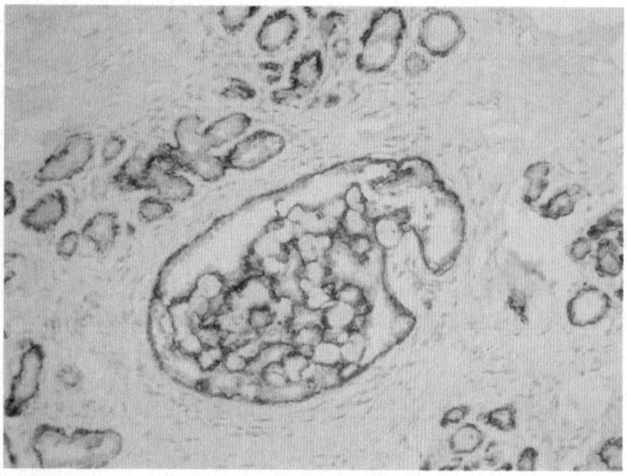

图 60-5　小体周围的细胞 SMA 呈阳性表达（HE×10）

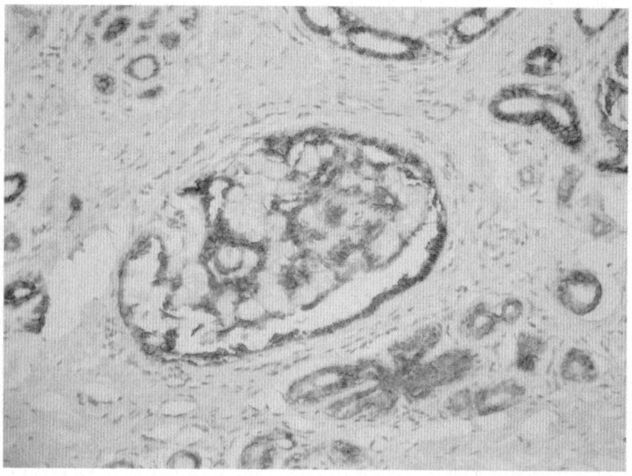

图 60-6　CS 内的增生细胞 E-cadherin 呈阳性表达（HE×10）

3. 筛状导管内癌：CS 的球形小体周围有肌上皮，与筛状导管内癌的真微腺腔不同。小叶原位癌并发 CS 时尤其要与筛状导管内癌鉴别。主要鉴别点是：①前者腔隙周围是肌上皮细胞而不是排列极向紊乱的癌细胞，免疫组化染色前者 Actin 阳性、CK8/18 阴性，而后者 CK8/18 阳性、Actin 阴性；②CS 腔隙内是呈放射状或球状的纤维样物质，筛状导管内癌腔隙内是没有结构特点的黏液；③不典型增生的细胞缺乏黏着性和出现较多的胞质内空泡是小叶性肿瘤的特点，导管内癌的细胞黏着性强；④免疫组化小叶原位癌通常 34βE12 阳性，E-cadherin 阴性，而导管内癌有相反的阳性表达。某些导管内癌出现 CS 时，小体类似于筛状导管内癌的微腺腔，小体周围有肌上皮可以区别。

4. 分泌型导管内癌：腔隙内的分泌物缺乏结构特点，有细胞内的分泌空泡，免疫组化肌上皮标记物阴性。

小结：CS 是一种罕见的良性病变，以在终末导管小叶单位内出现特殊有结构的小体为特点，其周围有肌上皮。本病易被误诊为腺样囊性癌、导管内癌等恶性肿瘤，所以在工作中要引起注意，尤其是冰冻和细针穿刺标本。仔细从形态上进行鉴别，并辅以免疫组化和特殊染色，才能避免错误的发生。

（本病例由北京军区总医院丁华野、李静医师提供）

参考文献

[1] Clement PB, Young RH, Azzopardi JG. Collagenous spherulosis of the breast. Am J Surg Pathol, 1987, 11 (6): 411-417.

[2] Resetkova E, Albarracin C, Sneige N. Collagenous spherulosis of breast: morphologic study of 59 cases and review of the literature. Am J Surg Pathol, 2006, 30 (1): 20-27.

病例 61

病史及临床表现：患者女性，46 岁，右乳头溢液 1 年，发现右乳肿物 1 个月。体检：右乳可触及一 4cm×3cm 的包块，质硬，活动尚可。

肉眼及镜下特点：灰黄及灰白色软组织 1 块，大小 4.5cm×4.5cm×2.5cm，其内可触及一硬结，大小 1.8cm×1.7cm×1.3cm。切面灰白色，可见一绿豆大之囊腔，境界尚清。镜下：导管高度扩张，增生上皮呈乳头状、树枝状结构，乳头有纤维血管轴心，部分乳头吻合成腺样结构。乳头可见上皮和肌上皮两型细胞。部分上皮轻度非典型性增生，上皮下散在较多大细胞，核大畸形，染色质细，核仁清楚，有的可见核内包涵体，胞质淡染。有些大细胞位于间质内，核分裂象易见，5/10HPF（图 61-1～图 61-6）。

辅助检查结果：免疫组化结果：大细胞 SMA（+），CK14/17（+）。

病理诊断： 乳腺导管内乳头状瘤伴非典型性奇异型肌上皮增生。

诊断及鉴别诊断要点： 以往文献对乳腺导管及腺泡上皮的非典型性增生较为关注，在乳腺良、恶性病变诊断中多注重肌上皮细胞数目的多少，但对乳腺肌上皮非典型性增生的报道却极为罕见。本例病变特点是在导管内乳头状瘤中见较多异型性及多形性明显的肌上皮细胞，其部分位于上皮下，部分位于间质内。在诊断上有一定难度，需要和以下病变鉴别：

1. 导管上皮重度非典型性增生：表现为导管上皮全层异型性明显，肌上皮细胞减少或消失。而本病异型性的大细胞多位于上皮下基底部，免疫组化 SMA、CK_H肌上皮（＋）、腺上皮（－）有助于诊断。

2. 间质巨细胞：本例部分奇异性的大细胞突破基底膜进入间质，形态似恶性，实为良性，易与间质中的巨细胞混淆。免疫组化 CK_H肌上皮（＋）、肌纤维母细胞（－）可鉴别。

3. 肿瘤中退变的细胞：肿瘤间质中的退变细胞，可核大、深染，有异型性，但核结构不清。本例间质中的异型性细胞，核大淡染，有核仁，结构清楚。

小结： 乳腺导管内乳头状瘤伴非典型性奇异型肌上皮增生的报道极为罕见，本例肌上皮细胞形态怪异，位置分布不一，导致形态学复杂化，应注意与其他病变鉴别，尤其是导管上皮重度非典型性增生及间质巨细胞的鉴别。免疫组化 SMA、CK_H、Calponin 等有助于肌上皮的确定。此外，有的大细胞可见核内包涵体，提示本例可能与病毒感染有一定关系。

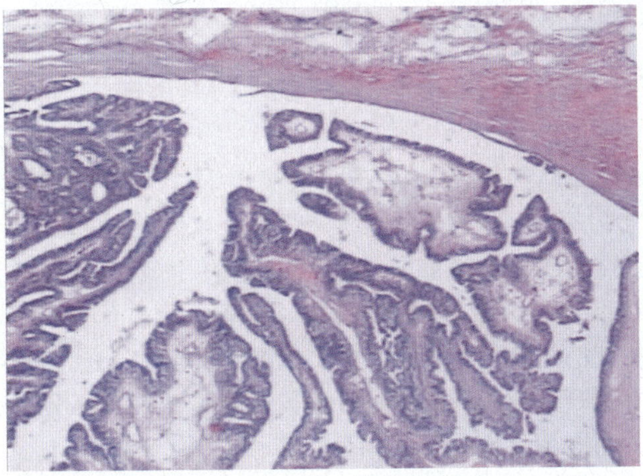

图 61－1　导管内乳头状结构（HE×10）

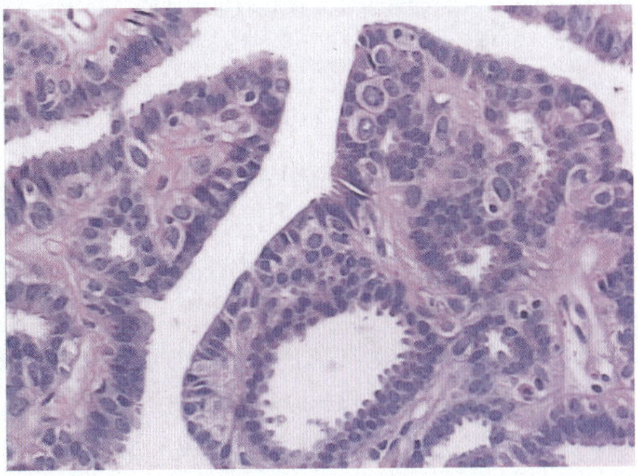

图 61－2　上皮下散在异型性大细胞（HE×20）

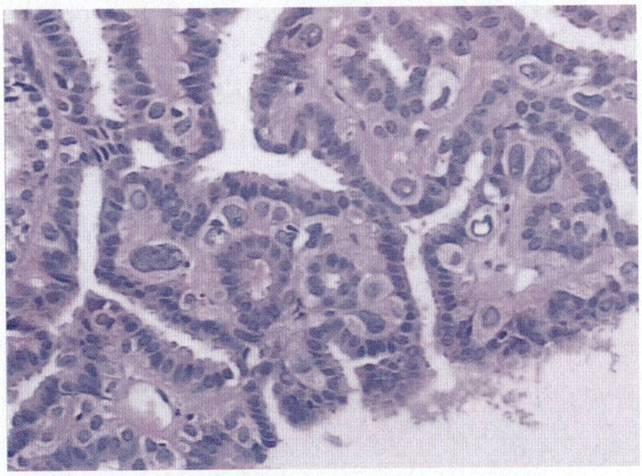

图 61－3　上皮下散在异型性大细胞（HE×20）

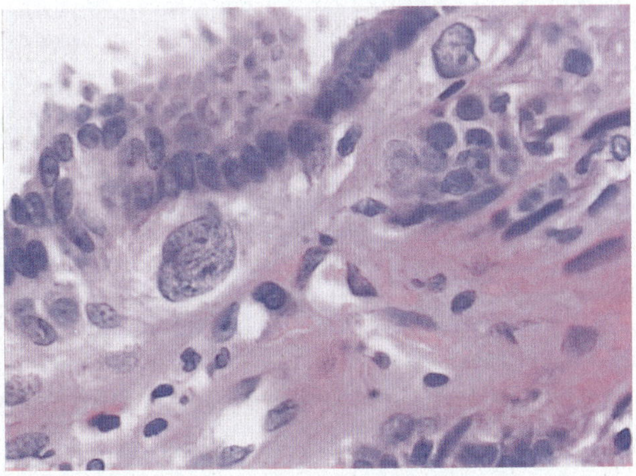

图 61－4　大细胞核大淡染、核仁明显，胞质淡染（HE×40）

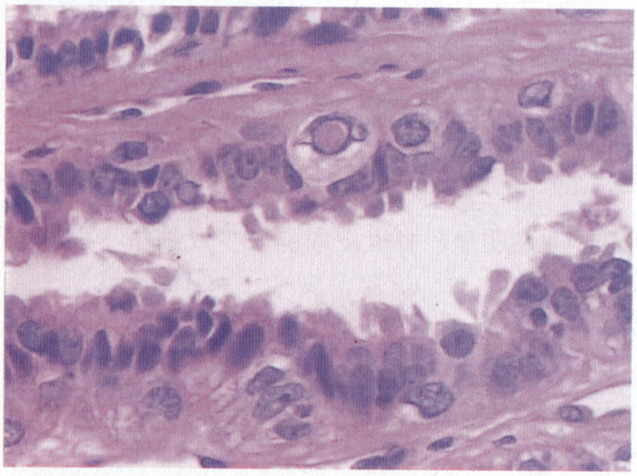

图 61-5 大细胞核内包涵体（HE×40）

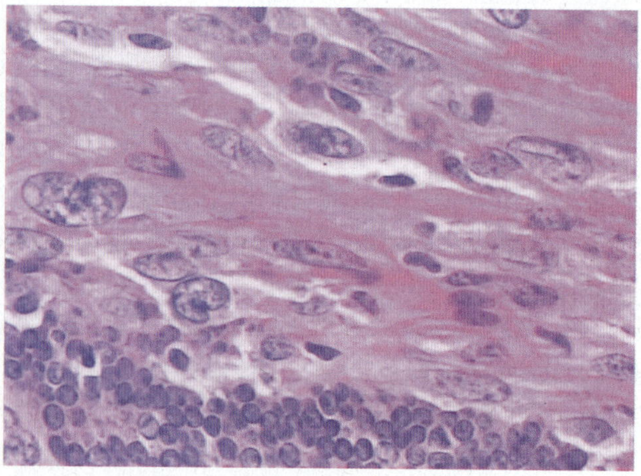

图 61-6 部分大细胞进入间质（HE×40）

（本病例由北京市第六医院吕英志、孙立斌医师提供）

参考文献

步宏，魏兵．乳腺导管内乳头状瘤的病理诊断．临床与实验病理学杂志，2006，22（1）1-5.

病例 62

病史及临床资料：患者女性，63岁。因右侧乳晕外侧肿物半年、右乳头黄色溢液1个月，于1998年12月10日首次入院。入院后查体，发现右乳头内陷，右乳晕旁可触及一肿物，约5cm×4cm大小，质硬，边界不清，活动欠佳，与皮肤表面粘连。半年后，因左乳头血性溢液半个月再次就诊。

右乳肿物肉眼和镜下特点：送检标本为不整形软组织2块，大者2cm×1.5cm×0.5cm，小者1cm×1.2cm×0.5cm，均为红黄色，切面红黄间灰白，质稍硬。镜下检查：癌组织主要呈导管内癌，部分为浸润性导管癌结构（图62-1）。导管内癌呈筛网状、乳头状和管状。部分上皮细胞实性增生，中央坏死显著。部分癌组织呈条索状浸润于乳腺间质，淋巴管内可见癌栓，腋窝淋巴结未见癌转移。

病理诊断：（右侧）乳腺导管内癌，合并浸润性癌，淋巴管内可见癌栓。

左乳肉眼和镜下特点：乳腺单纯切除标本18 cm×15 cm×3cm，表面附皮肤组织13 cm×6cm，乳头下方可触及一质硬区2 cm×1 cm×1cm，界尚清，无包膜，质地稍细腻。镜下所见：肿瘤主要由腺癌与肉瘤两种成分混杂构成，并以肉瘤成分为主。癌组织多呈腺管状、筛网状结构。肉瘤细胞弥漫分布，与癌组织交界处呈围管状结构，环绕于腺癌周围（图62-2），两者间或保持一空隙，或以一层基底膜分隔。癌细胞极性消失，排列紊乱，异型性明显，核分裂象多见。肉瘤成分形态多样，结构复杂。主要表现为三种形态：①恶性血管外皮瘤形态：瘤组织血管丰富，管腔大小不一，形态各异，血管腔内衬单层内皮细胞，瘤细胞呈大片状围绕血管或呈放射状排列在管腔周围，细胞异型性明显，细胞界限欠清，胞质丰富淡染或空泡状，核呈圆形、卵圆形、扭曲状；核仁明显（图62-3）；②骨肉瘤成分：瘤细胞形态多样，有立方形、梭形、三角形，胞质丰富，嗜碱性，核大而不规则，核膜厚，核仁不明显；细胞大小不一，瘤巨细胞多见。瘤细胞间有灶片状骨样基质，呈小梁状，不规则形（图62-4）；③恶性纤维组织细胞瘤成分：在少量淋巴细胞背景中主要由成纤维细胞和组织细胞构成。细胞形态多样，部分梭形细胞排列成席纹状结构，组织细胞呈圆形或多边形，胞质丰富，嗜伊红絮状，核仁显著。部分组织细胞呈单核或多核巨细胞，核膜厚，染色质粗，核仁红而显著（图62-5）。

辅助检查结果：免疫组化结果：癌细胞EMA（+），而Vimentin阴性；肉瘤成分Vimentin（+），而EMA阴性。

病理诊断：（左侧）乳腺癌肉瘤。

诊断及鉴别诊断要点：乳腺癌肉瘤与双侧原发癌的发生率均很低，双侧乳腺恶性肿瘤的组织学类型不同更是极为罕见。关于癌肉瘤的发生，近年来人们支持多潜能干细胞异向分化学说，即此种干细胞向上皮和间叶成分双向分化，发展为癌和肉瘤。而乳腺癌肉瘤是上皮或肌上皮处的多潜能干细胞异向分化或化生的结果。本例双侧乳腺肿瘤的诊断问题不大，但在命名上，是称为癌肉瘤还是肉瘤样癌颇有争议。随着电镜和免疫组化研究的深入，人们发现癌肉瘤中的肉瘤成分绝大多数具有上皮细胞的某些特征，如在电镜下可见有细胞连接，免疫组化同时表达 EMA 和 Vimentin，表明癌肉瘤中的肉瘤成分并非纯间叶细胞，而是具有上皮性质的间叶样细胞，因而主张以肉瘤样癌代替癌肉瘤的诊断。本例癌肉瘤中的肉瘤成分仅表达 Vimentin，不表达 EMA，且肉瘤和癌之间无移行，可

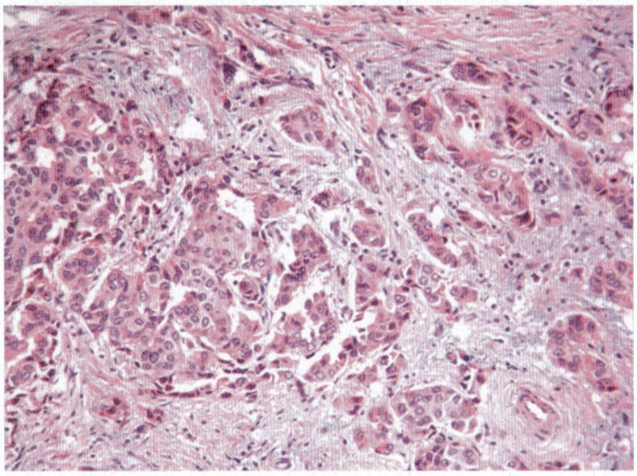

图 62-1　右侧乳腺浸润性导管癌（HE×10）

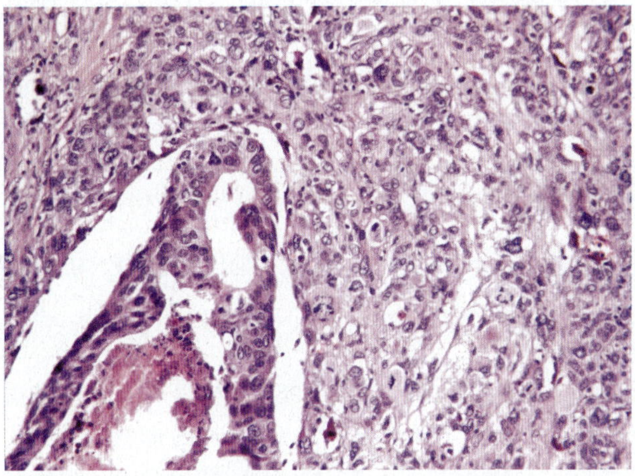

图 62-2　左侧乳腺可见癌和肉瘤成分（HE×10）

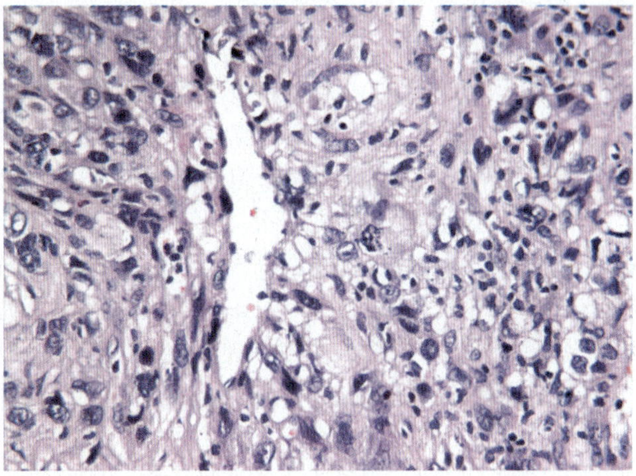

图 62-3　左侧乳腺部分呈恶性血管外皮瘤改变（HE×20）

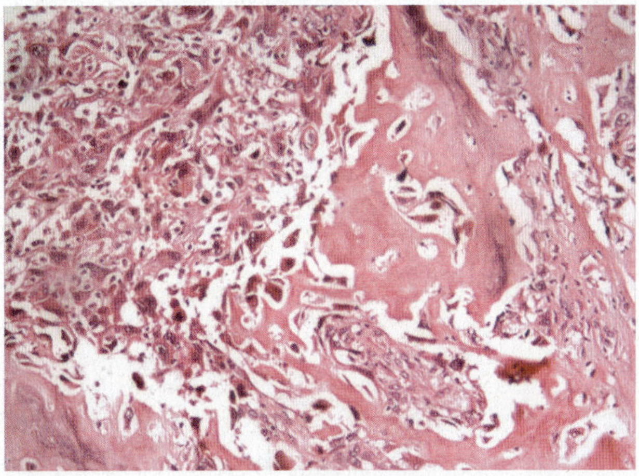

图 62-4　左侧乳腺部分呈骨肉瘤改变（HE×10）

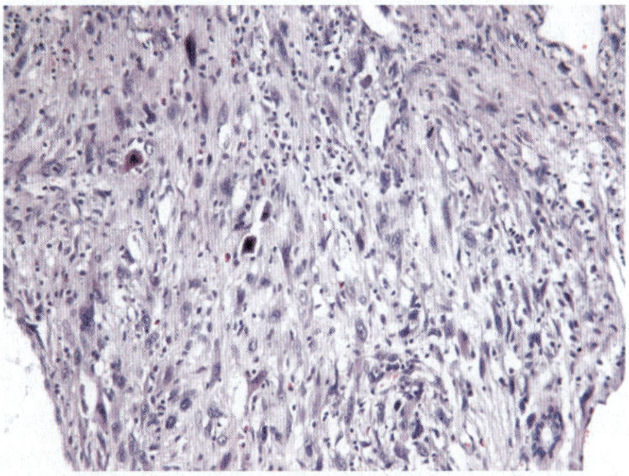

图 62-5　左侧乳腺部分呈恶性纤维组织细胞瘤改变（HE×10）

能是真正意义上的癌肉瘤。

左侧肿瘤是原发还是转移，也值得探讨。本例右侧为导管内癌伴浸润，间隔半年后发现对侧乳腺癌肉瘤，两者都存在癌成分。由于右侧乳腺癌可见浸润性成分且有淋巴管内瘤栓，似乎不能排除左侧癌的成分为右侧转移所致。但是左侧是以肉瘤为主，并且形态多样，具有多种肉瘤混合存在的结构特点，两侧乳腺癌组织学类型完全不同，且癌肉瘤的起源支持多潜能干细胞异向分化学说，因此我们认为本例为双侧原发。

小结：乳腺双侧癌本十分罕见，本例双侧乳腺癌具有不同的组织学类型更是未见报道。在诊断上，本例两侧的肿瘤较为容易，但在组织起源、命名和发生方面仍需进一步探讨。

（本例由北京天坛医院刘晖、王军梅、李光医师提供）

参考文献

武忠弼，杨光华主编．中华外科病理学，中卷．北京：人民卫生出版社，2002：1666.

病例 63

病史及临床资料：患者女性，69 岁，左乳头溢液两周。B 超示左乳外侧乳管扩张。查体左乳外侧有一长约 2cm 的条索状肿物。行乳腺小叶切除。

肉眼及镜下特点：大体：条形乳腺组织 3.7cm×1.2cm×1.2cm，切面灰白间淡黄色，质地不均，触之有硬韧结节感。镜下可见乳腺小导管被增生的肿瘤细胞充填，呈实性团块状结构，偶见菊形团样结构图。肿瘤细胞呈短梭形，部分胞质透明。小导管基底膜完整（图 65－1～图 65－4）。

辅助检查结果：免疫组化 AE1/AE3（＋＋＋），E-cadherin（＋＋＋），Chromogranin（＋＋＋），NSE（＋＋/＋＋＋），ER（＋＋＋），PR（＋＋＋），Synaptophysin（＋），ki－67：阳性细胞数约 1%，而 SMA、MCA、CK 和 C－erb－B2 均为阴性（图 65－5～图 65－7）。

病理诊断：（左侧）乳腺梭形细胞神经内分泌型导管原位癌。

诊断及鉴别诊断要点：梭形细胞型导管原位癌是 DCIS 非常少见的一种亚型，1985 年由 Cross 等首先描述。组织学特点是温和的梭形细胞呈漩涡样排列，特别是以梭形细胞为主不伴有其他常见的 DCIS 形态时，如粉刺样、筛状、乳头、微乳头、实性等结构，易与良性普通型导管上皮增生和肌上皮增生性病变相混淆。肿瘤几乎都伴有神经内分泌分化。患者多为老年女性（70 岁左右），临床常见乳头溢液，特别是血性溢液，惰性病程。

乳腺梭形细胞型 DCIS 肿瘤呈实性、膨胀性生长，使导管小叶单位发展成为圆形至卵圆形包块。肿瘤小叶结构尚存，可见细胞外黏液，周围间质致密硬化；细胞之间常有明显的纤维血管间隔，偶见细胞间微腺型空隙或呈菊形团样排列。肿瘤细胞呈多角形、卵圆形或梭形，细胞边界清楚；胞质丰富，嗜伊红性，常常呈细颗粒状，细胞核异型性不明显；梭形肿瘤细胞可形成短小丛状或漩涡状，常见细胞核呈栅栏样排列。肿瘤细胞可呈 Paget 细胞癌样扩散至周围导管。附近常见导管内乳头状瘤及产黏液的印戒细胞。

小结：该肿瘤常发生在老年妇女，其组织形态学特点是导管内增生细胞呈梭形细胞样，且伴有神经内分泌分化，必要时可做电镜检查证实。目前文献倾向将 E-DCIS 作为独立亚型，理由是其具有特征性组织形态，且神经内分泌表达可能与肿瘤进展机制有关。

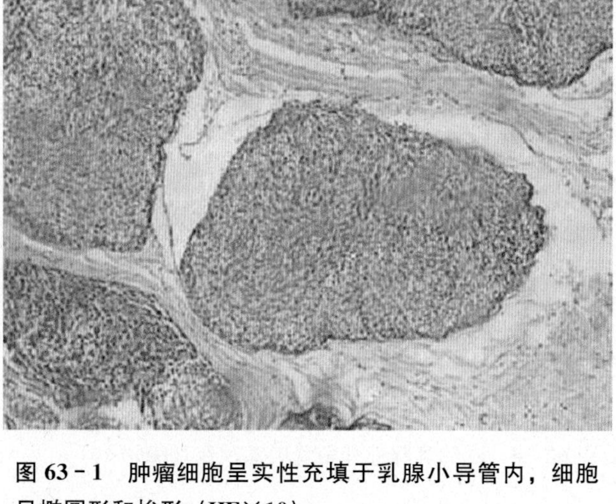

图 63－1　肿瘤细胞呈实性充填于乳腺小导管内，细胞呈椭圆形和梭形（HE×10）

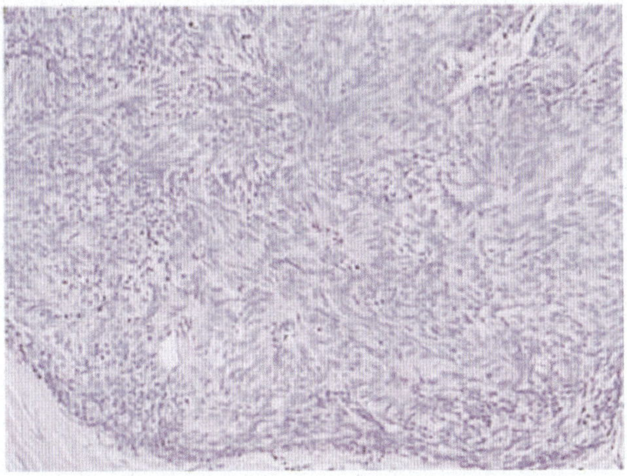

图 63－2　肿瘤细胞呈实性充填于乳腺小导管内，梭形细胞区（HE×20）

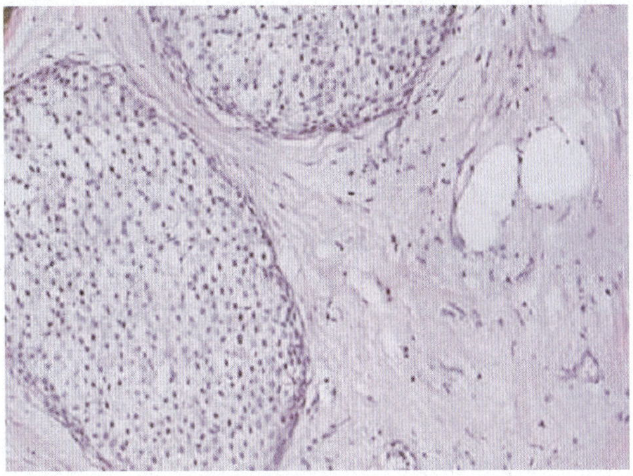

图 63－3　肿瘤细胞呈实性充填于乳腺小导管内，透明细胞区（HE×20）

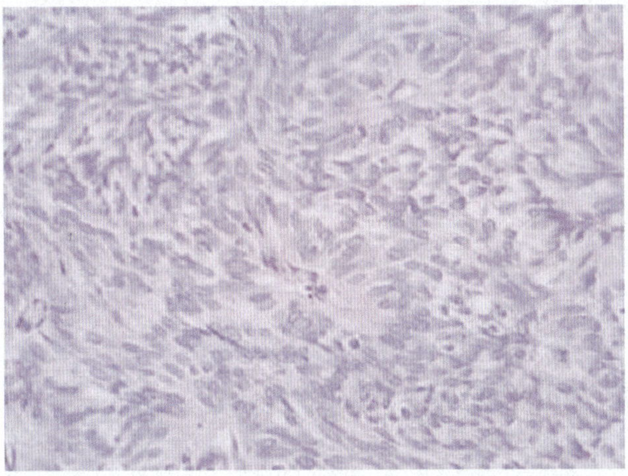

图 63－4　肿瘤细胞呈实性充填于乳腺小导管内，可见菊形团样结构（HE×40）

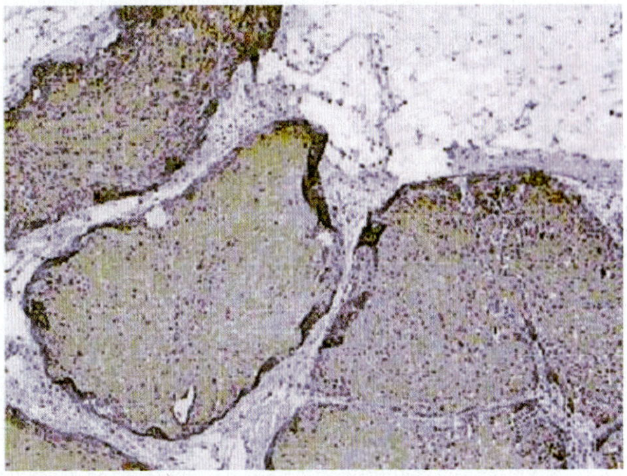

图 63－5　肿瘤细胞 AE1/AE3 阳性（IHC×10）

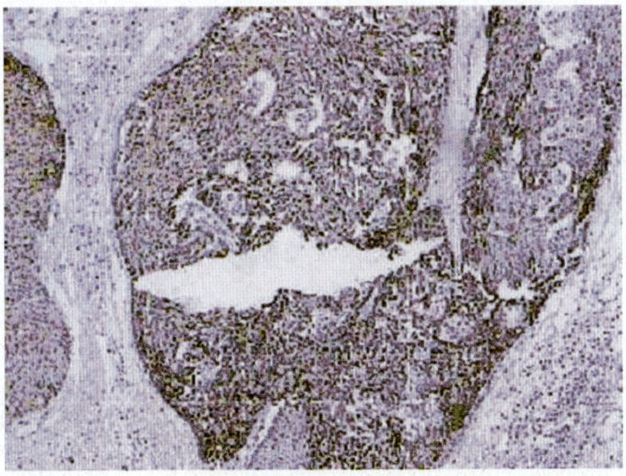

图 63－6　肿瘤细胞 NSE 阳性（IHC×10）

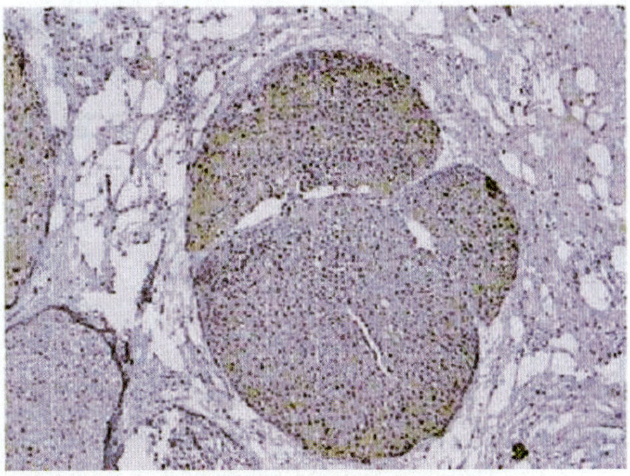

图 63－7　肿瘤细胞 PR 阳性（IHC×10）

（本病例由郭华、尹洪芳、李挺和邹万忠医师提供）

参考文献

[1] Farshid G, Moinfar F, Meredith DJ, et al. Spindle cell ductal carcinoma in-situ. An unusual variant of ductal intra-epithelial neoplasia that simulates ductal hyperplasia or a myoepithelial proliferation. Virchows Arch, 2001, 439: 70-77.

[2] P H Tan, G G Lui, G Chiang, et al. Ductal carcinoma in sity with spindle cells: a potential diagnostic pitfall in the evaluation of breast lesions. Histopathology, 2004, 45: 343-351.

[3] Cross AS, Azzopardi JG, Krausz T, et al. A moiphological and immunocytochemical study of a distinctive variant of ductal carcinoma in-situ of the breast. Histopathology, 1985, 9: 21-37.

[4] Lilliam Y. W. Tsang John K. C. Chan. Endocrine ductal carcinoma in situ (E-DCIS) of the breast: a form of low-grade DCIS with distinctive clinicopathologic and biologic characteristics. Am J Surg Pahol, 1996, 20 (8): 921-943.

病例 64

病史及临床情况：患者女性，65 岁，发现左乳外上象限肿物 19 个月，增大 4 个月。B 超示：左乳 12 点处可见 3.0cm×2.5cm×1.4cm 实性低回声肿物，边界较清，凹凸不平，形态欠规则，分叶状，其内回声不均匀，可见散在沙砾样强回声。临床诊断：左乳肿物。

肉眼及镜下特点：大体见灰红不整形组织 1 块，大小 6cm×4.5cm×2.5cm，其中见一肿物 4cm×3.7cm×2.4cm，切面黄白相间，界限不清。显微镜检查：肿瘤细胞松散，弥漫浸润性生长，可见靶心样、串珠样（Indian file patten）排列（图 64-1），部分区域瘤细胞围绕残留的正常乳腺小叶导管分布。细胞圆形、卵圆形或多角形，胞核居中或偏位，胞质丰富，透明或嗜酸性或呈泡沫样，有的细胞内可见嗜酸性球形小体。部分区域可见小叶原位癌的改变（图 64-2）。

辅助检查结果：免疫组织化学染色：CK（+）（图 64-3），EMA（+），GCDFP-15（+）（图 64-4），Cathespin-D（+），p53（+），nm23（+），Ki-67：<5%的肿瘤细胞阳性，而 CD1a、CD68、S-100、E-cadherin、ER、PR、PS2 和 CerbB-2 均为阴性。组织化学染色：细胞内球形小体 AB-PAS（+）。

病理诊断：（左侧）乳腺组织细胞样癌（乳腺浸润性小叶癌，组织细胞型）。

诊断及鉴别诊断要点：乳腺组织细胞样癌（histiocytoid carcinoma）于 1973 年由 Hood 等[1]首先描述，肿瘤浸润性成分的典型特征：瘤细胞核圆形或卵圆形，偏位，胞质丰富，嗜双色性，略呈颗粒状，常含有空泡，呈“毛玻璃”样外观，类似于组织细胞；排列成单排、靶心样或由致密硬化性间质分隔的孤立成分。有人建议将其称为肌母细胞样癌。在 WHO 新分类中，将其归于浸润性小叶癌（invasive lobular carcinoma）[2]。这种病例少见，文献中偶有报告，在我们的研究资料中，56 例乳腺浸润性小叶癌中有 4 例是乳腺组织细胞样癌[3]。其具有浸润性小叶癌的特点：细胞黏着松散；呈靶心样、串珠样排列；肿瘤细胞围绕着残留的乳腺小叶导管排列；细胞胞质内可见分泌的球形小体；可见小叶原位癌结构；免疫组化及组织化学染色：E-cadherin（-）（乳腺浸润性小叶癌常不表达，乳腺浸润性导管癌常表达），CK（+），CD68（-），S-100（-），AB-PAS（+）。肿瘤细胞表达囊肿病液体蛋白-15（GCDFP-15，为发现于良性乳腺病变大汗腺囊肿液中的一种蛋白，被认为是大汗腺分化的标记物）以及超微结构可见大量线粒体及囊泡结构，原位杂交显示，催乳素诱导蛋白 mRNA 表达，均提示这种肿瘤具有大汗腺分化的特征[4]。

乳腺组织细胞样癌主要应与以下病变进行鉴别：

1. 颗粒细胞瘤：肿瘤细胞呈多边形，胞质内含有丰富的嗜酸性颗粒。大多数肿瘤细胞 S-100（+），而 CK（-）有助于与乳腺组织细胞样癌鉴别。

2. 富于脂质性癌：肿瘤细胞因含有大量的脂质而显得胞质丰富，组织化学染色油红 O（+），AB-PAS（-）是其独特的表现。乳腺组织细胞样癌曾被归类为富于脂质性癌或小叶癌的一种变型，但与富于脂质性癌不同的是，其黏液染色呈强阳性，因此被认为是一种独特的病变，应该予以区分。

3. 大汗腺癌：肿瘤细胞胞质嗜酸性，具有颗粒状、空泡状结构，瘤细胞排列成腺腔样，可见顶浆分泌的小突起，瘤细胞 CK（＋）、GCDFP－15（＋）和 PAS（＋），可依据这些特点进行鉴别诊断。

4. 组织细胞相关性病变：如淋巴浆细胞性乳腺炎、黄瘤性病变，炎症的背景和泡沫细胞 CD68（＋）、CK（－）与乳腺组织细胞样癌不同。

小结：肿瘤的大小和有无淋巴结转移是决定这一肿瘤预后的主要因素，由于小叶癌的分级困难，因此区分这种多形性的亚型对于治疗及判断预后是有意义的[5]。

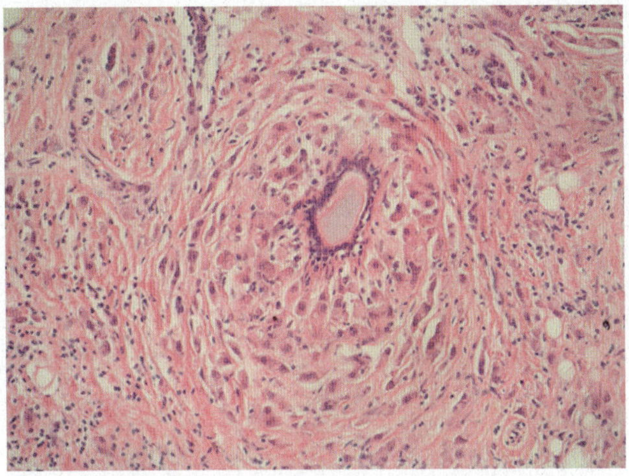

图 64－1　肿瘤细胞围绕残留的正常小叶导管分布。肿瘤细胞圆形、卵圆形或多角形，核居中或偏位，胞质丰富，嗜酸性，有的细胞内可见球形小体

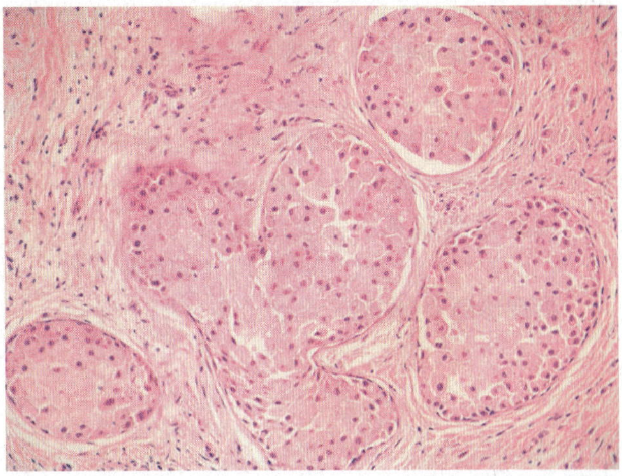

图 64－2　可见小叶原位癌成分，瘤细胞位于小叶导管内，导管基底膜完好

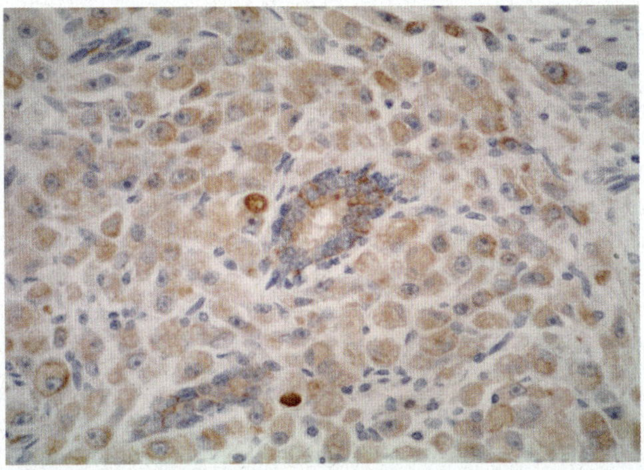

图 64－3　肿瘤细胞 CK 胞质呈阳性

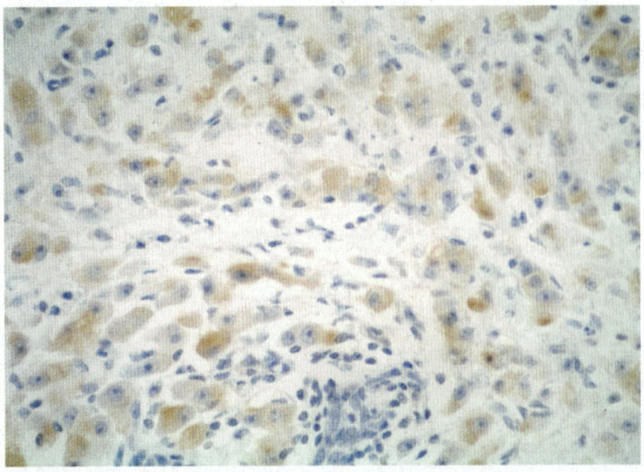

图 64－4　肿瘤细胞 GCDFP－15 胞质呈阳性

（本病例由人民医院病理科提供）

参考文献

[1] Hood CI，Font RL，Zimmerman LE. Metastatic mammary carcinoma in the eyelid with histiocytoid appearance. Cancer，1973，31：793－800.

[2] Tavassoli FA，Devilee P. World Health Organization classification of tumors：pathology and genetics of tumors of the breast and female genital organs. Lyon：IARC press，2003：23－26，46－47.

[3] 阚秀，刘静贤，李红宾．乳腺浸润性小叶癌的组织形态学及其分型．诊断病理学杂志，1999，6（1）：6－9.

[4] N. Walford，J. Ten Velden. Histiocytoid breast carcinoma：an apocrine variant of lobular carcinoma. Histopathology，1989，14，515－522.

[5] Eusebi V, Magalhaes F, Azzopardi JG. Pleomorphic lobular carcinoma of the breast: an aggressive tumor showing apocrine differentiation. Hum Pathol, 1992, 23 (6): 655 - 662.

病例 65

病史及临床表现：患者女性，53 岁，发现左乳肿物 10 余天，不伴疼痛，质硬，表面欠光滑。乳腺 X 线检查：左乳外上象限可见一 3.5cm×2.5cm 大小的肿物，分叶状，边缘毛糙。

肉眼及镜下特点：乳腺改良根治标本，乳头及皮肤无异常。于外上象限可见一大小 2.5cm×2cm×2cm 肿物，切面灰白、质硬，细颗粒状，散在褐色及灰黄色区。腋窝淋巴结多枚，未见转移。肿瘤主要呈巢团和腺管状排列。肿瘤细胞呈多边形和立方形，胞质透明，核圆形，核仁不明显，可见较多的核分裂象和多灶状坏死（图 65 - 1～图 65 - 4）。

辅助检查结果：免疫组化 S - 100（+），Actin（+），CK18（++），AE1/AE3（++），EMA（+），p53（++），PCNA：25%的细胞阳性，而 Syn、ChrA、PR、ER 和 C - erbB2 均为阴性。

病理诊断：（左侧）乳腺上皮—肌上皮癌。

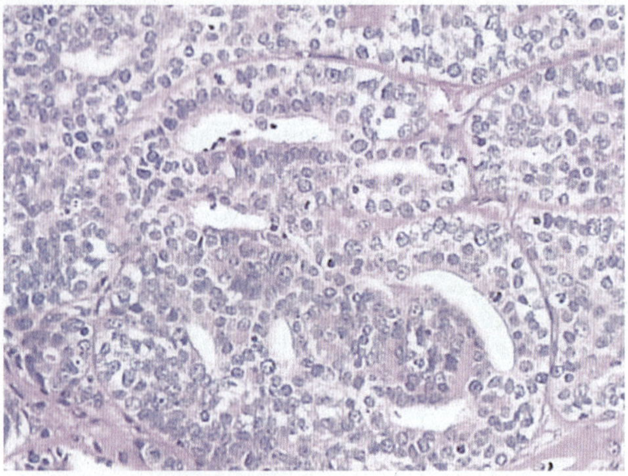

图 65 - 1　肿瘤呈“双套管”排列，里面为上皮细胞，外面为肌上皮细胞（HE×20）

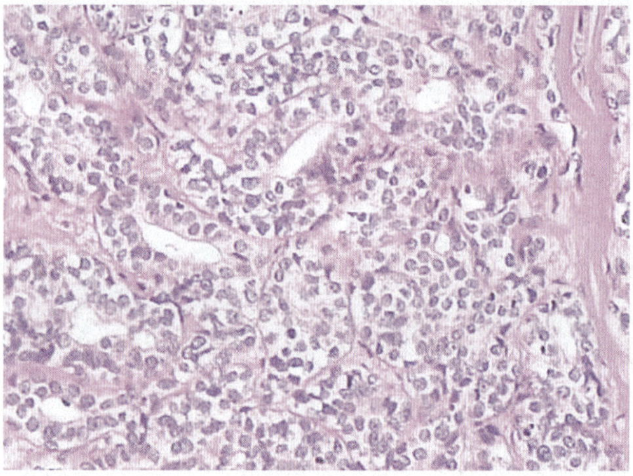

图 65 - 2　肿瘤呈“双套管”排列，里面为上皮细胞，外面为肌上皮细胞（HE×20）

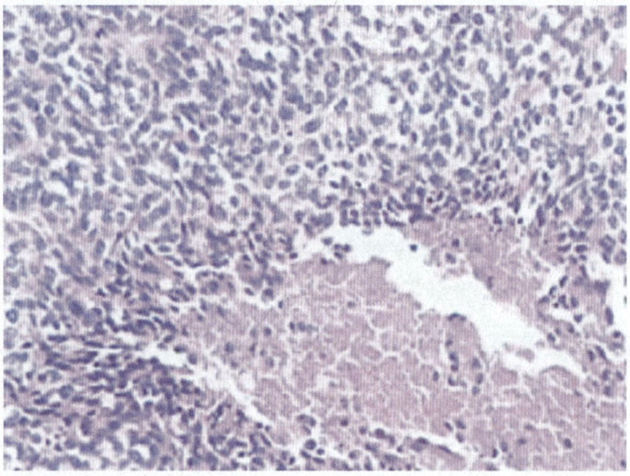

图 65 - 3　肌上皮胞质透明，可见明显的坏死（HE×20）

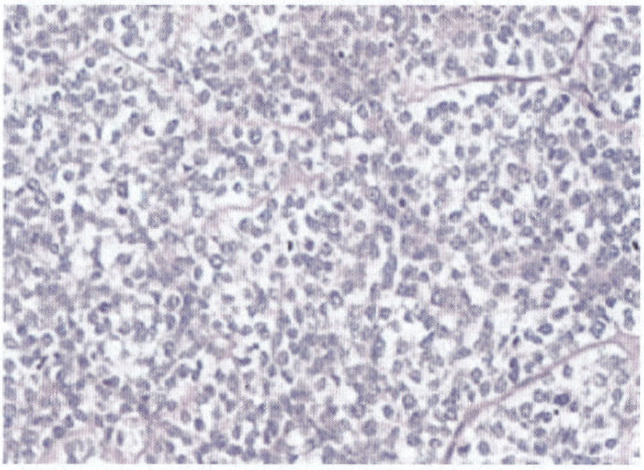

图 65 - 4　肌上皮胞质透明，可见明显的坏死（HE×20）

诊断及鉴别诊断要点：肿瘤由两种细胞构成，内层细胞呈立方形或柱状，胞质嗜酸性，排列成导管样。外层细胞为肌上皮细胞，胞质透明。部分透明细胞不围绕导管，形成大小不等的实性肌上皮团块。导管上皮角蛋白阳性，肌上皮细胞 S-100 和 Actin 阳性。本病应主要与肌上皮癌鉴别，肌上皮癌成分单一，主要由肌上皮构成。

（本病例由中国医学科学院肿瘤医院石素胜医师提供）

病例 66

病史及临床资料：患者女性，45 岁，发现乳腺肿物 1 个月。B 超检查发现左侧乳头上方可见直径 2.3cm 低回声肿物，其外侧另见直径 2.2cm 低回声区，两者相距 1.2cm。行手术切除。

肉眼及镜下特点：术中送冰冻组织，不整形乳腺组织 8cm×6cm×2cm，切面见两个结节，大小分别为 2.2cm×2cm×2cm 和 2.5cm×2cm×1.8cm，两者相距 1cm。与周围组织界限清楚，分别取结节部分组织做冰冻。镜下：形态相对一致的致密的未分化状态的“小蓝细胞”弥漫浸润在乳腺的导管和小叶间，局部浸润小叶内。肿瘤细胞胞质少，少数瘤细胞可见浅染偏侧胞质。核分裂象多见（图 66-1～图 66-2）。

辅助检查结果：免疫组化 MPO（+++）（图 66-3），CD43（+++），CD117（++），LCA（+），Lysozyme（+），CD15（+），而 AE1/AE3、CD68、CD20、CD10、CD79a、Lambda、Kappa、CD5、CD56、CD3、CD38、C-erbB-2、PR 和 ER 均为阴性。

病理诊断：（左侧）乳腺髓细胞肉瘤——粒细胞肉瘤。

诊断及鉴别诊断要点：按照 WHO 的描述，髓细胞肉瘤（myeloid sarcoma，MS）由髓母细胞或不成熟的髓细胞组成，发生在髓外区或骨。肿瘤可以先于或与急或慢性髓细胞性白血病或其他类型的髓细胞增生症同时发生。髓细胞肉瘤也可以为原发性急性髓细胞性白血病（AML）治疗后的首发表现。以前也叫髓外髓细胞瘤、粒细胞肉瘤或绿色瘤。最常累及的部位有颅骨的骨膜下骨结构、鼻旁窦、胸骨、肋骨和骨盆；淋巴结和皮肤也是常见部位。

临床表现上，髓细胞肉瘤可以是新发生的，或与急性髓细胞性白血病同时发生，或与髓细胞增生性病变同时发生，髓细胞肉瘤可以是 AML 的第一证据。偶尔在 MS 和 AML 之间可以有一段较长的间隔期。形态学最常见的类型是粒细胞肉瘤，由髓母细胞、中性粒细胞和中性粒细胞前体组成。依据细胞成熟度分为三类：①母细胞性；②不成熟性；③分化性。形态学另一种不常见的类型是单核母细胞肉瘤，由单核母细胞组成，可以在急性单核母细胞白血病之前或同时发生。MS 若要明确诊断需依据细胞化学或免疫表型的结果。MS 表达 MPO、溶菌酶、CD43 和氯代醋酸盐酯酶（chloroacetate esterase）。当肿瘤细胞表达 CD43 而不表达 CD3 时应考虑到 MS 的可能，再加做更特异的 MPO、溶菌酶和氯代醋酸盐酯酶实验以进一步明确诊断。粒细胞肉瘤还表达 CD13、CD33、CD34、CD43 和 CD117。

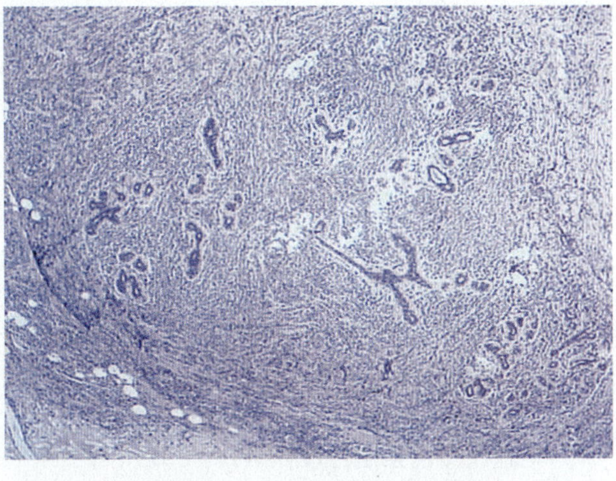

图 66-1　致密的相对一致的瘤细胞弥漫浸润在乳腺的导管和小叶间（HE×20）

鉴别诊断主要是非霍奇金恶性淋巴瘤（NHL）（包括淋巴母细胞性淋巴瘤、Burkit 淋巴瘤和大细胞淋巴瘤），还有小圆细胞肿瘤（神经母细胞瘤、横纹肌肉瘤、PNET 和髓母细胞瘤），尤其是在儿童。免疫表型有帮助。

如果与 AML 相关，预后则不如 AML。如果是单独原发，治愈性的放疗能延长生存期。

小结：遇到分化差的病变或形态似 NHL，而 T 细胞相关抗原和 B 细胞相关抗原表达阴性时，要高度

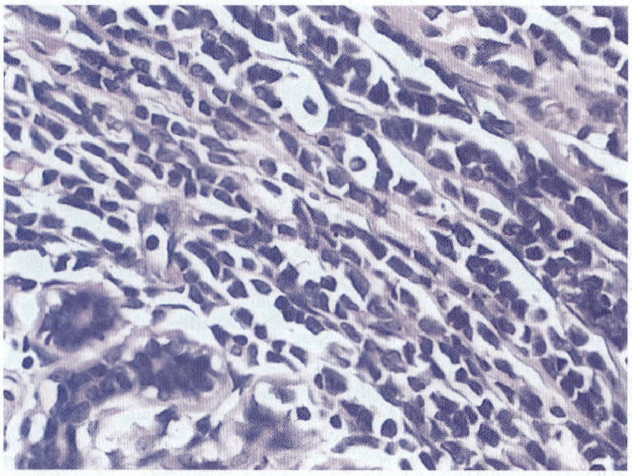

图 66-2　瘤细胞在乳腺弥漫浸润（HE×40）

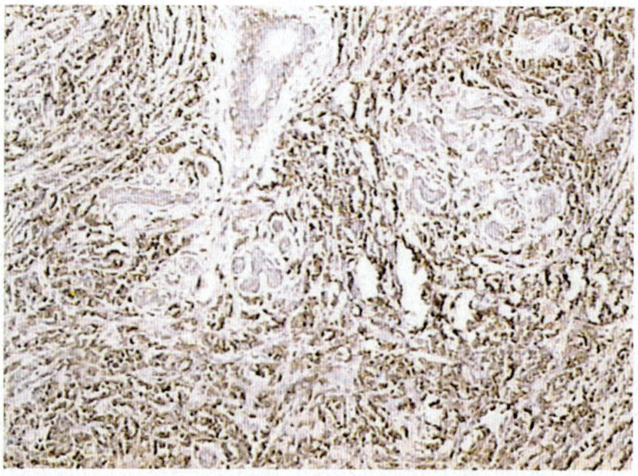

图 66-3　MPO 瘤细胞胞质阳性染色（IHC×20）

怀疑 MS，应加做溶菌酶、MPO、CD68、CD117、氯代醋酸盐酯酶以及 CD34 等一组抗体检查以排除 MS 的可能，同时应建议患者检查外周血及骨髓的情况，以免遗漏此病变。

（本例由中国医学科学院肿瘤医院冯晓莉医师提供）

参考文献

[1] Elaine SJ, Nancy LH, Harald S, et al. WHO classification of tumours, Pathology and genetics of tumours of haematopoietic and lymphoid tissues. Lyon: International Agency for Research on Cancer (IARC), 2001.

[2] Yamauchi K, Yasuda M. Comparison in treatments of nonleukemic granulocytic sarcoma: report of two cases and a review of 72 cases in the literature. Cancer, 2002, 94: 1739-1746.

病例 67

病史及临床资料（外院会诊病例）：患者女性，51 岁，发现右侧乳腺肿物 15 天，无疼痛。体检：右侧乳腺外上象限触及一个 3cm×2cm 大小的肿块，不规则，质地中等，边界清，表面平坦，活动度良好，腋窝未触及肿大淋巴结。原医院术中冰冻报告“恶性肿瘤”，并行乳腺肿瘤根治术，术后切片送我院会诊。

追问临床病史：患者 1994 年发现左足底恶性黑色素瘤，多次复发及手术，于 1995 年 9 月行小腿截肢术。

肉眼及镜下特点：镜下乳腺组织间质可见中等大小的圆形肿瘤细胞弥漫浸润，伴有较明显的细胞异型性，核分裂象多见，并可见病理性核分裂象，部分细胞内有色素颗粒，可见乳腺导管及小叶结构（图 67-1～图 67-2）。

辅助检查结果：免疫组化 HMB45（+），S-100（部分+），而 CK 和 LCA 均为阴性（图 67-3～图 67-4）。

病理诊断：（右侧）乳腺转移性恶性黑色素瘤。

诊断及鉴别诊断要点：本例在乳腺间质出现弥漫分布的肿瘤细胞，结合病史及免疫组化，诊断为转移性恶性黑色素瘤并不困难，但需要免疫组化进一步与其他一些肿瘤相鉴别：

1. 乳腺小叶癌：CK（+）。

2. 淋巴瘤：LCA（+）。

3. 恶性黑色素瘤：HMB45（+）。

小结：本病例提示充分掌握临床资料对正确病理诊断的重要性，首先做冰冻时，如果知道患者有足底恶性黑色素瘤，想到有转移瘤的可能，报冰冻就不能笼统地报恶性肿瘤，可避免行乳腺根治术。另外，会诊发现切片归不到乳腺原发性恶性肿瘤时，应及时追问病史，有针对性地做免疫组化，能较快地作出正确诊断。

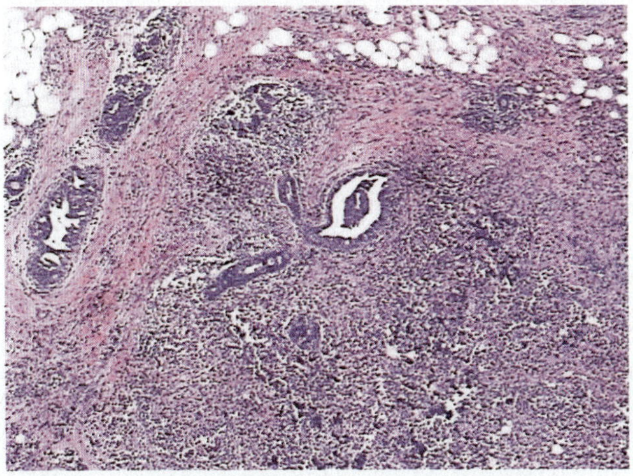

图 67-1　乳腺间质中弥漫分布肿瘤细胞（HE×4）

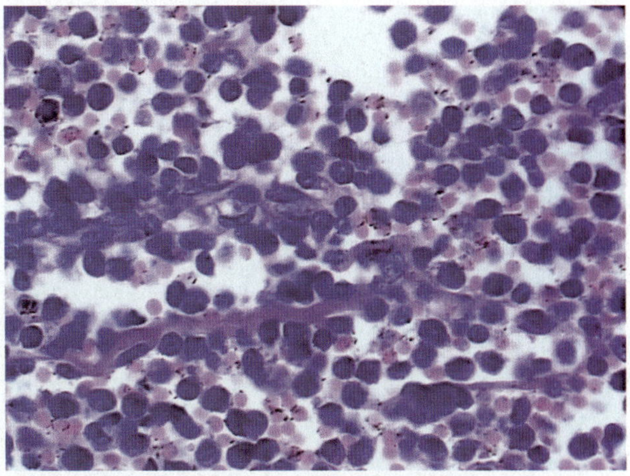

图 67-2　肿瘤细胞较小，部分细胞可见色素（HE×20）

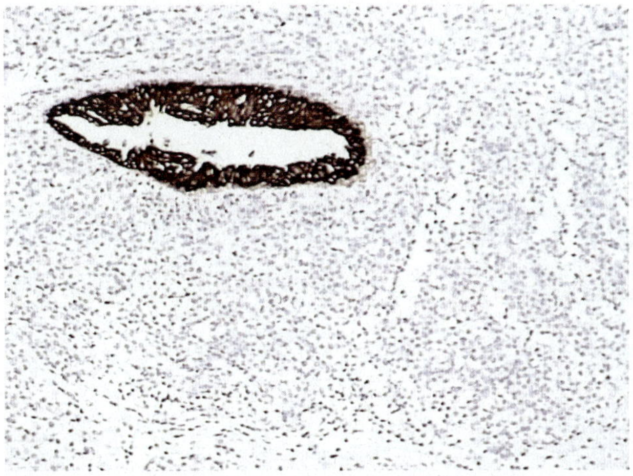

图 67-3　CK 乳腺导管上皮阳性，肿瘤细胞阴性（IHC×10）

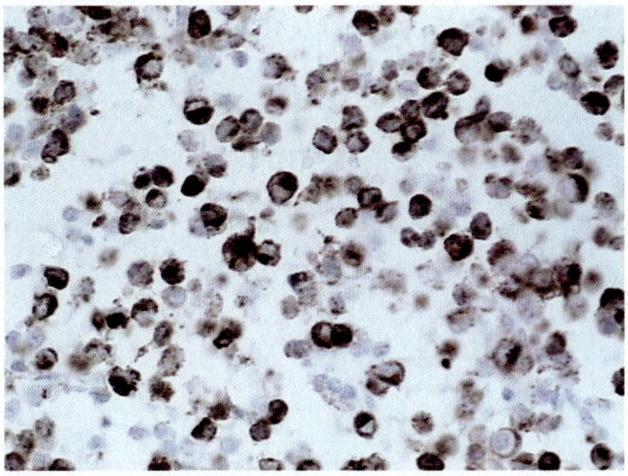

图 67-4　HMB45 肿瘤细胞阳性（IHC×20）

（本病例由首都医科大学朝阳医院吕彧、李瑞生医师提供）

第七章　淋巴造血系统

周小鸽　审

病例 68

病史及临床表现： 患者男性，64 岁。因发现右胸壁肿物逐渐长大 3 年余入院。胸部 X 线示右侧胸壁实性肿物，边界清楚；双肺未见异常。B 超示肝囊肿、胆囊结石、双肾异常回声，不除外慢性肾疾病可能，右肾多发小囊肿。术中见：肿物大小 18cm×14cm×12cm，质地硬，似有包膜，表面血管丰富。

肉眼及镜下特点： 巨大结节性肿物 1 个，大小 16cm×13cm×10cm，表面呈结节状，似有不完整包膜 (图 68－1)，部分附有脂肪组织。切面呈灰白色，实性，质地较细腻，可见灶状出血及坏死。肿瘤细胞呈卵圆形至梭形，排列成束状、旋涡状，部分呈席纹状、巢状 (图 68－2～图 68－3)。肿瘤细胞间夹杂数量不等的小淋巴细胞、浆细胞及少数嗜酸性粒细胞，部分区域淋巴细胞少或无，由大的泡状核细胞形成上皮样癌巢状；部分区域淋巴细胞丰富，状似胸腺瘤或炎性假瘤。肿瘤细胞从细长、纺锤形至肥胖如组织细胞样，细胞界限不清，有丰富的嗜酸性胞质 (图 68－4)；核较大，空泡状，一般呈卵圆形，部分呈锯齿状，核仁较小，嗜伊红，核分裂象少见，偶见病理性核分裂象。可见到多核巨细胞。部分肿瘤边缘淋巴组织增生显著，淋巴组织中可见大的散在分布的滤泡，滤泡中可见明显的小血管增生及生发中心玻璃样变性 (图 68－5)；部分滤泡周围淋巴细胞呈紧密同心圆形排列，形成洋葱皮样外观；部分玻璃样变性生发中心可见大的异型细胞 (图 68－6)。肿瘤组织内可见出血及片状坏死。

辅助检查结果： 免疫组织化学：肿瘤细胞呈 Vimentin 弥漫强阳性，CD21、CD23、CD35 阳性，Lysozyme、CD68 少部分阳性，而 S－100 蛋白、CD1a、CK 和 SMA 均为阴性。

病理诊断： (胸壁) Castleman 病继发巨大滤泡树突状细胞肉瘤。

诊断及鉴别诊断要点：滤泡树突状细胞肉瘤（follicular dendritic cell sarcoma/tumor，FDCS/T）临床和组织病理学诊断比较困难，大约30%～50%病例最初被误诊为恶性纤维组织细胞瘤及炎症性肌纤维母细胞瘤等，特别是淋巴结外[1]。要排除其他非特异的具有成束状、旋涡状、席纹状排列结构的，显示以梭形细胞为主的肉瘤或肉瘤样癌。通过全面的查体，未发现其他部位有病变，免疫组化有特征性的表达则可诊断。下列情况要考虑FDCS/T：一些CK阴性、结构复杂的肿瘤；纵隔外胸腺瘤样肿瘤；硬脑（脊）膜外脑膜瘤样肿瘤；恶性纤维组织细胞瘤样肿瘤；富于淋巴细胞的胃肠道间质肿瘤；颈部甲状腺或软组织显示有胸腺样成分的肿瘤。FDCS/T也经常与树突状细胞（dendritic cell，DC）谱系组织形态相重叠，CD21、CD35阳性以及超微结构有许多交错绒毛状长胞质突起和桥粒可资鉴别[2]。本例组织学特点显示与文献报道FDCS/T相似的多样性；全身检查无其他部位病变；免疫组化肿瘤细胞Vimentin弥漫强阳性，CD21、CD23、CD35阳性，Lysozyme、CD68少部分阳性，S-100蛋白、CD1a、CK、SMA阴性。综合以上诊断为FDCS。

FDCS/T是一个谱系，生物学行为多样，大体呈良性至低度恶性经过。下列因素提示预后较差：肿瘤位于腹腔内（有显著意义）；伴有凝固性坏死；核分裂数>5/10 HPF；显著的细胞非典型性。本例肿瘤较大，有片状坏死，但界限清楚，核分裂数0～2/10 HPF，故可能属于低度恶性。本例术后随访15个月，肿瘤无复发。

小结：FDCS/T少见，它来自于滤泡树突状细胞（FDC）。FDCS/T可伴发Castleman病，迄今为止国外文献共报道11例，国内尚未见报道。关于两者的关系，早期文献曾报道在某些透明血管型Castleman病中，在其异常的生发中心内和滤泡间的组织中，可以看到一些散在、不典型的具有大且深染核的细胞，这些细胞中有许多呈现FDC的免疫表型特征，从而认为Castleman病可能是FDCS/T的前期疾病之一[3,4]。在随后报道得到进一步证实。Chan AC等[5]等报道1例通过连续的活检证明了的鼻咽Castleman病发展成FDCS，患者Castleman病术后8年原发部位肿瘤复发，证实为FDC增生，术后11年发展成FDCS。Lin O等[6]报道5例Castleman病间质伴有FDC肿瘤性增生，均发生于老年患者，表现不同部位团块，其中3例经长期随访，在不同间隔时间内发生复发或转移，1例死亡。Kazakov DV等[7]报道6例发生于皮下及骨骼肌，有3例发生增生，其中1例增生显著。在报道的11例中，FDC增生均发生于透明血管型Castleman病，由轻微到显著以至到肿瘤不同程度地增生，其中有2例有明显的从透明血管型Castleman病发展成FDCS/T的连续过程，这些进一步证明了Castleman病可能继发FDCS/T，特别是透明血管型Castleman病。本例肿瘤周有较为典型的Castleman病病变，同时部分玻璃样变性生发中心可见大的异型细胞，这些细胞形态学及免疫组化同FDCS肿瘤细胞，推测可能继发于Castleman病。

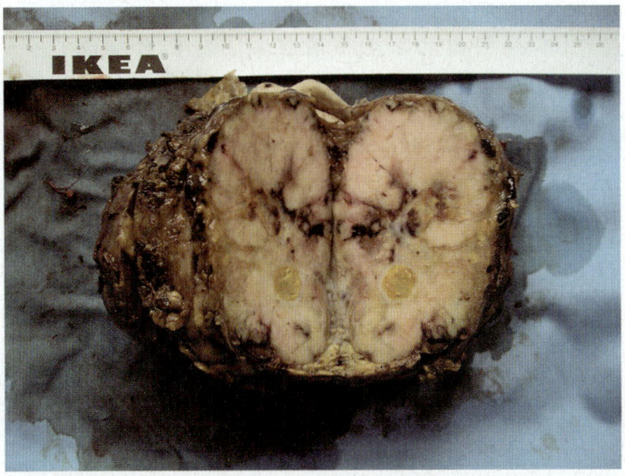

图68-1　巨大结节性肿物，不完整包膜，灰白色，质细腻，灶状出血及坏死

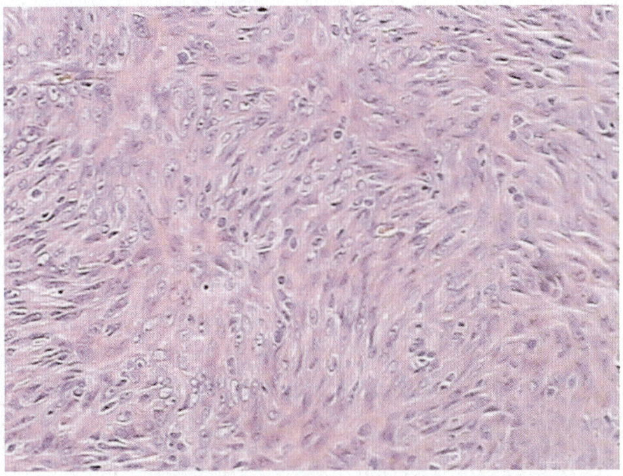

图68-2　肿瘤细胞排列成席纹状结构，间杂数量不等淋巴细胞（HE×20）

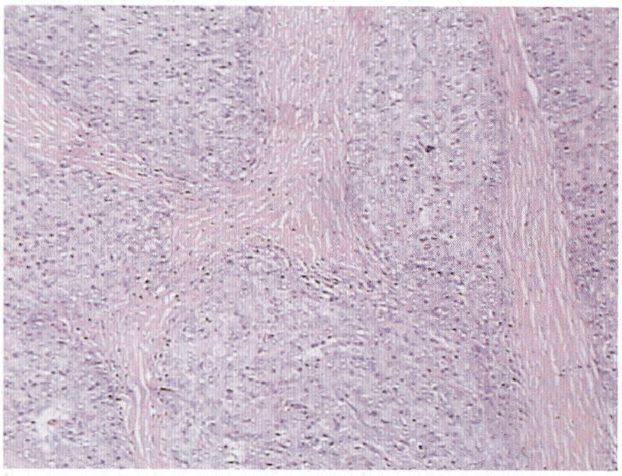

图 68-3　部分肿瘤细胞排列成巢状结构（HE×10）

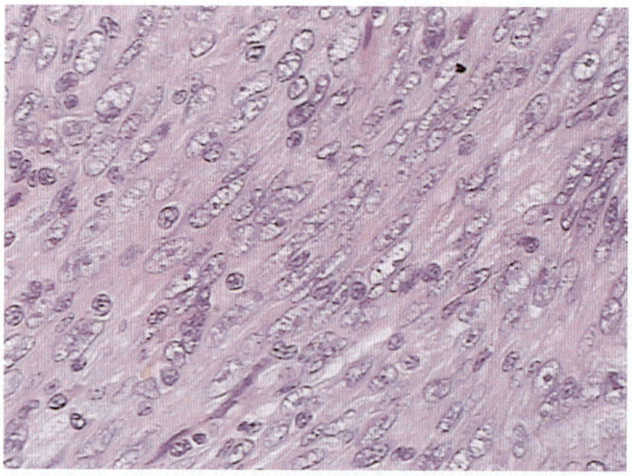

图 68-4　肿瘤细胞从细长、纺锤形至肥胖如组织细胞样，界限不清，有丰富嗜酸性胞质（HE×40）

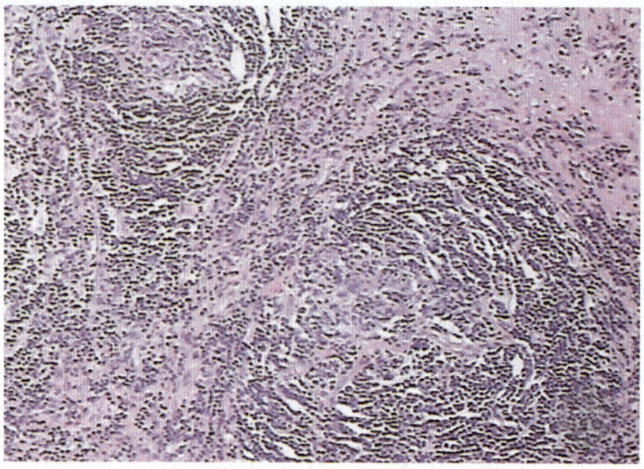

图 68-5　增生淋巴组织中可见大的散在分布的淋巴滤泡（HE×10）

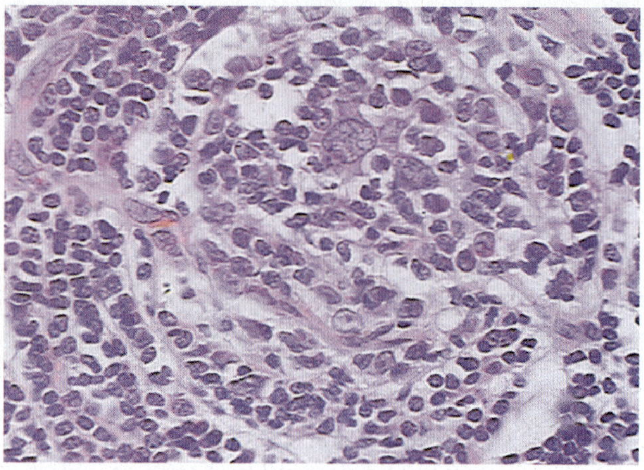

图 68-6　滤泡周围淋巴细胞呈紧密同心圆形排列，形成洋葱皮样外观，玻璃样变性生发中心可见大的异型细胞（HE×40）

（本病例由北京老年医院常占平医师提供）

参考文献

[1] David A. Biddle, Jae, Y. Ro, Gil S. Yoon, et al. Extranodal follicular dendritic cell sarcoma of the head and neck region: three new cases, with a review of the literature. Mod Pathol, 2002, 15: 50-58.

[2] Pileri SA, Grogan TM, Harris NL, et al. Tumours of histiocytes and accessory dendritic cells: an immunohistochemical approach to classification from the International Lymphoma Study Group based on 61 cases. Histopathology, 2002, 41 (1): 1-29.

[3] Nguyen DT, Diamond LW, Hansmann ML, Alavaikko MJ, et al. Castleman's disease. differences in follicular dendritic network in the hyaline vascular and the plasma cell variants. Histopathology, 1994, 24: 437-443.

[4] Ruco LP, Gearing AJ, Pigott R, Pomoni D et al. Expression of ICAM-1, VCAM-1 and ELAM-1 in angiofollicular lymph node hyperplasia (Castleman's disease). Evidence for dysplasia of follicular Dendritic reticulum cells. Histopathology, 1991, 19: 523-528.

[5] Chan AC, Chan KW, Chan JK, Au WY, Ho WK, Ng WM. Development of follicular dendritic cell sarcoma in hyaline-vascular Castleman's disease of the nasopharynx: tracing its evolution by sequential biopsies. Histopathology, 2001, 38 (6): 510-518.

[6] Lin O, Frizzera G. Angiomtoid and follicular dendritic cell proliferative lesions in Castleman's disease of hyaline-vascular

type：a study of 10 cases. Am J Surg Pathol，1999，23（1）：134.

[7] Kazakov DV，Fanburg-Smith JC，Suster S，et al. Castleman disease of the subcutis and underlying skeletal muscle：report of 6 cases. Am J Surg Pathol，2004，28（5）：569-577.

病例 69

病史及临床资料：患者男性，50 岁，发现右胸壁包块 4 个月，右腋窝包块 1 个月，肿块逐渐长大，偶有疼痛。胸壁肿块已在外院手术切除，外院病理示“汗腺癌”。入院查体右下胸壁稍隆起，右腋窝可触及 2cm×2.5cm×3cm 大小肿块，压痛，活动。CT 检查发现肝左叶、双肾占位性病变，腹膜后淋巴结肿大。入院后行右胸壁肿块及右腋窝肿块切除术。

肉眼和镜下特点：肉眼：①（右下胸壁）皮肤组织一块，大小 1.5cm×1cm×1cm，皮下见一灰白色结节，切面实性，质地较软，直径为 0.8cm；②（腋窝肿物）灰白色结节，大小 2.5cm×2cm×2cm，切面实性，质软。

镜下：肿瘤位于真皮深层，可见向周围脂肪组织呈浸润性生长。肿瘤细胞弥漫排列，细胞较大，圆形或椭圆形，细胞核呈椭圆形，部分细胞核沟明显，核分裂象易见，并可见少量的多核巨细胞，肿瘤细胞之间可见少量嗜酸性粒细胞。其中腋窝淋巴结切片见肿瘤细胞形态同皮下肿瘤组织，淋巴结边缘窦内见较多肿瘤细胞浸润（图 69-1～图 69-4）。

辅助检查结果：免疫组化结果：CD68、溶菌酶、S-100、CD1a（+）（图 69-5～图 69-7），而 CD3、CD20、CD45RO、CD45RA、HMB45 和 Melan A 均（－）。电镜：电镜下其特征性结构是可以见到网球拍样的 Birbeck 小体（图 69-8～图 69-9）。

病理诊断：朗格汉斯组织细胞增生症。

诊断及鉴别诊断要点：

1. 嗜酸性细胞淋巴肉芽肿：又称金显宅病或 Kimuras 病。特点：①青年男性多见；②侵犯淋巴结（颈部淋巴结，尤其是腮腺淋巴结、枕颈部淋巴结）及其附近软组织；③无痛性肿块，可伴瘙痒，局部皮肤有抓痕及色素变化；④淋巴结结构大致保存；淋巴滤泡增生，反应中心扩大；多量嗜酸性粒细胞弥漫和/或灶性浸润，可呈嗜酸性粒细胞微脓肿，常出现于滤泡间区，晚期可累及淋巴滤泡；少量组织细胞增生，嗜酸性蛋白物质沉积，晚期有成纤维细胞增生；血管有纤维化或围血管性纤维化及玻璃样变；⑤淋巴结外周软组织可有嗜酸性粒细胞浸润、水肿，致局部皮下组织增厚；⑥外周血中嗜酸性粒细胞增多；⑦全身情况良好、病程长、发展缓慢；⑧对小剂量照射反应敏感；⑨免疫组化：组织细胞 CD1a（－），S-100蛋白（－），Mac387（+），CD15（+/－）。

2. 单核细胞性白血病：侵及淋巴结时，可见大量不成熟单核细胞浸润，特点为细胞非常一致，中等大小，胞界清楚，有少量红染胞质，核圆或微凹，居中或偏位，无扭曲及核沟。瘤细胞：S-100 蛋白（－），CD1a（－）、MPO（－），骨髓象及血象有助于鉴别。

3. Rosai-Dorfman 病或窦组织细胞增生症伴巨大淋巴结病：①多见于儿童及青年；②双侧颈部淋巴结无痛性肿块，伴发热、红细胞沉降率增快，中性粒细胞增多及多克隆性高球蛋白血症；③淋巴结结构部分或不全破坏，淋巴滤泡消失。突出形态为淋巴窦明显扩张，窦内充满组织细胞及少量小淋巴细胞、中性粒细胞。组织细胞有明显吞噬现象，吞噬淋巴细胞（噬淋巴细胞现象）、红细胞、核碎片、脂质（泡沫细胞），组织细胞分化成熟，偶有轻度异型，核分裂象罕见，S-100 蛋白呈强阳性。细胞的明显吞噬现象，核无沟、扭曲及分叶，CD1a 阴性均可使之有别于朗格汉斯组织细胞增生症。

4. 滤泡树突状细胞肉瘤：①多累及颈部淋巴结，亦可累及结外如肠、口腔及脾；②淋巴结结构破坏，肿瘤细胞卵圆形或圆形，排列成束状或漩涡状，甚至出现 storiform 构型，低倍镜下可疑似纤维性脑膜瘤。核梭形、卵圆形，核膜清楚，染色质靠边，核呈空泡状，有小核仁，核分裂象少见。复发者细胞可有多形性。瘤细胞间杂有成熟的小淋巴细胞及浆细胞，高倍镜下类似于胸腺瘤。鉴别要点：细胞核无分叶及核沟，S－100蛋白可以阳性，但CD1a阴性，CD21、CD35等阳性。

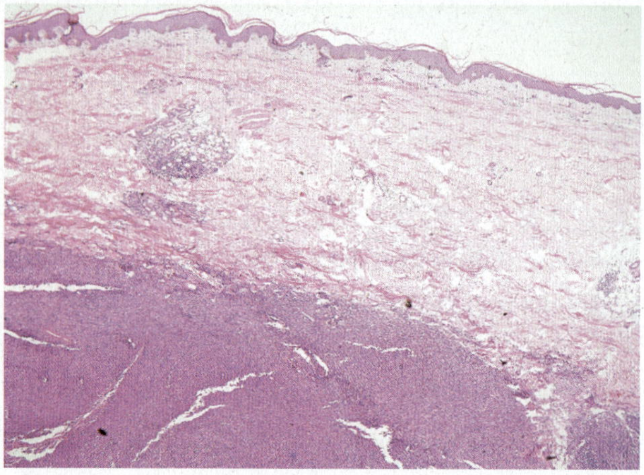

图69－1 肿瘤位于真皮深层（HE×4）

5. 指突状树突细胞肿瘤或肉瘤：极少见。特点：①主要侵犯淋巴结，但可累及皮肤及大肠；②镜下，瘤细胞呈梭形或多形性；③免疫组化染色：瘤细胞CD45RB、S－100蛋白及Mac 387均（＋），但CD1a（－），CD21及CD35也为（－）。

小结：朗格汉斯组织细胞增生症的镜下诊断必须具备：①典型朗格汉斯组织细胞大量增生，伴嗜酸性粒细胞浸润，可杂有组织细胞，但为反应成分；②S－100蛋白及CD1a阳性；③电镜下找到Birbeck颗粒。但在日常外检中，有①、②两项亦可诊断。

关于恶性朗格汉斯组织细胞肿瘤，多数学者认为，临床特点具有决定性意义。例如幼儿发病，有多系统、多内脏病变伴肝、脾、淋巴结肿大，以及血小

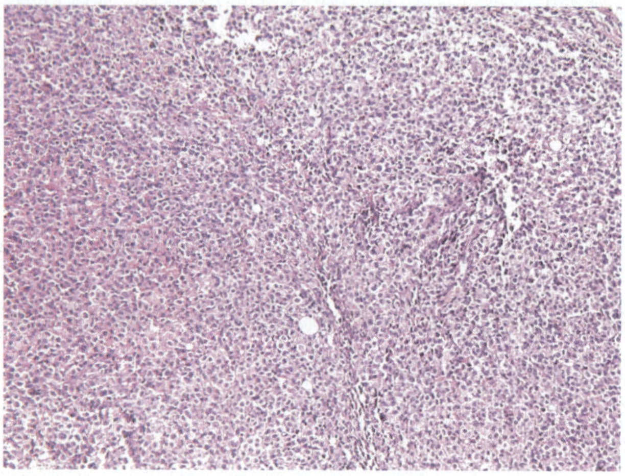

图69－2 肿瘤细胞弥漫排列（HE×10）

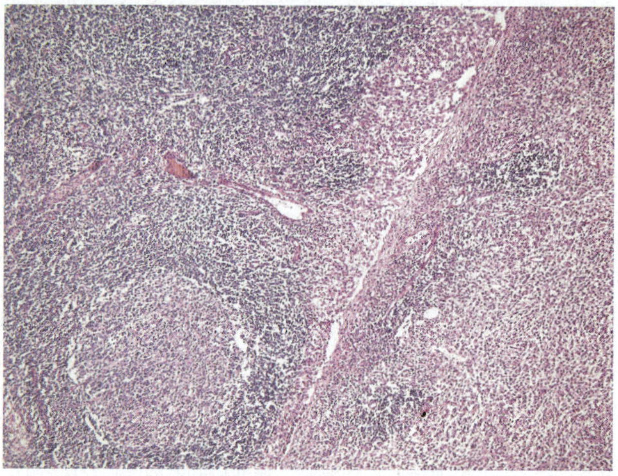

图69－3 淋巴窦内肿瘤细胞浸润（HE×4）

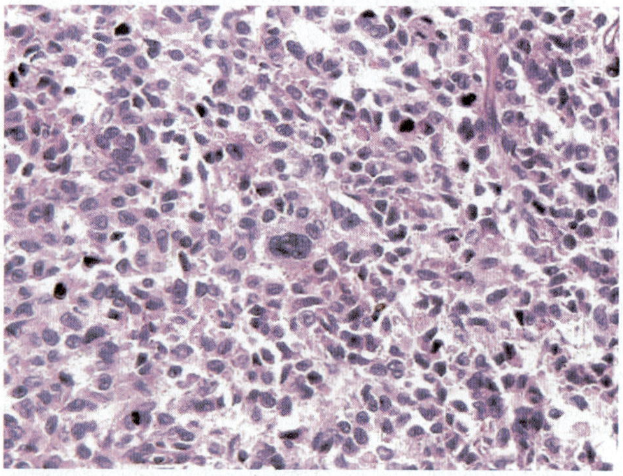

图69－4 肿瘤细胞弥漫排列，细胞较大，圆形或椭圆形，细胞核呈椭圆形，可见少量的多核巨细胞（HE×20）

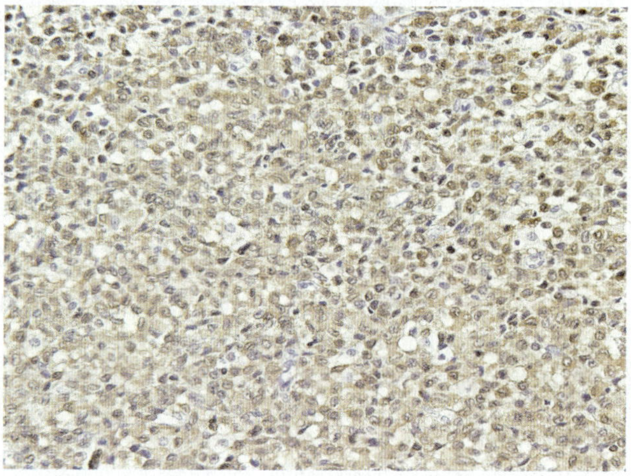

图69－5 CD68阳性（IHC×10）

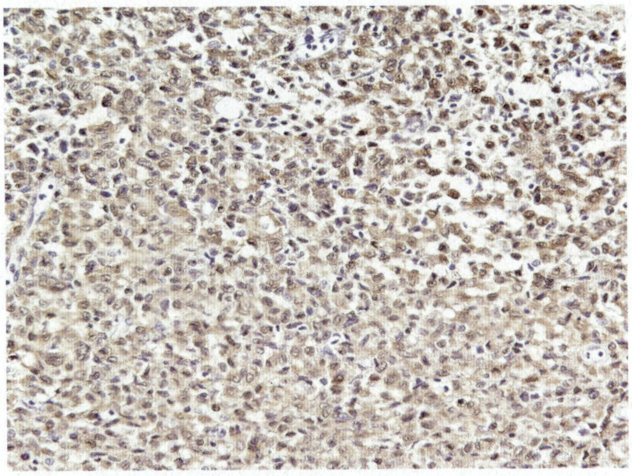

图 69-6　溶菌酶阳性（IHC×10）

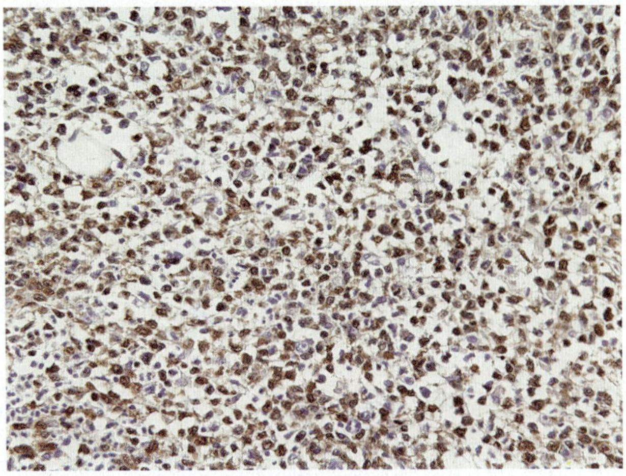

图 69-7　S-100 阳性（IHC×10）

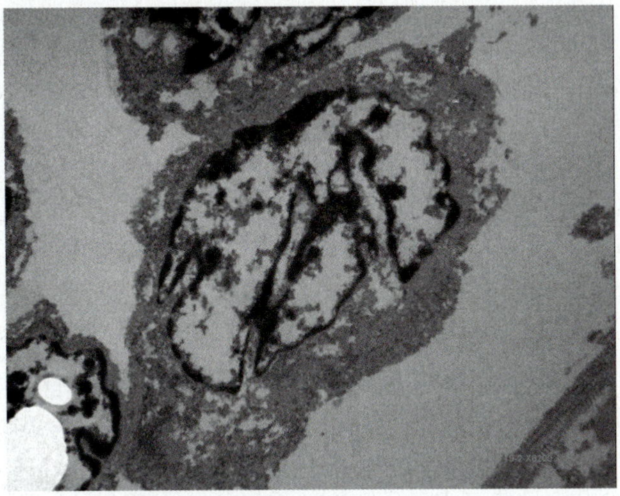

图 69-8　低倍电镜下核沟明显

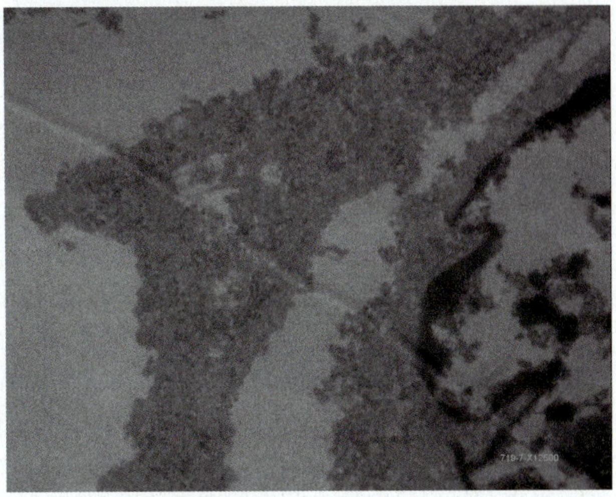

图 69-9　不典型的 Birbeck 颗粒

板减少、发热等表现者，进展快、预后差。单系统、单灶性病变、发生于成年人，进展慢，则预后较好，存活率在 95%以上；但如累及两个器官者，存活率下降为 75%；侵犯内脏并有脏器功能损害者预后差。有人认为：大圆细胞为主、细胞异型性明显、核分裂象多见（>50/10HPF）、坏死明显有诊断意义。但也有不少人认为难以依据形态（包括核异型性及核分裂象数）判定良恶性。Eara 等把恶性朗格汉斯组织细胞肿瘤分为 4 组：①A 组：良性形态的朗格汉斯组织细胞增生症伴惰性进展；②B 组：良性细胞学形态伴进行性临床经过；③C 组：细胞学有不典型性或恶性图像伴相对良性临床过程；④D 组：细胞学有不典型性或恶性表现伴进行性临床过程。

编者注：通常朗格汉斯组织细胞增生症 CD68 和溶菌酶为（—），而本例为（+），很罕见。

（本病例由空军总医院任力、毛志远医师提供）

参考文献

[1] 徐天蓉，范钦和，周青等．淋巴结 Langerhans 细胞组织细胞增生症临床病理及免疫组化研究．临床与实验病理学杂志，1999，15：8-11.

[2] Favara BE，Feller AC，Pauli M，et al. Contemporary classification of histiocytic disorders. The WHO committee on histocyticl reticulum cell proliferations. reclassification working group of the histiocyte society. Med Pediatr Oncol，1997，29：157-166.

[3] Wright－Browne V, McClain KL, Ordonez N, et al. Physiology and pathophysiology of dendritic cell. Hum Pathol, 1997, 28: 563－579.

[4] Kilpatrick SE, Wenger DE, Gilchrist GS, et al. Langerhans cell histiocytosis (histiocytosis X) of bone. A clinicopathologic analysis of 263 pediatric and adult cases. Cancer, 1995, 76: 2471－2483.

[5] Yu RC, Chu C, Buluwela L et al. Clonal proliferation of langerhans cell in langerhans cell histiocytosis. Lancet, 1994, 343: 767－768.

[6] Williams CL, Busque L, Griffith BB, et al. Langerhansr cell histiocytosis (histiocytosis X): a clonal proliferative disease. N Engl J Med, 1994, 331: 154－160.

[7] Warnke RA, Weiss LM, Chan JC, et al. Atlas of tumor pathology. 3rd series, Fascicle 14. Tumors of the lymph nodes and spleen. Washington DC: AFIP, 1995, 341～349.

[8] Lieberman PH, Jones CR, Steinman RM, et al. Langerhans cell (eosinophilic) granulomatosis. A clinicopathologic study encompassing 50 years. Am J Surg Pathol, 1996, 20: 519－552.

病例 70

病史及临床表现：患者女性，30 岁。间断咳嗽、咳痰 2 个月余，发现肺部阴影 20 余天。CT 示左上肺前段灶状实变影，大小 9.0cm×7.0cm×6.0cm，病灶内缘与纵隔粘连，病灶内密度不均；纵隔内主动脉弓前部可见一不规则软组织肿块影。术中病变位于左肺上叶前段，大小 9.0cm×7.0cm×6.0cm，向纵隔生长，纵隔淋巴结肿大，最大直径 3.0cm。临床诊断：肺癌伴肺门淋巴结转移?

肉眼及镜下特点：左肺上叶标本大小 19.0cm×12.0cm×5.0cm，肿物位于左肺前段，大小 9.0cm×7.0cm×7.0cm，切面灰白色，质韧。肿物边界不清，中心有坏死。肿物侵及胸膜。另外可见纵隔淋巴结 2 枚，最大 3.5cm×2cm×1cm，切面结节状。镜下观察：肺组织似呈慢性非特异性炎症，有纤维化，纤维组织中掺杂小淋巴细胞、浆细胞、嗜酸性粒细胞及组织细胞样细胞，形成许多似肉芽肿样的结节状病变，但未见典型上皮样肉芽肿形成（图 70－1）。结节内可见单核及多核巨细胞，个别巨细胞有嗜碱性变（图 70－2）。部分残存肺泡腔内可见较多单核及多核巨细胞聚集（图 70－3）。此例初次取材诊断困难，经多处取材后，除上述不典型肉芽肿样病变外，可见部分结节状病变中有较明显单核及多核巨细胞浸润，这些巨细胞有明显异型性，并有个别细胞明显嗜碱性变，但未检见典型 R－S 细胞（图70－4）；部分结节周围围绕着宽阔粗大的胶原带，结节中有不典型陷窝细胞（图 70－5）。淋巴结病变同肺。

辅助检查结果：免疫组织化学染色结果：结节内巨细胞 CD30 及 CD15（＋）（图 70－6）；而 CD20、CD45RO、CD68、CD3、CD79a、细胞角蛋白 AE1/AE3 及 S－100 蛋白均（－）。

病理诊断：（左上肺及纵隔淋巴结）经典型霍奇金淋巴瘤，结节硬化型（部分呈混合细胞型）。本例术后按霍奇金淋巴瘤常规化疗，随访 10 年患者健在。

诊断及鉴别诊断要点：本例虽然无典型 R－S 细胞，但有较明显的霍奇金淋巴瘤背景病变，并有明显的单核及多核巨细胞，这些巨细胞大多呈单个散在及小灶状分布，并有典型嗜碱性变或“干尸”细胞形成，再加上免疫组化大细胞 CD30 及 CD15 阳性，故诊断为霍奇金淋巴瘤。虽然肿瘤以肺部肿块为主，但与纵隔关系密切，以及有纵隔淋巴结肿大，考虑肺病变为纵隔淋巴结霍奇金淋巴瘤继发性累及。

鉴别诊断：

1. 淋巴瘤样肉芽肿：此病最初由 Liebow 等提出来，主要侵犯肺和皮肤，也可以累及其他器官。现在比较公认的观点认为此病为原发性淋巴组织增生性疾病，或者已经是恶性淋巴瘤，或者具有极大的恶变成淋巴瘤倾向[1]。镜下特点是血管中心性淋巴组织增生，增生淋巴组织有围绕并浸润血管的倾向。淋巴细胞具有多形性，无多核巨细胞。本例淋巴细胞增生浸润不明显，也无围血管淋巴组织增生性病变，而有典型霍奇金淋巴瘤背景病变及巨细胞和嗜酸性粒细胞，故本例比较容易与之鉴别。

2. 恶性纤维组织细胞瘤：虽然有多核巨细胞，有多种炎症纤维组织增生似恶性纤维组织细胞瘤，但本例特点是纤维性增生无异型性，而形成结节硬化肉芽肿样结构，这些常规形态特点就较易除外恶性纤维组织细胞瘤。

3. Rosai-Dorfman病：也称为伴巨大淋巴结病的窦组织细胞增生症。此病特点是：具有较明显浆细胞浸润的慢性炎症病变，伴有分化型宽胞浆的组织细胞增生，这些组织细胞有吞噬淋巴细胞现象，而且S-100标记阳性。而本例虽然有宽胞浆的组织细胞浸润，有慢性炎症但浆细胞不突出，巨细胞异型较明显，并有嗜碱性变，而且巨细胞无吞噬淋巴细胞现象，综合这些特点常规形态下容易与之鉴别。讨论中提到的朗格汉斯细胞组织细胞增生症通过S-100、CD1a表达阴性即可排除诊断。

小结：本例值得注意的特点是：有霍奇金淋巴瘤背景病变，背景细胞内有较明显嗜酸性粒细胞浸润；形成肉芽肿样结构；单核或多核巨细胞浸润较明显，这些巨细胞有较明显异型性，而巨细胞无吞噬现象并有较明显的嗜碱性变或称“干尸”细胞形成[2]。这些病变特点都高度提示为霍奇金淋巴瘤，在此情况下如像本例一样常规形态诊断有一定困难，则要多取材寻找典型病变或做免疫组化以进一步确诊。另外在纵隔及肺形成肉芽肿病变，其中有单个或呈小结节状分布较明显的单核和多核巨细胞浸润，伴有较明显的嗜酸性或中性粒细胞甚至形成嗜酸性或中性粒细胞性微脓肿，而单核或多核巨细胞无明显吞噬现象，且大多为单个分布又有嗜碱性变者，要高度疑为霍奇金淋巴瘤[3]，如本例一样经多取材查找典型病变及做免疫组化即可得到确诊。

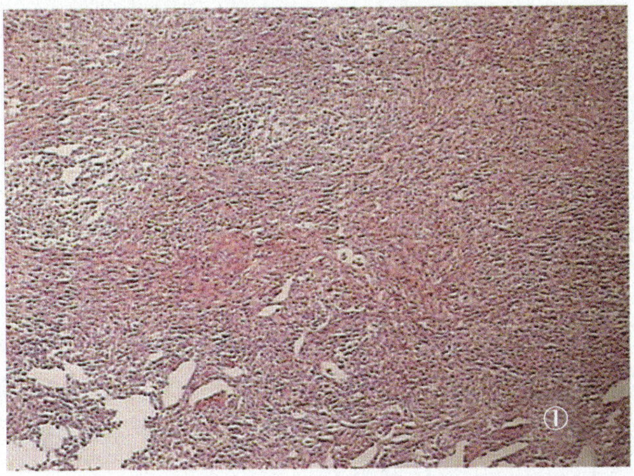

图70-1　肺组织内纤维组织掺杂小淋巴细胞、浆细胞、嗜酸性粒细胞及组织细胞形成许多结节状病变（HE×4）

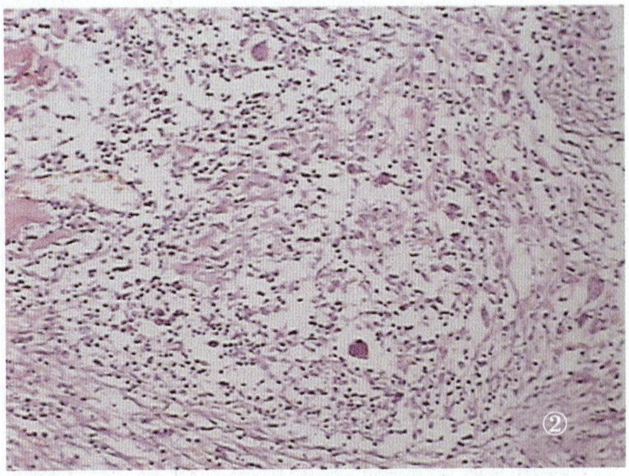

图70-2　结节内可见单核及多核巨细胞，个别巨细胞有嗜碱性变（HE×10）

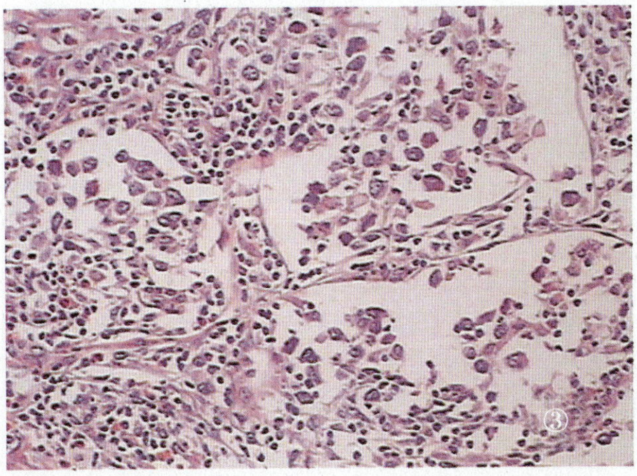

图70-3　部分残存肺泡腔内可见较多单核及多核巨细胞聚集（HE×20）

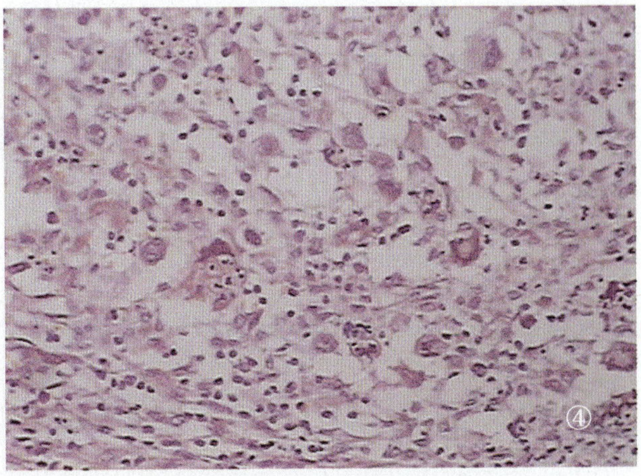

图70-4　部分结节状病变中有较明显异型性的单核及多核巨细胞浸润（HE×40）

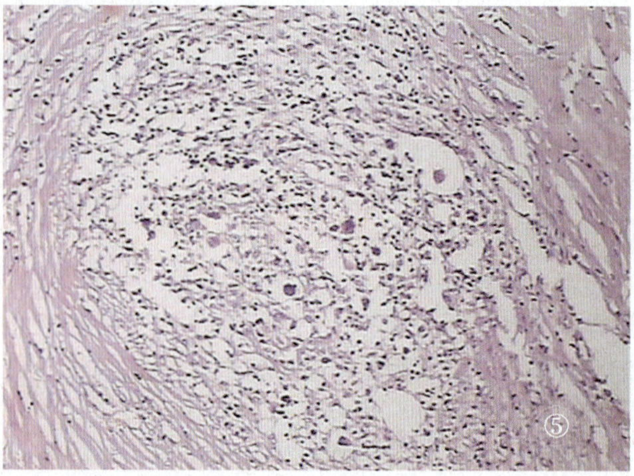

图 70-5 部分结节周围围绕着宽阔粗大的胶原带，其内可见陷窝样细胞（HE×10）

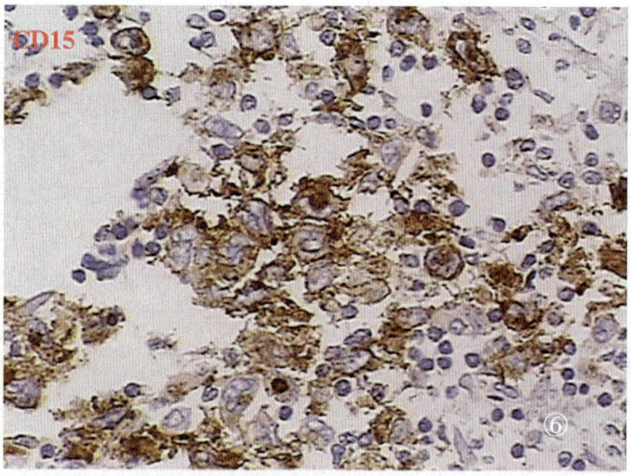

图 70-6 单核及多核巨细胞 CD15 呈阳性（IHC×40）

（本病例由北京老年医院常占平医师提供）

参考文献

[1] Medeiros LJ, Peiper SC, Elwood L, et al: Angiocentric immunoproliferative lesions: a molecular analysis of eight cases. Hum Pathol, 1991, 22: 1150-1157.

[2] Fraga M, Sanchez-Verde L, Forteza J, Garcia-Rivero A, Piris MA. T-cell/histiocyte-rich large B-cell lymphoma is a disseminated aggressive neoplasm: differential diagnosis from Hodgkin's lymphoma. Histopathology, 2002, 41 (3): 269-271.

[3] Pileri SA, Ascani S, Leoncini L, et al. Hodgkin's lymphoma: the pathologist's viewpoint. J Clin Pathol, 2002, 55 (3): 162-176.

病例 71

病史及临床资料： 患者男性，42 岁，右颈部淋巴结肿大 3 年，无疼痛及发热。

肉眼及镜下特点： 灰白色结节一枚，包膜完整，大小 2.5cm×1.8cm×1cm，切面实性，质地细腻。镜下淋巴滤泡增生，部分滤泡形成洋葱皮样外观。部分滤泡中心可见无定形粉染物，个别滤泡中心的血管壁有玻璃样变性。高倍镜下滤泡间有散在大细胞，可见单个或两个大核仁（图 71-1～图 71-4）。

辅助检查结果： 免疫组化大细胞 CD30、CD15（+）（图 71-5～图 71-6），而 EMA（-）；CD21 结节（+），而 Bcl-2（-）；EBER 原位杂交（-）。

病理诊断： Castleman 病合并经典型霍奇金淋巴瘤（混合细胞型）。

诊断及鉴别诊断要点： Castleman 病合并经典型霍奇金淋巴瘤（混合细胞型） (mixed cellularity Hodgkin's lymphoma with coexistent Castleman-like histologic features) 目前文献报道不超过百例，诊断要点为颈部淋巴结无痛性肿大，组织学可见淋巴结内有 Castleman 样结构，滤泡间区散在大细胞，核仁明显，大细胞 CD30 和 CD15（+），CD20（-），背景中散在嗜酸性粒细胞、浆细胞和组织细胞。目前报道的该类病例大多为霍奇金淋巴瘤伴有浆细胞型 Castleman 病样组织学特点。

鉴别诊断：

1. 淋巴结反应性增生：病变中偶有体积较大的细胞，但核仁不明显，且免疫组化：CD20（+/-），CD15（-），CD30（+/-）。

2. 传染性单核细胞增多症：患者常有发热、咽痛、淋巴结压痛，镜下 T 区增生，可有体积较大的细胞，免疫组化：CD20（+），CD15（-），病程一般较短，常不超过 1 个月。

小结： 在淋巴结内引起 Castleman 病样组织学改变的疾病还有：梅毒、类风湿性关节炎、AIDS、败血症、Kaposi 肉瘤等，Castleman 病应当是一种排除性诊断。在本例中 Castleman 病样组织学特点可能会推迟作出正确诊断的时间甚至导致误诊。

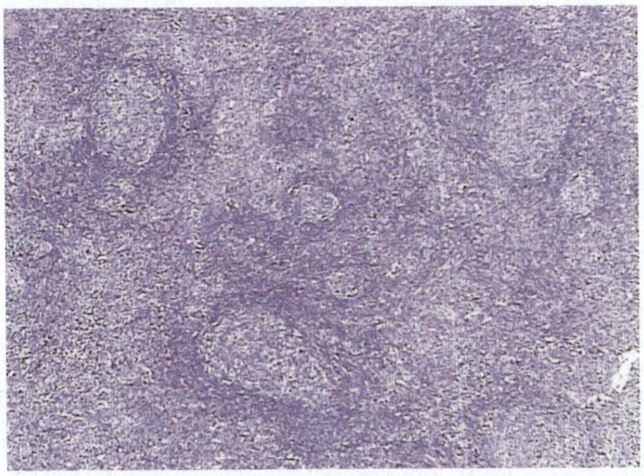

图 71－1　淋巴滤泡增生、大小不等（HE×4）

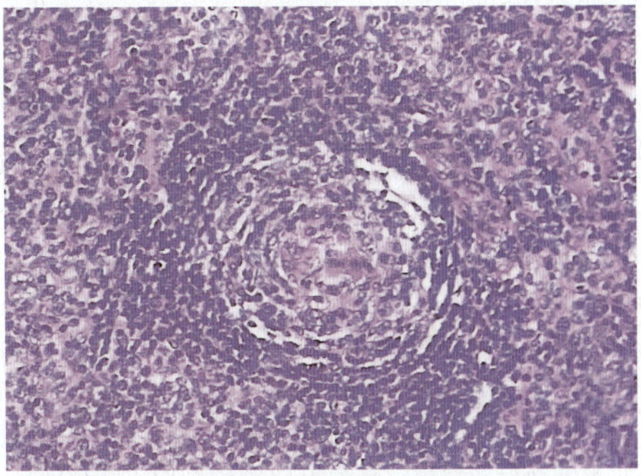

图 71－2　淋巴滤泡内细胞呈同心圆排列（HE×10）

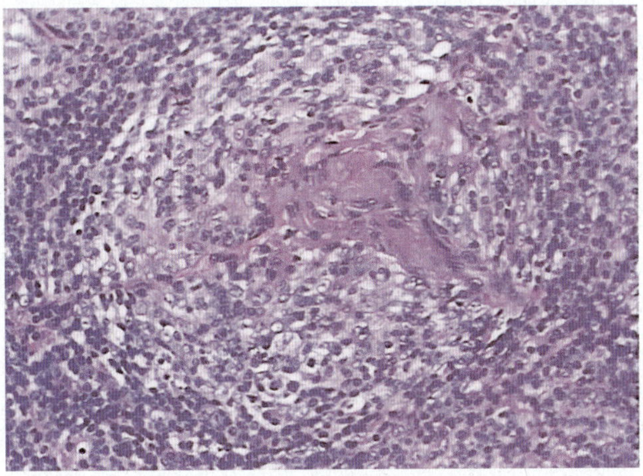

图 71－3　滤泡中心可见粉染物质（HE×20）

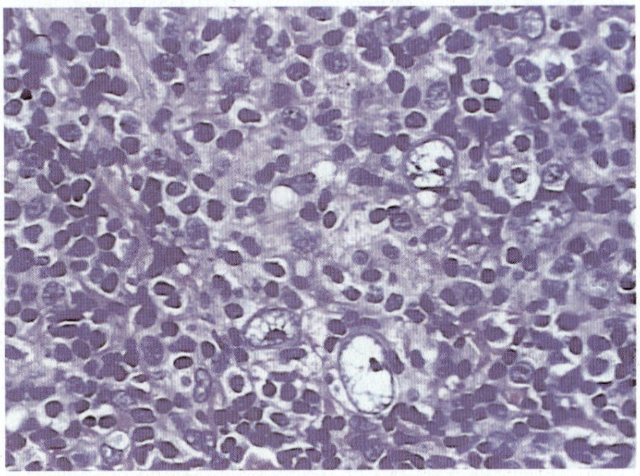

图 71－4　散在大细胞，核仁大而明显（HE×20）

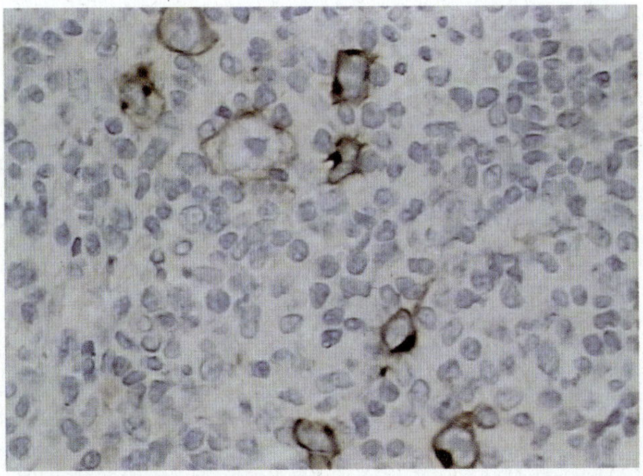

图 71－5　CD30 大细胞阳性（IHC×20）

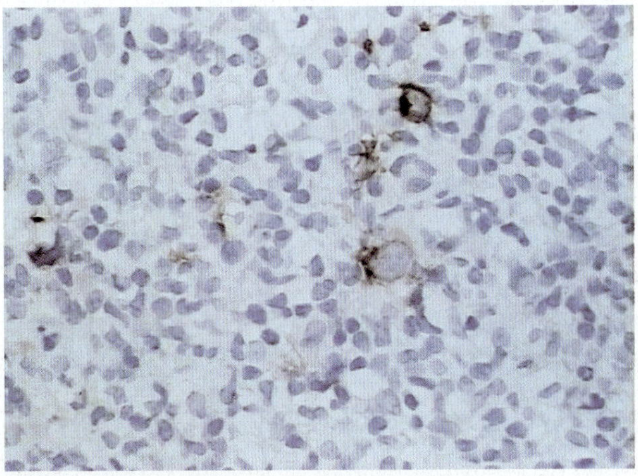

图 71－6　CD15 大细胞阳性（IHC×20）

（本病例由首都医科大学朝阳医院吕彧、李雪医师提供）

参考文献

Maheswaran PR, Ramsay AD, Norton AJ, et al. Hodgkin's disease presenting with the histological features of Castleman's disease. Histopathology. 1991, 18: 249 - 253.

病例 72

病史及临床资料：患者男性，70 岁，8 天前发现颈部及腹股沟多个肿大的淋巴结。查体：肝、脾均大，脾大，肋下 8～10cm。B 超发现肝 2 个直径分别为 1.2cm、1.5cm 的占位（考虑为血管瘤）；CT 示胰头周围多个淋巴结肿大，最大的达 3.3cm×3.6cm；胃镜报告：胃黏膜粗大，考虑 NHL。取颈部淋巴结 1 个送检。

肉眼及镜下特点：大体，淋巴结 1 个，大小约 2.5cm×2cm×1cm，切面灰白、细腻。镜下，淋巴结结构破坏，低倍呈结节样结构，结节大小相对一致（图 72 - 1）。高倍观察结节内细胞形态单一，为中心细胞样细胞，中等大小，核形不规则，核仁不明显，核分裂象易见（图 72 - 2）。间质中可见玻璃样变的血管。

辅助检查结果：免疫组化肿瘤细胞 CD20（+），CD79a（+），CD5（+）（图 72 - 3），CyclinD1（+）（图 72 - 4），bcl - 2（+），CD10、bcl - 6、CD23 显示残存缩小的生发中心，而 CD3 和 CD43 均为阴性。

病理诊断：（颈部）淋巴结非霍奇金 B 细胞淋巴瘤——套细胞淋巴瘤。

诊断和鉴别诊断要点：本例为典型的结节型套细胞淋巴瘤（MCL），临床表现为老年男性，全身多发淋巴结肿大。镜下为淋巴结结构破坏，结节状生长。结节内肿瘤细胞形态单一，中等大小，核形不规则，核分裂象易见。

鉴别诊断主要与可以形成结节的以下两种 B 细胞淋巴瘤鉴别：

1. 滤泡性淋巴瘤（follicular lymphoma，FL）：两者结节内细胞都可以为中心细胞样细胞，但 FL 可见一定量的中心母细胞，而 MCL 细胞形态单一。免疫组化 BCL - 2 对两者的鉴别无意义，两者均为阳性。CD20、CD5、CyclinD1 的阳性支持 MCL 的诊断，而 CD20、BCL - 6、CD10 阳性支持来自生发中心，结合形态诊断 FL。

2. 结内边缘区淋巴瘤（marginal zone lymphomas，MZL）：两者结节内细胞也可为中心细胞样细胞，但 MZL 肿瘤细胞间可散在中心母细胞和免疫母细胞。而 MCL 细胞形态单一。同样，CD20、CD5、CyclinD1 的阳性支持 MCL 的诊断，而 CD20（+）、BCL - 6（－）、CD10（－）支持来自生发中心外，结合形态诊断 MZL。

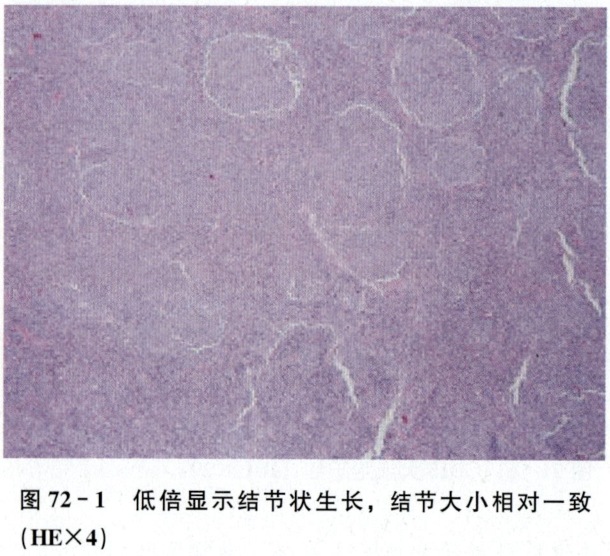

图 72 - 1　低倍显示结节状生长，结节大小相对一致（HE×4）

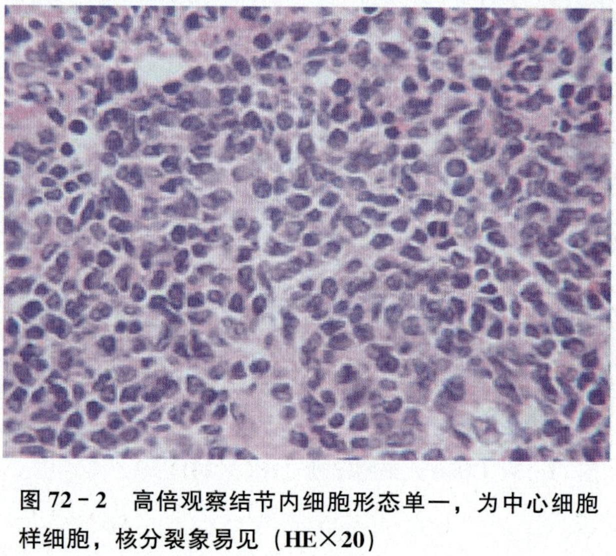

图 72 - 2　高倍观察结节内细胞形态单一，为中心细胞样细胞，核分裂象易见（HE×20）

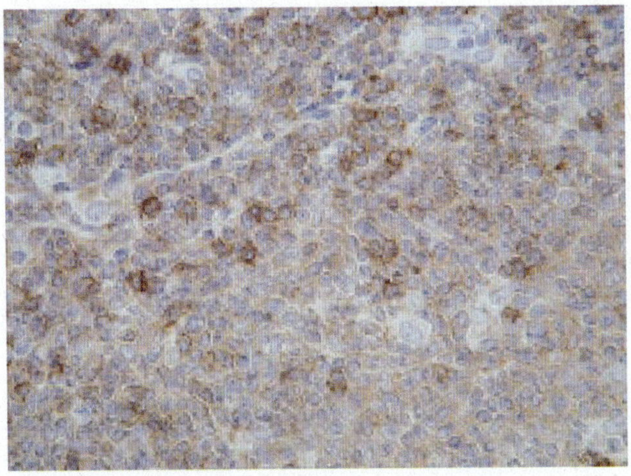

图 72-3　肿瘤细胞 CD5 阳性（IHC×10）

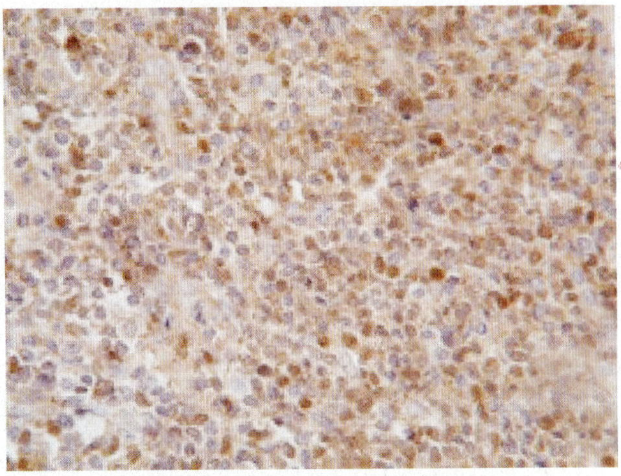

图 72-4　肿瘤细胞 CyclinD1 阳性（IHC×10）

小结：本例为典型结节型套细胞淋巴瘤，患者为老年男性，全身多发淋巴结肿大。镜下为淋巴结结构破坏，结节状生长。结节内肿瘤细胞形态单一，中等大小，核形不规则，核分裂象易见。CD5、CyclinD1 阳性可确诊。

（本病例由北京友谊医院周小鸽、张彦宁医师提供）

参考文献

Jaffe ES，Harris NL，Stein H，et al. Pathology and genetics：tumours of hematopoietic and lymphoid tissues. World health organization classification of tumour. Lyon：IARC Press，2001.

病例 73

病史及临床资料：患者男性，48 岁，7～8 年前发现左腹股沟淋巴结肿大，直径约 2～3cm，无任何不适，后来逐渐缓慢长大，近来生长较快。查体发现左腹股沟肿物（两个：大者 10cm×5cm，小者 3cm×3cm），质硬；后背皮下亦有一肿物（5cm×4cm）。腹部 B 超未发现异常。取左腹股沟小肿物活检。

肉眼及镜下特点：送检肿物呈圆形，3cm×3cm×1cm，包膜完整，切面灰白细腻。镜下：淋巴结结构被破坏，取而代之的是大量肿瘤细胞弥漫浸润，低倍观察肿瘤细胞排列成实性片状、条索状、巢团状、结节状和印第安列兵样结构（图 73-1～图 73-4）。间质硬化。肿瘤细胞中等大小，含少量胞质，核不规则，染色质较细，核分裂象易见。

辅助检查结果：肿瘤细胞 CD20（＋），CD79a（＋），CD43（＋），CD5（＋），CyclinD1（＋），CD99 部分细胞（＋）（图 73-5～图 73-9），CD21、CD23 显示滤泡树突细胞网呈扩大、稀疏、弥散（CD21 瘤细胞弱阳性）分布，而 CD3、CK、Chr、Syn、CD56、S-100、Syn、TdT、CD34、CD68、BCL-6 和 CD7 均为阴性。

病理诊断：（左腹股沟）淋巴结非霍奇金 B 细胞淋巴瘤——套细胞淋巴瘤。

诊断及鉴别诊断要点：套细胞淋巴瘤常见的组织学结构是结节性、弥漫性和混合性。但有时淋巴瘤的形态多样，本例的形态学呈现为小细胞癌样结构。提示为套细胞淋巴瘤的线索是患者为年龄稍大一点的男性，淋巴结结构破坏，可见结节样结构，间质硬化。肿瘤细胞中等大小，核分裂象多。免疫组化 CD5（＋）、CyclinD1（＋）有确诊价值。另外 CD21 除显示滤泡树突细胞外，套细胞淋巴瘤的肿瘤细胞呈弱阳性，我们对一组套细胞淋巴瘤病例进行 CD21 染色，结果显示一半以上病例肿瘤细胞呈弱阳性。

本例在形态学上需与可形成“小细胞癌样”结构的肿瘤鉴别：①小细胞癌；②原始神经内分泌肿瘤

(PNET)；③套细胞淋巴瘤；④淋巴母细胞性淋巴瘤。这四者在形态学上不易鉴别时，主要依靠免疫组化进行鉴别（表 73-1）。

表 73-1　四种疾病的免疫组化标记物

疾病名称	免疫组化
小细胞癌	Chr（+）、Syn（+）、CD56（+）
PNET	CD99（+）、S-100（+）、Syn（+）
套细胞淋巴瘤	CD20（+）、CD79a（+）、CD5（+）、CyclinD1（+）
淋巴母细胞性淋巴瘤	TdT（+）、CD34（+/-）

小结：淋巴瘤可以“多种面目”出现，本例的套细胞淋巴瘤形成“小细胞癌”样结构，最终的确诊依据免疫组化 CD5（+）、CyclinD1（+）。

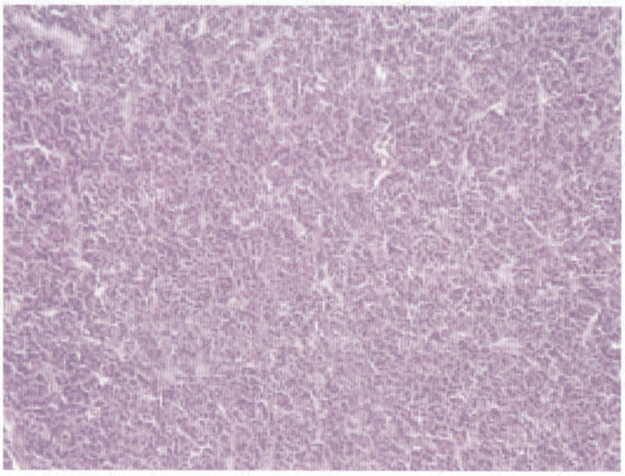

图 73-1　大量肿瘤细胞弥漫浸润（HE×10）

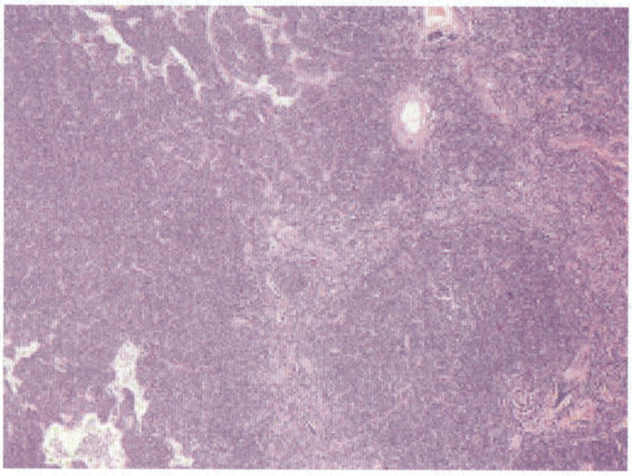

图 73-2　淋巴结结构被破坏，取而代之的是大量肿瘤细胞弥漫浸润（HE×4）

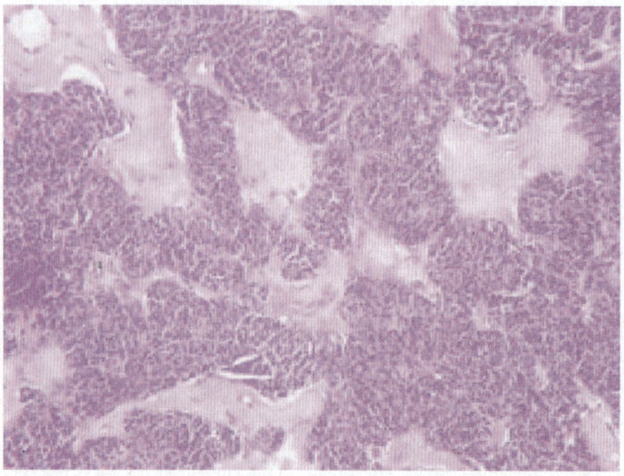

图 73-3　肿瘤细胞排列成实性片状、条索状、巢团状（HE×10）

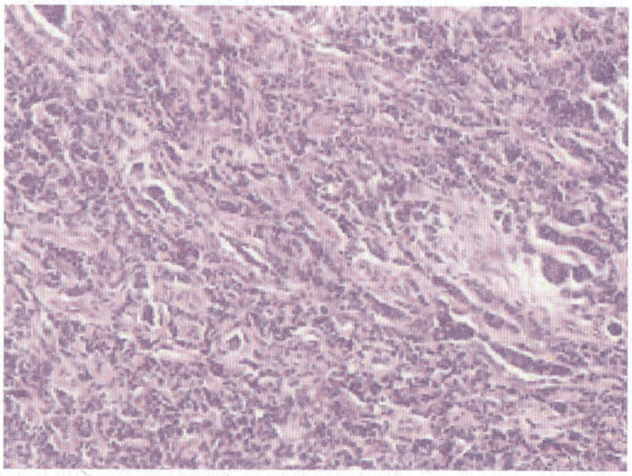

图 73-4　肿瘤细胞排列成印第安列兵样结构（HE×10）

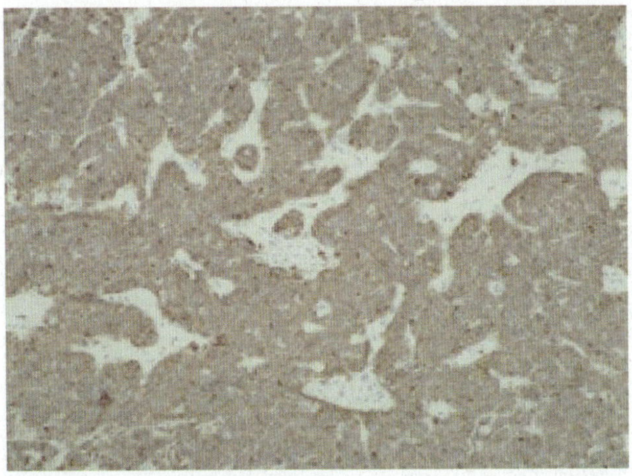

图 73-5 肿瘤细胞 CD5（+）（IHC×10）

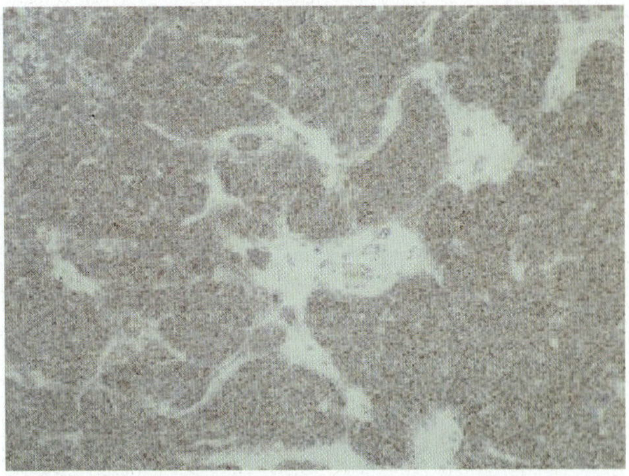

图 73-6 肿瘤细胞 CyclinD1（+）（IHC×10）

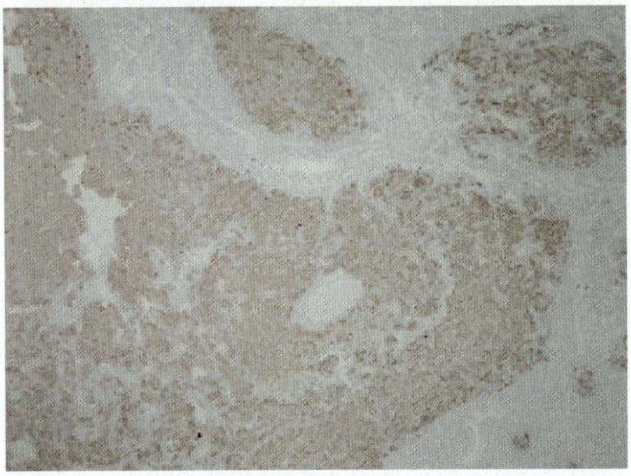

图 73-7 肿瘤细胞 CyclinD1（+）（IHC×20）

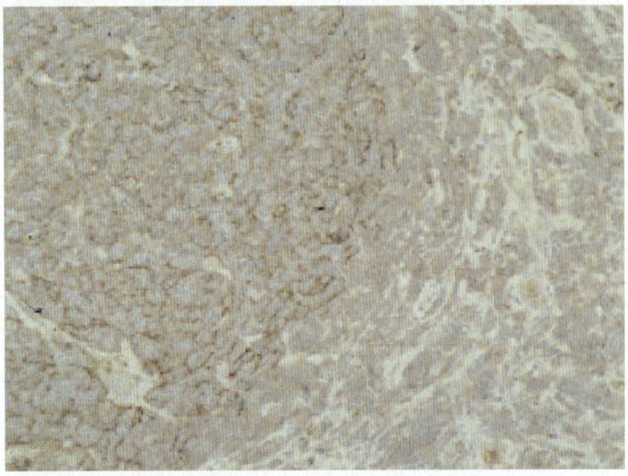

图 73-8 肿瘤细胞 CD20（+）（IHC×10）

（本病例由北京友谊医院周小鸽、张淑红医师提供）

参考文献

Jaffe ES，Harris NL，Stein H，et al. Pathology and genetics：tumours of hematopoietic and lymphoid tissues. World health organization classification of tumour，lyon：IARC Press，2001.

病例 74

病史及临床表现：患者男性，71 岁，发现腹股沟区无痛性肿块 1 个月余。1 个月前，患者在洗澡时无意中发现左腹股沟有一肿物，约“乒乓球”大小，无疼痛，不肿，自觉无发热、消瘦、乏力等，未引起重视，但肿物逐渐长大且于上方又出现另一肿物，遂来院就诊。查体：左大腿根内侧可见一 6cm×8cm 肿块，其上方腹股沟区可见一 2cm×3cm 的肿块，表面皮肤均无红肿，触诊质中，欠光滑，无压痛，活动度好，余查体未见异常。消化道及脾检查未见异常。

肉眼及镜下特点：巨检：蚕豆大小的类圆形淋巴结样组织 1 块，表面光滑，部分区域有点状出血，切面灰白及灰红色，质地较软。镜检：低倍镜下大部分淋巴滤泡结构消失，代之以弥漫的成片淋巴细胞，之间尚有散在滤泡样结构残存，部分区域可见典型的反滤泡结构，即生发中心细胞深染而滤泡周围细胞则染色浅（图 74-1）。高倍镜下，肿瘤细胞中等大小，细胞核圆形或卵圆形，大部分细胞胞质透亮，呈单核细胞样（图 74－2），少部分细胞为中心细胞样细胞。肿瘤细胞弥漫分布，部分区域围绕残留的生发中心及薄层套细胞区细胞呈边缘区排列。

辅助检查结果： 肿瘤细胞 CD20（＋）（图 74－3），bcl－2（＋），CD79a（＋），k（＋），而 CD45RO（图 74－4）、CD5、CD10、CD23、CD43、CyclinD1 和 λ 均为阴性。

病理诊断：（左腹股沟区）结内边缘区 B 细胞淋巴瘤。

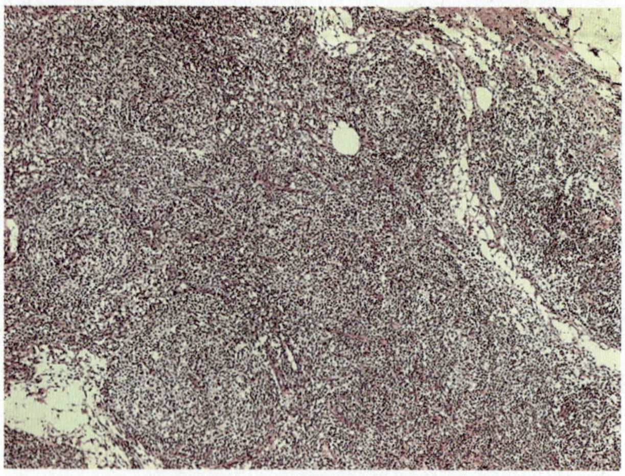

图 74－1　低倍镜下，可见典型的反滤泡结构，即生发中心细胞深染而滤泡周围细胞浅染（HE×4）

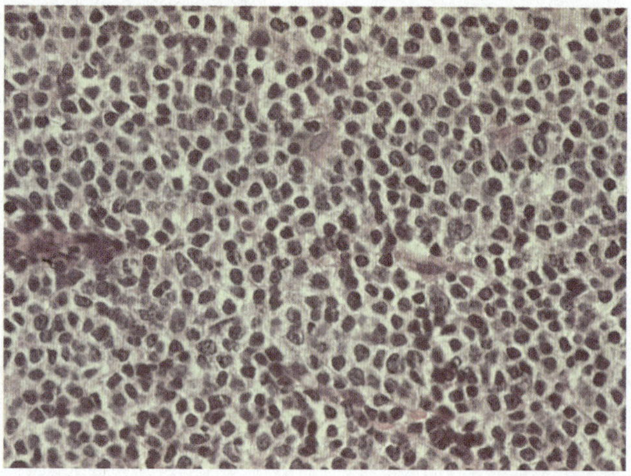

图 74－2　高倍镜下，肿瘤细胞中等大小，细胞核圆形或卵圆形，大部分细胞胞质透亮，呈单核细胞样（HE×20）

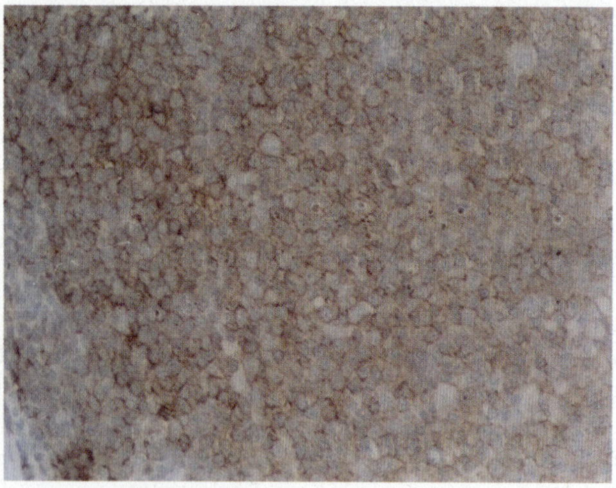

图 74－3　瘤细胞 CD20 阳性（IHC×20）

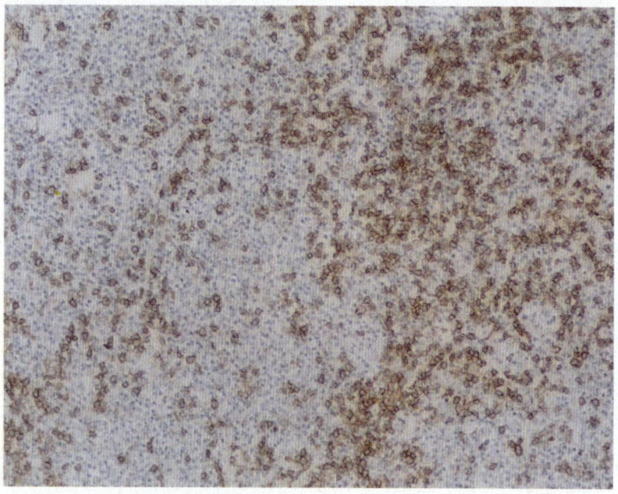

图 74－4　瘤细胞 CD45RO 阴性，可见反应性 T 细胞（IHC×10）

诊断及鉴别诊断要点： 结内边缘区 B 细胞淋巴瘤（nodal marginal zone B－cell lymphoma，NMZL）是一种小 B 细胞低度恶性肿瘤，较少见，对其临床过程的研究目前尚不完善。该病起病缓慢，是一种惰性淋巴瘤，只占非霍奇金淋巴瘤的 1.8%，老年患者多见，中位年龄 50～60 岁，女性发病率略多见[1]，NMZL 瘤细胞在淋巴结内浸润模式可分为 5 种：①模糊的结节型，肿瘤性结节境界不如脾边缘区 B 细胞淋巴瘤中的结节清楚，常较小，不伴有生发中心或伴有萎缩的生发中心；②滤泡间型，肿瘤细胞侵犯萎缩或增生的滤泡间区，部分表现为窦周围（窦性）肿瘤细胞广泛浸润；③边缘区/滤泡周围型，表现为边缘区范围明显增大；④弥漫型，肿瘤细胞弥漫浸润，代替正常滤泡结构；⑤反滤泡型，滤泡中央的细胞深染而周围的细胞淡染[2]。在同一病例中常有几种不同的排列混合存在，一般在病变早期，瘤细胞常围绕残留的生发中心及薄层套细胞区呈边缘区排列，随着瘤细胞不断增生，滤泡间区明显扩大，并出现瘤细胞团块，病变晚期，瘤细胞呈弥漫分布，常浸润淋巴结包膜，但在有些区域仍可见残存的淋巴滤泡[3]。也有人把 NMZL 分为边缘区增生型、结节型、弥漫型、母细胞样型[4]。Campo 等则把 NMZL 分为黏膜相关淋巴组织淋巴瘤型和脾边缘区淋巴瘤两种形态[5]。典型的瘤细胞小或中等大小，轻到中度不规则核，染色质中等致密，核仁不清楚，类似“中心细胞”，又称中心细胞样细胞；有的细胞胞质相对丰富且苍白，细胞核呈圆形、卵圆形、肾形，似单核细胞，称为单核细胞样 B 细胞，约为小淋巴细胞的 2～3 倍；其间可见数量不等的中心母细胞或免疫母细胞样细胞，但所占比例常小于 10%，有的病例瘤细胞有不同程度的浆细胞样分化。免疫组化：大多数病例与结外边缘区（MALT）淋巴瘤相似［CD20（＋），CD79a（＋），CD5（－），CD10（－），CD23（－），Bcl－2（＋），Bcl－6（－），CyclinD1/bcl1（－）］，一些病例 IgD（＋），CD43（－），这与脾边缘区 B 细胞淋巴瘤相似。鉴别诊断：①小淋巴细胞性淋巴瘤：当 NMZL 肿瘤细胞以中心细胞样细胞为主时，易诊断为小淋巴细胞性淋巴瘤，但后者有假滤泡性增生中心，含小淋巴细胞、前淋巴细胞及副免疫母细胞，瘤细胞呈 CD5（＋）、CD23（＋）；②套细胞淋巴瘤：套细胞与中心细胞样边缘区 B 细胞形态相似，当 NMZL 瘤细胞浸润滤泡并完全代替时与套细胞淋巴瘤结节型相似，但套细胞 CD5（＋）、IgD（＋）、CyclinD1（＋），t（11，14）；③单核样 B 细胞反应性增生：在弓形体病性或 HIV 感染的淋巴结内常伴单核样 B 细胞反应性增生，但增生的单核细胞样 B 细胞数量少而且常散在分布，细胞形态良好，很少有异型性，免疫组化证实为多克隆性增生；④滤泡性淋巴瘤：可有单核样细胞分化，但 CD10（＋）、CD11c（－）可提示其生发中心细胞来源。

小结：NMZL 是一种少见低度恶性 B 细胞淋巴瘤，原发于淋巴结，是一种与其他小细胞淋巴瘤不同的肿瘤实体，临床表现大多为惰性。

（本病例由北京同仁医院何春燕、刘红刚医师提供）

参考文献

[1] Mollejo M，Camacho FI，Algara P，et al. Nodal and splenic marginal zone B cell lymphomas. Hematol Oncol，2005，23（3－4）：108－118.

[2] Traverse-Glehen A，Felman P，Callet-Bauchu E，et al. A clinicopathological study of nodal marginal zone B-cell lymphoma. A report on 21 cases. Histopathology，2006，48（2）：162－173.

[3] Luca A，Marco P，Emanuela B，et al. Marginal zone－related neoplasms of splenic and nodal origin Haematologica，2003，88：80－93.

[4] 徐天蓉，张智弘等．原发淋巴结边缘区淋巴瘤临床病理分析临床与实验病理学杂志 J Clin Ex p Pathol，2001，7（2）：99－102.

[5] Campo E，Miquel R，Krenacs L，et al. Primary nodal marginal zone lymphomas of splenic and MALT type. Am J Surg Pathol，1999，23：59－68.

病例 75

病史及临床资料：患者女性，58 岁，2 个月前偶然发现左上腹包块，左肋下憋胀感。近 5 个月体重下降 15 斤。查体：全身浅表淋巴结无肿大。脾肋下 11cm，无触痛，质中，未触及肝。血常规：白细胞 3.3 $\times 10^9$/L，血小板 87 $\times 10^9$/L。腹部 CT 示脾大。行脾切除。

肉眼和镜下特点：大体：脾一个，大小 23cm×19cm×10cm，重 2310g，被膜完整，边缘圆钝。切面红褐色，密布灰白色细颗粒样结节，部分结节相互融合（图 75－1）。镜下：红髓、白髓被大小相对一致的结节取代，结节无套区，结节内由中心细胞样细胞组成，散在中心母细胞（图 75－2～图 75－3）。

辅助检查结果：免疫组化：结节内细胞 CD20（＋）（图 75－4），CD79a（＋），而 CD3、CD43、CD5 和 CyclinD1 均为阴性，但在结节的中心散在细胞 Bcl－6 和 CD10（＋）；Bcl－2 在结节的中心区阴性，周围区阳性。CD23 在结节中弥漫阳性。

病理诊断： 脾边缘区 B 细胞淋巴瘤。

随访： 患者化疗 3 个疗程，1 个月前出院，最近健康状况良好，查体未发现骨髓、血液及淋巴结异常。

诊断及鉴别诊断要点： 本例为脾结节性病变，主要考虑为淋巴瘤还是反应性增生。支持其为淋巴瘤的依据如下：①肉眼：巨脾，切面有融合结节；② 镜下：结节中不见脾小结，不能分辨中心区、套区和边缘区。有些结节无中央动脉，提示结构破坏；③ 病史：近 5 个月体重下降 15 斤。HE 形态学显示结节性病变，肿瘤细胞中等大小。故需鉴别诊断的是可形成结节性的小 B 细胞性淋巴瘤：常见的为套细胞淋巴瘤、滤泡性淋巴瘤、边缘区淋巴瘤。进一步借助免疫组化区别为何种淋巴瘤，CD20（＋）、CD3（－）支持为 B 细胞淋巴瘤，CD5（－）、CyclinD1（－）、Bcl－6（－）、CD10（－）排除套细胞淋巴瘤和滤泡性淋巴瘤，最终确诊为脾的边缘区 B 细胞淋巴瘤（SMZL）。

小结： 本例为脾边缘区淋巴瘤，诊断主要依靠形态学分析，因为边缘区无特异性标记物，所以进一步免疫组化染色主要是为了排除其他类似形态的淋巴瘤。

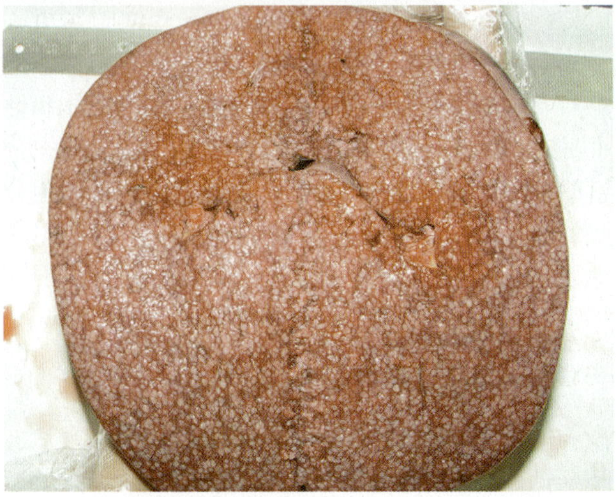

图 75－1　脾大体切面红褐色，密布灰白色细颗粒样结节

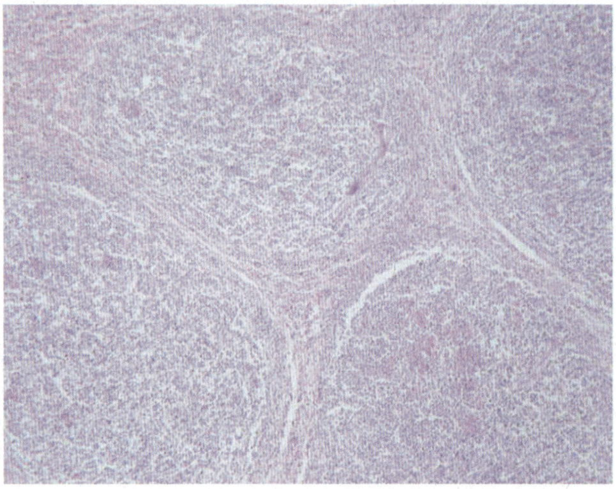

图 75－2　镜下相对一致结节，结节内由中心细胞样细胞组成，散在中心母细胞（HE×10）

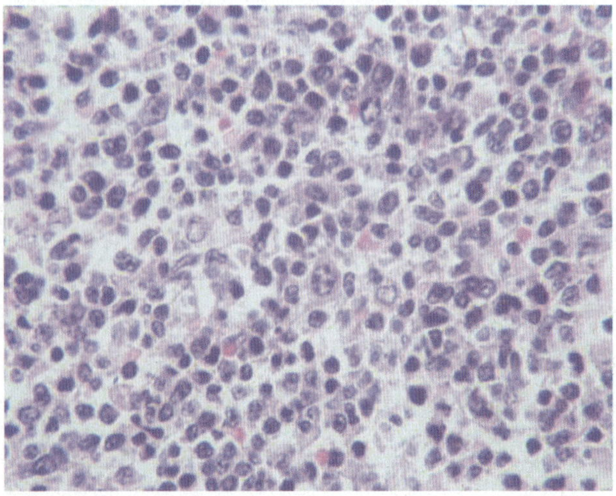

图 75－3　镜下相对一致结节，结节内由中心细胞样细胞组成，散在中心母细胞（HE×20）

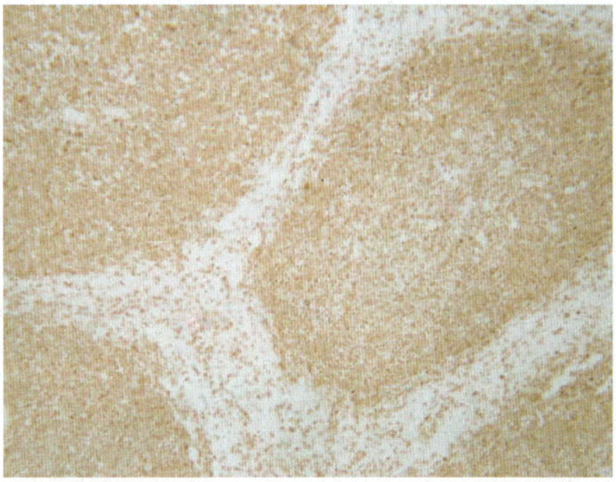

图 75－4　结节内肿瘤细胞 CD20 染色阳性（IHC×10）

（本病例由北京友谊医院周小鸽、张彦宁医师提供）

参考文献

Jaffe ES，Harris NL，Stein H，et al. Pathology and genetics：tumours of hematopoietic and lymphoid tissues. World health organization classification of tumour，lyon：IARC Press，2001.

病例 76

病史及临床资料： 患者男性，34 岁，主诉全身表浅部位多发结节伴疼痛 1 个月。查：唇旁、左手指、左颌下、肛周、会阴部、阴囊、双侧腹股沟等全身皮肤多发结节状皮损，结节柔软并有囊肿形成，个别皮损有破溃，流出黏液样似脓性物质。皮损范围为花生米至鸡蛋大小，以右腹股沟皮损最大，约 6cm×5cm×3cm，并伴有囊性变。超声、X 线、CT 等影像学及体格检查等均未发现内脏肿瘤及全身浅表淋巴结肿瘤或其他特殊病变。曾疑为梅毒及 AIDS 等，但 HIV 及梅毒血清学检测均为阴性。为了明确诊断，住院期间取前后四处皮损肿物活检。

肉眼及镜下特点： 病变主要位于真皮及皮下（图 76－1），在富于血管纤维黏液样基质的背景中可见大量具一定异型性的淋巴细胞样细胞弥漫增生浸润。细胞体积较小，为中小型淋巴细胞，大小较一致，以圆形、类圆形为主，胞质少或中等量、淡染，核深染，核形不规则，部分有皱褶，核仁不明显，部分可见小核仁；间质纤维血管增生，部分区域血管呈簇状，肿瘤细胞围绕血管散在分布，少部分区域细胞有明显亲血管现象，并形成肉芽肿样结构。大部分间质稀疏，富于黏液（图 76－2），部分区域以纤维血管增生为主（图 76－3）。肿瘤细胞侵及横纹肌，但未见明显亲表皮现象，部分区域可见大片出血、坏死。背景细胞成分多样：可见少数成熟的淋巴细胞、中性粒细胞、少量浆细胞、嗜酸性粒细胞、组织细胞，后者有吞噬碎片及黏液现象，并可见吞噬黏液的泡沫状组织细胞及梭形或纤维细胞样间质细胞。

辅助检查结果： 阿新蓝黏液染色显示皮损背景中可见大量黏液。免疫组化：CD3（＋）（图 76－4），CD43、CD45RO（＋）、CD56（少数＋），而 CD68、CD79α、CD20、CD30、CD117、ALK、S－100、CD45R、EMA 和 SMA 均为阴性。基因重排：TCR－β（＋），呈单克隆（图 76－5）。PCR：EBV（－）。

病理诊断： 皮肤原发性血管纤维黏液性 T 细胞淋巴瘤。

诊断及鉴别诊断要点： 皮肤原发性 T 细胞淋巴瘤是皮肤原发性淋巴瘤中最常见的类型，是一类具有独特临床病理特点的特殊类型[1]。其中又以亲表皮的 MF 为最多见。Fairbee 等于 2000 年初报道一例具有明显纤维黏液间质的 T 细胞淋巴瘤，称为纤维黏液性 T 细胞淋巴瘤（fibromucinous T-cell lymphoma），认为它是 MF 的新亚型[2]，此型淋巴瘤极其少见，检索文献，至今国内外未见新的病例报道。

本例虽符合 Fairbee 报道病例的基本特点，但无明显亲表皮性，并有一些新的临床病理特点，故不应视为 MF 的一个亚型，可能为特殊类型的 T 细胞淋巴瘤。

结合文献及本例特点，此型淋巴瘤的诊断标准有如下几点：①单发性或多发性结节状皮损，无明显亲表皮现象，有明显纤维黏液或血管纤维黏液样基质；②在前述基质中有明显中、小淋巴细胞为主的肿瘤性淋巴细胞增生浸润；③肿瘤性淋巴细胞免疫表型为 T 细胞；④伴有多少不等的其他炎症细胞；⑤TCR 呈单克隆；⑥可伴有黏液囊肿形成。前 4 点是主要的诊断依据。

此外，本病尚需与以下几种疾病鉴别：①原发性皮肤小细胞 CD30（＋）T 细胞淋巴瘤：本例肿瘤性淋巴细胞虽然 CD3 等 T 细胞标记阳性，但免疫表型 CD 30（－）、EMA（－），故可排除此病；②化脓性淋巴瘤：虽然临床曾根据个别破溃皮损流出黏液样似脓性物质而诊断为感染性炎症病变伴“脓肿”形成，但经穿刺涂片证实并无明显中性粒细胞及脓液，组织切片虽可见中性粒细胞，但数量并不是很多，故可排除；③皮肤 NK/T 细胞淋巴瘤：NK/T 细胞淋巴瘤病理类型多样，免疫学特点是 NK/T 细胞特异性标志 CD56 与 T 细胞特异性标志 CD3 共同表达。本例以小淋巴细胞增生浸润为主，背景细胞成分多样，伴明显的坏死，且与 NK/T 细胞抗体有交叉反应［CD3（＋）、CD56（少数＋）］，并可见亲血管现象，易误诊为 NK/T 细胞淋巴瘤。但由于 CD56（少数＋），亲血管现象也只偶见，且 EBV（－），故不支持此诊断；

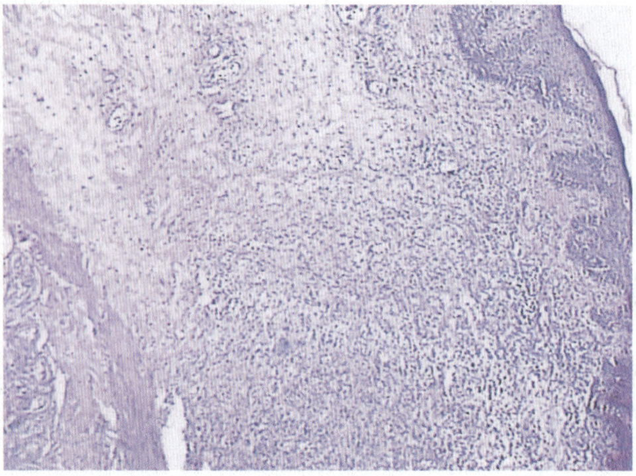

图 76-1 病变主要位于真皮及皮下，大量中、小淋巴样细胞浸润（HE×4）

④神经纤维瘤病（黏液型）：此例组织学上虽为多结节状病变，但无神经样分化，有明显肿瘤性小淋巴细胞等可除外。

小结：本例与其他类型 PCTCL 在免疫表型及形态学上各型之间可能有交叉（少数肿瘤细胞 CD56 阳性，且有亲血管现象），故应在临床特征、形态学、免疫表型及遗传学基础上综合认识疾病，并以优势原则分型。患者通过治疗，目前全身肿大的结节状肿物均已消退，各项检查未发现有其他脏器转移，一般情况良好，尚无淋巴结及内脏累及。故此型淋巴瘤可能属低度恶性或惰性经过的 T 细胞淋巴瘤，但由于病例较少，所以此型淋巴瘤的生物学行为尚需积累更多病例以进一步研究。

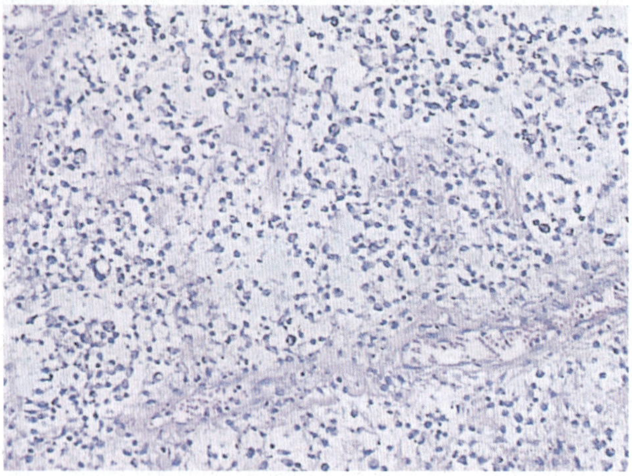

图 76-2 大部分间质稀疏，富于黏液（HE×10）

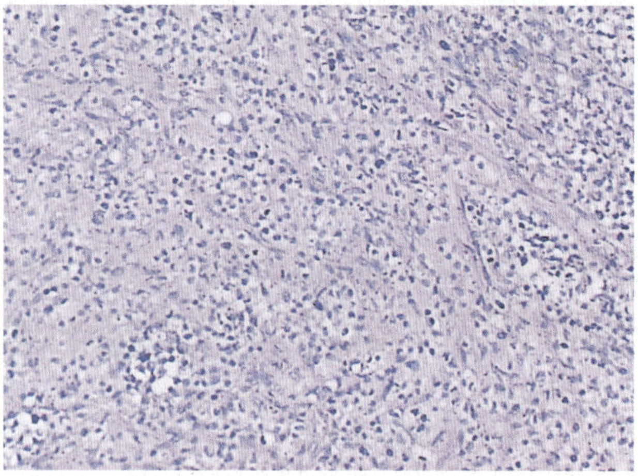

图 76-3 部分区域纤维血管增生明显（HE×20）

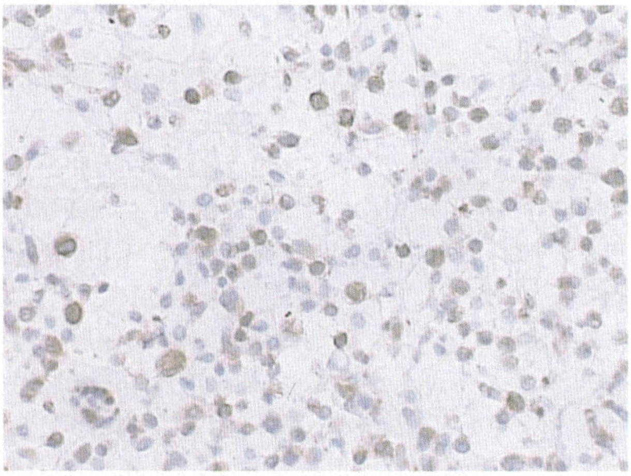

图 76-4 CD3 阳性（膜着色）（IHC×20）

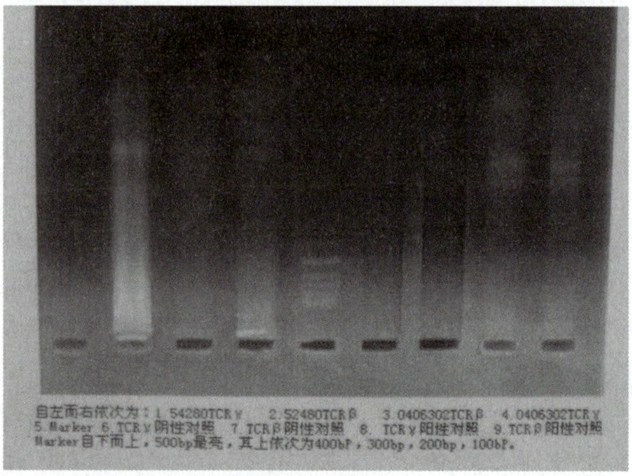

图 76-5 TCR-β 呈单克隆

（本病例由清华大学第一附属医院翁艳、刘晋红医师提供）

参考文献

[1] 张晓飞，周韧．原发性皮肤T细胞淋巴瘤．国外医学·皮肤性病学分册，2004，30（1）：51.
[2] Sharon I. Fairbee，Michael B Morgan，Myron T. Tannenbaum，et al. Fibromucinous T-Cell lymphoma. Am J Dermatopathology，2000，22（6）：515-518.
[3] 朱梅刚．恶性淋巴瘤病理诊断学．广州：广东科技出版社，2003：307.

病例77

病史及临床资料：患者男性，54岁。主诉黑便、纳差、乏力2个月，加重并腹胀5天。查体：体温间歇性升高，贫血貌，全身浅表淋巴结未触及肿大，腹部移动性浊音阳性，腹部未扪及包块。X线示右侧胸腔、腹腔积液，左中上腹气液平面。B超示大量腹水，各腹腔脏器未见占位性病变。CT示腹腔、盆腔大量积液，增强扫描各器官未见明显异常强化。血抗HIV阴性。临床抽取胸、腹水送病理。

腹水常规涂片，以及将腹水加入95%酒精，反复离心，去上清液，直至形成固体状态后常规石蜡包埋、切片。

镜下特点：涂片和切片病理细胞形态一致，见大量淋巴细胞样异型细胞，多数细胞中等大小，细胞核呈圆形、卵圆形，核膜较厚，染色质粗块状，靠近核膜，核仁易见，嗜中性，少数见2个核仁，轻度嗜酸性。有少量胞质，略呈嗜酸性。部分细胞核偏位，形态类似浆母细胞。少数细胞核呈“钟面”状，像成熟的浆细胞（图77-1～图77-2）；肿瘤细胞间散在体积较大的细胞，并可见到少量双核和多核瘤巨细胞。核分裂象易见，2～4个/HPF。核固缩、核碎裂、核坏死等坏死过程的一系列变化均可见到，并可见到凋亡小体。

辅助检查结果：免疫组化肿瘤细胞LCA（+）（图77-3），CD38弥漫（+）（图77-4），bcl-2弥漫（+）（图77-5），CD30散在弱阳性，Ki-67阳性率65%；而CD20、CD3、CD79a和CD138均阴性，EBV（-）。原位杂交EBER（-）。

病理诊断：原发渗出性淋巴瘤。

诊断及鉴别诊断要点：原发渗出性淋巴瘤（primary effusion lymphoma，PEL）好发于胸腔、腹腔和心包腔，常常是只累及一个体腔，也可发生于胃肠道、软组织及其他淋巴结外的部位。外国文献报道几乎所有病例HHV8/KSHV阳性，绝大部分患者有HIV病毒感染，男性患者较多，一般有同性恋史，肿瘤发生多在疾病的进展期，或者在免疫抑制的状态下（如器官移植后），极个别情况下发生在免疫过强的患者。少数患者可能与多中心性Castleman病有关联。多数病例可合并EB病毒感染[1,2]。在组织学形态上，原发渗出性淋巴瘤瘤细胞呈多形性，从免疫母到浆母细胞样形态均可见到，具有不典型性，胞质嗜酸性，核大，圆形或不规则形，部分瘤细胞核仁突出。一些细胞像RS细胞，另有一些细胞胞质内有多个小空泡。免疫表型：CD45阳性，CD19、CD20、CD79a通常为阴性，CD30、CD38和CD138通常为阳性，CD3有时也呈阳性。细胞核通常会表达HHV8/KSHV。本例免疫组化染色EBV阴性，原位杂交EBER阴性，血清学检测HIV也阴性，是少见的HIV阴性的原发渗出性淋巴瘤。本病应与下列疾病鉴别：

1. 弥漫性大B细胞淋巴瘤：PEL可浸润至胸膜纤维间质中，此时应与脓胸相关性弥漫大B细胞淋巴瘤鉴别，后者通常表现为胸膜肿块，EBV阳性而HHV8/KSHV阴性。另外，浆母细胞型弥漫大B细胞淋巴瘤从细胞形态和免疫表型上与PEL相似，但典型的病例和部位见于HIV感染患者的口腔，不表达CD138。

2. 间皮瘤：在临床上与PEL有相同之处，常以胸、腹水为主要症状，小细胞型间皮瘤形态类似淋巴瘤，尤其是在细胞学检查时，需要与PEL鉴别，前者表达间皮瘤抗体，如Calretinin等，不表达CD38和CD138。

3. 浆细胞瘤：与PEL在形态和免疫表型上有类似之处，主要累及骨，骨外常形成孤立性的肿块，表

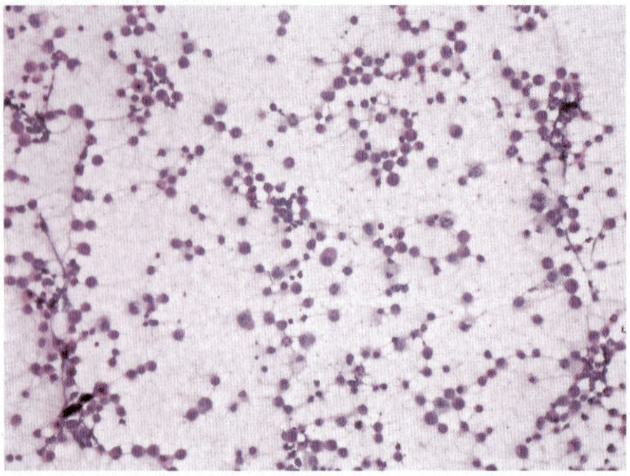

图 77-1 胸腔积液中见多量肿瘤性淋巴样细胞（HE×10）

达单克隆免疫球蛋白，不表达 HHV8/KSHV。

4. 恶性黑色素瘤：该肿瘤细胞类型多种多样，细胞可出现圆形或椭圆形，常有明显的核仁，核也常偏位，转移到胸、腹腔脏器，出现胸、腹水时类似 PEL，但其肿瘤细胞表达 HMB45 及 melan A。

小结：PEL 是一种少见的大 B 细胞淋巴瘤，表现为体腔内浆液性渗出，常无瘤块，绝大多数病例与 HHV8/KSHV 感染有关，形态类似免疫母细胞、浆母细胞和浆细胞，表达 LCA、CD30、CD38 和 CD138，而不表达 B 细胞标记物。在体腔积液中出现大量的淋巴细胞样肿瘤细胞，而不表达全 B 和全 T 细胞标记物时，注意可能为该肿瘤，应进一步行相关抗体的检测。

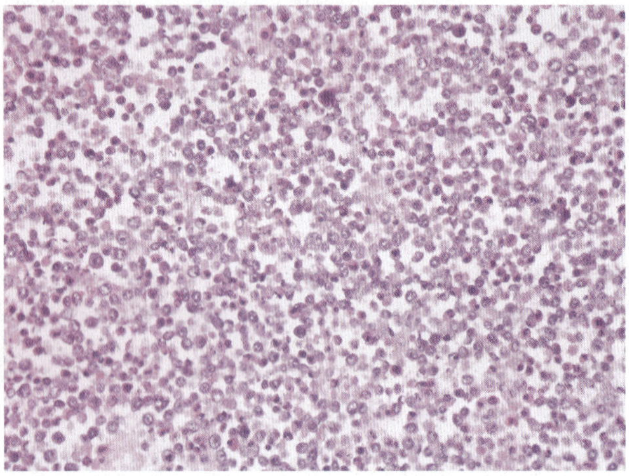

图 77-2 腹水沉积物石蜡切片中见肿瘤细胞呈浆细胞样和免疫母细胞样（HE×10）

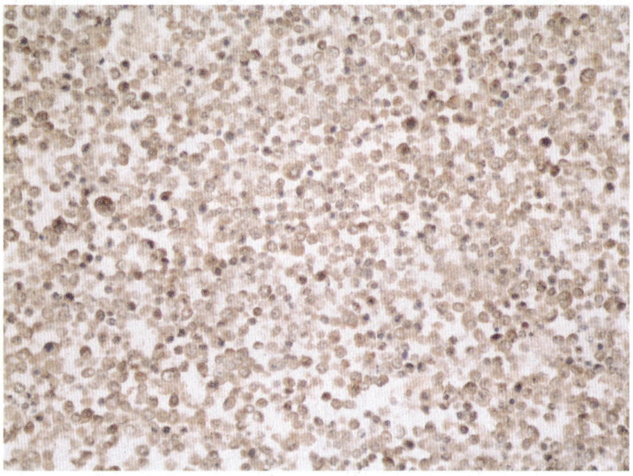

图 77-3 肿瘤细胞表达 LCA（IHC×10）

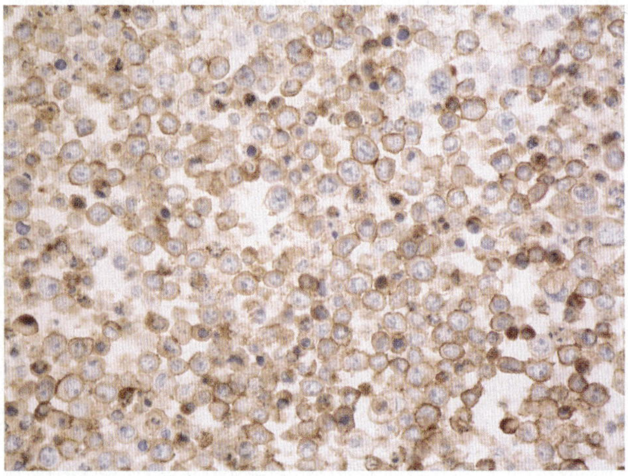

图 77-4 肿瘤细胞表达 CD38（IHC×20）

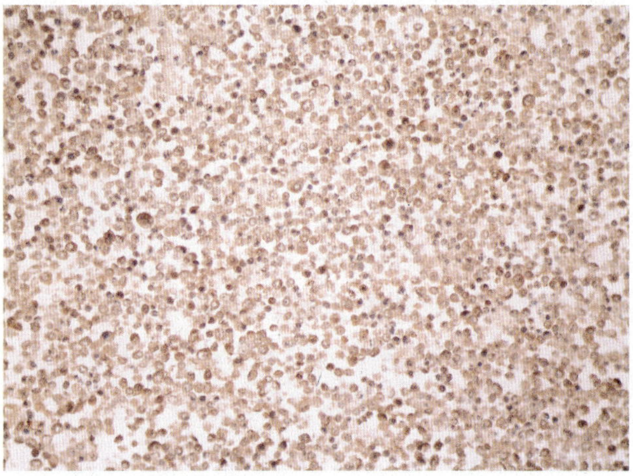

图 77-5 肿瘤细胞表达 bcl-2（IHC×10）

（本例由北京军区总医院病理科皋岚湘、李静医师提供）

参考文献

[1] Jaffe ES，Harris NL，Stain H，et al. World health organization classification of tumours. Pathology and genetics of tumours of haematopoietic and lymphoid tissues. Lyon：IARC Press，2001：179－180.

[2] Nador RG，Gearman E，Chadburn A，et al. Primary effusion lymphoma：a distinct clinicopathologic entity associated with the Kaposis's sarcoma－associated herpes virus. Blood，1996，88：645－656.

病例 78

病史及临床表现：患者男性，右大腿外侧软组织肿物术后 2 个月，肿瘤复发。

肉眼及镜下特点：大体见灰红不整形组织，20cm×16cm×8cm，切面灰白、灰红，质地细腻，呈鱼肉状。显微镜检查：肿瘤细胞呈弥漫浸润性生长，细胞中等偏大，胞质弱嗜酸性，核圆形、卵圆形、肾形或马蹄状，可见多核巨细胞，背景中散在淋巴细胞（图 78－1～图 78－2）。

辅助检查结果：免疫组织化学染色：LCA（＋），CD45RO（＋）（图 78－3），CD30（＋）（图 78－4），EMA（＋）；而 CD20、ALK、CK、Vimentin 和 Myoglobin 均为阴性。

病理诊断：（右大腿外侧软组织）原发性间变性大细胞淋巴瘤。

诊断及鉴别诊断要点：软组织原发性淋巴瘤少见，常常见于四肢，约占软组织恶性肿瘤的 1.2%～2%，主要为非霍奇金淋巴瘤，多数为 B 细胞源性。发生于软组织的间变性大细胞淋巴瘤（anaplastic large cell lymphoma，ALCL）则更为少见。

ALCL 是一种由淋巴样细胞组成的 T 细胞淋巴瘤，细胞常常较大，胞质丰富，呈多形性，核常为马蹄状。其发生率占成人非霍奇金淋巴瘤的 3%，占儿童淋巴瘤的 10%～30%。可发生于淋巴结或结外。免疫组化大多数病例表达 CD30、ALK、EMA，多数病例表达一种或多种 T 细胞抗原，由于 T 细胞抗原的丢失，有些病例可具有明显的“裸细胞（null cell）”表型，但遗传学显示具有 T 细胞谱系的证据。因为具有 T 细胞与裸细胞表型的病例未见其他特点，故 T/裸细胞性 ALCL 被认为是一种单一的病变实体。根据形态学表现，将 ALCL 分为以下几种亚型：普通型、淋巴组织细胞型、小细胞型、富于巨细胞型、富于中性粒细胞型、富于嗜酸性粒细胞型、Hodgkin 样型、肉瘤样型、印戒细胞样型[1-2]。后几种亚型极其罕见，仅见个案报告。本例瘤细胞异型性明显，圆形或卵圆形，可见马蹄形及肾形核，部分区域可见多核巨细胞，免疫组化染色表达 T 细胞标记物，CD30 及 EMA 呈阳性表达，ALK 阴性，故将其诊断为软组织

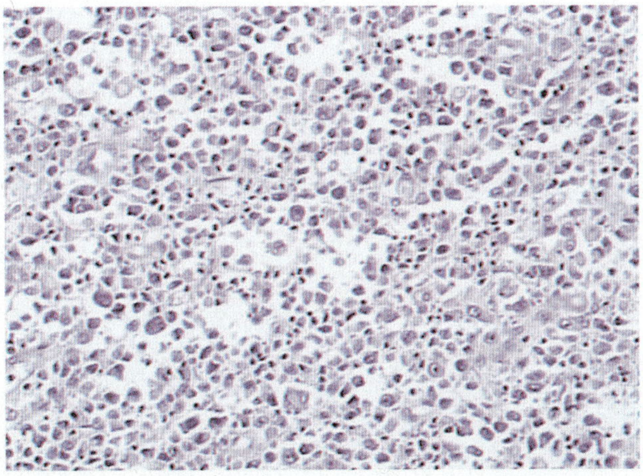

图 78－1　肿瘤细胞弥漫浸润性生长，细胞中等偏大，胞质弱嗜酸性，核圆形、卵圆形、肾形或马蹄状（HE×10）

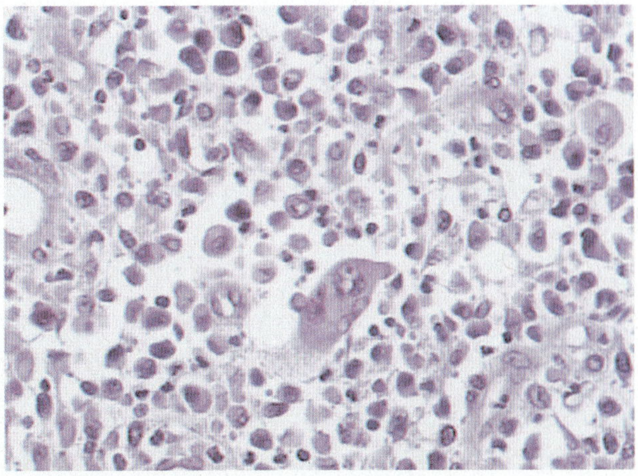

图 78－2　肿瘤细胞中可见散在的多核巨细胞（HE×20）

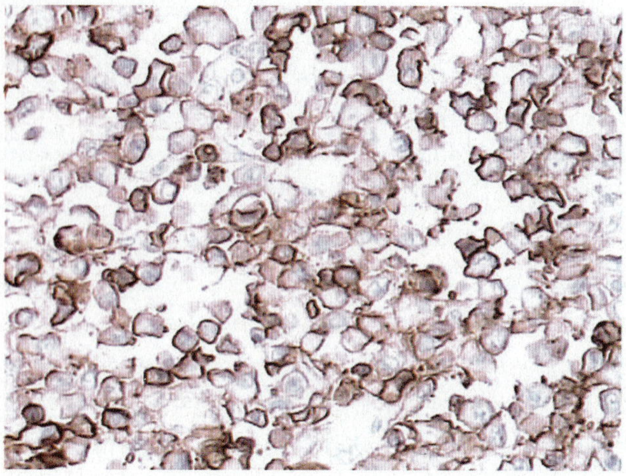

图 78-3　肿瘤细胞 CD45RO 胞膜/浆阳性（IHC×20）

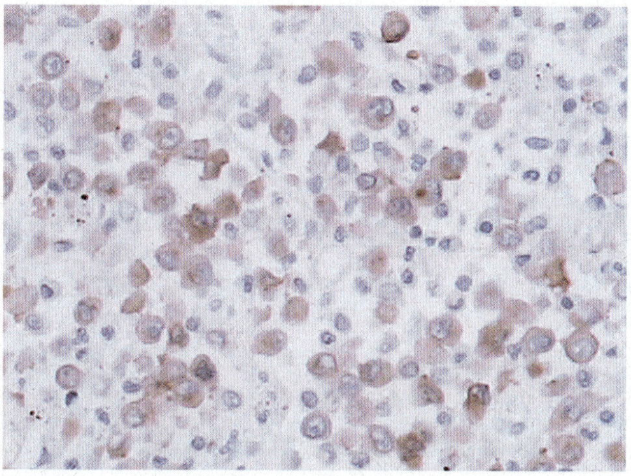

图 78-4　肿瘤细胞 CD30 胞质阳性（IHC×20）

原发性间变性大细胞淋巴瘤，T 细胞源性。由于形态学的多样性，这种病例极易引起误诊，加之淋巴瘤的治疗原则与癌和肉瘤不同，故正确诊断尤为重要。

鉴别诊断：本例主要与以下病变鉴别：

1. 首先应除外结内淋巴瘤累及软组织，本例全面检查后除外了结内淋巴瘤。

2. 横纹肌肉瘤：胚胎性横纹肌肉瘤的瘤细胞胞质嗜酸性，可呈圆形或梭形分化，主要发生于 10 岁以下的儿童，可表达 Vimentin、Desmin、Actin 和 Myoglobin。

3. 未分化癌软组织转移：一般 CK（+），本例无其他部位原发的癌，且 CK（-）。

4. 恶性纤维组织细胞瘤：形态可多样化，可表达 CD68 和 Lysozyme。本例形态学表现与上述病变均有相似之处，但结合相关免疫组化染色结果，均予以排除。

小结：ALCL 的患者比其他侵袭性非霍奇金淋巴瘤的预后好，ALK 阳性与 ALK 阴性的 ALCL 患者的治疗和预后明显不同，前者好于后者[2]。本例 ALK（-），术后 2 个月复发，提示恶性度较高。

（本病例由北京大学人民医院病理科陈定宝医师提供）

参考文献

[1] Jaffe ES，Harris NL，Stein H，et al. WHO classification of tumours. Pathology and genetics of tumours of haematopoietic and lymphoid tissues. Lyon：IARC Press，2001.

[2] Feller AC，Diebold J. Histopathology of nodal and extranodal non - Hodgkin's lymphomas. 3th edition. New York：Springer Publishing Company，2004.

病例 79

病史及临床资料：患者男性，40 岁。因原因不明的脾大伴发热 1 个月入院。体格检查：脾大，下缘平脐，右缘近中线，压痛阳性，质韧。全身浅表淋巴结无肿大。血象三系减少，血清学肝功能正常。骨髓涂片见异常淋巴细胞增多，行脾切除术。

肉眼和镜下特点：大体：脾一个，大小 24cm×17cm×4cm，重 1490 克。被膜光滑，边缘圆钝。切面呈暗红色，淤血状，未见肿块、结节（图 79-1）。镜下白髓减少，红髓增多，髓窦扩张，窦内见异型淋巴细胞浸润，细胞形态单一，中等大小，胞质淡染（图 79-2）。染色质中等，核形不规则。肝穿刺显示肝窦扩张，异型淋巴细胞浸润。骨髓穿刺显示多量异型淋巴细胞浸润。

辅助检查结果：免疫组化显示肿瘤细胞 CD3（+）（图 79-3），CD20（-）（图 79-4），CD56（+）

（图 79－5），TIA－1（＋），GrazymeB（＋/－），CD8（－）（图 79－6）；而 CD4、CD5 和 CD79a 均为阴性。EBER 原位杂交（－）。

病理诊断：肝、脾（γδ）T 细胞淋巴瘤。

随访：对患者行手术治疗，术后应用 CHOP 方案化疗 3 次，病情未得到控制，术后 8 个月死亡。

诊断和鉴别诊断要点：这是一例典型的肝脾（γδ）T 细胞淋巴瘤，临床表现为明显的脾大，而全身浅表淋巴结不肿大。大体见脾大，但不见肿块。形态学表现为脾窦和肝窦均明显扩张，异型淋巴细胞浸润，细胞形态单一，中等大小，胞质淡染。染色质中等，核形不规则。免疫组化显示肿瘤细胞 CD3（＋）、CD20（－）、CD56（＋）、TIA－1（＋）、Gram B（＋/－）。主要与非肿瘤性脾大鉴别，扩张的脾窦内异型淋巴细胞浸润提示（γδ）T 细胞淋巴瘤的可能性。

小结：典型的肝脾（γδ）T 细胞淋巴瘤有其独特的临床、病理形态学和免疫组化特点，诊断较容易。

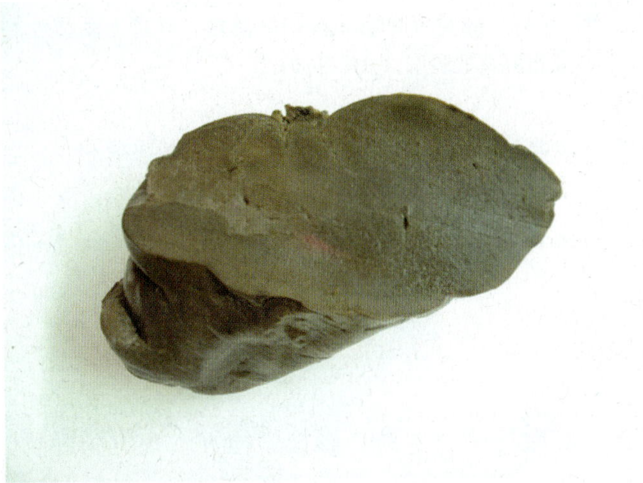

图 79－1　脾大体切面呈暗红色，淤血状，未见肿块、结节

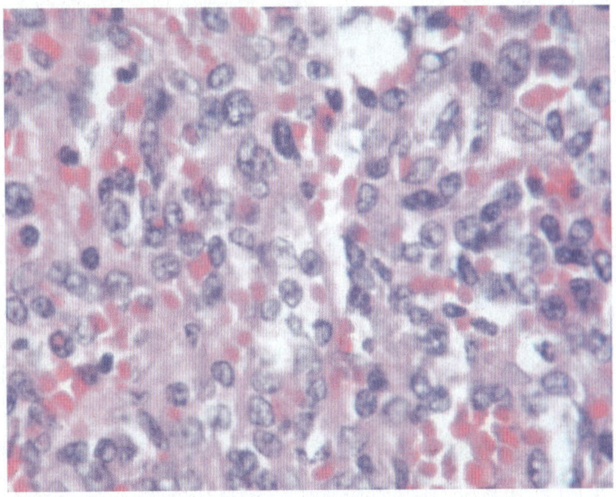

图 79－2　脾窦扩张，窦内见异型淋巴细胞浸润（HE×20）

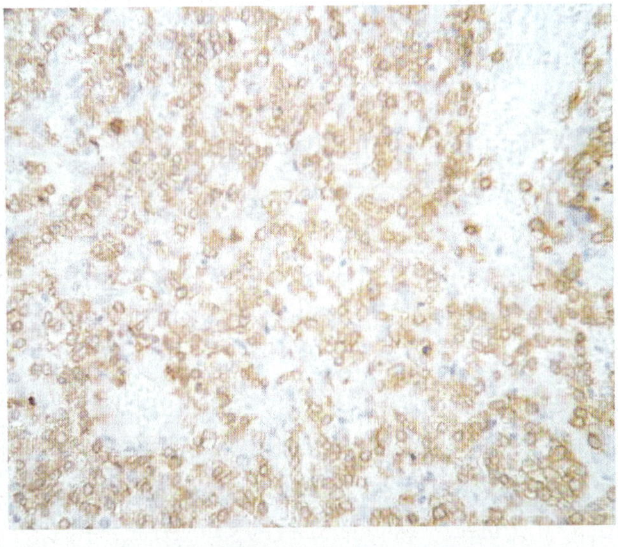

图 79－3　脾窦内肿瘤细胞 CD3 阳性（IHC×10）

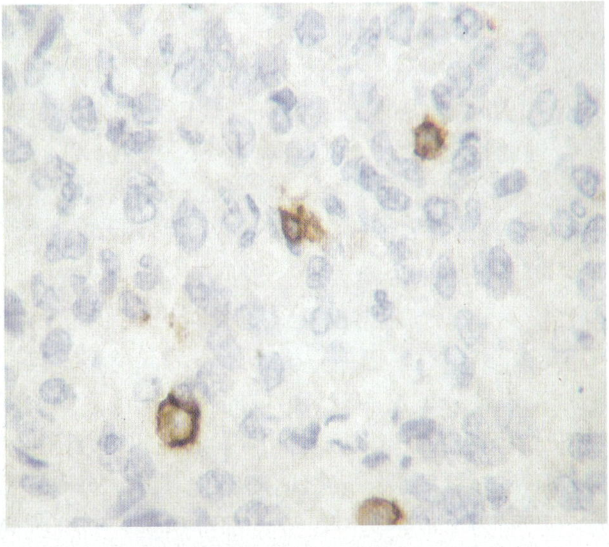

图 79－4　脾窦内肿瘤细胞 CD20 阴性（IHC×20）

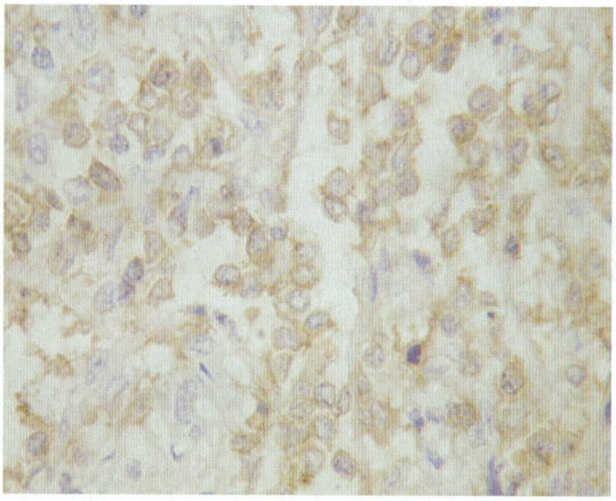

图 79－5　脾窦内肿瘤细胞 CD56 阳性（IHC×20）

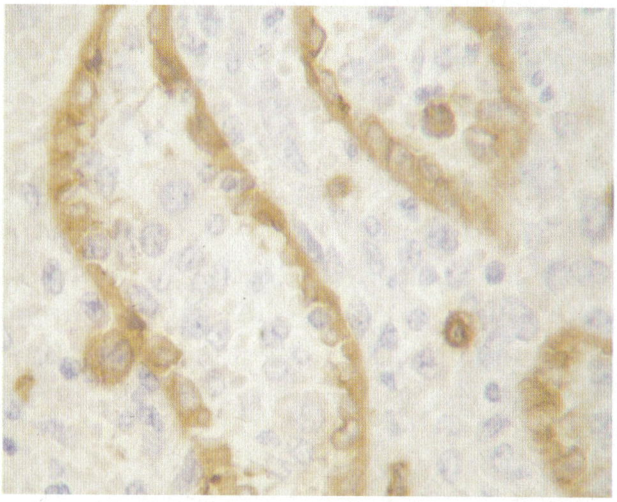

图 79－6　脾窦内肿瘤细胞 CD8 阴性，肝窦上皮阳性，勾画出肝窦的轮廓（IHC×20）

（本病例由北京友谊医院周小鸽、张淑红医师提供）

参考文献

Jaffe ES，Harris NL，Stein H，et al. Pathology and genetics：tumours of hematopoietic and lymphoid tissues. World health organization classification of tumour. Lyon：IARC Press，2001.

病例 80

病史及临床资料：患者男性，48 岁，因进行性腹痛、腹胀 4 个月入院，影像学检查发现空肠肿物。外周血常规正常。

肉眼及镜下特点：大体为切除小肠一段，长 9cm，周径 7cm；距一侧断端 4cm 处见一肿物，大小 3cm×3.5cm，表面呈颗粒状，长满肠腔，环绕肠壁一周；肿物切面灰白细腻，浸透黏膜层、肌层达浆膜。另一端肠管高度扩张，周径 13cm。肠管周围未见肿大淋巴结。镜下小肠黏膜上皮尚完好，固有层腺体明显减少，肿瘤细胞弥漫性浸润（图 80－1），可见少数残存的生发中心，肿瘤细胞浸透肌层达浆膜。高倍镜观察肿瘤细胞为中等大小，胞质少，核型不规则，核膜厚，可见 1～3 个小核仁，核分裂象易见（图 80－2）。仔细观察肿瘤细胞间夹杂嗜酸性粒细胞和浆细胞。

辅助检查结果：肿瘤细胞 TdT（＋）（图 80－3），CD34（＋），CD7（＋），CD43（＋）（图 80－4），Ki－67 高表达；而 CD20、CD79a、CD3、CD3ε、CD56、TIA－1 和 Gram B 均为阴性。

病理诊断：（空肠）非霍奇金淋巴瘤——前驱 T 淋巴母细胞性淋巴瘤。

诊断及鉴别诊断要点：常见的胃肠道淋巴瘤包括 B 细胞淋巴瘤（弥漫性大 B 细胞淋巴瘤和黏膜相关淋巴瘤）和 T 细胞淋巴瘤（肠病性 T 细胞淋巴瘤），其他类型淋巴瘤少见。本例为发生在肠道的少见前驱 T 淋巴母细胞性淋巴瘤，提示考虑为此类型淋巴瘤的形态学表现为：肿瘤细胞弥漫生长，中等大小，核形不规则，核分裂象易见。但同时需要提出鉴别诊断的是弥漫性生长的滤泡性淋巴瘤、套细胞淋巴瘤、肠病性 T 细胞淋巴瘤。但因见到肿瘤细胞间夹杂嗜酸性粒细胞和浆细胞，倾向为 T 细胞淋巴瘤，但单凭借形态学不易确诊，最终依靠免疫组化 TdT（＋）、CD34（＋）、CD43（＋）确诊。因为前驱 T 淋巴母细胞性淋巴瘤为不成熟的淋巴瘤，部分病例肿瘤细胞尚未分化出 CD3 抗原，所以部分病例 CD3 阴性，但 CD7 表达在较幼稚的 T 细胞，所以对可疑为 T 淋巴母细胞淋巴瘤可加染 CD7 来确定其细胞起源。

小结：肠道可以发生淋巴母细胞性淋巴瘤，免疫组化 TdT（＋）可确诊。另外 CD2、CD7、CD3、CD43 联合应用可有助于判断淋巴母细胞性淋巴瘤的 T 细胞起源。

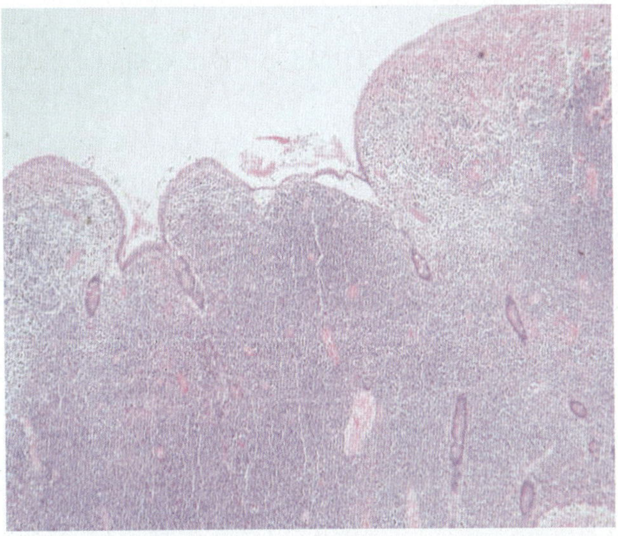

图 80－1　小肠黏膜上皮尚完好，固有层腺体明显减少，肿瘤细胞弥漫浸润（HE×4）

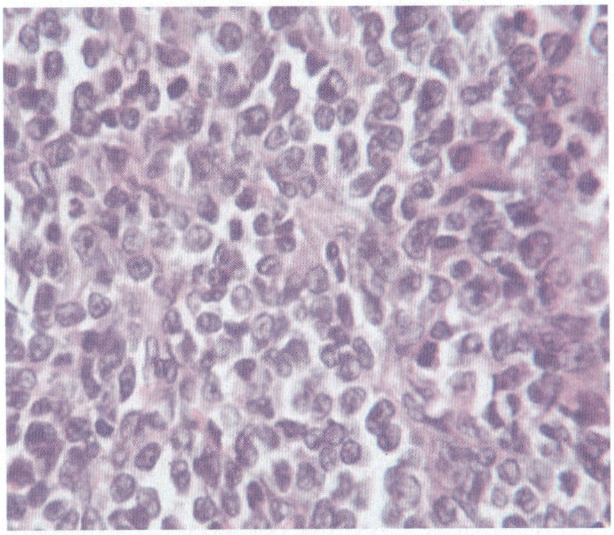

图 80－2　高倍镜观察肿瘤细胞中等大小，胞质少，核型不规则，核膜厚，可见 1～3 个小核仁，核分裂象易见（HE×2）

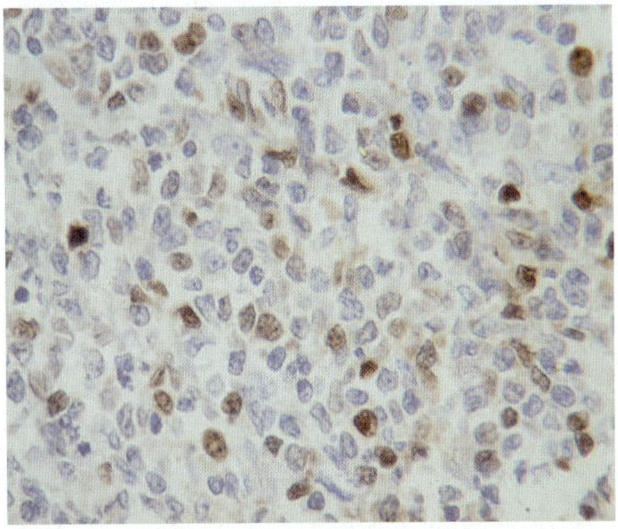

图 80－3　部分肿瘤细胞 TdT 阳性（IHC×20）

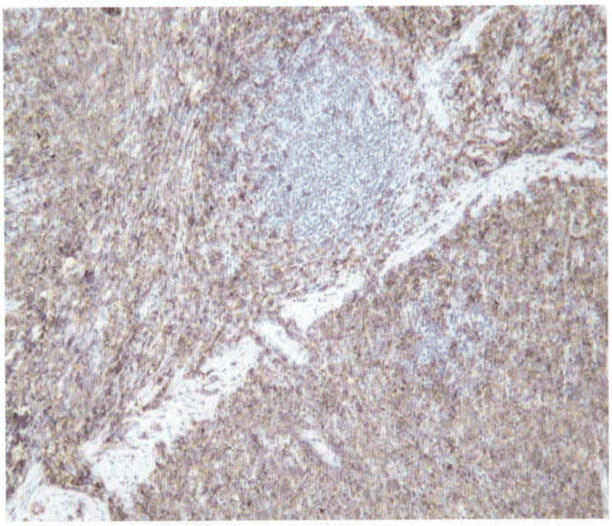

图 80－4　瘤细胞 CD43 阳性（IHC×10）

（本病例由北京友谊医院周小鸽、王鹏医师提供）

参考文献

Jaffe ES，Harris NL，Stein H，et al. Pathology and genetics：tumours of hematopoietic and lymphoid tissues. World health organization classification of tumour. Lyon：IARC Press，2001.

病例 81

病史及临床资料：患者女性，62 岁，颈部、下颌下淋巴结进行性无痛性肿大 1 个月。查体：双颈部、双下颌下均可触及肿大淋巴结，直径 1.0～2.0cm，质韧，压痛（一），活动尚可。

肉眼及镜下特点：不整形淋巴结一个，大小 2.5cm×1.7cm×1cm，被膜完整，切面实性，灰红及灰白色，质地细腻，质硬。镜下淋巴结结构破坏，中等大小细胞弥漫浸润，核圆形或不规则，染色质细颗粒状，部分有小核仁，胞质少（图 80－1～图 80－2）。

辅助检查结果：免疫组织化学 CD3（＋），CD5（＋）（图 80－3）；而 CD45RO、CD45RB 和 CD20 均为阴性。

流式细胞免疫分型：

幼稚细胞：CD5（＋），CD7（＋），CD19（－），CD10（－），CD13（＋），CD33（＋），CD15（－），CD16（＋），HLA－DR（－），cMPO（＋），cCD79a（－），cCD3（－）（图 80－4）。

成熟淋巴细胞：CD3 67％，其中 CD4 61.38％，CD8 35.12％，CD20 32.13％，其中 Kappa 45.89％，Lambda 53.28％。

病理诊断：急性非淋巴细胞性白血病伴 CD3、CD5、CD7 表达，侵犯淋巴结。

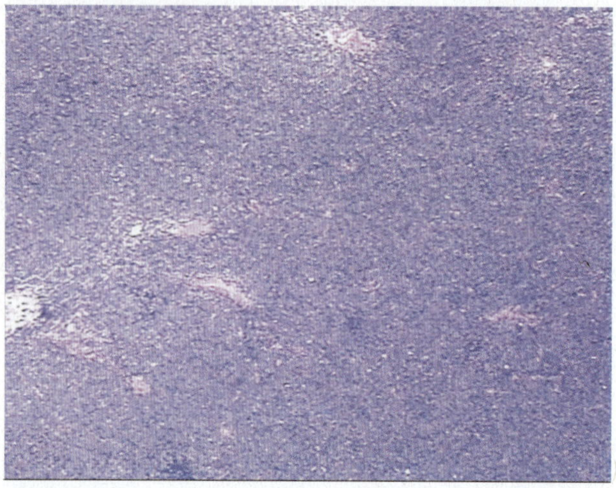

图 81－1　淋巴结结构破坏，中等大小细胞弥漫浸润（HE×4）

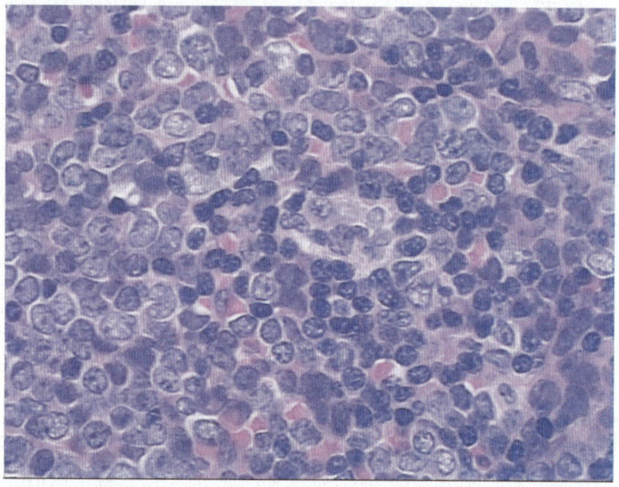

图 81－2　核圆形或不规则，染色质细颗粒状，部分有小核仁，胞质少（HE×20）

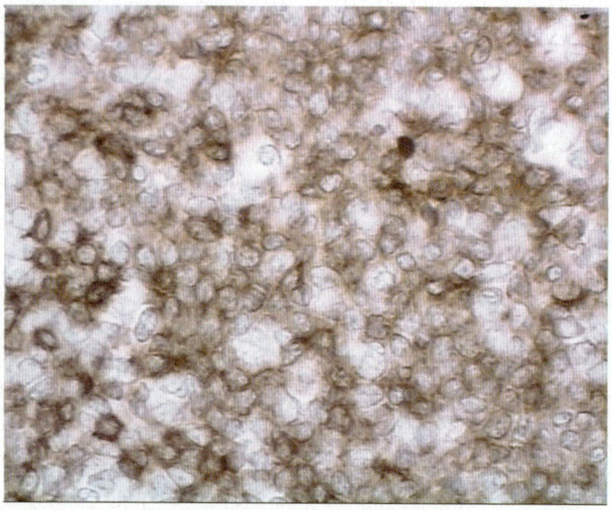

图 81－3　CD5 弥漫膜阳性（IHC×20）

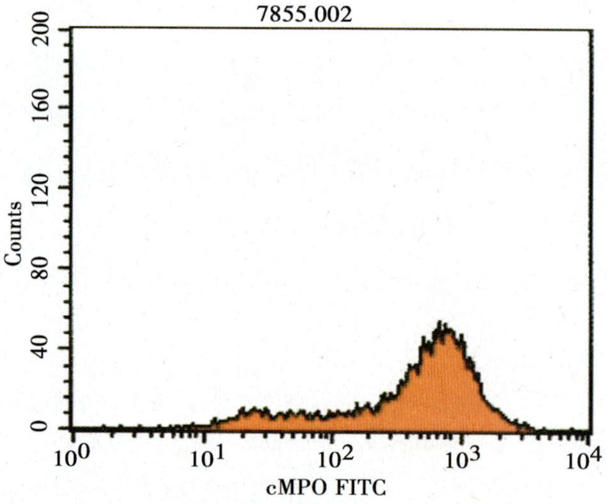

图 81－4　流式细胞 cMPO 阳性

诊断及鉴别诊断要点：本例急性非淋巴细胞性白血病累及淋巴结，曾考虑为 T 淋巴母细胞性淋巴瘤，因免疫组化显示 CD3、CD5 等 T 细胞分化抗原阳性，而未做髓系细胞分化抗原的标记。经流式细胞免疫分型示 CD13、CD33 等髓系表面膜阳性，进一步胞质染色显示 CD3 阴性而 MPO 阳性，故诊断为粒细胞肉瘤伴CD3、CD5、CD7等T细胞分化抗原表达而非T细胞淋巴瘤。后来行骨髓细胞学检查显示为急性非淋巴细胞性白血病（M2a），进一步诊断为急性粒细胞白血病累及淋巴结。

小结：淋巴瘤特别是淋巴母细胞淋巴瘤诊断时不应把注意力完全集中在淋巴瘤上，应考虑到粒细胞肉瘤或非淋巴细胞白血病累及淋巴结的可能，做免疫组化时，除了做淋巴细胞分化抗原染色外，至少应加做MPO或溶菌酶、CD15等染色，以免误诊。淋巴瘤/白血病细胞基因的不稳定性导致其免疫表型的异质性；部分淋巴瘤及淋巴细胞白血病伴有髓系抗原的表达，而髓系白血病及髓外粒细胞肉瘤可伴有淋巴细胞分化抗原表达，给其诊断和鉴别诊断增加了难度。而流式细胞术以其敏感、快捷、能同时进行多重免疫标记及适用抗体广泛等优点被逐步应用于淋巴瘤及白血病的免疫分析，特别是对伴有抗原异常表达淋巴瘤/白血病及混合型淋巴瘤/白血病的诊断具有独特优势。

（本病例由首都医科大学朝阳医院夏成青、李雪医师提供）

参考文献

Schmidt CJ, Domenico L, Ward P, et al. Aberrent antigen expression detected by multiparameter three color flow cytometry in intermediate and high grade B-cell lymphomas. Leuk Lymphoma, 1999, 34 (5-6): 539-544.

病例82

例一

病史及临床资料：患者女性，28岁。因腹痛3个月余，加重8日，停止排气、排便1日入院治疗。曾于8日前行剖宫产术，术后病情加重。查体：腹部膨隆，上腹部压痛明显，轻度肌紧张，无反跳痛，肠鸣音稍弱。立位腹平片：可见气液平和肠梗阻改变。临床诊断：肠梗阻，剖宫产术后。剖腹探查见小肠肠管扩张，回盲部回肠与盲肠套叠。行部分回肠及结肠切除术。

肉眼及镜下检查：回肠及结肠一段，回盲部见一隆起型肿物，大小2.5cm×2.3cm×2.5cm，表面光滑；距肿物8cm处有一段结肠肠管，显示黑褐色梗死灶，梗死灶近端肠管扭曲；局部肠腔黏膜面中断，可见黑褐色结节状物，大小6.5cm×4cm×2.3cm，切面灰黄色，质中。镜下肠壁各层弥漫散在圆形、椭圆形、短梭形细胞浸润，胞质不明显，核膜厚，有不规则核，染色质淡；部分细胞胞质明显并有嗜酸性颗粒，但为单核；有少量散在炎性细胞浸润（图82-1～图82-3）。

辅助检查结果：

第一次免疫组化结果：LCA散在（+），CD3散在（+），CD20散在（+），CD68散在（+），CD117散在（+），CD34少数（+），CD15散在少数（+）；而Actin、S-100、AE1/AE3和CD30均为阴性。

第二次免疫组化结果：MPO（++），Ly（+），CD68（KP-1）（+）（图82-4～图82-6），CD43（+），CD117散在（+），Ki-67：20%细胞（+），而CD68（PG-M1）、CD99和CD30均为阴性。

病理诊断：（结肠回盲部）髓系肉瘤（粒细胞肉瘤，不成熟型），肿瘤浸润肠壁全层，请查骨髓以除外白血病。结肠肠管扭曲梗阻，节段性梗死伴急性浆膜炎。

预后随访：因经济原因没有进行骨髓检查，术后2年，目前健在。

例二

病史及临床资料：患者男性，28岁，近2年无明显诱因出现头痛，阵发性加重，伴左侧肢体间断性麻木、乏力。神经系统检查示左侧半身浅感觉减退，左腱反射活跃，双侧病理征（+）。头颅MRI T1T2影像学检查显示，左顶叶脑外占位性病变，脑膜弥漫性增厚（图82-7）。血常规检查：WBC 14.7×10^9/L，RBC 12.5×10^9/L，PLT 445×10^9/L；血凝PT 16.1s，APTT 30.9s，PA 54.0s；临床考虑为脑膜瘤，行手术切除。手术见病变位于顶叶硬脑膜内，与脑组织表面界限明显，质硬韧，灰白色，血运丰富。

肉眼及镜下检查：灰白色不规则软组织一块，大小6cm×5cm×1.5cm，一侧似带有包膜，切面：灰白色，质细腻。镜下肿瘤组织呈弥漫性分布，细胞中等大小，核圆形、椭圆形、不规则形，核膜厚，有少数核仁，大多胞质不明显；散在部分细胞胞质明显嗜酸性，单核或多核，核染色质深染（图 82－8～图 82－9）。

辅助检查结果：

免疫组化结果：MPO（＋），CD68（KP－1）（＋），LY（＋）（图 82－10～图 82－12），CD99（＋），CD43（＋），CD34（＋），CD117 散在（＋）；而 CD68（PGM1）、CD1α 和 S－100 均为阴性。

基因重排结果：TCR（－）［γ1－8/A（－），γ10（－），11（－），β（－）］，IgH（－）［VH（－），R3A（－），R2（－）］，IgK（－）［3k（－）］。

骨髓检查：骨髓中嗜酸性粒细胞增高。

预后随访：患者于手术后 5 个月死于感染、发热和全身衰竭。

病理诊断：（脑膜）髓系肉瘤（粒细胞肉瘤，混合型）。

诊断及鉴别诊断要点：髓系肉瘤（myeloid sarcoma）是由原始或幼稚的髓系细胞在骨髓以外的器官和组织中浸润而形成的肿瘤。可以与急性或慢性髓性白血病、骨髓增生性疾病（MPD）和骨髓异常增生综合征（MDS）并存，1811 年 Burns 首先报道了该肿瘤。1853 年 King 将其命名为绿色瘤（chlorloma）。相关的命名还有粒细胞肉瘤（granulocytic sarcoma）、髓细胞瘤（myelocytoma）、髓肉瘤（myelosarcoma）、绿髓系肉瘤（chloromyelosarcoma）和髓外髓样肿瘤（EMT）等。

2001 年版 WHO 关于淋巴造血组织肿瘤分类中提出髓系肉瘤（myeloid sarcoma，MS）的新概念。它包括：①粒细胞肉瘤；②单核母细胞肉瘤；③三系造血细胞组成的肿瘤或幼稚红细胞、幼稚巨核细胞向 MPD 转化组成的肿瘤。髓系肉瘤的含义较以前的粒细胞肉瘤和绿色瘤扩展了很多。根据肿瘤细胞分化的程度，又可分为母细胞型、不成熟型和分化型。

髓系肉瘤可发生于除骨髓以外全身各部位，最常见于颅骨骨膜下，其次为鼻旁窦、肋骨、脊椎、骨盆、淋巴结和皮肤、软组织。文献报告还有发生于睾丸、中枢神经系统、纵隔、后腹膜、乳腺、消化道等。最多可同时累及 5 个部位。本文 1 例发生于肠回盲部，1 例发生于脑膜；关于中枢神经系统髓细胞肉瘤国外文献报道十余例，其中脑内 4 例，脑膜 6 例，1 例同时累及脑和脑膜。4 例不伴有骨髓髓性白血病病变，表现为颅内孤立性病变。患者多为 30 岁以下年轻人。临床初诊很难明确，病理最初可误诊为脑膜瘤及恶性淋巴瘤[1]。几乎所有病例最初均误诊为非霍奇金恶性淋巴瘤或其他小细胞肿瘤，误诊到更正诊断的过程为 2～9 个月[2]。

诊断要点：① 弥漫浸润的中至大肿瘤细胞，形态单一，大多数（50%）髓系肉瘤病例可见不成熟嗜酸性粒细胞；② 免疫组化诊断：确诊靠免疫表型分析。（2001）WHO 免疫表型诊断标准：MPO、Lysozyme、氯乙酰酯酶阳性；其中粒细胞肉瘤表达髓母细胞及幼稚细胞相关抗原：CD13、CD33、CD117、MPO，与急性髓细胞白血病表达共同抗原；单核母细胞肉瘤表达抗原 CD114、CD116、CD11c、CD68、Lysozyme，与单核细胞白血病表达相同。髓系肉瘤通常 CD43（＋）。日本东京大学[1]提出如下免疫组化诊断标准：粒细胞型：MPO（＋），CD68（＋）［KP1（＋/－），PGM1（－）］，Lysozyme（＋），CD34（＋/－），CD99（＋），CD117（＋）；单核及髓单核母细胞型：MPO（－），CD68（＋）［KP1（＋）、PGM1（＋）］，Lysozyme（＋），CD34（－）；巨核母细胞型：CD31（＋），CD61（＋），factor Ⅸ（＋）。髓系肉瘤还可表达 CD43、CD7、CD79a、CD56；同时 CD99、CD117 有助于粒细胞来源的确定。

在常规石蜡切片中，如果有大量嗜酸性粒细胞、不成熟的单核细胞及胞质内嗜酸性颗粒的出现，可以提示髓细胞肉瘤的诊断。如果缺乏嗜酸性粒细胞及髓系分化的线索，表现为不成熟或原始髓细胞的特点（核圆形、卵圆形或核裂样细胞，染色质细，可见核仁），而容易被误认为是弥漫性大 B 细胞或 T 细胞淋巴瘤、Burkitt 淋巴瘤或淋巴母细胞型淋巴瘤、小圆细胞肿瘤（神经母细胞瘤、横纹肌肉瘤、尤文肉瘤/PNET、髓母细胞瘤）。当遇到低分化的病变时，应高度怀疑髓系肉瘤，避免漏诊。依靠免疫组化可明确诊断。

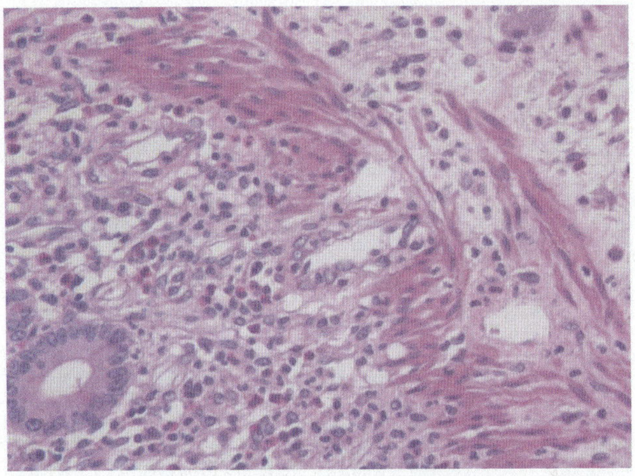

图 82 - 1　肿瘤组织弥漫浸润肠壁（HE×10）

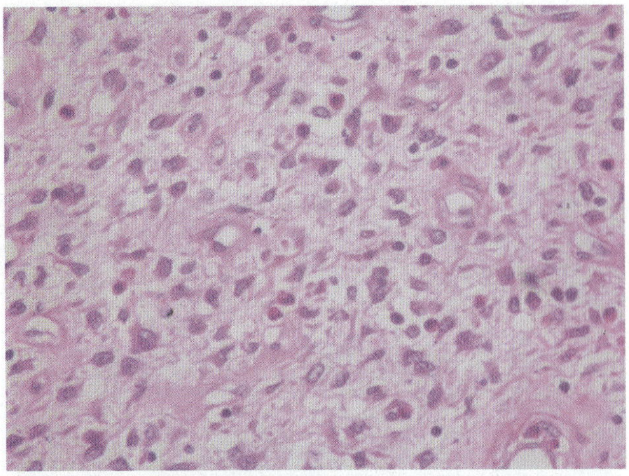

图 82 - 2　肿瘤细胞单个、散在排列（HE×10）

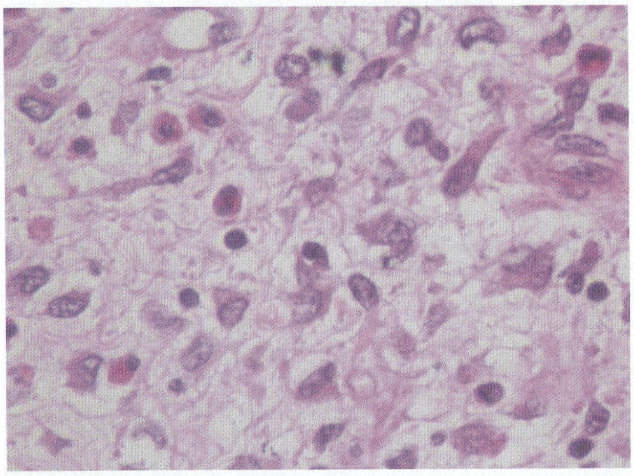

图 82 - 3　肿瘤细胞核染色质淡、胞质少，部分胞质内有嗜酸性颗粒（HE×20）

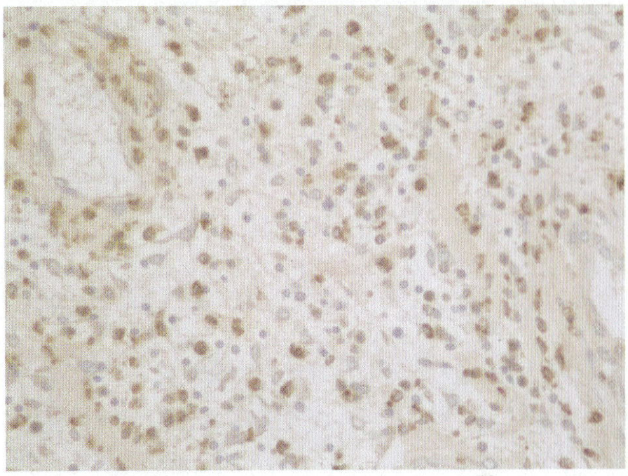

图 82 - 4　免疫组化 MPO 阳性（IHC×10）

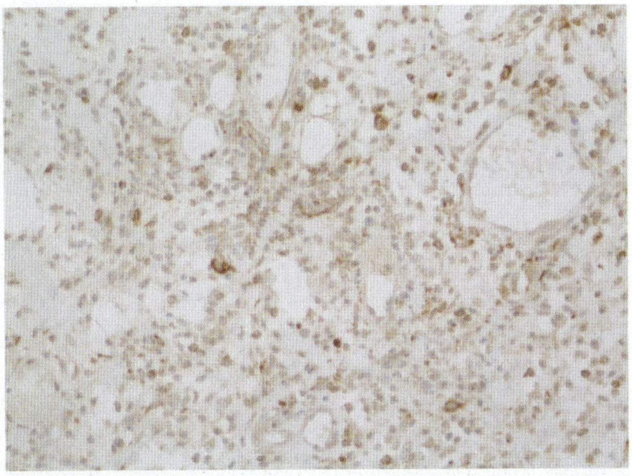

图 82 - 5　免疫组化 CD68（KP - 1）阳性（IHC×10）

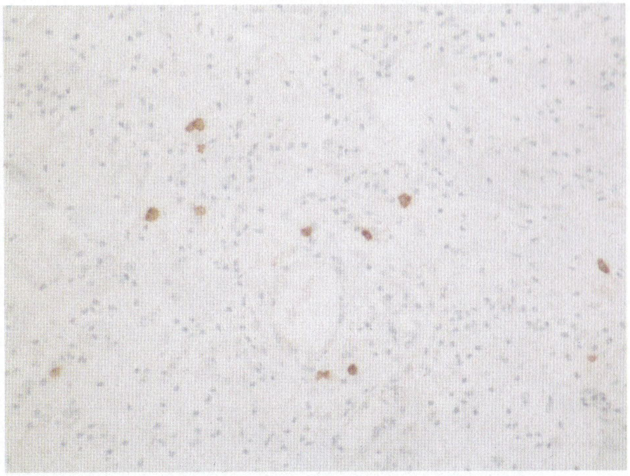

图 82 - 6　免疫组化 CD117 散在阳性（IHC×10）

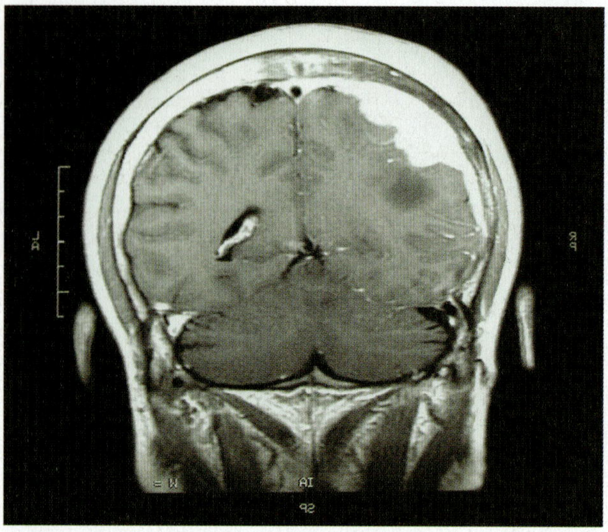

图 82-7　脑 MRI 示左顶叶脑外占位

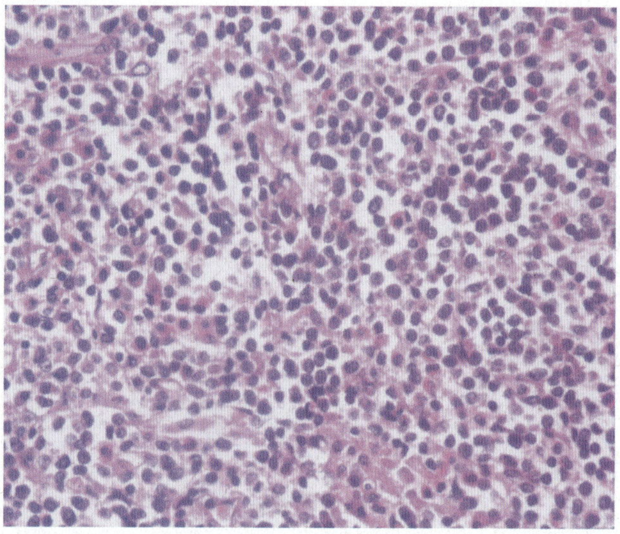

图 82-8　肿瘤组织弥漫排列（HE×10）

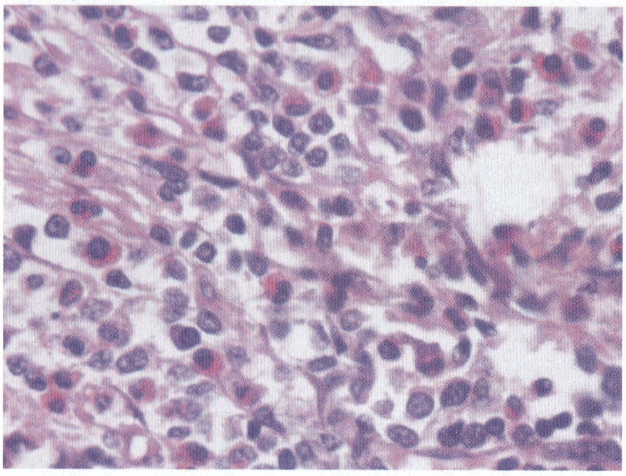

图 82-9　肿瘤细胞核染色质淡、胞质少，脑膜增厚，部分胞质内有嗜酸性颗粒（HE×20）

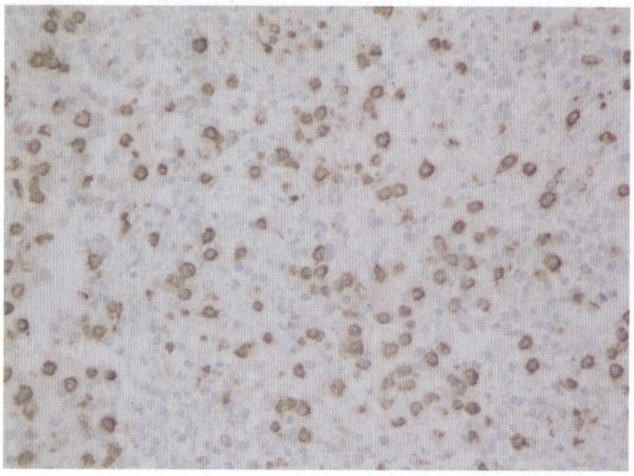

图 82-10　免疫组化 MPO 阳性（IHC×10）

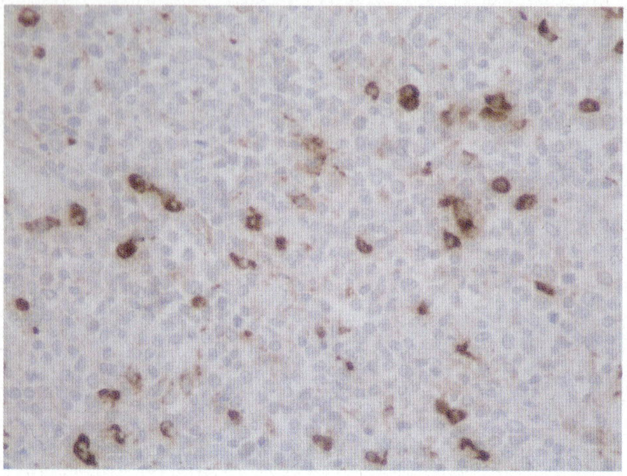

图 82-11　免疫组化 LY 阳性（IHC×10）

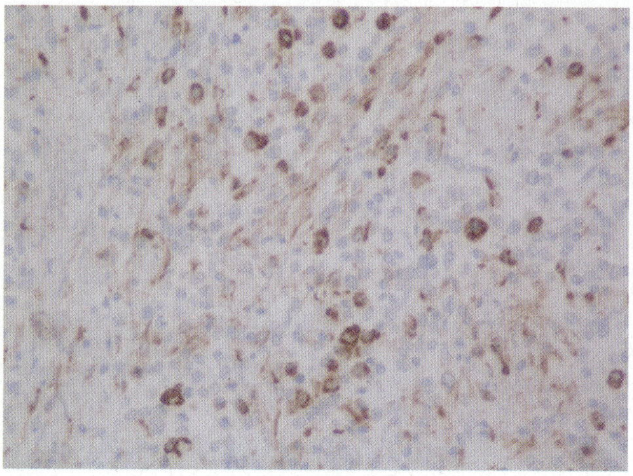

图 82-12　免疫组化 CD68（KP-1）阳性

小结

1. 髓系肉瘤常发生于各种骨髓增生性疾病的病程中或经治疗缓解后，1/3 的病例为孤立性。

2. 颅内髓系肉瘤少见，可发生于脑内及脑膜，孤立性者易误诊为恶性淋巴瘤、脑膜瘤。

3. 母细胞型粒细胞肉瘤是最常见的髓系肉瘤；近 50%粒细胞肉瘤组织中可见幼稚嗜酸性粒细胞，该细胞对其形态学诊断具有重要价值。

4. 髓系肉瘤至少表达一种以上髓系相关抗原，是诊断的重要依据。MPO 是粒细胞及其肿瘤的特异标记；CD68（PG-M1）是单核细胞及其肿瘤的特异标记。

（本病例由北京军区总医院王鲁平医师提供）

参考文献

[1] Audouin J，Comperat E，Le Tourneau A，et al. . Myeloid sarcoma：clinical and morphologic criteria useful for diagnosis. Int J Surg Pathol，2003，11（4）：271－282.

[2] Breccia M，Mandelli P，Petti M，et al. . Clinicopathological characteristics of myeloid sarcoma at diagnosis and during follow－up. Leuk Reas，2004，28（11）：1165－1169.

[3] Binder C，Tiemann，Haase D，et al. . Isolated meningeal chloroma—a case report and review of literature. Ann Hematol，2000，79（8）：459－462.

病例 83

病史及临床表现：患者男性，63 岁，因左上腭肿胀 10 天于 2003 年 12 月 20 日收入院。查体及影像学检查见左侧颞下窝肿物，最大直径 5.0 cm。术中发现肿物位于左侧颞下窝及咽旁，与周围组织粘连，分离肿块后完整切除，并做左颈部 2 区和 3 区淋巴结清扫。临床诊断为左颞下窝肿瘤。

肉眼及镜下特点：大体检查所见：椭圆形肿物一个，部分破碎。大小为 4.7cm×4.0cm×4.0 cm，表面呈结节状，无明确包膜。切面灰褐色，质地中等，切之有沙砾感，未见明显坏死。病理形态学特点：肿瘤组织由体积较大的瘤细胞（直径 20～40μm）组成，部分区域被增生的纤维组织分隔成小结节。大多数瘤细胞为上皮样，呈巢状分布（图 83－1），肿瘤细胞胞质较空，略呈淡嗜伊红色，细胞之间界限清楚，核呈圆形，有轻到中度异型性，可见 1 个或 2 个小而清楚的核仁（图 83－2），核分裂指数为 1～2 个/10HPF；少部分区域肿瘤细胞呈梭形，胞质呈嗜酸性，细胞之间界限不清，呈合体细胞样，局部围绕小血管呈漩涡状排列，类似于脑膜瘤，核呈椭圆形或梭形，染色质细腻，核仁不明显，核分裂象极少（图 83－3）。上述两种肿瘤成分之间有移行（图 83－1）。上皮样区域局部查见骨样组织沉积（图 83－4）。肿瘤中有少量的成熟淋巴细胞点缀（图 83－2，图 83－4），主要为 CD20 阳性的 B 细胞。

辅助检查结果：免疫组织化学表型：肿瘤细胞均为 Vimentin 和 CD21 阳性反应（图 83－5），部分为 CD35 阳性（图 83－6），少数细胞表达上皮细胞膜抗原和 CD68；肿瘤组织呈 NSE 和 CD99 阳性；Ki－67 标记指数为 7.5%；大部分瘤细胞呈 p53 蛋白阳性反应，但多数强度较弱。其他组织源性标志物（CK18、AE1/AE3、SM－actin、S－100 蛋白、突触素、嗜铬颗粒蛋白 A、HCG、CD117、LCA、CD30、CD20、CD45RO、CD34、HMB45 和 Melanoma-pan）均为阴性。

病理诊断：（左颞下窝）滤泡树突状细胞肉瘤，低度恶性。

治疗及随访：完整切除后，接受放射性治疗和化疗，随访 3 年，未见复发。

诊断及鉴别诊断要点：滤泡树突状细胞（follicular dendritic，FDC）和指突状树突状细胞（interdigitating dendritic cell，IDC）一起构成淋巴组织中的非巨噬细胞性免疫辅助细胞，主要承担抗原捕捉和呈递功能。前者正常情况下位于滤泡中心，形成紧密的网状结构；后者则位于滤泡旁的副皮质区。此外，在皮肤表皮及宫颈、阴道、胃和食管等处的上皮组织以及骨组织中还分布着另一种抗原呈递细胞，即朗格汉斯细胞。组织学上，FDC 胞质淡伊红色，细胞边界不清，核圆形或椭圆形，染色质细，核仁小。免疫组化表型上，CD21、CD35 和 CD23 阳性为其特征。此外，Ki－M4、R4/23 和 K－FDCC1P、桥粒板蛋白和低亲合力神经生长因子阳性也是其常见的表型，有的标本中可见少数瘤细胞呈 S-100 蛋白阳性反应，CD45RB 为阴性/可疑阳性。超微结构上，以长的细胞指突以及以桥粒相联结为其特征[2]。

在某些疾病状态时，FDC 可发生增生及肿瘤性病变。能引起 FDC 反应性增生的疾病包括淋巴结反应性滤泡性增生、进行性滤泡中心转化、血管透明变性型 Castleman 病、Kimura 病以及 HIV 相关的淋巴结病等良性病变以及滤泡性淋巴瘤、血管免疫母细胞性 T 细胞淋巴瘤和霍奇金淋巴瘤等肿瘤性病变。

Monda 等在 1986 年报道了一例发生于颈部淋巴结的恶性肿瘤，其瘤细胞具有 FDC 分化特征[1]；近年来的观察表明这是一种易于局部复发的低度恶性肿瘤，命名为 FDC 肿瘤或 FDC 肉瘤。迄今已经报道的 FDC 肉瘤病例数近 80 例，大约一半位于头颈部；多数发生于淋巴结，约 1/3 发生于结外，文献中共有 25 例发生于头颈部结外组织[3]，其中 7 例发生于扁桃体，3 例发生于咽旁间隙。本文报道的即属于发生于咽旁的 FDC 肉瘤。

多数 FDC 肉瘤边界较清楚，有的呈侵袭性生长；组织学上瘤谱较广。通常排列成巢状或上皮样，由于细胞边界不清，故呈合体细胞状外观，但或多或少都有淋巴细胞点缀其中。最常见的生长方式为席纹状或轮辐状，其余还有带状、漩涡状、弥漫型、巢状、小梁状和滤泡型，少数病例还有纤维间隔形成[2]。本例肿瘤形态学上有两个特点，一是上皮样成分为主，细胞界限清楚；二是局部有成骨现象。迄今为止，文献中还没有有关 FDC 肉瘤中有成骨的报道。CD21 和 CD35 是最有用的标记物，阳性率达 95%[2]。生物学行为上，多数为低度恶性表现，部分肿瘤侵袭性较强，似可定为中度恶性肉瘤[3]；已报道的局部复发率为 43%，转移率为 27%；经过适当治疗多数可完全缓解或者部分缓解，存活率达 91%[2]；肿瘤出现坏死、核分裂指数较高（>5/10HPF）、明显的异型性以及发生于腹部是预后不好的因素[3]；此外，Ki-67 标记指数对估计预后可能有一定价值[3]，本文报道的 1 例 Ki-67 标记指数为 7.5%，其预后意义有待于进一步随访观察。

由于 FDC 肉瘤少见，形态学表型多种多样，加之这种恶性病变的良性阶段目前还未确定，故此肿瘤的诊断常遇到困难[2]，文献中头颈部结外 FDC 肉瘤初次诊断时误诊率接近 37%（7/19），尤其容易误诊为异位脑膜瘤和胸腺瘤：① 脑膜瘤：本例部分区域肿瘤细胞呈漩涡状排列，又有成片的合体细胞样结构，形态颇似脑膜瘤；然而，颈部异位脑膜瘤少见，而发生于扁桃体和咽旁间隙的极为少见；文献中已经有 3 例诊断为“异位脑膜瘤”的病例复发后确诊为 FDC 肉瘤，其中 2 例发生于扁桃体部，1 例位于腹膜后淋巴结。电镜检查对两者鉴别帮助不大。通常免疫组化可区别这两个肿瘤，FDC 肉瘤呈 CD21 和 CD35 阳性，S-100 蛋白和 EMA 通常为阴性，而脑膜瘤 CD21 和 CD35 阴性，S-100 蛋白和 EMA 常为阳性；②异

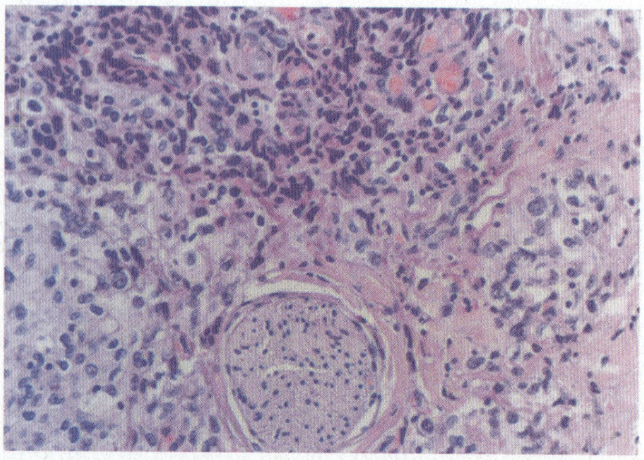

图 83-1　上皮样成分与脑膜瘤样成分之间有移行，肿瘤组织累及神经束（HE×10）

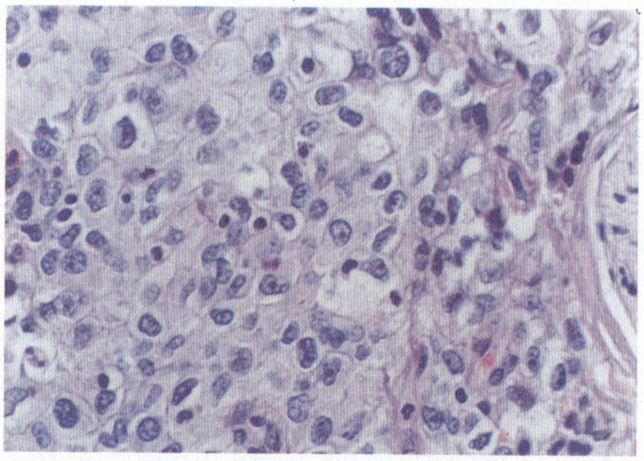

图 83-2　肿瘤的上皮样成分，细胞界限清楚（HE×40）

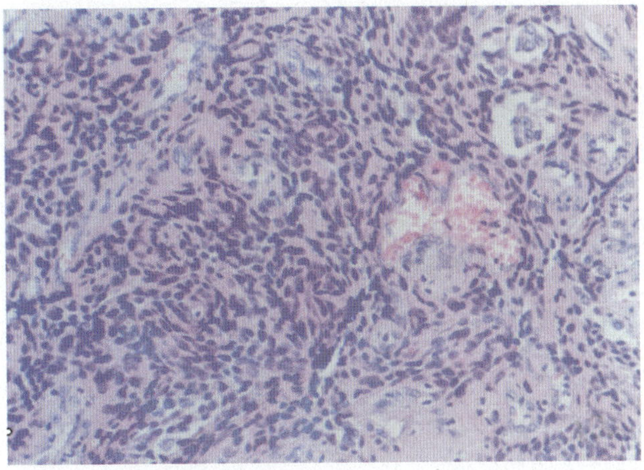

图 83-3　肿瘤的脑膜瘤样区域，富于小血管（HE×10）

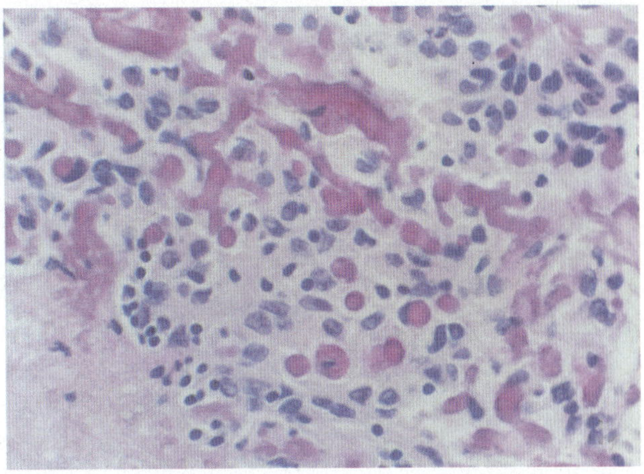

图 83-4　肿瘤的上皮样成分，伴有骨样基质沉积（HE×20）

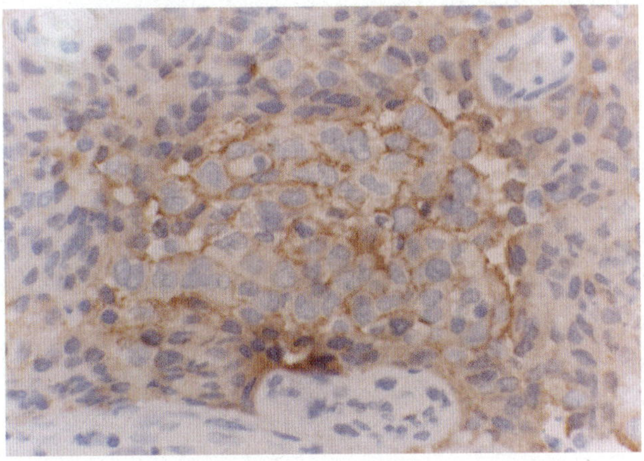

图 83-5　肿瘤组织呈 CD21 阳性反应（IHC×40）

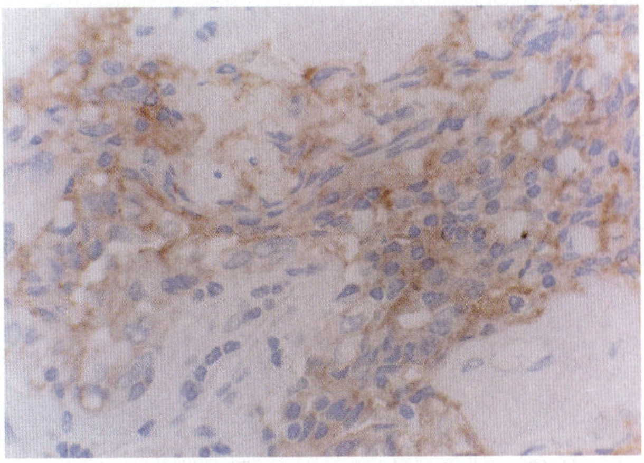

图 83-6　肿瘤组织呈 CD35 阳性反应（IHC×40）

位胸腺瘤：结构上可找见胸腺小体，免疫组化表型上 CK 阳性而 CD21 和 CD35 阴性；③ 淋巴上皮样癌：本例大多数瘤细胞呈上皮样形态，细胞边界清楚，与多数 FDC 肉瘤形态不同，与癌很相似。然而，淋巴上皮样癌为 CK 和 EMA 免疫组化反应阳性，波形蛋白阴性，可与 FDC 肉瘤鉴别；④IDC 肿瘤：发生部位以及形态学上与 FDC 肉瘤很相似；这种免疫辅助细胞肿瘤侵袭性更强，但更为少见；借助免疫组化不难与 FDC 肉瘤鉴别，IDC 来源瘤细胞呈 S-100 蛋白和 CD45 阳性，但 CD21 和 CD35 均为阴性反应[2,3]；⑤成骨肉瘤：此例肿瘤切开时局部有沙砾感，组织学检查时发现肿瘤性骨样基质形成，借助 CD21、CD23 和 CD35 免疫组织化学检测结果可与成骨肉瘤鉴别；⑥ 原始神经外胚层肿瘤（PNET）：此例肿瘤呈 CD99 和 NSE 强阳性，鉴别诊断中曾考虑过 PNET，但是形态学不支持，CD21 和 CD35 阳性反应可除外这一可能；⑦其他鉴别诊断：包括恶性黑色素瘤、间变性大细胞淋巴瘤、外周神经鞘膜肿瘤以及炎性假瘤，位于腹腔的 FDC 肉瘤还要与胃肠间质肿瘤鉴别。因此，在现阶段，观察淋巴结以及某些结外组织上述类似病变时，意识到 FDC 肉瘤的存在是及时诊断这一病变的关键。

（本病例由中国医学科学院肿瘤医院苏勤医师提供）

参考文献

[1] Monda L，Warnke R，Rosai J. A primary lymph node malignancy with features suggestive of dendritic reticulum cell differentiation. A report of four cases. Am J Pathol，1986，122：562-572.

[2] Pileri SA，Grogan TM，Harris NL，et al. . Tumors of histiocytes and accessory dendritic cells：an immunohistochemi-

cal approach to classification from the International Lymphoma Study Group based on 61 cases. Histopathology，2002，41：1 -29.

[3] Shimazaki K，Ohshima K，Haraoda K，et al. . Accessory cell tumor：a clinicopathological study of 16 aggressive tumors containing EBV - positive Hodgkin and Reed - Sternberg - like giant cells. Histopathology，2002，40：12 - 21.

第八章　骨与关节

黄啸原　审

病例 84　慢性骨髓炎伴骨皮质反应性增生
病例 85　骨肉瘤，富于巨细胞型
病例 86　（左第 9 肋骨）低度恶性骨内型骨肉瘤
病例 87　弥漫型巨细胞肿瘤

病例 84

病史及临床表现：患者男性，18 岁。右大腿下端间断性肿胀 2 年半，加重 1 个月余。X 线、CT 及 MRI 检查显示：右股骨下段溶骨性破坏伴有软组织包块（图 84－1）。临床印象：右股骨下端骨肉瘤，骨髓炎待除外。

肉眼及镜下特点：第一次活检：切开活检，送检不整形破碎骨组织 1 块，大小为 1cm×1cm，脱钙后全埋。显微镜下见增生的骨小梁排列不规则，骨母细胞增生活跃，不能除外骨肉瘤，建议结合临床及影像学综合考虑（图 84－2）。

第二次切开活检：送检不整形破碎骨组织 2 块，大小分别为 1cm×1cm 及 0.5cm×0.5cm，脱钙后全埋。显微镜下表现与第一次活检所见相似，可见增生的骨小梁，骨小梁周围可见成片的增生活跃的骨母细胞，可见核分裂象（图 84－3）。

第三次行开窗髓腔内病变刮除术：送检破碎骨组织大小 6cm×6cm×1.5cm 及软组织 4.5cm×1.7cm×0.5cm。显微镜下仍可见增生的骨小梁，另可见增生纤维组织及炎性肉芽组织，其中可见灶片状中性粒细胞及淋巴细胞、浆细胞浸润（图 84－4）。

病理诊断：慢性骨髓炎伴骨皮质反应性增生。

术后，给予患者抗菌药物治疗，右大腿的肿胀很快消失，至今随访 1 年余，患者完全恢复健康。

诊断及鉴别诊断要点：骨髓炎是一种由感染性微生物引起的骨的炎症性病变。常常伴有骨质破坏，病变可局限于骨的某一个区域，也可以累及多个部位，如骨髓、骨皮质、骨膜以及周围软组织。引起骨髓炎的病因可分为以下几大类[1]：①外源性：常见于创伤、骨科的手术、关节置换术后；②血源性：多见于 20 岁以下的青少年及儿童，75%发生在下肢骨；③血供不充分：如糖尿病、骨及软组织的缺血、周围性神经疾病等，此类多见于老年人。骨髓炎可根据病变持续的时间分以下几型：①急性：病程在几天到几周内；②亚急性：病程在几周至数月内；③慢性：病程较长，常持续数月至数年。

由于骨破坏及骨再生病变同时存在，亚急性及慢性骨髓炎在临床及放射学改变上可以非常类似于骨的恶性肿瘤。术前常被诊断为 Ewing 肉瘤、恶性淋巴瘤及骨肉瘤等[2]。其中有一种以广泛性骨质增生为特点的骨髓炎，即所谓的 Carre 骨髓炎，也称硬化性骨髓炎[3]。病理学改变为：病变区域可以看到混合性炎细胞浸润，包括淋巴细胞、中性粒细胞及浆细胞等。此外，病程较久的病变还可见到纤维化。病变区域中常可找到死骨。病变周围可见新骨形成。本例病变在前两次活检中仅看到周围骨皮质的增生性病变，难以确诊，后经开窗手术取到髓腔内病变，找到明确的炎症性病变区域，故诊断为慢性骨髓炎，并经临床观察及随访证实其为炎症性病变。对本例前两次活检切片在北京市读片会上讨论时，一些资深医生曾考虑肉瘤。可见慢性骨髓炎所造成的新骨增生性病变可能很难与肿瘤性成骨病变相鉴别。因此，对于骨的增生性病变除考虑肿瘤性病变外，也要想到炎症性病变的可能。骨髓炎的诊断应结合临床病程、实验室检查、影像学表现以及病理学改变综合考虑。对活检难以诊断的病例，不要勉强诊断，应对所有手术标本做全面检查后再做诊断。如仍不能确诊，可多请专家会诊，在意见不一的情况下，宁可随诊观察，也不要过度诊断，以免将良性病变诊断成恶性，导致截肢等过度治疗。

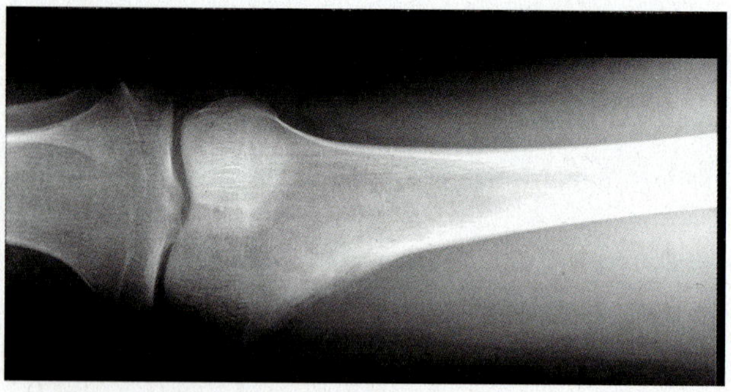

图 84-1　X线显示股骨下段皮质破坏，可见骨膜反应

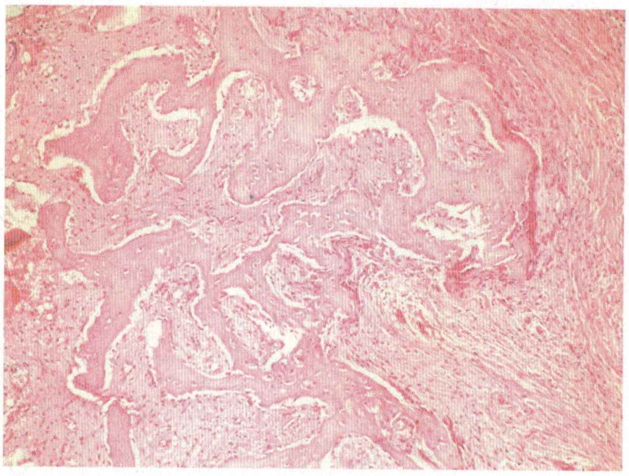

图 84-2　第一次活检：显示有不规则增生的骨小梁，骨小梁间为增生的纤维组织

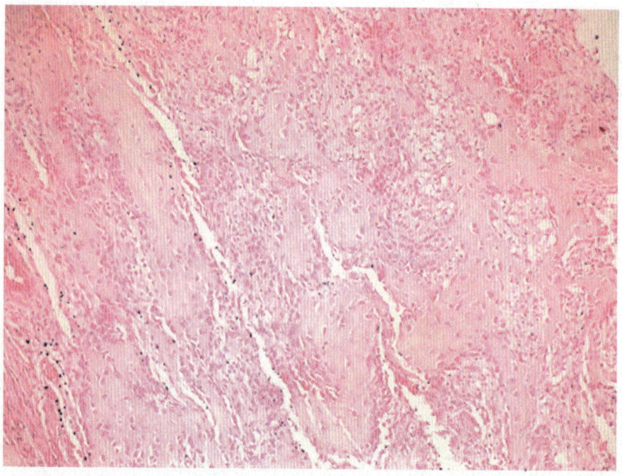

图 84-3　第二次活检：显示增生的骨小梁周围有增生活跃的骨母细胞

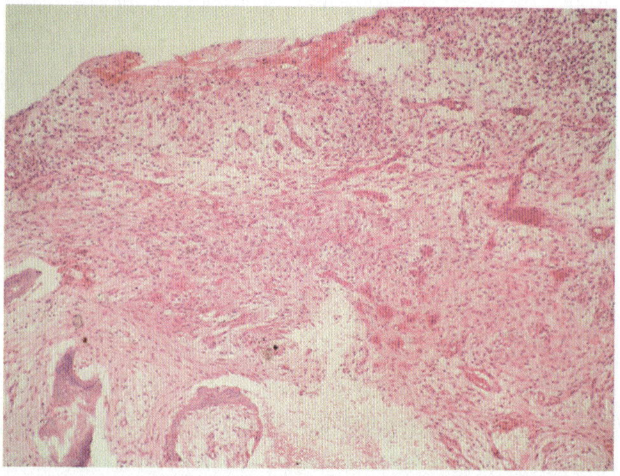

图 84-4　手术刮出标本，可见炎性肉芽组织，其中有灶状淋巴细胞和中性粒细胞浸润（右上角）。炎性肉芽周围可见增生纤维组织及不规则的骨小梁成分（左下角）

（本病例由人民医院病理科沈丹华医师提供）

参考文献

[1] Lew DP，Waldvogel FA. Osteomyelitis. Lancet，2004，364：369-379.

[2] Cabanela ME，Sim FH，Beabout JW，et al. Osteomyelitis appearing as neoplasms. A diagnostic problem. Arch Surg，1974，109：68-72.

[3] Segev E，Hayek S，Lokiec F et al.. Primary chronic sclerosing（Garre's）osteomyelitis in children. J Pediatr Orthop B.，2001，10（4）：360-364.

病例 85

病史及临床表现：患者男性，47 岁。因右大腿反复疼痛 4 个月，突然加重 1 天，以“右股骨近段病理性骨折”收入院。X 线：右侧股骨上段（大、小粗隆）水平可见不规则的骨折线影，骨皮质破坏。CT：股骨上段骨折处，软组织内可见巨大占位性病变，边界尚清，内部密度不均。

肉眼及镜下特点：大体：手术切除组织，肿物位于大腿上段，边界不清，可见出血、坏死。切面：股骨颈下 1.5cm 处病理性骨折，骨质缺损区长 5.5cm，骨皮质破坏，呈虫蚀状。周围组织为暗红色，烂肉样，部分区域侵入肌组织，呈灰黄相间。镜下：大量间变的肿瘤细胞，细胞排列密集，呈短梭形、卵圆形，核圆形，淡染，核仁清晰，细胞界限不清，胞质嗜酸性或嗜碱性。可见大量的多核巨细胞及病理性核分裂象。部分区域瘤细胞呈梭形，束状、车辐状排列。部分瘤细胞浸润周围肌组织，细胞排列疏松，似有横纹肌分化。部分区域血管丰富，并且血管扩张呈彩带样结构。瘤细胞产生不规则、点滴状、均质性无结构粉红色骨样基质。上述骨样基质钙化，或互相连接成片块状或条索状，部分瘤细胞包埋于其中而形成肿瘤性骨小梁，其周围缺乏正常的骨母细胞。并可见反应性骨组织形成，骨样基质周围可见骨母细胞（图 85-1～图 85-3）。

辅助检查结果：免疫组化结果：Vimentin（+），Ki-67 阳性细胞数为 25%～30%，AAT（±），AACT（±）；而 Calcitonin、PLAP、CD68、Lysozym、Sarcomaric actin、Desmin、HMB45、Facter Ⅷ、CD34、S-100、P53、TG 和 AE1/AE3 均为阴性。超微结构：瘤细胞核不规则，可见两个核仁，胞质内有丰富的粗面内质网，并可见溶酶体。瘤细胞周围可见大量纤细的原纤维和胶原纤维，随机排列（图 85-4）。

病理诊断：骨肉瘤，富于巨细胞型。

诊断及鉴别诊断要点：骨肉瘤，富于巨细胞型（giant cell rich osteosarcoma），其诊断要点为：骨肉瘤好发于青少年长管状骨的骨骺端，局部肿痛，皮温高，血管扩张。实验室检查：红细胞沉降率加快，碱性磷酸酶升高。X 线显示受累骨地图状破坏，穿破骨皮质在软组织中形成肿块，肿瘤密度不均，成骨与溶骨并存，有典型骨膜反应，称 Codman 三角。

本例的诊断主要根据镜下的骨肉瘤细胞、肿瘤性骨样基质和丰富的瘤巨细胞。但是由于该肿瘤中瘤性骨样基质少和局灶血管丰富且扩张呈囊性等特点，诊断上有一定难度，需要和以下疾病鉴别：

1. 动脉瘤样骨囊肿恶变（malignant transformation of aneurysmal bone cyst）：10～20 岁发病，累及长骨干骺或椎体附件。X 线为偏心性多房性囊肿。镜下囊壁由纤维细胞及多核巨细胞组成，其内可见含血裂隙及窦状血管，典型者可形成彩带结构。恶性变不常见。Kyriakos M 报道动脉瘤样骨囊肿恶变镜下有三种表现，即良性、恶性及移行部的病变，还有在 X 线上应该是完全的囊肿性变化。

2. 毛细血管扩张型骨肉瘤：X 线上完全为溶骨性破坏。大体为囊性，有不完全的分隔，内含血液。镜下在间隔中有高度间变的细胞，骨样组织多寡不定。

3. 横纹肌肉瘤（rhabdomyosarcoma）：无肿瘤性骨样基质的产生。免疫组化不同程度地表达 Myogenin、Desmin、Sarcomeric actin、Myosin 和 Myoglobin。超微结构的检查可通过识别肌节相关的结构来证实横纹肌的分化，如 Z 带、呈六边形排列的粗或细的微丝、含粗丝的 A 带、H 与 M 带或 Leptomeric 的结构。

小结：骨肉瘤诊断必须靠临床、X 线及病理的三结合。若病理形态与临床及 X 线一致则诊断多属正确，若有分歧则应对照 X 线多处取材，因病理组织学检查有局限性。

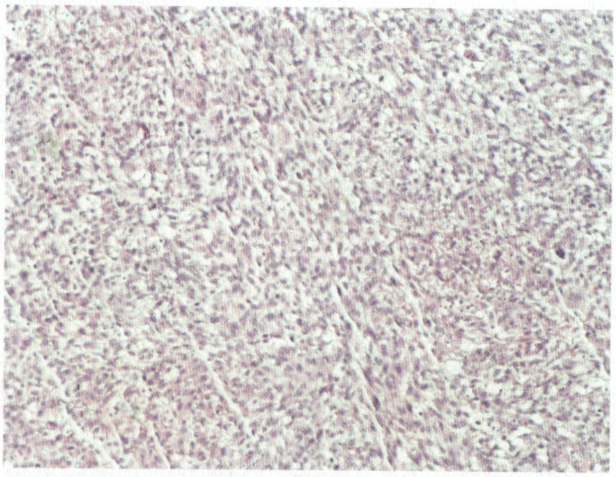

图 85－1 大量间变的肿瘤细胞，细胞排列密集，呈短梭形、卵圆形，核圆形，淡染，核仁清晰，细胞界限不清，胞质嗜酸性或嗜碱性（HE×10）

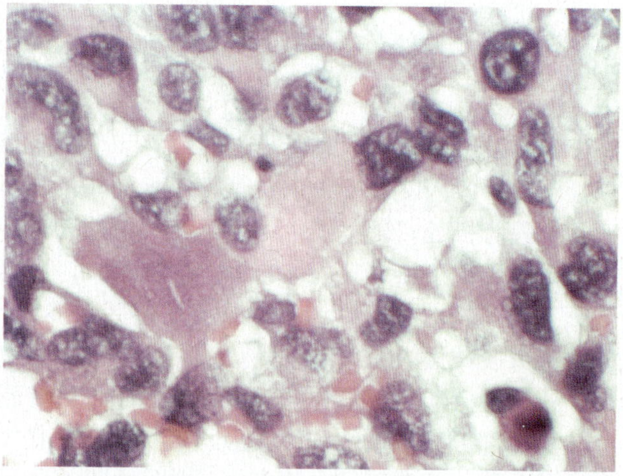

图 85－2 瘤细胞产生不规则、点滴状、均质性无结构粉红色骨样基质（HE×20）

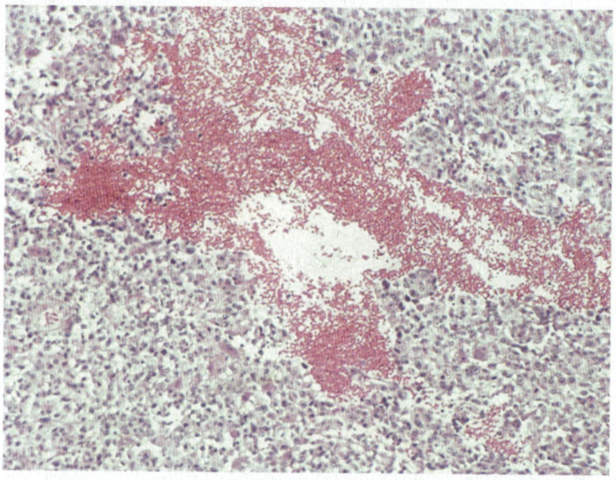

图 85－3 部分区域血管丰富，并且血管扩张呈彩带样结构（HE×10）

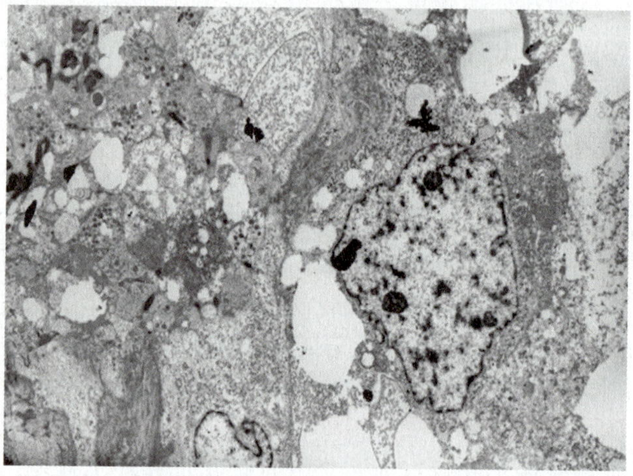

图 85－4 瘤细胞核不规则，可见核仁，胞质内有丰富的粗面内质网。瘤细胞周围可见大量纤细的原纤维和胶原纤维，随机排列

（本病例由北京同仁医院金玉兰、刘红刚医师提供）

参考文献

Kyriakos M，Hardy D. Malignant transformation of aneurysmal bone cyst，with an analysis of the literature. Cancer，1991，1770－1780.

病例 86

病史及临床表现：患者男性，23 岁，5 年前体检时发现左胸壁背侧肿物，无疼痛，生长慢。6 年前曾有左胸部撞伤史，但无骨折。查体：左第九肋骨处触及约 5cm×3cm 肿物，质硬。临床诊断：左第 9 肋骨占位性病变，纤维异常增殖症？胸片示左第 9 肋骨呈膨胀性增大，软组织密度，边缘光整，部分突出于胸壁外。印象：左第 9 肋骨纤维结构不良？建议 CT 除外恶性。胸部 CT 显示左第 9 肋骨病变，中间呈软组织密度，边缘呈皮质密度（图 86－1）。

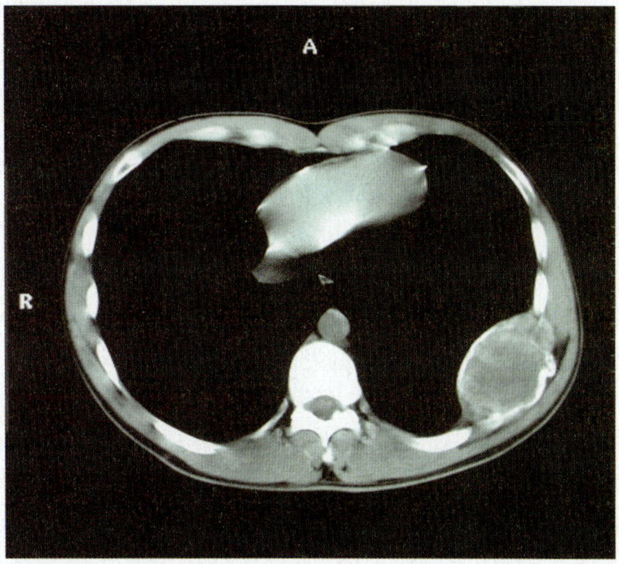

图 86－1　胸部 CT 显示左第 9 肋骨占位，中间呈软组织密度，边缘呈骨膜皮质密度

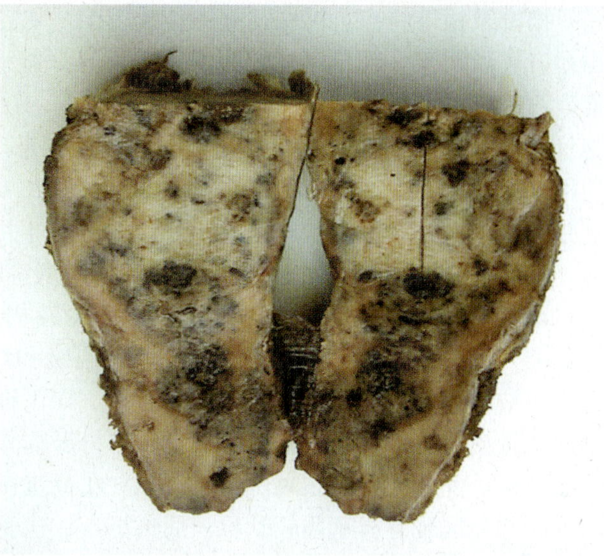

图 86－2　骨样组织一块，切面灰黄、灰红，实性，出血、坏死明显

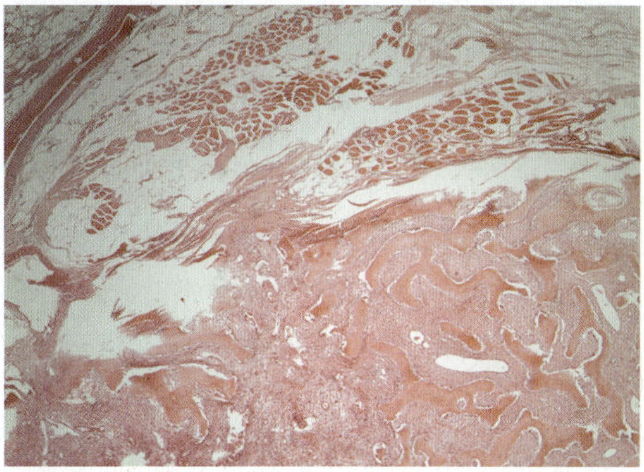

图 86－3　肿瘤浸润正常残存的骨、骨膜和横纹肌组织（HE×10）

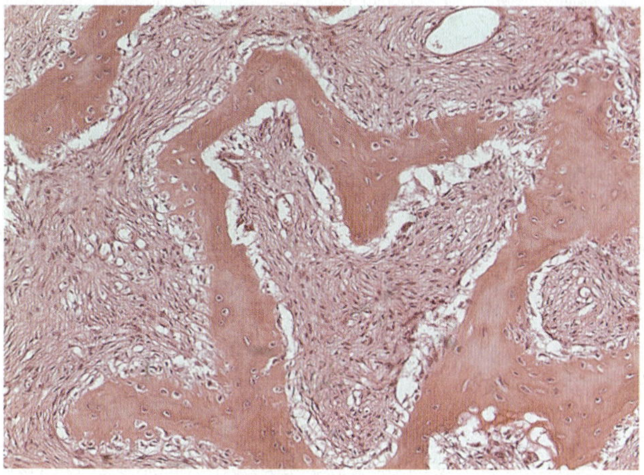

图 86－4　大小不规则的骨样基质形成，其周边可见胖硕的骨母细胞（HE×20）

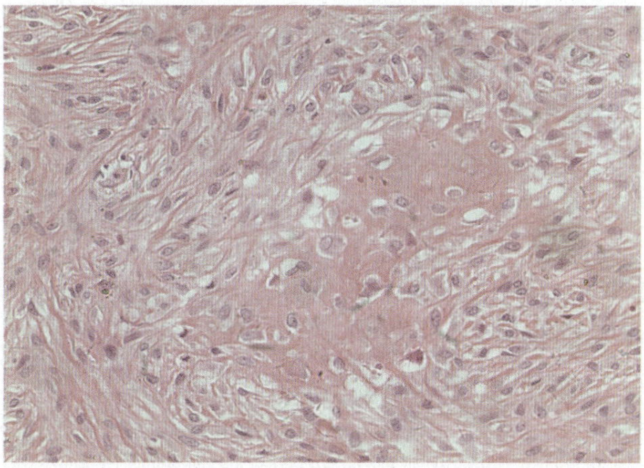

图 86－5　部分区域骨样基质较幼稚（HE×20）

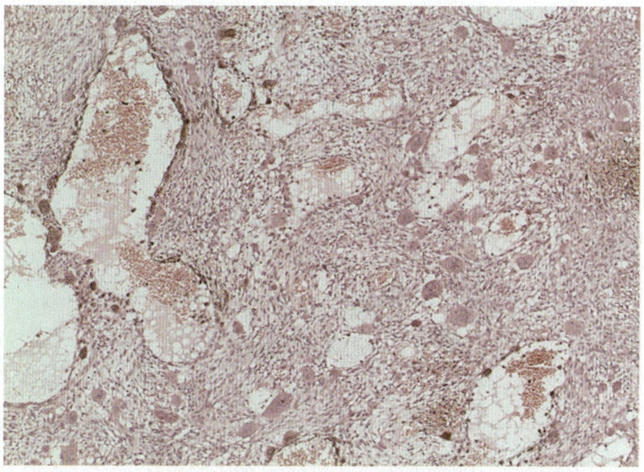

图 86－6　灶状呈黏液样基质，巨细胞较多见（HE×10）

肉眼及镜下特点： 肉眼检查：骨样组织一块，大小约 5cm×4.5cm×15cm，切面灰黄、灰红，实性，出血、坏死明显，部分可见较薄的骨壳，部分肿瘤侵及周围软组织（图 86－2）。镜下特点：肿瘤浸润正常残存的骨、骨膜和横纹肌组织（图 86－3）。有大小不规则的骨样基质形成，其周边可见胖硕的骨母细胞（图 86－4）。肿瘤细胞呈胖梭形，细胞较丰富，核分裂象罕见（0～1/10HPF）。部分区域骨样基质较幼稚（图 86－5）。灶状区域呈黏液样基质，巨细胞较多见（图 86－6）。可见较多的薄壁血管，有的高度扩张的薄壁血管壁上附骨样基质。局灶出血、坏死明显，并可见散在的含铁血黄素沉着。

病理诊断：（左第 9 肋骨）低度恶性骨内型骨肉瘤。

诊断及鉴别诊断要点： 本例低度恶性骨内型骨肉瘤（low-grade intraosseous-type osteosarcoma，LGIOS）的诊断关键是低度恶性骨内型骨肉瘤和纤维结构不良的鉴别。鉴别的关键点是前者在 X 线上有骨皮质被破坏的证据和浸润性生长的特点。以下证据支持本例为低度恶性骨内型骨肉瘤：①胸部 CT 显示小灶状骨皮质有破坏；②肉眼标本显示部分肿瘤侵及周围软组织；③镜下显示部分区域肿瘤破坏原有的骨小梁结构，并侵至骨膜及周围的横纹肌；④高度扩张的薄壁血管周围可见骨样基质围绕，有的突入血管腔内；⑤部分区域骨样基质较幼稚，周边围有一层骨母细胞。

小结： LGIOS 于 1977 年由 Krishnan K. Unni 首次描述，它是一种非常类似于纤维结构不良的高分化骨肉瘤。在 Anne Marie Kurt 报道的 80 例 LGIOS 中，81%发生于长骨（胫骨和股骨），15%发生于扁骨，其中 3 例（4%）发生于肋骨；肿瘤呈浸润性生长，并浸润骨髓腔，85%的肿瘤侵及骨膜，41%的肿瘤侵及软组织；而浸润性生长方式是低度恶性骨肉瘤和纤维结构不良的重要鉴别点。

LGIOS 的治疗：扩大切除不会复发，而局部切除常常会复发，复发的肿瘤 15%转变为高度恶性的经典型骨肉瘤；报道的 3 例肋骨 LGIOS 中，1 例为 40 岁男性，随访 4 个月仍存活，无复发或转移；1 例为 30 岁男性，术后 2 年复发时退分化成高度恶性骨肉瘤，术后 4 年半死于肺转移。

本例术后随访 9 个月，患者健在，无复发和转移。

（本病例由北京大学医学部病理学系裴斐医师提供）

参考文献

F. Bertoni，P. Bacchini，N. Fabbri，et al. . Osteosarcoma Low－Grade intraosseous－type osteosarcoma，histologically resembling parosteal osteosarcoma，fibrous dysplasia，and desmoplastic fibroma. Cancer，1993，71：338－345.

病例 87

病史及临床表现： 患者女性，45 岁。10 年前被车撞伤，左髋部及左腹股沟肿痛，在当地医院行病灶切除术，病理诊断“滑膜肉瘤”，术后放疗，恢复良好。近一年左下肢出现肿胀并逐渐加重，无疼痛，与关节活动无关。查体：左大腿明显增粗，近腹股沟处静脉曲张，皮下未触及包块，无压痛，髋关节活动不受限。MRI 示左髋部股骨前内侧上方、髋臼内外侧可见块状软组织影，病灶形态不规则，呈分叶状；内侧肿块较大，大小 12cm×4.7cm，包绕髋臼、髂骨下部、坐骨上部及股骨颈生长；外侧肿块大小8.6cm×3.8cm，与内侧肿块分界较清楚。临床检查未发现远处转移。临床诊断：滑膜肉瘤复发，行肿物切除。术中见肿物位于大腿内侧腹股沟韧带下，呈分叶状，从闭孔一直延伸到盆腔内，与周围组织粘连，大小 15cm×10cm×10cm，髋关节前下方有 9cm×6cm×5cm 大小肿物侵犯关节囊及股骨颈。

复发后病理标本肉眼及镜下特点： 巨检：扁圆形肿块一堆，总大小 20cm×15cm×12cm；表面粗糙，无包膜，切面实性，呈斑驳状，灰白、灰褐、灰黄色相间，质中等。镜检：肿瘤呈大小不等的结节状结构，由纤维组织分隔。细胞丰富，主要由单个核、体积偏小的组织细胞样细胞构成，大部分细胞为圆形、卵圆形及梭形，胞质嗜酸，胞膜界限不清，核圆形、卵圆形及多角形，染色质细腻，可见 1～2 个核仁，部分细胞有纵向核沟及核内假包涵体。在上述组织细胞样细胞间可见体积较大的树突状细胞，呈灶状分布，胞质嗜酸性，胞膜尚清，为圆形或分支状，核圆形、卵圆形，可见核内假包涵体。肿瘤结节内有吞噬脂质的泡沫细胞，主要分布在近边缘区域；并见散在的破骨细胞样多核巨细胞，体积中等大，胞核 3～50 个；部分区域有被覆滑膜细胞的裂隙及假腺样结构。肿瘤细胞分化较好，核分裂象罕见。周围脂肪组织及髋臼骨可见肿瘤浸润。髋关节腔内滑膜组织的病变与关节外肿瘤相似（图 87-1～图 87-4）。

辅助检查结果：免疫组化：肿瘤细胞呈 CD68、α1-AT、溶菌酶和 Vimentin（+）；而 S-100、actin、CK 和 EMA 均为阴性；树突状细胞呈 CD68（－），Desmin（+）（图 87-5～图 87-6）。

病理诊断：弥漫型巨细胞肿瘤。

诊断及鉴别诊断要点：弥漫型巨细胞肿瘤（diffuse type giant cell tumour）的特点是滑膜样单个核细胞破坏性增生，并混有多核巨细胞、泡沫细胞、吞噬含铁血黄素的细胞和炎症细胞。发生在关节外者表现为浸润性生长的软组织肿物，伴或不伴有邻近关节受累[1]。同义词有色素性绒毛结节性滑膜炎和色素性绒毛结节性腱鞘滑膜炎；主要生长于关节外软组织内的也称为弥漫型腱鞘巨细胞瘤。本病具有局部侵袭性，复发率高，近年来受到关注。

弥漫型巨细胞肿瘤在关节内外均可发生，大多数关节外肿瘤位于关节周围软组织，但也可完全位于肌肉内，或主要位于皮下组织。肿瘤一般体积较大（常>5cm），关节外的病变外观多呈结节状，色彩多样，常缺乏典型的绒毛结构；肿瘤具有浸润性，为弥漫性或膨胀性生长。细胞密度不均，常有人为撕裂状裂隙或滑膜被覆的腔隙，破骨细胞样的巨细胞不常见，约 20%病例可能完全缺如或非常罕见。肿瘤有两种单个核细胞：小的组织细胞样细胞和较大细胞。组织细胞样细胞是主要的细胞成分；较大细胞为圆形，有时有树枝状胞质突起，偶尔病变以较大细胞为主时，可掩盖巨细胞肿瘤的典型特征，而被诊断为肉瘤；大多数肿瘤可见成片的泡沫细胞和含铁血黄素沉积。核分裂象可见，每个高倍视野分裂活性>5%的并不少见[1]。

根据弥漫型巨细胞肿瘤的临床和病理特征，其诊断并不困难，但是当多核巨细胞、泡沫细胞和含铁血黄素缺乏、单个核细胞发生变异时需要与下列疾病相鉴别：

1. 滑膜肉瘤：弥漫型巨细胞肿瘤中存在的假腺样裂隙可见于滑膜肉瘤中，但滑膜肉瘤的瘤细胞呈双向分化且表现为单一性，免疫组化显示为间叶与上皮细胞呈双相表达。本例曾误诊为滑膜肉瘤，仔细观察，细胞仍呈多样性，梭形细胞为单个核细胞的变异，细胞异型性不明显，未见核分裂象，并可见大量慢性炎性细胞浸润及泡沫细胞反应和含铁血黄素沉积。

2. 炎症性（黄色瘤性）恶性纤维组织细胞瘤：多发生在腹膜后，瘤体较大，具有炎性细胞背景，以中性粒细胞为主。黄色瘤细胞区广泛，梭形细胞具有异型性，可排列成不典型的车辐状结构，多伴病理性核分裂象，而弥漫型巨细胞肿瘤发生的部位几乎总与关节有关，以慢性炎症背景为主，梭形细胞与单个核细胞有过渡，一般无异型性。

3. 恶性腱鞘巨细胞肿瘤：这是一种罕见的肿瘤，由良性巨细胞肿瘤成分和肉瘤区组成，肉瘤区与恶性纤维组织细胞瘤相似，可出现细胞异型、梭形变、核分裂象增多及高比例坏死等。

免疫组化标记单个核细胞 CD68 和其他巨噬细胞标记物阳性。结蛋白染色显示 35%～40%的病例含有树突状细胞。巨细胞 CD68 和 CD45 阳性。

弥漫型巨细胞肿瘤一直被认为是反应性病变，近年来研究发现其有克隆性异常并可自主性生长，目前普遍认为是肿瘤性病变[2]。因为局部解剖、功能条件所限，难以彻底切除，而常见复发。本例虽辅以放疗，但 10 余年后在腹股沟和腹膜后复发形成了巨大肿块。

小结：弥漫型巨细胞肿瘤具有浸润性生长的特点，可在关节周围软组织形成巨大包块，而容易被临床考虑为恶性肿瘤。在病理组织学上，当裂隙样结构较多、单个核细胞形态变异或以树突状细胞为主时，容易被病理医生考虑为滑膜肉瘤或其他恶性肿瘤，本例第一次手术被误诊为滑膜肉瘤。因此，充分认识和掌握该肿瘤的临床及病理特点，才能做出正确诊断。

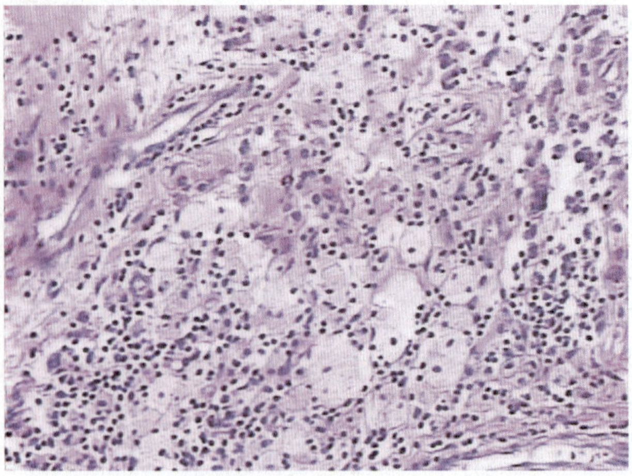

图 87－1　肿瘤内裂隙样结构（HE×10）

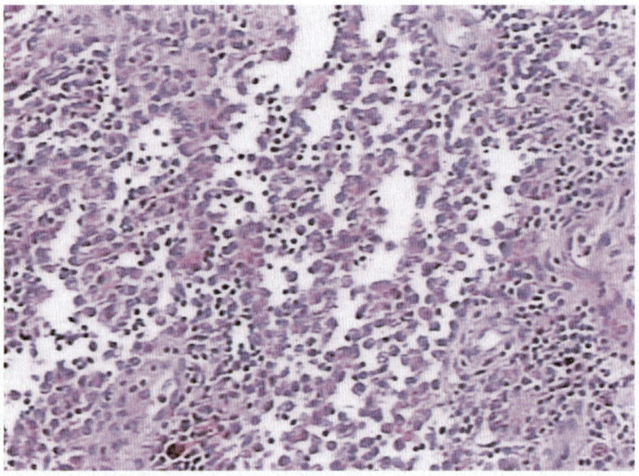

图 87－2　单个核组织细胞样细胞（HE×20）

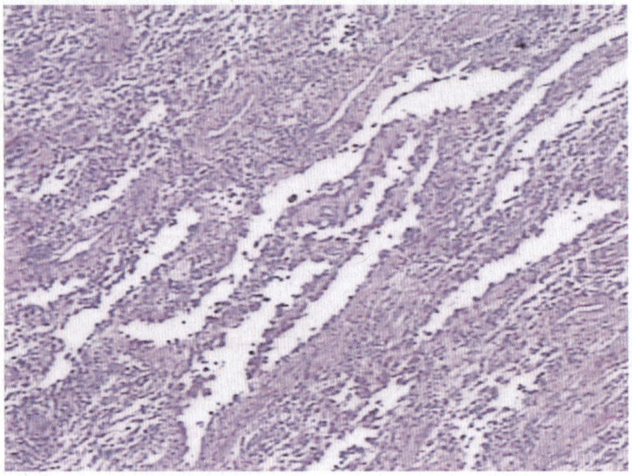

图 87－3　成片的泡沫细胞（HE×20）

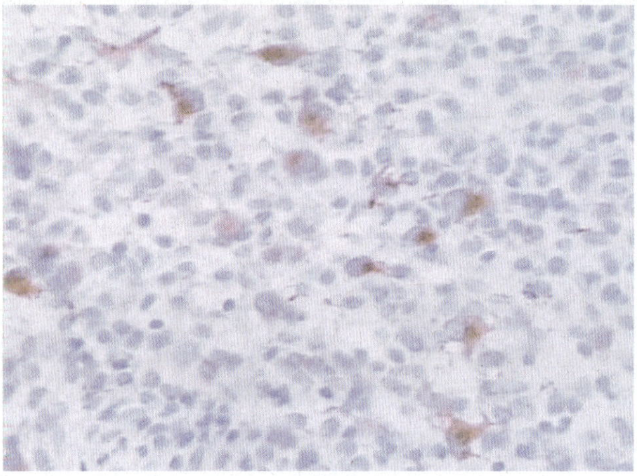

图 87－4　散在的破骨细胞样巨细胞（HE×20）

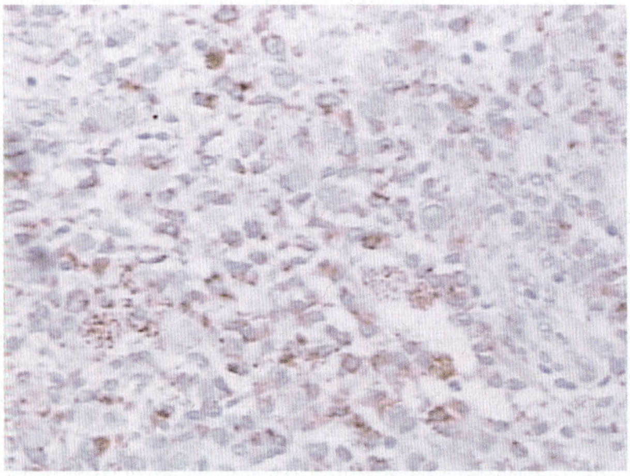

图 87－5　单个核组织细胞样细胞 CD68 阳性（IHC×20）

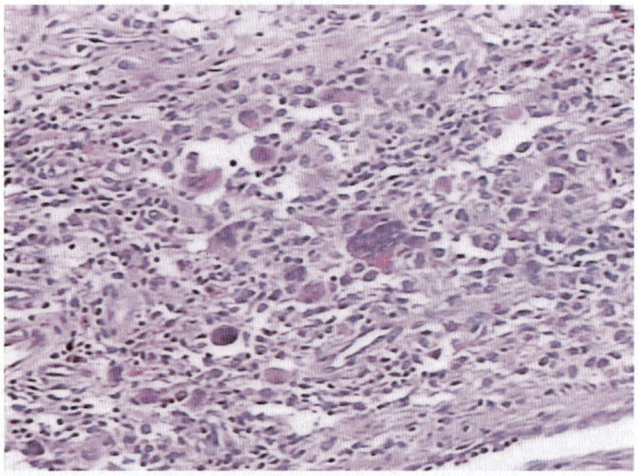

图 87－6　树突状细胞 Desmin 阳性（IHC×20）

（本病例由海军总医院病理科王嘉羚医师提供）

参考文献

[1] C. D. M. Fletcher, K. K. Unni, F. Mertens. Pathology and genetics of tumors of soft tissue and bone. Lyon: IARC Press, 2002: 112-114.

[2] Sciot R, Rosai J, Dal Cin, P et al. . Analysis of 35 cases of localized and diffuse tenosynovial giant cell tumor: a report from the chromosomes and morphology (CHAMP) study group. Mod Pathol, 1999, 12: 576-579.

第九章　软组织

廖松林　审

病例 88　骨化性肌炎
病例 89　骨化性肌炎
病例 90　（T12～L2）硬化性上皮样纤维肉瘤
病例 91　（前纵隔）恶性外周神经鞘瘤伴横纹肌肉瘤成分（恶性蝾螈瘤）
病例 92　（外阴）黏液样脂肪肉瘤，低度恶性
病例 93　（左颞部皮下）静脉内上皮样血管瘤
病例 94　梭形细胞性血管内皮瘤
病例 95　（左小腿）腺泡状软组织肉瘤，（后颅窝）转移
病例 96　（左臀部）上皮样肉瘤
病例 97　（肛周）软组织 Ewing 肉瘤/PNET
病例 98　（右手掌）肾外恶性横纹肌样瘤
病例 99　（左鼻腔）去分化脊索瘤

病例 88

病史及临床表现：患者女性，21 岁，右上臂肿物 20 余天。查体可见右上臂上 1/3 处肌肉深层有一直径 5cm 的质硬肿物，无明显压痛，表面皮肤无异常。X 线显示肿物位于右肱骨表面，无明显骨破坏，肿物内有多灶状钙化影（图 88－1）。行肿物穿刺活检后，手术切除（图 88－2）。

肉眼及镜下特点：穿刺标本呈分带结构。中心为活跃的成纤维细胞；中间带为骨化的纤维结缔组织；外层为成熟的骨小梁（图 88－3～图 88－6）。

手术中可见瘤样肿块位于右上臂软组织，肱骨无病变。镜下所见同穿刺标本。

病理诊断：骨化性肌炎。

诊断及鉴别诊断要点：骨化性肌炎（myositis ossificans）多数有创伤的病史。有多种诊断名称：骨化性肌炎、局限性骨化性肌炎、外伤性骨化性肌炎、骨外骨和软骨形成、软组织非恶性肿瘤、软组织反应性骨化性炎。虽命名为骨化性肌炎，但病变不一定位于肌肉内，炎症也不明显。需要和以下疾病鉴别：

1. 软组织骨瘤：主要由致密而成熟的板层骨构成。

2. 骨旁骨肉瘤或皮质旁骨肉瘤：细胞异型性极为明显，无分带现象。

3. 骨痂：纤维性骨痂形成，逐渐分化出骨母细胞，然后钙盐沉积，骨样组织逐渐转变为成熟骨，但骨小梁排列紊乱，板层骨出现后正常骨小梁结构恢复，没有规则分带现象。没有大体上的结节形成。

4. 软组织骨肉瘤：在异型明显的梭形和圆形细胞背景中，可见瘤性成骨，可有成熟的骨组织。骨肉瘤异型性显著，在肿瘤内可看到由肿瘤细胞直接产生的骨样基质和/或成骨，其间没有软骨存在。

5. 进行性骨纤维结构不良：是一种常染色体显性遗传性骨病。镜下可见成熟的纤维结缔组织，无成骨现象，可见遗留的小骨片。

小结：骨化性肌炎是一种反应性病变，镜下其形态偶尔可被误认为是骨肉瘤。显微镜下，可见间质细胞丰富伴新鲜成骨，偶有软骨形成。最重要的诊断性特征是其成熟模式，即所谓“分带现象”。

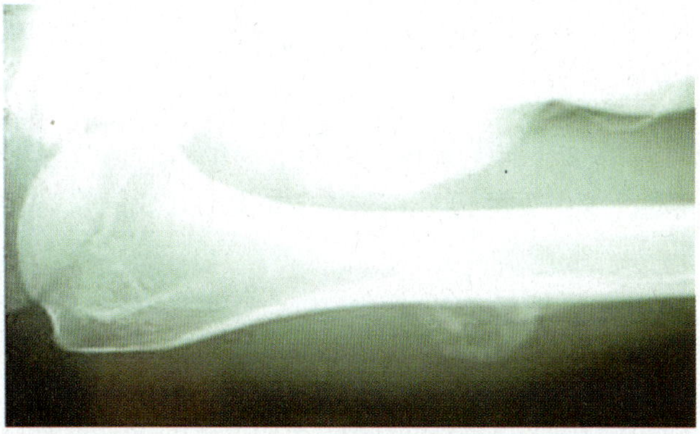

图 88－1　X线图片，右肱骨外可见软组织肿块，骨质无破坏

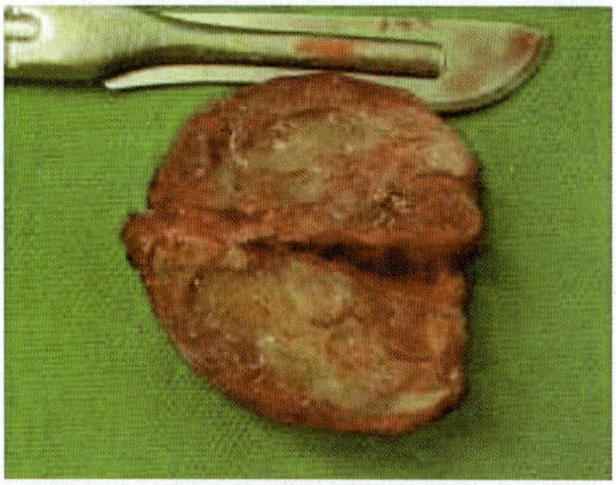

图 88－2　大体标本，切面质韧，有沙烁感

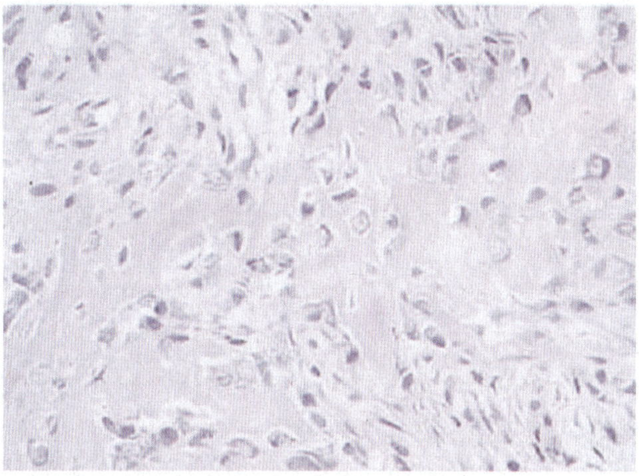

图 88－3　肿瘤组织呈分层状排列（HE×10）

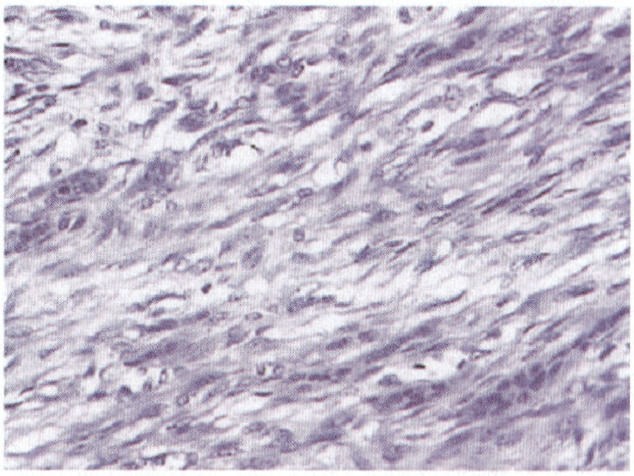

图 88－4　肿瘤中心为生长活跃的成纤维细胞（HE×40）

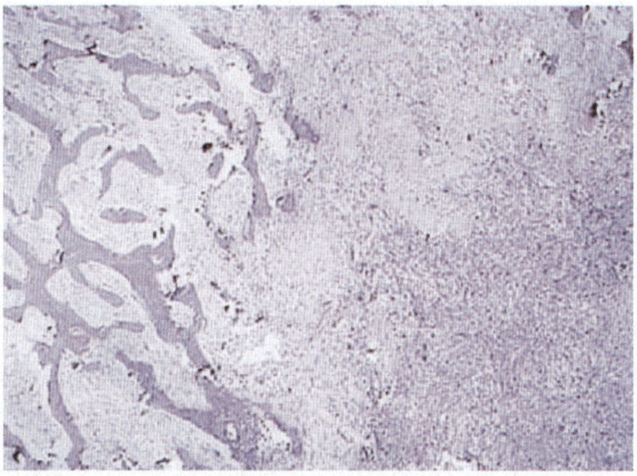

图 88－5　肿瘤中间带可见骨样基质形成（HE×10）

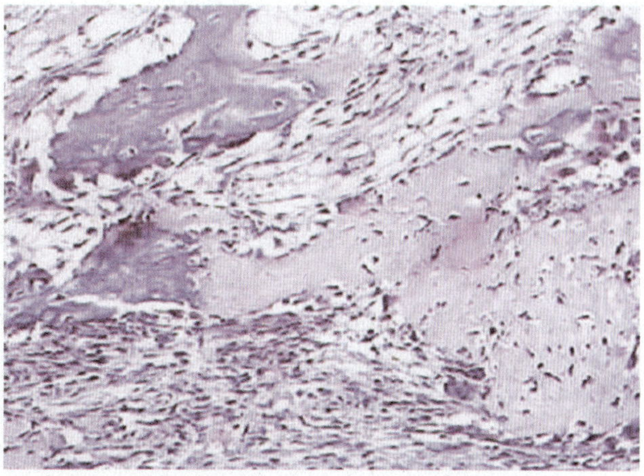

图 88－6　肿瘤外层为成熟的骨小梁（HE×20）

（本病例由北大医院郭华、尹洪芳、李挺和邹万忠医师提供）

参考文献

谢大鹤译：骨化性肌炎，见回允忠主译：阿克曼外科病理学，第9版，北京大学医学出版社，2006：2194－2196.

病例 89

病史及临床表现： 患者女性，20岁，右侧腹壁肿物伴疼痛2个月。查体：右肋下腹壁可及一5cm×3cm大小的皮下肿物，质硬，有压痛，活动度小，未及波动。术中见肿物约6cm×4cm大小，质软，与肋骨粘连但有分界，骨组织无破坏。

肉眼及镜下特点： 肉眼检查，灰红色软组织一块，大小为5cm×2.5cm×2.5cm，有完整包膜，切面灰白、灰黄色，质硬似骨。光镜下，病变境界清楚，周围有厚的纤维包膜。病变中央主要为成片的梭形细胞，细胞丰富而肥硕，异型性不明显，核分裂象较易见。梭形细胞之间可见散在的淋巴、浆细胞浸润，部分区域有小灶状多核巨细胞。梭形细胞区外围在成片纤维细胞的背景中有骨样组织形成，骨小梁形态不甚规则，小梁周围有骨母细胞，小梁内有骨陷窝形成，骨陷窝内的细胞较肥胖。越接近病变周边处，骨小梁越成熟，并出现钙化，形成成熟的骨组织，小梁之间纤维细胞成分很少（图89－1～图89－6）。

病理诊断：（局限性）骨化性肌炎。

诊断及鉴别诊断要点： 骨化性肌炎（myositis ossificans）又称为骨外局限性非肿瘤性骨软骨形成，是肌肉或其他软组织发生的异位骨化性疾病。虽然称为骨化性肌炎，但病变也可以位于肌肉外，如肌腱、筋膜、骨外膜，甚至皮下脂肪组织。病变内炎症现象并不常见，因此又称为异位骨化。本病病因不明，半数患者有外伤史。常见于青年男性。好发于上臂屈肌、股四头肌、股内收肌、臀部肌肉和手。临床上早期病变局部有明显肿胀及疼痛，伴有附近关节活动受限，约半年后肿物逐渐缩小，疼痛减轻或消失，形成硬块。影像学研究显示，创伤后3～6周肿物内出现钙化影，可有骨膜反应，10～12周后肿物周边形成花边状骨，界限清楚。

光镜下最显著的特点是病变有分带现象，最常见于发病4周以后。病变中央为不成熟的、富于血管的增生活跃的纤维组织，可见核分裂象以及轻到中度细胞多形性，有时可见少量或成群的多核巨细胞；中间带的特点是在纤维组织的背景上形成骨样组织，可见不规则互相吻合的骨小梁；外围带为成熟骨组织，骨小梁排列规则，伴有钙盐沉积，小梁周围有成排的骨母细胞，小梁间为成熟的纤维性间质。病灶内有时可见软骨。

骨化性肌炎最重要的鉴别诊断是骨旁/皮质旁骨肉瘤。皮质旁骨肉瘤多发生于长骨干骺端皮质旁，有包绕骨的倾向，镜下可见分化成熟但分布不规则的骨和骨样基质，偶见软骨。由于其病变内梭形肿瘤细胞异型性常不甚明显，病程可以很长，因此容易误诊为其他良性病变，尤其是骨化性肌炎。两者最重要的鉴别点在于病变有无分带现象，骨化性肌炎在光镜下和X线片上都可以见到分带结构，而且病变与周围组织分界较清楚，后期肿块缩小，变成骨化性团块，疼痛消失，具有自限性特点，这也与骨肉瘤不同。

局灶性骨化性肌炎还要与多中心性骨化性肌炎相鉴别，后者又名进行性骨发育不良，是一种少见的慢性进行性致死性疾病，病因是GANS－1基因突变。常见于10岁以下儿童，病变位于肌肉，可出现进行性肌肉麻痹。

如果骨化性肌炎病变比较新鲜，病灶中央出血明显，则出血周围可见较多量异物巨细胞反应，加上横纹肌的肌蕾，穿刺活检时有可能被误认为骨巨细胞瘤。但骨巨细胞瘤多发生于骨骺，病变后期才浸润周围软组织，光镜下病变无分带现象，也无自愈倾向。

小结： 一些软组织的瘤样增生可伴有钙化或骨形成，需要与原发于骨或软骨的瘤样病变或肿瘤相鉴别。骨化性肌炎就是一种以骨化为特点的软组织反应性病变，在光镜下，病变中央区细胞丰富，有多形性，增生活跃，中间带有骨样基质形成，容易与骨肉瘤混淆，尤其是在病变的早期阶段。但随着病变的发展，呈现出从病变中央到周边逐渐骨化成熟的分带现象。因此，成熟期病变的鉴别诊断主要依靠光镜下典

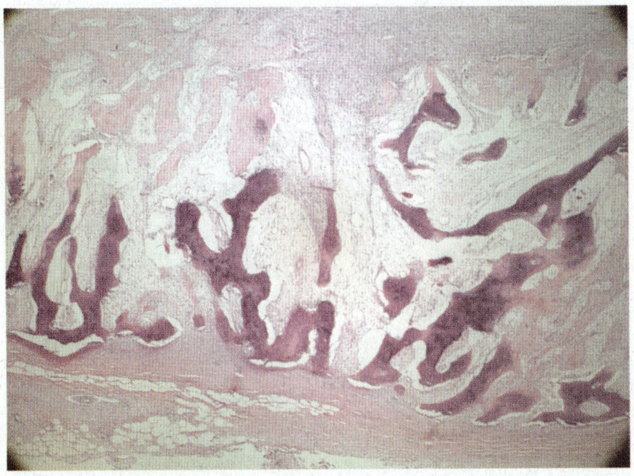

图 89-1　病变境界清楚，周边区为成熟骨组织形成的骨壳样结构（HE×4）

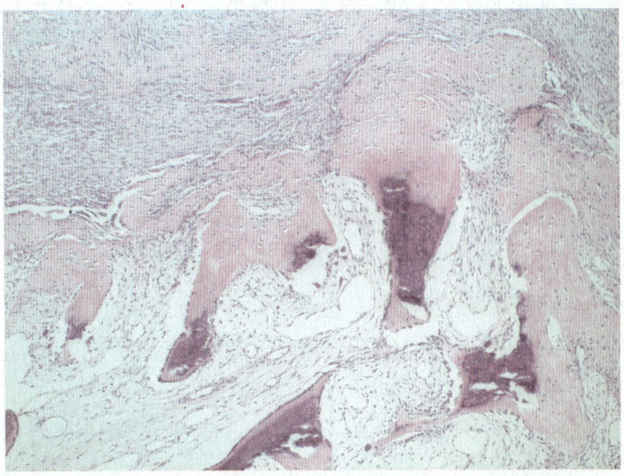

图 89-2　中间带可见肥大的骨母细胞及其形成的骨样基质（HE×10）

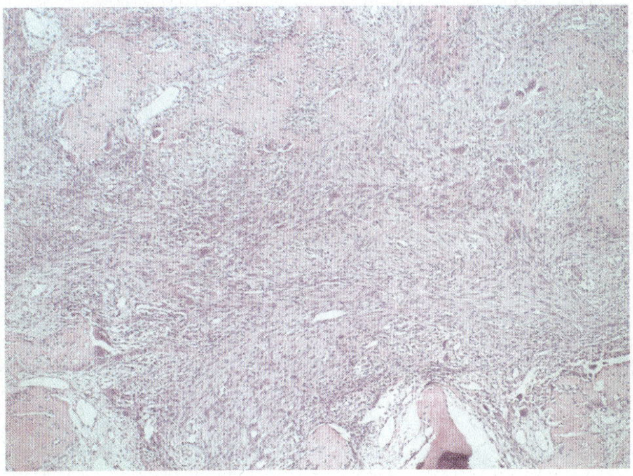

图 89-3　中央区主要为梭形细胞，无明显骨化（HE×4）

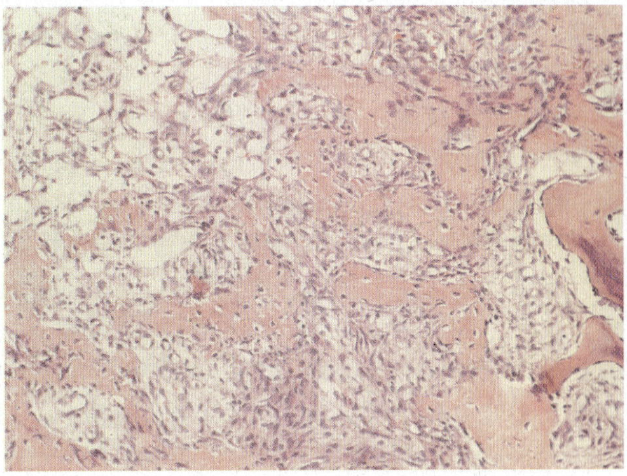

图 89-4　在纤维组织背景上形成骨小梁（HE×10）

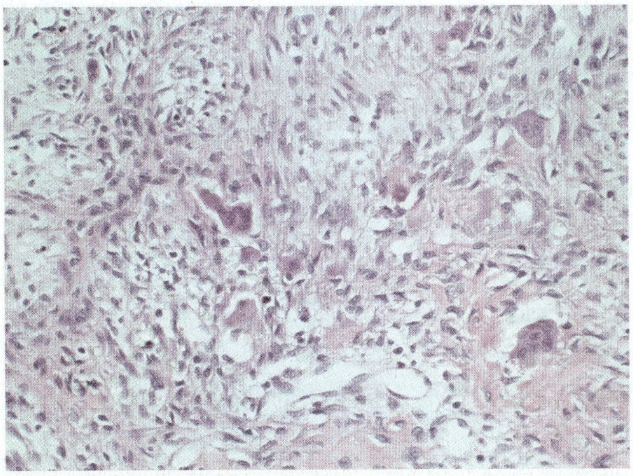

图 89-5　中央区成片纤维细胞，其中有散在的炎症细胞和多核巨细胞（HE×20）

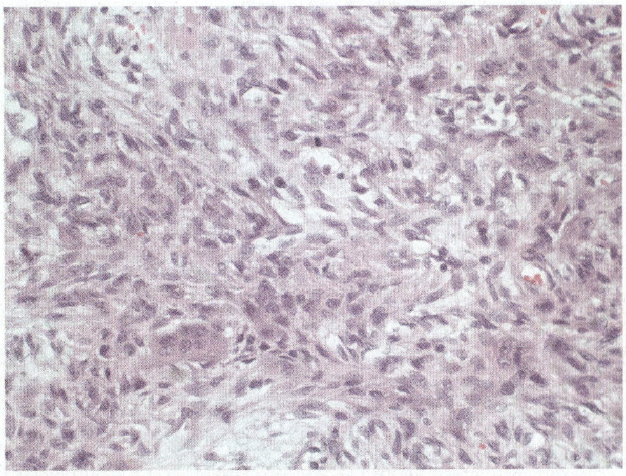

图 89-6　梭形细胞较肥胖，有一定多形性，核分裂象易见（HE×20）

型的分带特点，要多切片，观察全貌。对于有疑问的早期病变，如果患者有明确的外伤史，病变主要位于肌肉或肌腱内，则可以随访观察一段时间，如果为良性的骨化性肌炎，症状会缓解或消失，即使有残余病变也会出现成熟骨化，具有自限性特点。

（本病例由北京大学医学部病理系郑杰、柳剑英医师提供）

病例 90

病史及临床表现：患者女性，46 岁。左腰部肿物术后左髋部疼痛、麻木，逐渐加重 3 年，于 2003 年 11 月 10 日入院。既往史：四十年前无明显诱因出现左腰部肿物，无不适感，手术切除；约二十年前左腰部再次出现肿物，予以切除；3 年前出现肿物，切除后左髋部出现疼痛、麻木，逐渐加重，于当地穿刺，病理诊断为纤维肉瘤。体检：左髋部感觉减退。胸腰椎 MRI 提示：T12～L2 椎前、椎旁以及左后腹壁纤维组织来源性病变，侵犯椎体（图 90－1）。胸部 CT 显示：双肺野可见散在大小不等的类圆形高密度影，诊断：双肺转移性肿瘤。术中见肿瘤位于椎旁及椎前，与周围组织界限不清，质韧，血供丰富，分别切除。

肉眼及镜下特点：大体见破碎骨及软组织，大小 6.5cm×5cm×3.5cm，肿物切面灰白、质韧。镜检：在玻璃样变的纤维间质中，可见小到中等大小的梭形、短梭形或小多边形肿瘤细胞呈单个、条索状及巢状分布（图 90－2）。这些细胞有卵圆形或多角形的核，部分肿瘤细胞胞质透明，部分细胞胞质嗜酸性（图 90－3）。肿瘤细胞无明显异型性，核分裂象少见（≤1/10HPF）。

辅助检查结果：免疫组织化学显示：肿瘤细胞 Vimentin 呈弥漫强阳性（图 90－4），上皮膜抗原（EMA）局灶阳性，S－100 蛋白弱阳性，而细胞角蛋白（CK）、结蛋白（Desmin）、CD68、CD34、白细胞共同抗原（LCA）均为阴性。

病理诊断：（T12～L2 椎前及椎旁）硬化性上皮样纤维肉瘤。

小结：硬化性上皮样纤维肉瘤（sclerosing epithelioid fibrosarcoma，SEF）是一种罕见的软组织肿瘤，最早由 Meis－kindblom 等[1]于 1995 年首次报道，迄今有文献报道的病例有 60 余例[2-6]。男女比例大致相等，患者年龄范围很广，从 14 岁到 87 岁，中位年龄为 45 岁。大多数发生在下肢及下肢带，其次为躯干、上肢和头颈部等部位。常常原发于深部骨骼肌，并与邻近的筋膜或骨膜关系密切，但也有原发于骨的病例报道[4]。Bilsky 等[5]报道了 3 例累及神经的 SEF，其中一例发生在 T12～L1，肿瘤累及神经孔及神经根。本例发病部位与之非常相似。临床症状和体征与其发生的部位有关，早期通常表现为无痛性缓慢生长的包块，这段时期可以持续几个月甚至十几年，随后出现疼痛及相应部位的功能障碍。肿瘤大小从 2～22cm 不等，中位值为 7～10cm。多数病例表现为界限清楚、分叶状或多结节状肿块，切面灰白，质韧。可以有黏液变性、囊性变、钙化、骨化，以及明显的坏死区域。显微镜下具有特征性的表现是：在纤维化或玻璃样变的间质中出现成单个、条索状或不规则的小片状排列的小到中等大小的上皮样细胞。这些细胞异型性不明显，大小较一致，呈梭形、短梭形、卵圆形或小多边形，胞质少到中等，透明或淡嗜酸性，细胞核圆形、卵圆形或多角形，肿瘤细胞分裂象不活跃，可伴有坏死，有时可以出现类似于低级别的纤维肉瘤区域[6]。免疫组织化学染色：Vimentin 显示弥漫强阳性[3]，EMA 和 S－100 蛋白局灶或微弱阳性，HMB45 以及其他上皮、肌纤维、组织细胞、淋巴细胞标记物均为阴性。电镜显示所有病例都具有纤维母细胞胞质的特征——平行排列的粗面内质网以及明显的中间丝网在核周形成漩涡。遗传学研究有病例显示 12q13 和 12q15 扩增（包括 HMGIC 基因）以及 9p13 重排；还有研究显示 Xq13、6q15、22q13 异常，但是没有特征性的改变。鉴别诊断：根据组织学特征，SEF 需要与下列肿瘤相鉴别：

1. 转移癌：由于 SEF 中的肿瘤细胞具有上皮样细胞表现，且常常有 EMA 的局灶表达，发生在骨及周围组织时易被误诊为转移癌，但 SEF 中的肿瘤细胞异型性不明显，且免疫组化染色 CK 阴性。

2. 骨肉瘤：SEF 中的玻璃样变的硬化性间质类似于骨肉瘤中的骨基质，因而需与之鉴别，同样 SEF 中细胞异型性不明显，形成的玻璃样硬化间质比较均匀一致，无钙化及肿瘤性成软骨成分，同时结合肿瘤部位、患者年龄及影像学检查来排除。

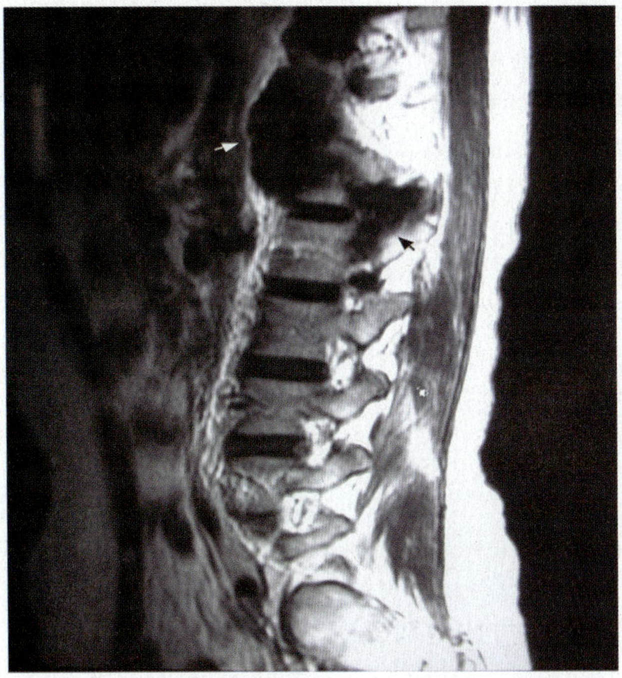

图 90－1　胸腰椎 MRI 显示 T12～L2 椎旁软组织肿物，破坏锥体及其附件（箭头所示）

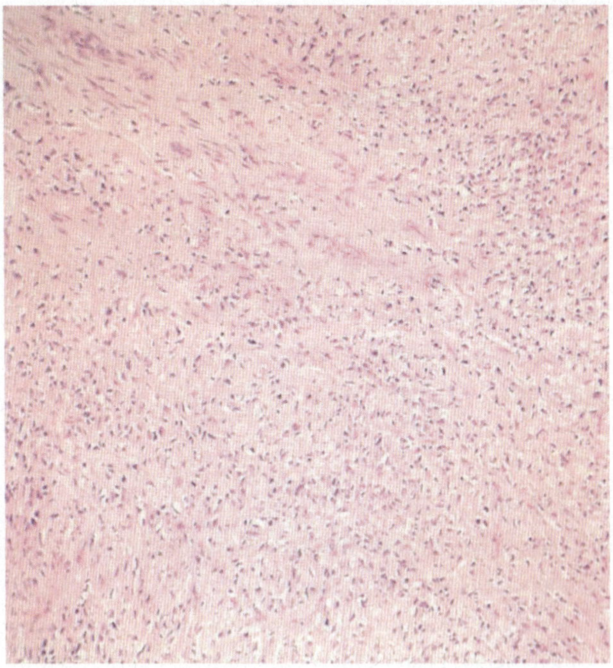

图 90－2　肿瘤细胞大小较一致，呈单个或条索状分布，间质玻璃样变（HE×4）

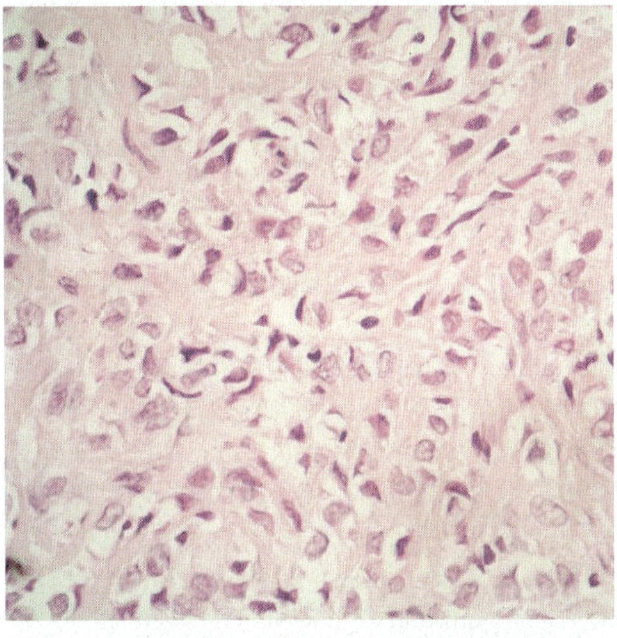

图 90－3　肿瘤细胞大小较一致，细胞核呈卵圆形或多角形，部分胞质透明，部分胞质嗜酸性（HE×20）

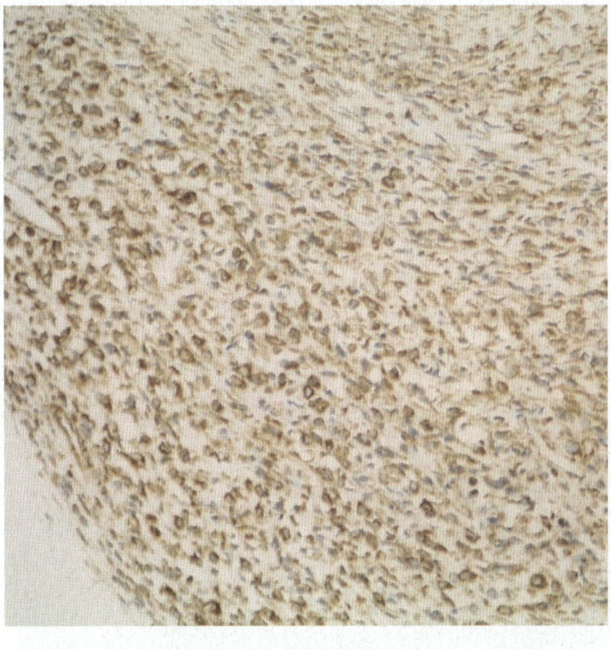

图 90－4　波形蛋白标记肿瘤细胞呈弥漫强阳性（IHC×4）

3. 透明细胞肉瘤：SEF 部分细胞胞质透明，应与透明细胞肉瘤鉴别，后者无明显的玻璃样硬化区，免疫组化肿瘤细胞 S－100 蛋白阳性。

4. 滑膜肉瘤：特别是单相型滑膜肉瘤易与 SEF 混淆，但前者一般不出现胶原化的硬化区，免疫组化显示 CK 和 Vimentin 都有不同程度的表达。

5. 低级别纤维黏液样肉瘤：当 SEF 出现纤维瘤样和黏液变性区域时，类似于低级别纤维黏液样肉瘤，但是后者肿瘤细胞没有上皮样细胞的特征。

6. 孤立性纤维性肿瘤：也可以出现玻璃样变的胶原带，但常有类似于血管周细胞瘤中的血管丛结构，免疫组化染色肿瘤细胞 CD34 阳性。本例具有比较典型的 SEF 的组织形态，且结合免疫组织化学染色除外了其他可能的肿瘤，因而诊断明确。

预后：此肿瘤为生长缓慢的低度恶性肿瘤，但具有侵袭性生物学行为，有统计表明复发、转移和病死率分别为 48%、60%、35%[4]。常见的转移部位有肺、胸膜和骨。本例有四十年的病史，前两次手术均在外院进行，病理检查情况不详。此次组织形态学及免疫组织化学染色结果均支持硬化性上皮样纤维肉瘤的诊断。但迄今为止文献报道的硬化性上皮样纤维肉瘤最长的带病生存时间为 15 年[6]，本例病史显得过于长久，因此考虑本例最初可能是一种良性纤维性肿瘤，经两次复发后转为硬化性上皮样纤维肉瘤，并出现肺转移，但此次手术后 19 个月后患者仍存活，表明肿瘤的恶性度并不高。

（本病例由人民医院病理科提供）

参考文献

[1] Meis-Kindblom JM, Kindblom LG, Enzinger FM. Sclerosing epithelioid fibrosarcoma. A variant of fibrosarcoma simulating carcinoma. Am J Surg Pathol, 1995 , 19: 979 - 993.

[2] Eyden BP, Manson C, Banerjee SS, et al.. Sclerosing epithelioid fibrosarcoma: a study of five cases emphasizing diagnostic criteria. Histopathology, 1998 , 33: 354 - 360.

[3] 胡维维，赖日权，王坚，等．硬化性上皮样纤维肉瘤的临床病理学观察．中华病理学杂志，2004，33：337 - 341.

[4] Chow LT, Lui YH, Kumta SM, et al.. Primary sclerosing epithelioid fibrosarcoma of the sacrum: a case report and review of the literature. J Clin Pathol, 2004 , 57: 90 - 94.

[5] Bilshy MH, Schefler AC, Sandberg DI, et al.. Sclerosing epithelioid fibrosarcomas in volving the neuraxis: report of three cases. Neurosurgery, 2000, 47: 956 - 959.

[6] Antonescu CR, Rosenblum MK, Pereira P, et al.. Sclerosing epithelioid fibrosarcoma: a study of 16 cases and confirmation of a clinicopathologically distinct tumor. Am J Surg Pathol, 2001, 25: 699 - 709.

病例 91

病史及临床表现：患者男性，27 岁，主因心前区疼痛 1 个月入院。CT 示纵隔肿物。术中见肿物位于前纵隔，囊实性，大小 18cm×10cm×8cm，侵及心包及左肺上叶。

肉眼和镜下特点：送检不整形组织，大小 18cm×10cm×10cm，部分区域似有包膜，切面灰白、灰黄相间，湿润、鱼肉样，质地较软，可见出血坏死区及囊性区域。镜下见肿瘤由两种细胞成分组成：长梭形及卵圆形细胞。梭形细胞呈束状排列，卵圆形细胞具有嗜伊红的胞质，核偏位，可见球拍样、蝌蚪样细胞（图 91 - 1～图 91 - 3）。

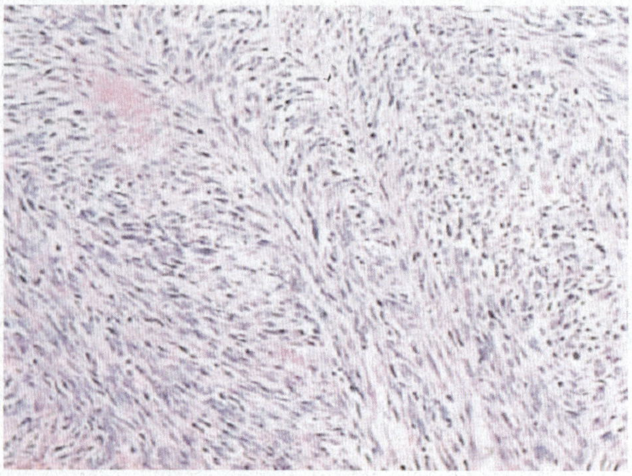

图 91 - 1　肿瘤细胞部分呈梭形成分（HE×10）

辅助检查结果：免疫组化 Desmin（+），Myoglobin（+），Vimentin（+），NF（+），GFAP（+），S - 100 蛋白灶状（+），而 CD1a、CK、CD21、EMA、CD23、LCA、CD68、CD99、Lysozyme、F8、calretinin、CD117 和 CD34 均为阴性（图 91 - 4～图 91 - 7）。

病理诊断：（前纵隔）恶性外周神经鞘瘤伴横纹肌肉瘤成分（恶性蝾螈瘤，malignant triton tumor）。

诊断及鉴别诊断要点：自 1973 年至今文献共报道恶性蝾螈瘤约 89 例，男性患者约占 70%，发病年

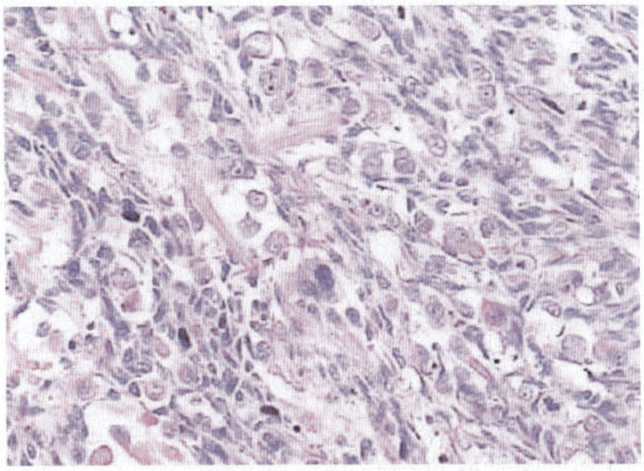

图 91－2　肿瘤细胞部分可见丰富的胞质粉染的圆形和椭圆形细胞（HE×20）

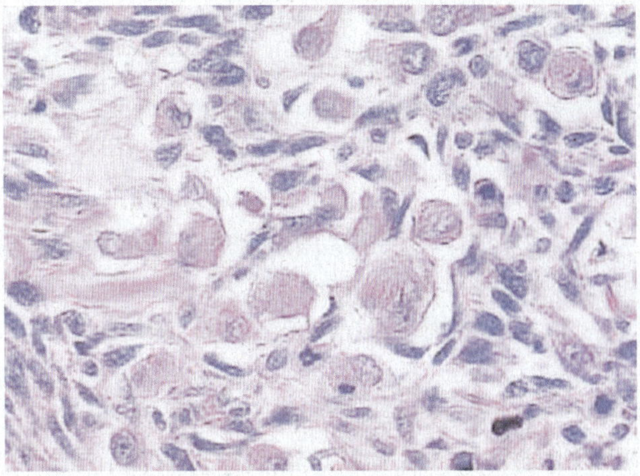

图 91－3　肿瘤细胞部分可见丰富的胞质粉染的圆形、椭圆形和蝌蚪状细胞（HE×40）

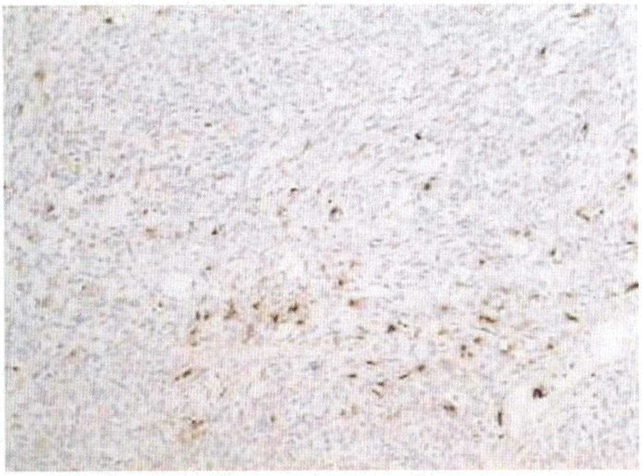

图 91－4　部分肿瘤细胞 S－100 蛋白阳性（IHC×10）

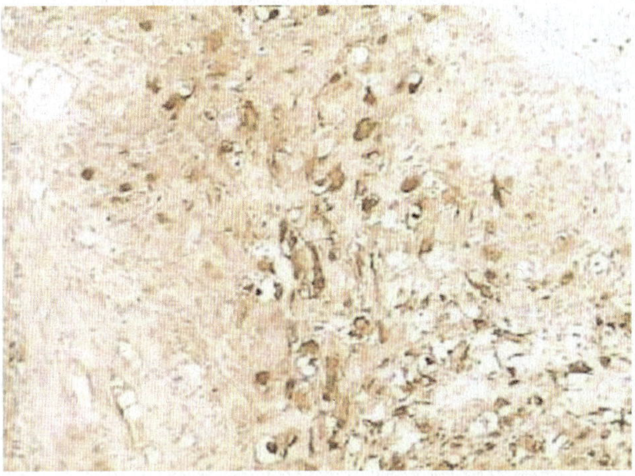

图 91－5　部分肿瘤细胞 Myoglobin 阳性（IHC×20）

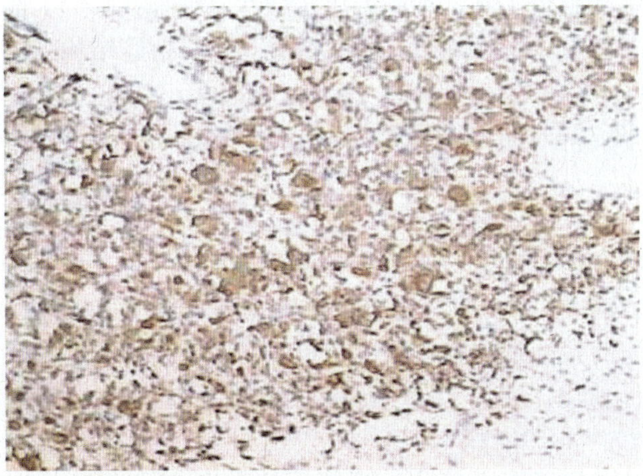

图 91－6　部分肿瘤细胞 Desmin 阳性（IHC×20）

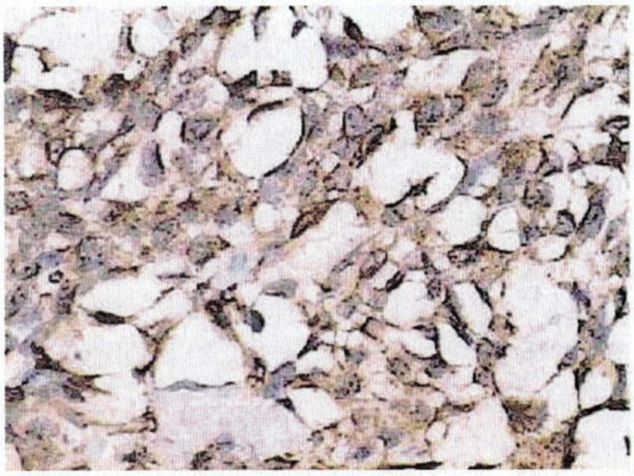

图 91－7　部分肿瘤细胞 GFAP 阳性（IHC×40）

龄为 3～64 岁，高发年龄为 20～40 岁（55%以上）。发生部位以头颈部（20%）、四肢（32%）、躯干（24%）多见，其他器官如肺、脑、甲状腺、纵隔以及食管等也可以发生。发生于纵隔者非常少见，迄今为止文献共报道 5 例，其中后纵隔 4 例，前纵隔 1 例，60%以上病例与 von Recklinghausen 病（神经纤维瘤病Ⅰ型）有关。

Woodruff 等提出恶性蝾螈瘤的诊断应具备以下条件：①肿瘤起源于周围神经或发生于Ⅰ型神经纤维瘤病；②肿瘤以恶性神经鞘膜肿瘤为主要成分；③瘤内出现真正的肿瘤性横纹肌母细胞。

本病需要与以下疾病鉴别：

1. 恶性外周神经鞘膜瘤：肿瘤内没有横纹肌肉瘤成分，S-100 蛋白阳性，但 Desmin 及 Myoglobin 均阴性。

2. 胚胎性横纹肌肉瘤：主要由未分化的圆形及梭形细胞构成，多形性明显，并可见分化好的横纹肌母细胞成分，瘤细胞胞质有嗜伊红的特点，但无恶性神经鞘膜肿瘤成分，年龄较小，S-100 蛋白阴性。

3. 瘤内残留正常横纹肌：残留的横纹肌细胞无异型，多个细胞核位于周边，多分布在肿瘤与正常组织交界区域，并且多呈簇状排列，细胞内可见清晰横纹。

4. 其他梭形细胞肿瘤：如恶性纤维组织细胞瘤等，各有特点，免疫组化有助于确诊。

小结：该肿瘤的诊断要点是神经鞘和横纹肌成分的共同出现。治疗手段是彻底手术切除以及放射治疗，总体 5 年生存率为 26%。预后与发生部位有关，发生于头颈及四肢者预后较后腹膜、躯干好，发生于纵隔者胸膜及肺部播散常见，预后极差。

（本病例由北大医院郭华、李吉友、尹洪芳、李挺和邹万忠医师提供）

参考文献

[1] Dewit L, Albus-Lutter CE, De Jong ASH, Voute PA. Malignant schwannoma with a rhabdomyoblastic component, a so-called triton tumor. A clinicopathologic study. Cancer 1986, 58: 1350-1356.

[2] Woodruff JM, Christensen W N. Glandular peripheral nerve sheath tumors. Cancer, 1993, 72: 3618.

病例 92

病史及临床资料：患者女性，69 岁，7 年前无诱因出现外阴皮下肿物，直径 5cm，曾三次外院肿物切除，近来肿物再次复发，切除送检。

肉眼及镜下特点：肿物一个，大小 4cm×5cm×5cm，多房囊性，出血、坏死明显。镜下可见分叶状结构，间质呈黏液样，部分区域有软骨样基质；部分区域细胞较丰富，细胞胞质嗜酸性，细胞核圆形、卵圆形；核分裂象少见。肿瘤内有成熟的脂肪细胞，仔细寻找可见脂母细胞。未见明显鸡爪样血管结构（图 92-1～图 92-3）。

辅助检查结果：免疫组化：S-100 蛋白（+）（图 93-4），而 CK、P63、Actin、Desmin、Syn、CD34 和Ⅷ因子均为阴性。

病理诊断：（外阴）黏液样脂肪肉瘤，低度恶性。

诊断及鉴别诊断要点：肿瘤呈黏液性间质，并见成熟脂肪细胞和典型脂母细胞，免疫组化 S-100 蛋白（+），这些均支持黏液样脂肪肉瘤的诊断。但本例血管病变不典型，在脂母细胞难找的情况下，需与软组织肌上皮瘤、骨外黏液样软骨肉瘤区别。这三种肿瘤的共性是细胞嗜酸性、间质黏液变，可有软骨样基质及免疫组化均表达 S-100 蛋白。可进一步用免疫组化加以区别：①软组织肌上皮瘤：CK（+）、P63（+）、Actin（+）。②骨外黏液样软骨肉瘤：Syn 可（+）。

小结：软组织黏液性的肿瘤诊断比较困难，根据不同的组织学特点，选择相应的免疫组化可加以鉴别。

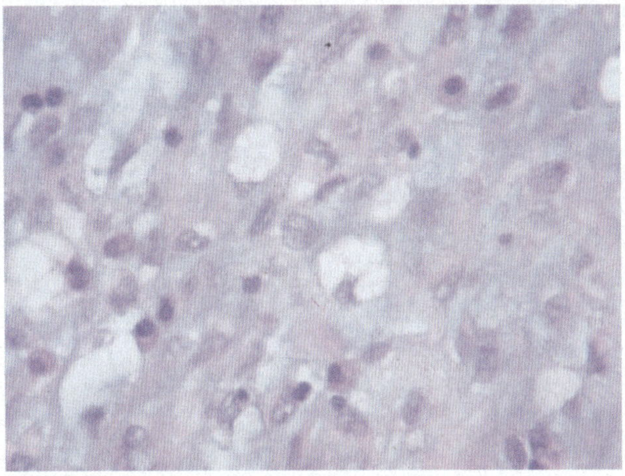

图 92-1　间质黏液样，细胞嗜酸性（HE×20）

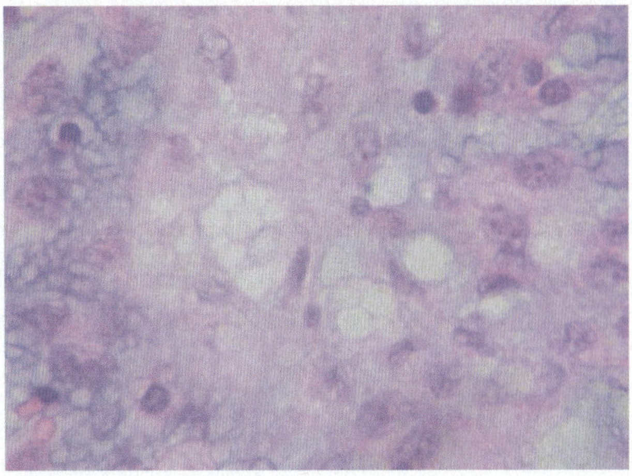

图 92-2　可见脂母细胞（HE×40）

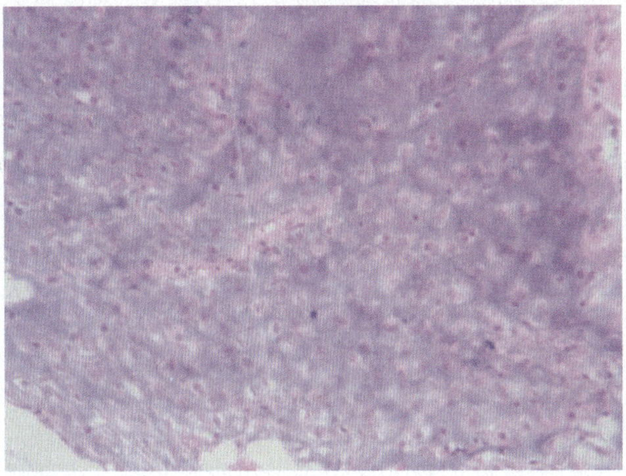

图 92-3　软骨样基质（HE×4）

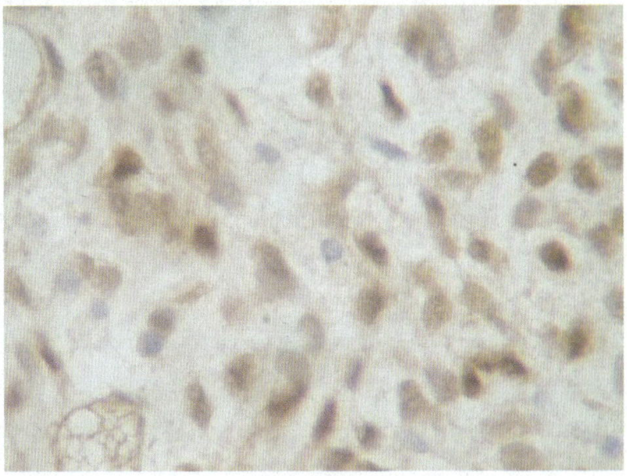

图 92-4　S-100 蛋白阳性（IHC×20）

（本病例由首都医科大学朝阳医院罗静、韦萍医师提供）

参考文献

Brooks JJ, LiVolsi VA. Liposarcoma presenting on the vulva. Am J Obstet Gynecol, 1987, 156 (1): 73-75.

病例 93

病史及临床表现：患者男性，36 岁，左颞部皮下条索形肿物 4 个月，逐渐长大。局部无创伤史。外周血嗜酸性粒细胞百分数 13.40%（正常：0.5%～5%），嗜酸性粒细胞计数：660×10^9/L [正常：(50～300) ×10^9/L]。术中见肿物外观为静脉，血管腔被实性肿物填充。

肉眼及镜下特点：送检标本为条索形组织，长 12cm，直径 0.5 cm，切面实性，质地灰白、灰红相间。镜下病变界限清楚，位于厚壁肌性血管内，该血管无内外弹力板，提示为静脉。血管腔内、血管壁肌层和血管周围大量小血管及上皮样细胞增生，部分上皮样细胞形成血管腔。上皮样细胞胞质丰富，微嗜酸，核大，核仁清楚。并伴大量以嗜酸性粒细胞和淋巴细胞为主的炎性细胞浸润，病变周围有淋巴滤泡形成（图 93-1～图 93-3）。

辅助检查结果：静脉内上皮样细胞 F8、CD34 免疫组化（+）；SMA 免疫组化显示血管腔周围有完整的平滑肌层围绕。AE1/AE3 上皮样细胞局灶（+）（图 93-4～图 93-6）。

病理诊断：（左颞部皮下）静脉内上皮样血管瘤。

诊断及鉴别诊断要点：上皮样血管瘤（epithelioid hemangioma）也称为血管淋巴组织增生伴嗜酸性粒细胞浸润、伴有嗜酸性粒细胞反应和淋巴滤泡形成的结节性血管母细胞性增生、伴有嗜酸性粒细胞的皮下血管母细胞性淋巴样组织增生、炎症性血管瘤样结节。组织学特征是：①慢性炎症；②小血管及内皮细胞增生，内皮细胞常呈上皮样或组织细胞样，小血管呈腺样；③不同程度淋巴细胞增生，常有淋巴滤泡形成；④有多少不等的嗜酸性粒细胞浸润。此例特征是病变主要位于静脉内，又称静脉内型，偶可位于动脉内。

鉴别诊断：

1. 木村（Kimura）病：也称为嗜酸性粒细胞增生性淋巴肉芽肿，主要见于亚洲。两者均有大量淋巴细胞及嗜酸性粒细胞浸润，曾被误认为同一种病变。但 Kimura 病患者外周血嗜酸性粒细胞计数及百分比一般不升高，可伴有肾病综合征。血管增生不明显，内皮细胞扁平，而非上皮样。木村病良性病变，切除后一般不复发。

2. 血管肉瘤：高度恶性肿瘤，细胞异型性明显，核分裂象多见。细胞排列成片、小巢、条索或原始血管结构。血管腔不成熟，周围无连续的肌周细胞层。

3. 上皮样血管内皮瘤（epithelioid haemangioendothelioma）：两者都可以血管为中心，增生的内皮细胞都为上皮细胞样。但上皮样血管内皮瘤的肿瘤性内皮细胞形成短条形、索状和实性巢状结构。肿瘤细胞主要在细胞水平有内皮细胞分化的证据，形成含有红细胞的胞质内空泡，使细胞轮廓扭曲或泡状鼓起。血管特征不明显，仅为原始的、幼稚的、处于细胞水平的微血管。很少形成上皮样血管瘤中所见的由多细胞构成的血管腔。间质为独特的淡蓝色软骨样或深粉色玻璃样间质。预后比上皮样血管瘤差，介于普通血管瘤和血管肉瘤之间。

4. 血栓机化：本例病变主要位于血管内，有大量新生血管，易诊断为血管内血栓机化。但本例血管腔内无血栓残留，并有大量嗜酸性粒细胞浸润均不支持血管内血栓机化，AE1/AE3 免疫组化染色显示上皮样血管内皮细胞呈局灶阳性，也支持上皮样血管瘤的诊断。

小结：上皮样血管瘤发病高峰年龄为 20～50 岁，女性多于男性，最常见于头部和四肢末端，头部病变常位于表浅颞动脉分布区，尤其是前额、耳前、头皮。一般为单一性结节，有时可见相邻部位的多结节性病变。少数病变起源于大血管，本例发生于较大血管是其特点。

本病为良性病变，但 1/3 病例会复发。

上皮样血管瘤究竟是反应性病变还是真性肿瘤仍有很大争议。支持反应性病变的根据有：①好发于骨表浅部软组织少的部位，并且达 10%的病例有明确外伤史；②皮下病变有界限逐渐清楚的趋势，并对称性分布于有受损迹象（如内膜纤维性增生、弹力纤维断裂或肌层断裂）的大血管周围；③有明显的炎症反应；④某些形态特点支持随时间演进病变逐渐成熟。但另一种观点认为病变是具有自限性的真性良性肿瘤，特别是病变有一定的局部复发率。

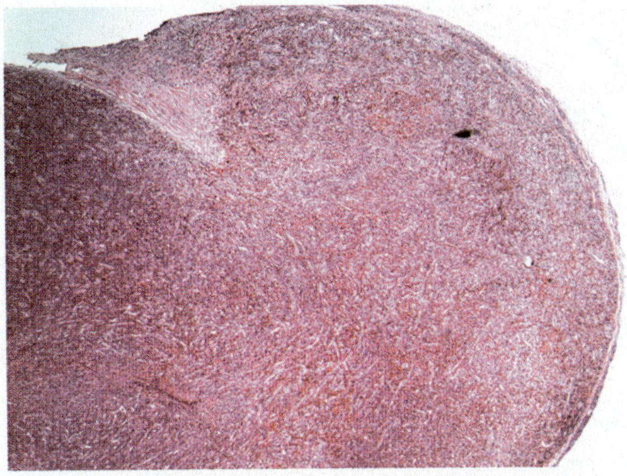

图 93-1　病变界限清楚，位于肌性血管内（HE×4）

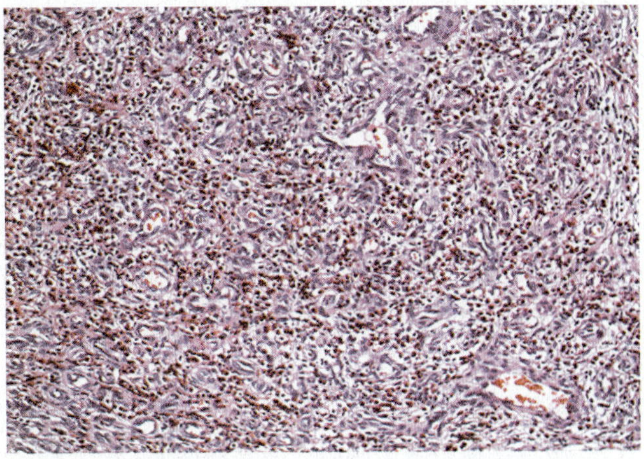

图 93-2　病变内有大量小血管增生和嗜酸性粒细胞及淋巴细胞浸润（HE×10）

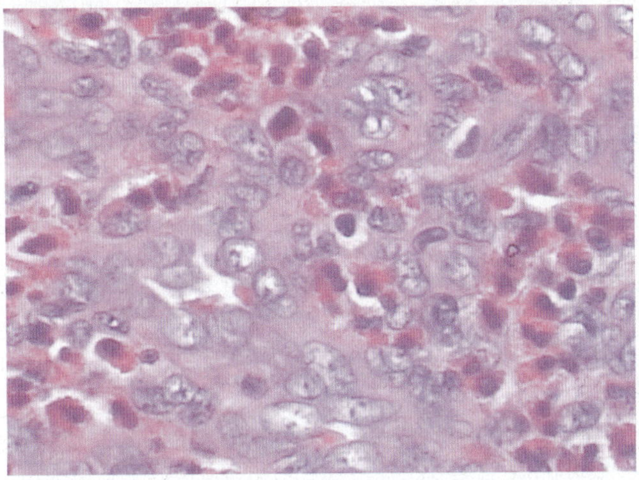

图 93-3　增生的内皮细胞胞质宽，核大，核仁较明显，呈组织细胞样，并有血管腔形成（HE×20）

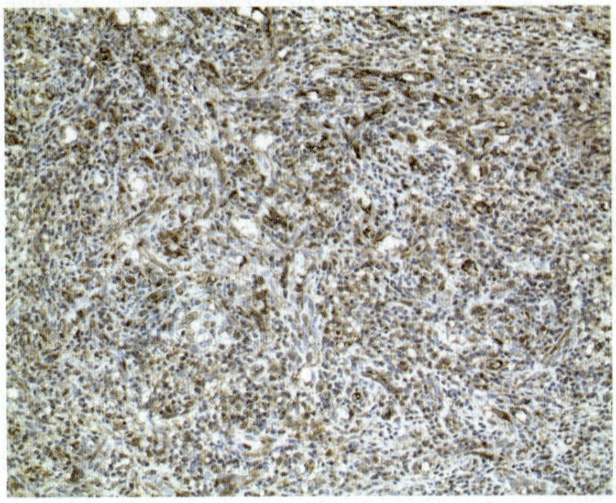

图 93-4　增生的上皮样细胞 F8 免疫组化阳性（IHC ×10）

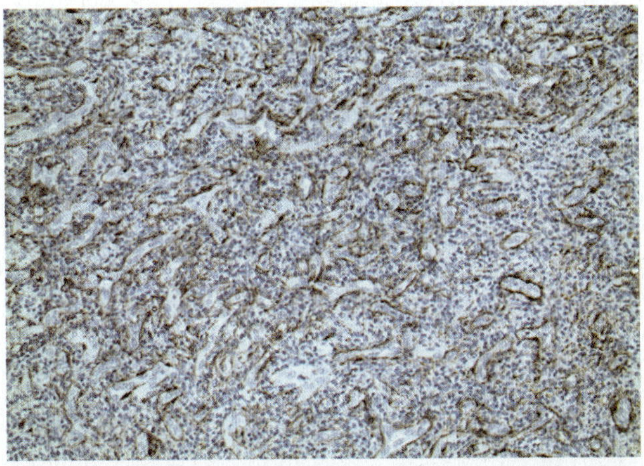

图 93-5　SMA 染色显示血管周围有完整的平滑肌层（IHC×10）

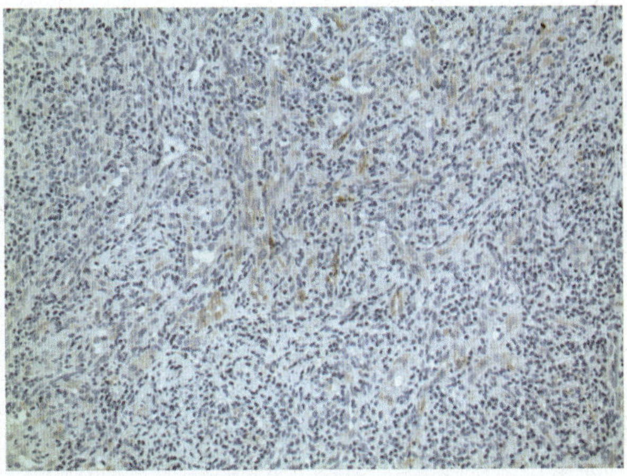

图 93-6　上皮样细胞 AE1/AE3 局灶阳性（IHC×10）

（本病例由北京大学医学部病理系郑杰、杨邵敏医师提供）

病例 94

病史及临床表现：患者男性，75 岁。左上臂后侧肿物 1 年。查体可见左上臂后侧软组织内有一无痛性肿物，大小 20cm×15cm，质软，活动度差，边界不清楚，表面皮肤无异常。术中见肿物位于肌间隙。患者 7 年前在该部位行“脂肪瘤”切除，病理诊断不详。

镜下特点：病变由两部分组成：海绵状血管瘤样区，血管腔呈海绵状、裂隙状、筛状或月牙形，血管衬覆扁平或肥胖的内皮细胞（图 94－1）；梭形细胞实性区（图 94－2），梭形细胞与血管有过渡现象。肿瘤细胞无明显异型性，核分裂象罕见。

辅助检查结果：免疫组化 F8 和 CD34（＋）（图 94－3～图 94－4）。

病理诊断：梭形细胞性血管内皮瘤。

诊断及鉴别诊断要点：梭形细胞性血管内皮瘤（spindle cell hemangioendothelioma，SCH）是一种少见的中间型血管瘤，易被误诊为恶性肿瘤。

本病可见于各个年龄段，多见于 20～40 岁的青年人，男女均可发生。好发部位为四肢末端，如前臂、手、小腿、足，部分可发生于上臂、大腿、躯干及头颈部等处。临床上多表现为皮下单个结节，无色或浅蓝色，部分患者可伴有疼痛感。病变位于真皮或皮下，组织学上主要由海绵状血管瘤样区域和实性的梭形细胞区域两种成分组成，血管瘤样区域内常见薄壁腔大的血管，血管内见红细胞与血栓，可伴有钙化而形成肉眼可见的静脉石；梭形细胞区域似为温和的 Kaposi 肉瘤样。部分病例可见间质中散在成簇的细胞，细胞内含空泡，易与脂肪细胞相混淆。免疫组化的特点是具有内皮细胞的标记。

本病需要与以下疾病鉴别：

1. 海绵状血管瘤：无实性的梭形细胞成分。

2. 血管瘤病：好发于 20 岁之前的青少年，可同时累及多种组织，镜下主要由杂乱增生的血管组成，血管大小不一，可出现大的静脉，常伴有大量脂肪组织。

3. Kaposi 肉瘤和 Kaposi 样血管内皮瘤：本瘤极少含有海绵状血管瘤样区域，包括血栓或静脉石，瘤细胞中也不含成巢或成簇的圆形空泡状细胞；SCH 中不见嗜伊红色透明小体，也无明显的含铁血黄素沉着或炎症性细胞浸润，且 SCH 中的梭形细胞无异型性，核分裂象也罕见；此外，有无 HIV 感染也可作为两者的一个鉴别点。

4. 上皮样血管内皮瘤：肿瘤细胞具有上皮样或组织细胞样形态特点，胞质丰富嗜酸性，常呈空泡状。血管腔大多数较小，且腔隙有的位于细胞内，形成胞质内空泡。

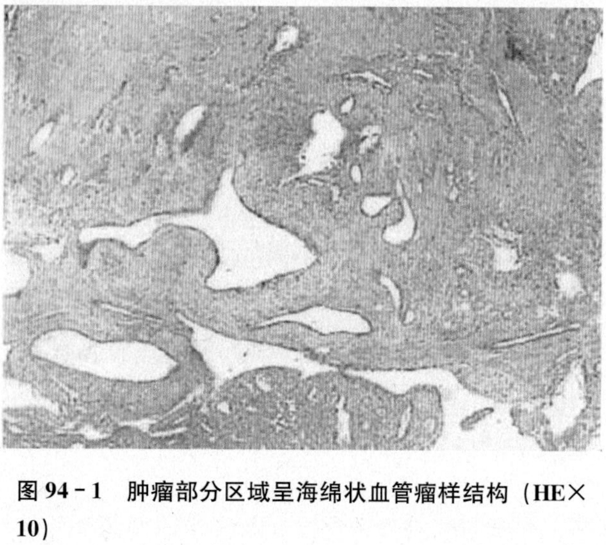

图 94－1　肿瘤部分区域呈海绵状血管瘤样结构（HE×10）

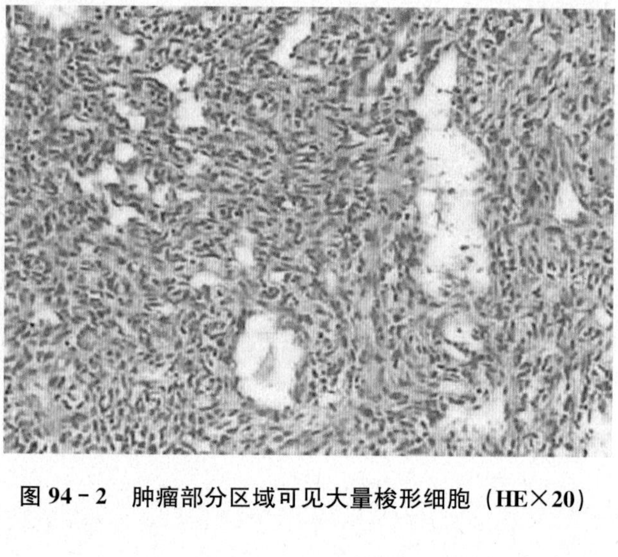

图 94－2　肿瘤部分区域可见大量梭形细胞（HE×20）

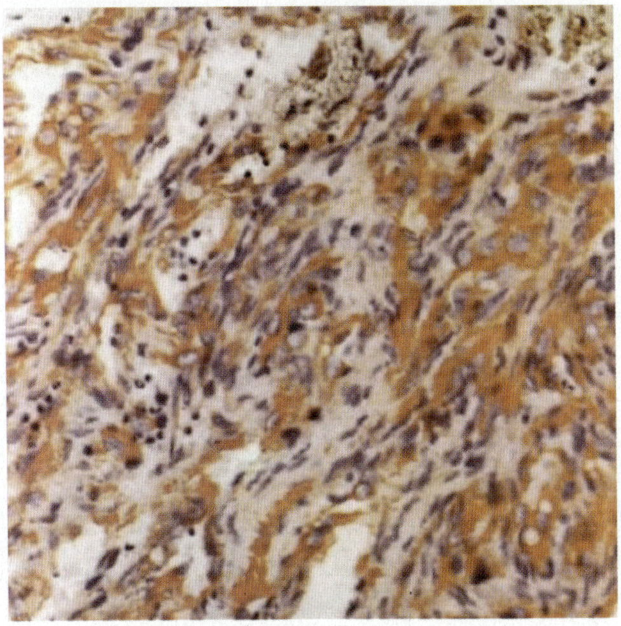

图 94－3　肿瘤的梭形细胞 CD34 阳性（IHC×20）

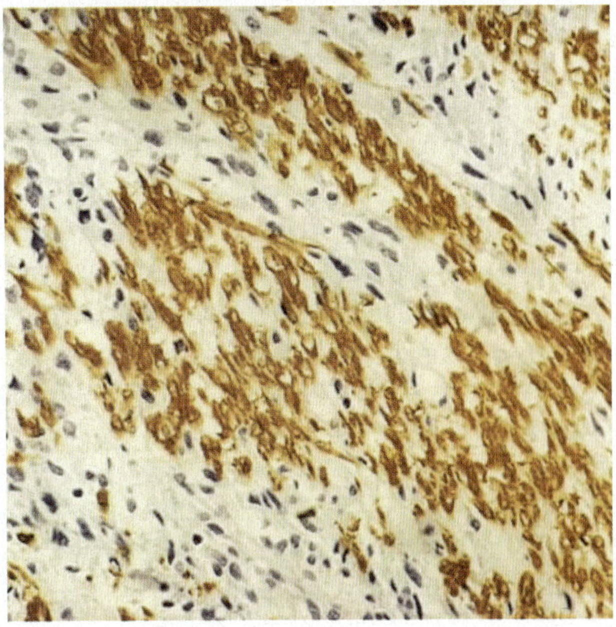

图 94－4　肿瘤的梭形细胞 F8 阳性（IHC×20）

5. 血管肉瘤：此瘤中可见到彼此吻合和沟通的血管腔，管腔由异型性明显的内皮细胞被覆，并可见单个细胞形成血管腔。肿瘤性内皮细胞形状多样，可从细长梭形到肥胖上皮样。

小结：本瘤由 Weiss 和 Enzinget 于 1986 年首先报道，早期认为 SCH 属于一种低度恶性血管内皮瘤，但近年来的研究显示 SCH 系良性反应性血管病变，或是一种伴有血管畸形的错构瘤性病变。

（本病例由北大医院郭华、饶晓松、尹洪芳、李挺和邹万忠医师提供）

参考文献

王坚，朱雄增，张仁元．梭形细胞血管内皮瘤．临床与实验病理学杂志．2001，17，165－167.

病例 95

病史及临床资料：患者男性，44 岁，间断性头痛、视力下降 2 个月入院。MRI 显示后颅窝占位性病变。术中见肿瘤血供丰富，边界不清。术后追溯病史，发现患者左小腿腘侧皮下肌肉间有一个 4cm×4cm×3cm 大小的硬结。

肉眼和镜下特点：大体检查：灰白间灰红色碎组织一堆，总大小 6cm×5cm×3cm，另见部分骨组织，可见肿瘤侵犯骨组织。镜下检查：瘤细胞排列成大小不等的腺泡状或巢状结构，巢周边为丰富的毛细血管或血窦围绕，有的肿瘤巢为实性，巢内瘤细胞为十几个或几十个（图 95－1～图 95－2）。瘤细胞体积较大，呈多边形或圆形，大部分边界清楚。胞质丰富，内含丰富的嗜酸性颗粒，细胞核圆形或椭圆形，核染色质呈细颗粒状，着色较淡，并可见明显的核仁，核分裂象少见。

辅助检查结果：免疫组化染色：Actin（＋），Desmin（＋）（图 95－4），Myoglobin（＋/－），Myosin（＋/－），Ki－67：阳性细胞数＜30%；而 S－100 蛋白、Muscle、CK、Syn 和 CgA 均为阴性。特殊染色：PAS（＋），PAS（消化后）（＋）（图 95－3）。

病理诊断：（左小腿）腺泡状软组织肉瘤，（后颅窝）转移。

诊断及鉴别诊断要点：腺泡状软组织肉瘤（alveolar soft part sarcoma，ASPS）是一种少见的软组织肿瘤，占软组织肿瘤的 0.15%～1%。其病理诊断要点为：①肿瘤部分有不完整包膜，边缘附有肌肉组织，呈结节状，境界清楚，切面灰白或灰褐色，质实，鱼肉状，出血、坏死常见；②镜下可见具有特征性的腺泡状或巢团状结构，以及窦状血管连网形成的器官样结构，或成大片状分布；尚见少数富于血管区域，似海绵状血管瘤样结构；③瘤细胞体积大，胞质丰富，可见伊红色细颗粒状及红染的针状或棒状结晶，PAS 染色胞质均呈阳性（抗淀粉酶消化后也应为阳性），胞质内针状或棒状结晶体更清楚，应注意寻找此结晶，有助于肿瘤的诊断；④细胞核呈圆形、卵圆形或不规则形，染色质呈细颗粒状，着色较淡，并可见明显的核仁，核分裂象多少不一，肿瘤体积大且有明显出血、坏死者，核分裂象增多；少数瘤细胞呈双核或多核，核深染，明显异型；⑤可见近包膜处血管内瘤栓形成，肿瘤穿透包膜浸润周围骨骼肌组织；⑥免疫组化：一些肌标记阳性，S-100 蛋白及神经内分泌和黑色素细胞标记物阴性。

关于 ASPS 的起源，先后有上皮源性、神经源性和肌源性等观点，目前大多数学者倾向于肌源性观点，所以一般认为，免疫组化中肌源性标记物应为阳性。但 Desmin、SMA、Actin 和 MyoD1 的阳性率各文献报道不一。电镜下：胞质内有呈束状或散在分布的大小不等的菱形、杆状、针形结晶体及散在高电子密度的分泌颗粒。

由于 ASPS 具有特征性的腺泡状结构，故需与具有腺泡状结构的肿瘤鉴别：

1. 腺泡状横纹肌肉瘤：有腺泡状结构，但它们之间缺乏窦状血管网，肿瘤间由结缔组织相隔，瘤细胞挂在结缔组织上，可见横纹肌母细胞，仔细寻找可见横纹。免疫组化示肌源性标记物阳性。

2. 颗粒细胞瘤：该瘤以中老年人多见，以舌及四肢表浅组织多见。光镜下瘤细胞呈巢或簇或片状排列，但间质缺乏血窦。瘤细胞核小，深染，居中，胞质颗粒粗大。S-100 蛋白阳性而被认为来自雪旺细胞。

3. 副神经节瘤：发生于老年人，好发部位为腹膜后，头颈部次之，目前还未见肢体患病的报道。组织学上副神经节瘤细胞巢大小一致，周围由扁平的支持细胞将其部分或完全围绕。瘤细胞较小，胞质嗜酸性，颗粒较细，PAS 染色胞质无阳性颗粒。这些与 ASPS 完全不同。

4. 转移性腺癌：ASPS 的瘤细胞呈腺泡状排列，胞质丰富，呈上皮样，可误诊为腺癌（尤其是肝、肾上腺、肾发生的腺癌）。但 ASPS 的腺泡内缘不整齐，细胞较松散，不似真正的腺腔；腺癌细胞巢周围为纤维性间质而缺乏血窦，免疫组化标记上皮源性抗体如 CK 和 EMA 阳性，且腺癌极少转移至肌肉内形成大瘤块。

5. 恶性黑色素瘤：恶性黑色素瘤的腺泡内瘤细胞多型性和异型性突出，大小差异悬殊，瘤细胞胞质丰富，嗜双色性，无分化特点，与 ASPS 形成规则一致的腺泡和器官样结构不同，恶性黑色素瘤免疫标记 HMB45 呈阳性。

小结：腺泡状软组织肉瘤是一种少见的软组织恶性肿瘤，多位于深部肌肉组织内，且大多数位于四肢。一般病史较长，有文献报道，术前病程从 3 个月至 9 年不等，平均病程 28.5 个月。所以临床对中青年男性患者，发生于四肢或躯干肌肉深部的生长缓慢的肿块，要考虑 ASPS 的可能。本例患者以枕部的占

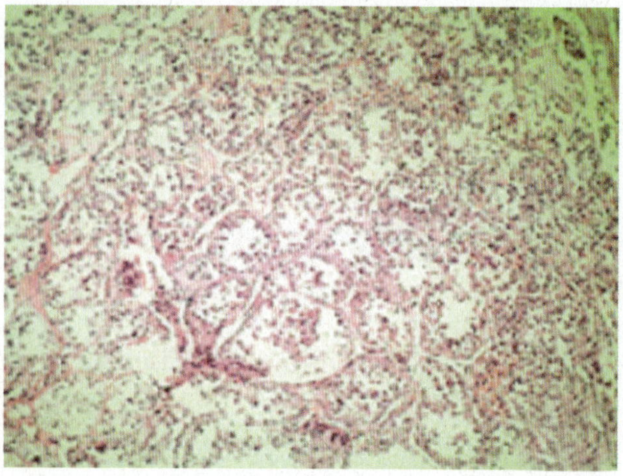

图 95-1　瘤细胞排列成大小不等的腺泡状或巢状结构，巢周边为丰富的毛细血管或血窦围绕（HE×10）

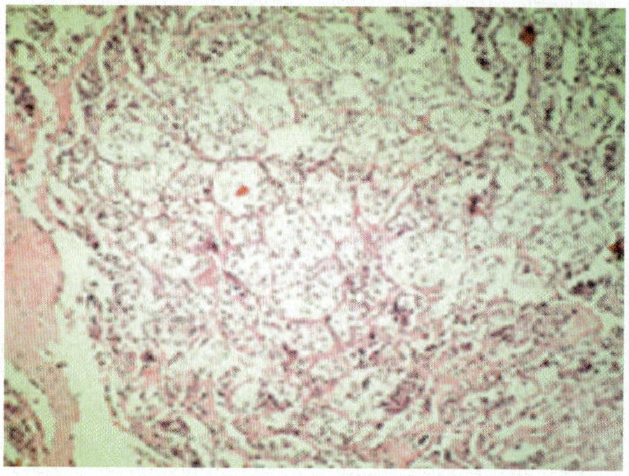

图 95-2　有的肿瘤巢为实性，巢内瘤细胞十几个或几十个（HE×10）

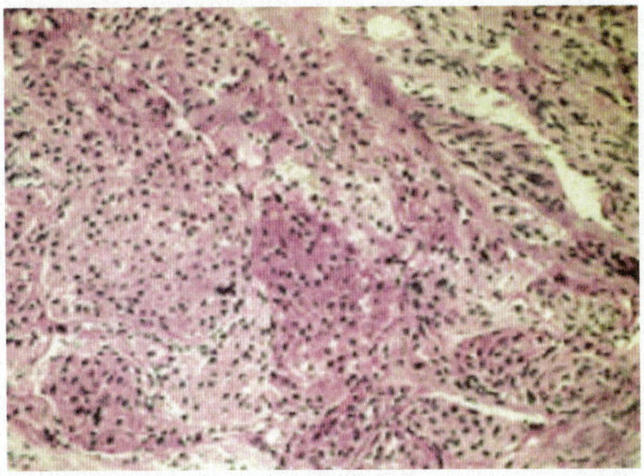

图 95-3　PAS（消化后）（+）

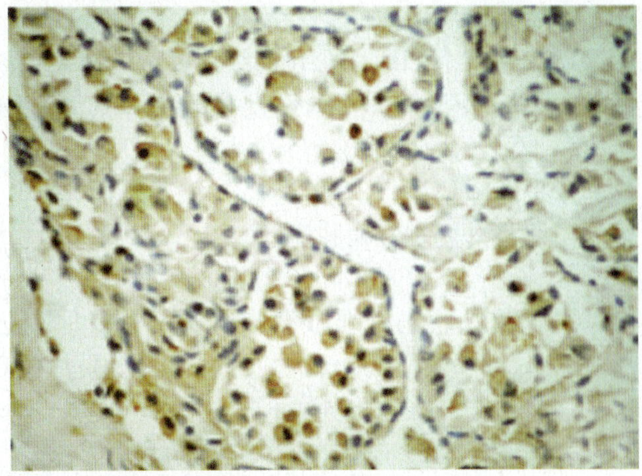

图 95-4　肿瘤细胞 Desmin 阳性（IHC×20）

位前来就诊，而经过认真查体即可发现其腿部的肿块；免疫组化结果除外了化感瘤或副节瘤，此病有些表现为转移瘤为首发症状，此例即是。内脏发现或诊断此病时要注意追问体表特别是四肢有无相似肿瘤。

（本病例由解放军总医院病理科王湛博、石怀银医师提供）

病例 96

病史及临床资料： 患者女性，37 岁。左臀部肿物 5 个月，术中见左臀部皮下脂肪层中肿物，基底位于臀筋膜外，肿瘤直径 5cm，无明显包膜，与周围组织界限不清，活动良好，质硬。完整切除肿物。

肉眼及镜下特点： 肿物一个（体积 6.7cm×5cm×4cm），被覆小块皮肤（体积 3cm×1cm），肿物附脂肪组织，切面分叶状，黄白色，界限不清，质地略脆。肿物位于皮下，与真皮相隔约 0.5cm。镜下梭形细胞呈束状排列，混有上皮样细胞，可见肿瘤中心坏死，假性肉芽肿形成；部分肿瘤细胞核异型，可见核分裂象（图 96-1～图 96-3）。

辅助检查结果： 免疫组化 Vimentin（++），EMA（++），AE1/AE3（+）（图 96-4），CD68（+），α-ACT（++），而 CD34、CD21、LCA、HMB45、S-100 蛋白、p53、Actin、Desmin 和 MBP 均为阴性。

病理诊断：（左臀部）上皮样肉瘤。

诊断及鉴别诊断要点： 上皮样肉瘤（epithelioid sarcoma，ES）可分为常见的经典——远端型和少见的近心型。

经典—远端型者：常见于手指、掌腕、前臂屈面；膝、小腿、四肢近端；踝足和足趾。位置浅的 ES 多为质硬、生长缓慢的无痛性结节。深在性病变常与肌腱、腱鞘或腱膜相连。主要发生在 10～39 岁青年人。本病呈特征性的结节性生长，嗜酸性上皮样和梭形细胞混合性增生，两种细胞之间有移行，核有轻度异型性，空泡状，可见小核仁；肿瘤结节常有中心坏死，形成假性肉芽肿，类似良性渐进性坏死（如风湿结节和环状肉芽肿），可伴发慢性炎性细胞浸润。核分裂象一般少见，常<5/10HPF，部分病例见横纹肌样细胞。当梭形肿瘤细胞占优势，有掩盖上皮样细胞的倾向时称为“纤维瘤型上皮样肉瘤”。免疫组化：Vimentin 和上皮标记物（AE1/AE3 和/或 EMA）（+）；半数 CD34（+）；肌特异性肌动蛋白（MSA）、SMA、NSE、S-100 蛋白偶有阳性报道；有些还表达 Lys、α-ACT、NF、CEA；但不表达 Des。侵袭性肿瘤：复发率 34%～77%；约 40%发生转移；5 年和 10 年总体存活率为 50%～80%。

近心型者：常累及骨盆、会阴、生殖道，更倾向于发生在老年人。多结节生长，可见大的上皮样细胞（核空泡状、核仁明显），常见横纹肌样细胞；少数兼有经典型 ES 和近心型 ES 特点，常见坏死，但很少形成远端型的肉芽肿样结构。免疫组化：同经典—远端型。此型比经典—远端型更具有侵袭性。

鉴别诊断：

1. 多形性 MHF/未分化高级别多形性肉瘤：α-ACT（+）；α-AT（+）；CD68（+）；Vim（普遍强+）；CK、EMA、CD34 可灶状阳性；Actin、Des 少部分瘤细胞弱阳性。

2. 滤泡树状突细胞肉瘤/肿瘤（FDC）：CD21、CD35、CD23 阳性；多表达 Vim、EMA；而 CK、Lys、CD34、HMB45 一般阴性。

3. 恶性外周神经鞘肿瘤（MPNST）：MBP（+），S-100 蛋白（+），大部分瘤细胞 p53 和 HMB45 阳性，CK（-）。

4. 低度恶性肌纤维母细胞肉瘤：有多种表达方式：Actin（+）/des（-），Actin（-）/Desmin（+），Actin（+）/Desmin（+），另外可局灶性 CD34（+），S-100 蛋白（-）、上皮标记（-）。

5. 平滑肌肉瘤：SMA（+），Desmin（+）。两者均为阳性更支持平滑肌肉瘤。CD34、CD68 可（+）；S-100 蛋白、CK、EMA 可灶状阳性。

6. 组织细胞肉瘤：CD68、Lys、AAT、LCA 阳性；无上皮、HMB45 表达；无树状突细胞表达。

7. 多形性脂肪肉瘤（梭形细胞型脂肪肉瘤）：Vim（+），S-100 蛋白［脂母细胞（+）］，Desmin 可灶状（+）；上皮样区域上皮标记物可（+）。

8. 滑膜肉瘤：CK（+）；EMA 表达好于 CK；梭形细胞 Vim（+）；des、CD68、CD34 阴性。

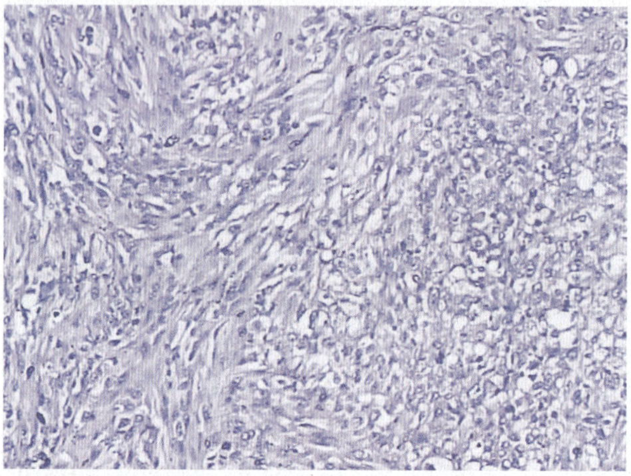

图 96-1　梭形细胞呈束状排列（HE×10）

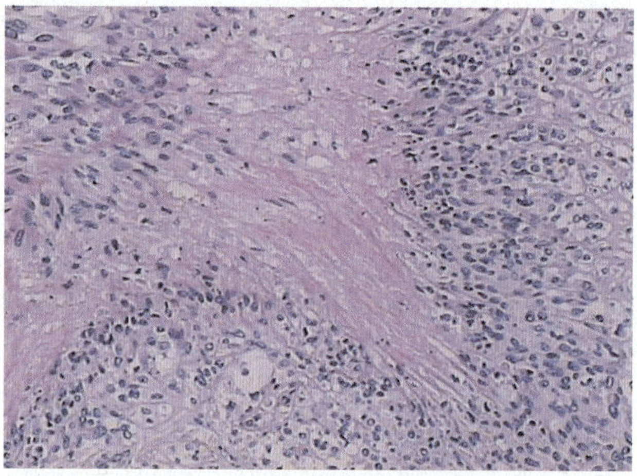

图 96-2　肿瘤中心坏死，假性肉芽肿形成（HE×10）

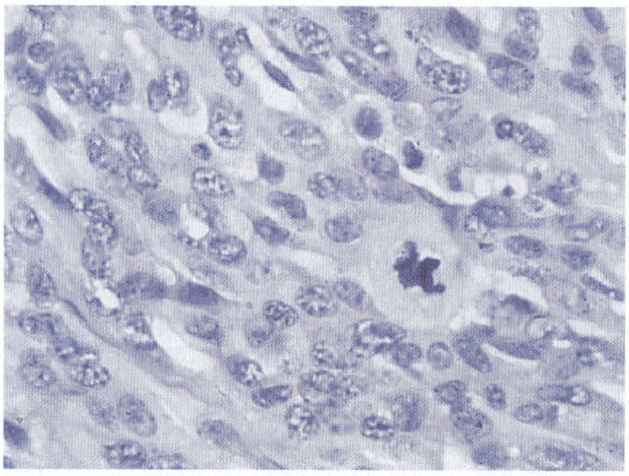

图 96-3　可见上皮样细胞及病理性核分裂（HE×40）

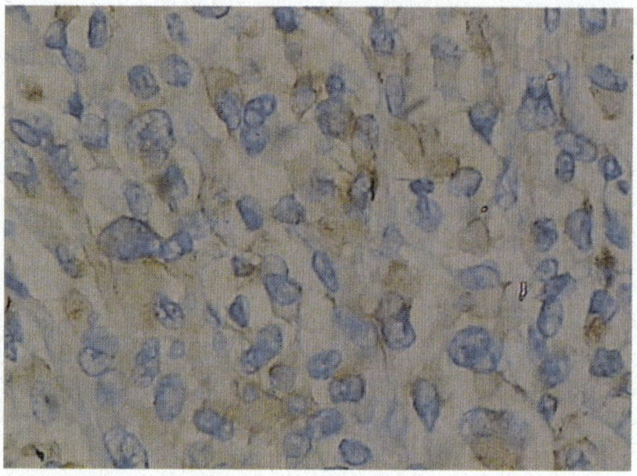

图 96-4　AE1/AE3（+）（IHC×40）

（本病例由潞河医院刘凤阁、胡艳萍医师提供）

病例 97

病史及临床资料：患者男性，40 岁，无意中发现左侧肛周类圆形肿物 2 个月。肿物生长迅速，行肿瘤根治切除术，肿瘤直径 5cm，与周围组织粘连。患者肿瘤根治术后 1 年，复查胸部 X 线，提示双肺多发黄豆大结节状转移灶。标本取自肛周肿物。

肉眼及光镜特点：结节状肿物，切面灰白色，质坚韧，与周围软组织界限不清。光镜下见瘤组织排列密集，由纤维性条索分隔成不规则的肿瘤细胞团块，纤维间隔粗细相对均匀，为纤维肌性间隔，并可见片灶状肿瘤细胞坏死。瘤细胞体积略小，大小一致，胞质红染或透明，细胞境界不清。胞核圆形或卵圆形，核仁明显，病理性核分裂象多见。部分肿瘤细胞排列成假菊形团样结构（图 97－1）。

辅助检查结果：组织化学染色：PAS 染色，瘤细胞胞质内见 PAS 阳性颗粒沉积（图 97－2）；免疫组化染色：CD99 与 Vimemtin 阳性（图 97－3）；而 NSE、CgA、Syn、CK、HHF35、HMB45 和 LCA 均为阴性。电镜观察：肿瘤细胞分化较低，胞质内细胞器稀少，胞质中有大量密集成簇的糖原颗粒分布，并见少数神经内分泌颗粒（图 97－4）。

病理诊断：（肛周）软组织 Ewing 肉瘤/PNET。

诊断及鉴别诊断要点：骨外软组织 Ewing 肉瘤的发病率极低，约占所有软组织肉瘤不足 1%。肿瘤生长部位多位于胸壁及椎体旁软组织中，其他部位如盆底、腹膜后及下肢均较少见到，偶有原发于子宫、肺、膀胱、肾及卵巢等器官的报道。肿瘤生长速度快，侵袭性强，恶性程度高，多数患者早期即可发生血行转移至肺。骨外 Ewing 肉瘤与外周型原始神经外胚瘤（pPNET）具有相同的肿瘤遗传学特征，都表达 MIC2 基因编码的糖蛋白 CD99，同属 pPNET/Ewing 肿瘤家族，两者很难鉴别。故目前病理诊断时将两者放在一起，称为 Ewing 肉瘤/PNET。

骨外软组织 Ewing 肉瘤/PNET 还需要与其他小圆细胞恶性肿瘤鉴别：

1. 神经母细胞瘤：未分化或分化差的神经母细胞瘤在光镜下可见菊形团，免疫组化 S－100 蛋白和 NSE 阳性，而 CD99 与 Vimentin 阴性，电镜下多见神经内分泌颗粒，与骨外软组织 Ewing 肉瘤/PNET 存在区别。

2. 横纹肌肉瘤：分化差、肌性分化不明显的横纹肌肉瘤在形态上较易与骨外软组织 Ewing 肉瘤/PNET 混淆，但它缺乏 CD99 表达，而较易出现肌源性标记物阳性，胞质内糖原颗粒较少。

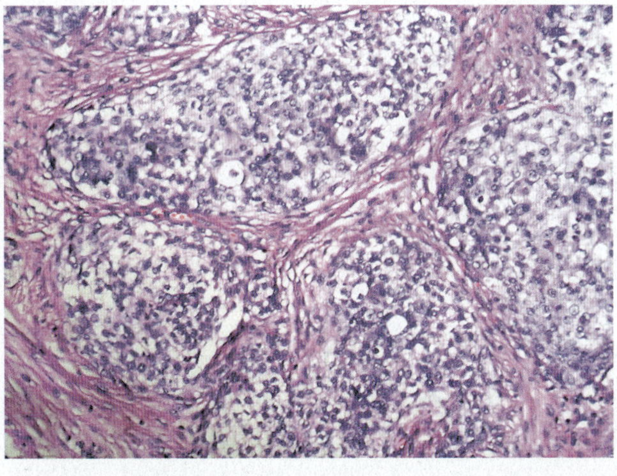

图 97－1 肿瘤细胞核分裂象易见，异型性明显，部分细胞质透明（HE×20）

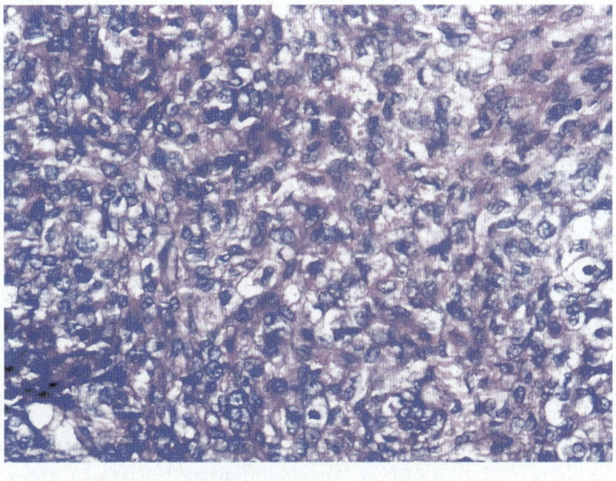

图 97－2 PAS 染色示瘤细胞胞质内大量阳性的红染细颗粒状物质沉积（PAS×40）

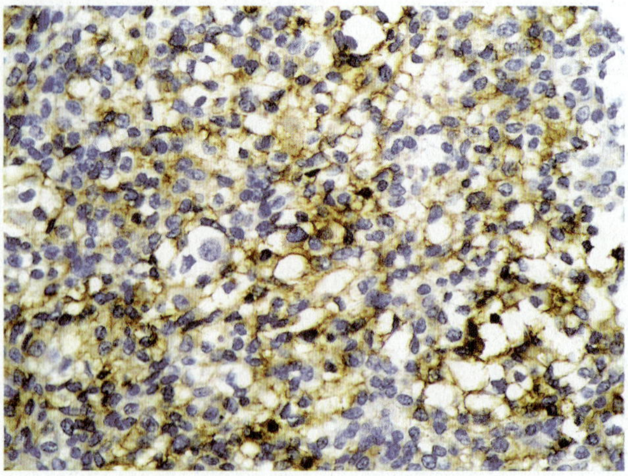

图 97-3　免疫组化染色 CD99 呈强阳性表达（IHC×20）

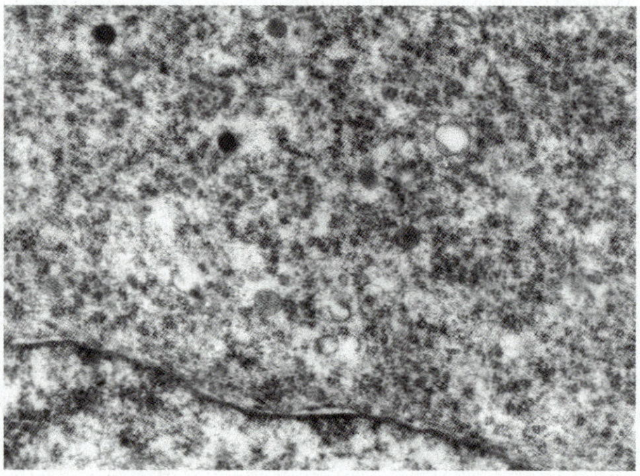

图 97-4　胞质内见大量簇状分布的糖原颗粒和少许神经内分泌颗粒（EM×20000）

3. 分化差的单相型滑膜肉瘤：细胞丰富，含有片状深染的椭圆形或短梭形细胞，大小较一致，可见大量核分裂象和坏死区，形态与骨外软组织 Ewing 肉瘤十分相似，也表达 CD99 与 Vimentin。但滑膜肉瘤以圆形细胞为主，且 CK 和 Bcl-2 阳性。

小结：骨外软组织 Ewing 肉瘤是一种多发生于年轻患者软组织及部分脏器的高度恶性肿瘤，较易出现肺部转移。肿瘤细胞幼稚，缺乏分化，异型性明显，特征性表达 CD99 与 Vimentin，胞质富含糖原颗粒。需要与其他小圆细胞性恶性肿瘤鉴别。

（本病例由解放军 304 医院病理科陆江阳、王宏伟医师提供）

参考文献

[1] Goldblum JR and Weiss SW. Enzinger and Weiss's soft tissue tumors. 4th edn. St Louis：Mosby Inc，2001：1289-1308.

[2] Dogra PN，Goel A，Kumar R，et al.. Extraosseous Ewing's sarcoma of the kidney. Urol Int，2002，69：150-152.

病例 98

病史及临床资料：患者女性，2 岁。发现右手掌大鱼际处蚕豆大包块 9 个月，在当地医院切除肿物。术后 3 个月复发，在当地医院再次切除肿物，术后病理诊断为“血管肉瘤”。术后 6 个月再次复发，入我院行右前臂截肢术。

肉眼及光镜特点：右手掌皮下多个融合的结节状隆起性肿物，大小为 7.0cm×6.5cm×2.5cm，切面灰白、灰红色，鱼肉状，局部皮肤表面出血、糜烂（图 98-1）。光镜下见瘤组织呈片巢状密集排列（图 98-2），瘤细胞体积较大，胞核偏位，核仁明显，多见核分裂象。瘤细胞胞质丰富红染，部分瘤细胞中可见胞质内的球形嗜酸性包涵体样小体（图 98-3）。

辅助检查结果：组织化学染色：包涵体样结构 PAS（+），网织纤维（-）。免疫组化染色：CK（++）（图 98-4），Vim（++）（图 98-5），CD99（+）（图 98-6），Myoglobin（+），S-100 蛋白（+），AACT（++），而 EMA、CEA、NSE、CgA、Syn、MSA、Sar-Actin、Desmin、HMB45、Melan-A、Melanoma（pan）、CD34、FⅧ、UEA、CD31、c-kit、CD68 和 LCA 均为阴性。电镜观察：瘤细胞间有不成熟的桥粒样连接结构，胞膜表面可见微绒毛（图 98-7）。胞质内细胞器含量较少，可见成束的张力微丝呈交织状排列，一些瘤细胞中可见由中间丝构成的丝团样结构偏居胞体一侧（图 98-8）。

病理诊断：（右手掌）肾外横纹肌样瘤，或称横纹肌样肉瘤。

诊断及鉴别诊断要点：软组织肾外横纹肌样瘤（extrarenal rhabdoid tumor）是发生于婴儿和儿童的恶性肿瘤，位于软组织的病例多位于深部中线部位，包括颈部、脊柱旁区域及四肢。病理特征为：肿瘤细胞核偏位，核仁明显，胞质丰富嗜酸。有数量不等的胞质内核旁嗜酸性包涵体样小体，其对 PAS 染色呈阳性反应。电镜见由中间丝形成的旋涡状结构。免疫组化见瘤细胞同时表达间叶性与上皮性标志物，同时表达神经外胚层标志物 CD99、Syn、NSE 等，αACT、Myoglobin 及 Desmin 也可见阳性表达。

本例诊断要点：①患者为 2 岁女婴；②肿瘤位于上肢手掌鱼际软组织中；③肿瘤反复发作，病情进展迅速；④光镜下见胞质内嗜酸性包涵体样小体；⑤电镜见光镜下胞质内小体为中间丝构成的丝团样旋涡样结构；⑥免疫组化标记见有上皮、间叶和神经外胚层标志物的表达；⑦除外了血管源性、肌源性及黑色素源性肿瘤。本例在临床病史、病理形态学和免疫组化等方面均符合典型的肾外恶性横纹肌样瘤的特征。

鉴别诊断：

1. 胚胎型横纹肌肉瘤：与肾外恶性横纹肌样瘤有一定的相似性，两者均出现胞质红染的横纹肌样细胞，但胚胎型横纹肌肉瘤常有梭形细胞，核更具有异型性，偶可见拖尾样肌性分化或有横纹分化，一般无显著的核仁出现。免疫组化肌源性标记阳性，而上皮标记一般阴性。电镜显示具有横纹肌分化的特征。本例肌源性标记大多为阴性，仅 Myoglobin 阳性。电镜观察也不支持胚胎型横纹肌肉瘤。

2. 恶性黑色素瘤：本例光镜形态改变难以除外恶性黑色素瘤。免疫组化标记示黑色素瘤标志物均为阴性，电镜未见黑色素小体。

3. 血管肉瘤：鉴于本例曾在外院确诊为“血管肉瘤”，故需要做排除性诊断检查。但该肿瘤无明显成血管分化，且经免疫组化标记，该肿瘤对多种血管源性标志物均呈阴性反应。电镜观察也未见血管内皮特征。故可以否定“血管肉瘤”诊断。

4. 促结缔组织增生性小圆细胞肿瘤：该肿瘤也可以同时表达上皮性和间叶性标记，有时核周也有中间丝聚集。但瘤细胞体积较本例小，一般不出现胞质嗜酸性与核偏位的特点。而且肿瘤间质为大量增生的纤维组织，将瘤组织分割成巢状结构。

小结：软组织肾外恶性横纹肌样瘤是一种常见于婴儿和儿童的恶性肿瘤，多位于身体深部中线部位，四肢也较常见。主要病理学特征为肿瘤细胞胞质嗜酸性，核偏位，胞质内有数量不等的由中间丝形成的包涵体。免疫组化表达上皮、间叶及神经外胚层标志物。

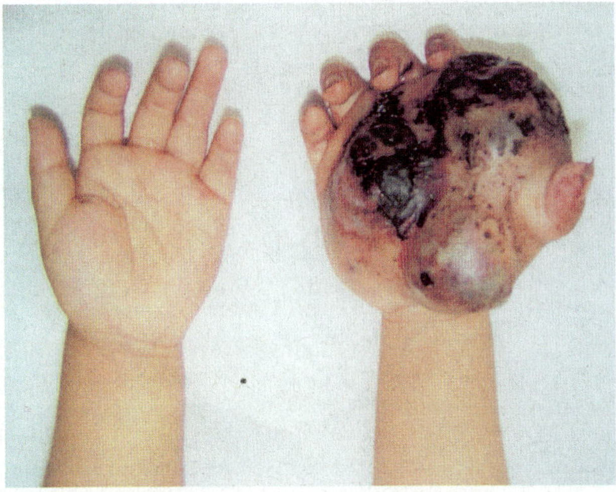

图 98－1　肿物位于右手掌，呈膨胀性生长，表面皮肤溃疡及出血、坏死

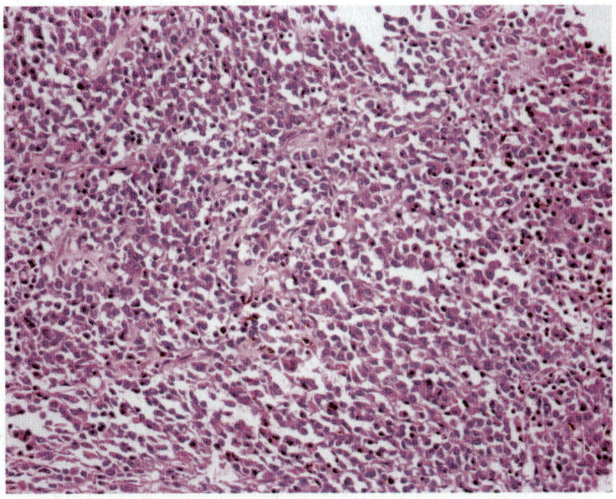

图 98－2　瘤组织呈片巢状密集排列（HE×10）

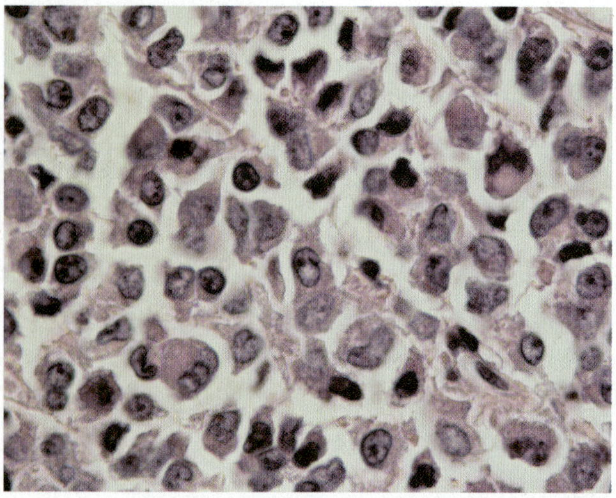

图 98－3　瘤细胞排列松散，黏着力差，肿瘤胞质丰富红染，可见胞质内嗜酸性包涵体，胞核偏位（HE×40）

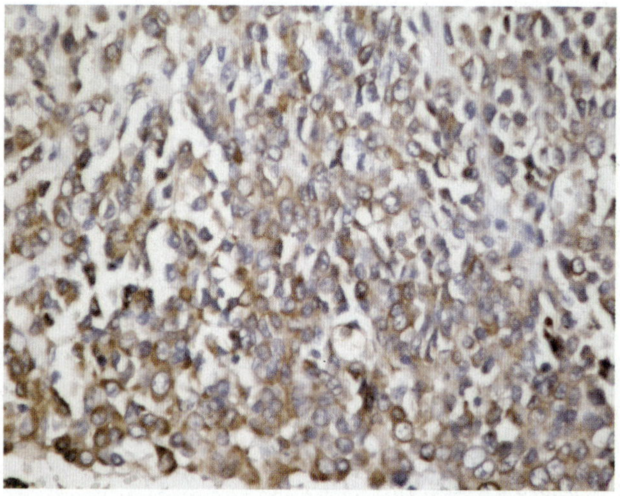

图 98－4　瘤细胞 CK 表达强阳性（IHC×20）

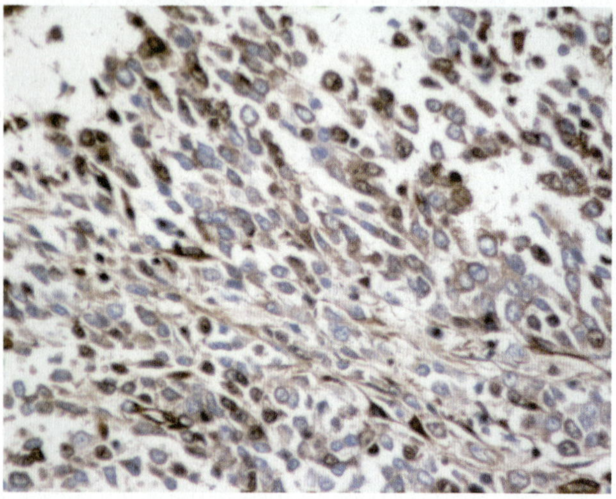

图 98－5　瘤细胞 Vim 表达强阳性（IHC×20）

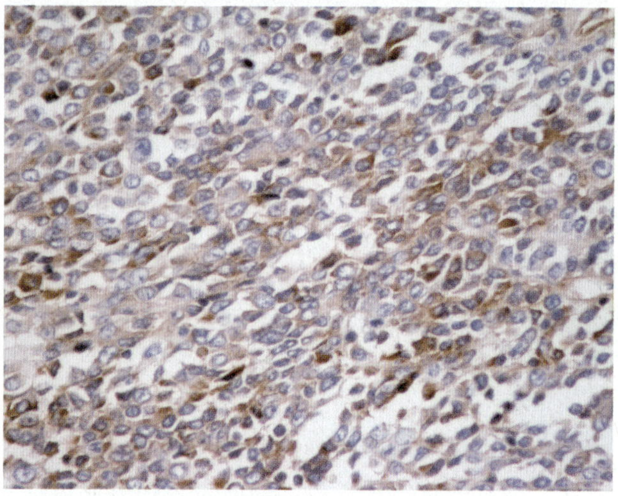

图 98－6　瘤细胞 CD99 表达强阳性（IHC×20）

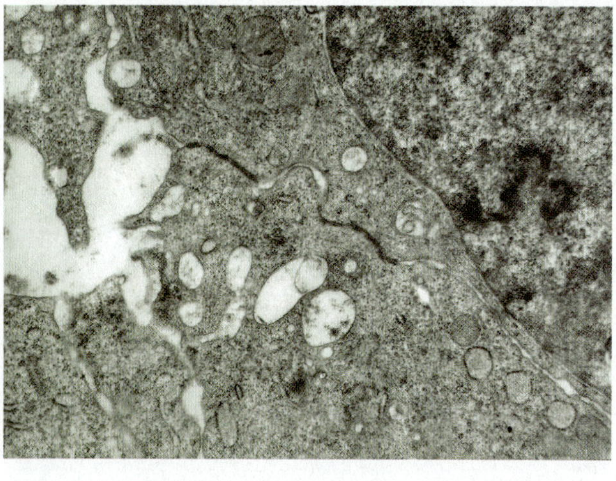

图 98－7　瘤细胞胞膜表面见微绒毛（EM×8000）

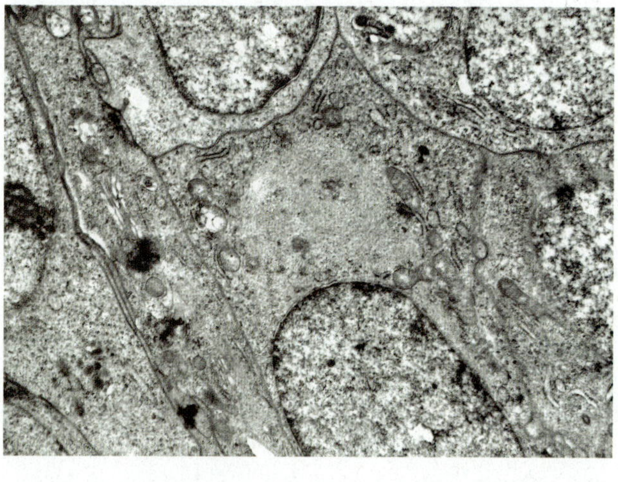

图 98－8　瘤细胞胞质中可见由中间丝构成的不甚清楚的旋涡状结构（EM×12000）

（本病例由解放军 304 医院病理科陆江阳、王宏伟医师提供）

参考文献

[1] Goldblum JR and Weiss SW. Enzinger and Weiss's soft tissue tumors. 4th edn. St Louis：Mosby Inc.
[2] 程虹，金木山，李增山，等主译．软组织与骨肿瘤病理学和遗传．北京：人民卫生出版社，2006：255－257.

病例 99

病史及临床表现： 患者男性，1 岁，出生后就发现左侧鼻塞，2 个月后左侧面部隆起。检查见左鼻背、面颊、眶下隆起，左睑裂变小，眼间距加宽，左眼球外移。左鼻腔内见淡红色质硬新生物，表面光滑。入院行左鼻腔肿物切除术，送病理。

肉眼及镜下特点： 肉眼所见肿物呈灰白色，部分有包膜，大小 5.5cm×4.5cm×4.5cm，质中，切面灰白色，有沙砾感。镜检：肿瘤组织有两种成分：①传统脊索瘤成分：瘤细胞呈圆形，有较丰富的嗜酸性胞质，呈巢状或索状排列，巢间有不等量的纤维组织。部分区域瘤细胞胞核呈圆形或卵圆形，形态较规则，瘤细胞胞质有丰富的大小和数量不等的空泡，呈皂泡样形态，核形不规则，染色质浓，有空泡压迹，间质内有黏液样基质；②梭形细胞肉瘤成分：瘤细胞呈梭形、卵圆形，细胞核呈梭形、卵圆形，部分呈杆状，有异型性，染色质浓，核分裂象较易见，有小型恶性多核巨细胞散在分布，瘤细胞呈轮状、索状排列。传统脊索瘤和肉瘤之间有移行（图 99－1～图 99－2）。

辅助检查结果： 传统脊索瘤 AE1/AE3 和 S－100 蛋白（＋），AAT 和 HHF35（-）；交界处的传统脊索瘤 AE1/AE3 和 S－100 蛋白（＋），部分梭形细胞 AE1/AE3 和 S－100 蛋白（＋）；肉瘤中央区 LYS 和 AAT 均（＋）；交界处传统脊索瘤 AAT（－），而梭形细胞（＋），HHF35 部分细胞（＋）（图 99－3～图 99－4）。

病理诊断：（左鼻腔）去分化脊索瘤。

诊断及鉴别诊断要点： 去分化：意指分化较好的肿瘤在生长过程中出现新的成分，其分化比原肿瘤更差、恶性度更高、侵袭性更大，患者预后更差。新肿瘤成分一般以梭形肉瘤成分为多，后者可为恶性纤维组织细胞瘤、平滑肌肉瘤和纤维肉瘤，少数含骨肉瘤、软骨肉瘤和脂肪肉瘤等，恶性纤维组织细胞瘤最为多见。

脊索瘤分三型：传统的脊索瘤（CONC）、软骨样脊索瘤（chondroid chordoma，CC）、去分化脊索瘤（dedifferentiated chordoma，DC）。

DC 十分罕见，自从 Debarnard（1913）首先以“肉瘤性脊索瘤”报道 1 例以来，九十余年间约报道了 38 例，多数是个案报道。有年龄和性别记载的为 28 例，平均年龄 52.9 岁（22～71 岁），50 岁以上者 19 例。男 18 例（64.3%），女 10 例（35.7%），男与女之比为 1.8：1。

去分化脊索瘤的组织学成分包括：①传统脊索瘤成分：瘤细胞呈圆形或多角形，较丰富的嗜酸性胞质，呈巢状或索状排列，巢间有不等量的纤维组织。部分区域瘤细胞胞核呈圆形或卵圆形，形态较规则，瘤细胞胞质有丰富的大小和数量不等的空泡，呈皂泡样形态，间质内有黏液样基质；②梭形细胞肉瘤成分：瘤细胞呈梭形、卵圆形，细胞核呈梭形、卵圆形，部分呈杆状，有异型性，染色质浓，核分裂象较易见，有小型恶性多核巨细胞散在分布，瘤细胞呈轮状、索状排列；③传统脊索瘤成分和梭形细胞肉瘤成分的移行区。

免疫组化：脊索瘤细胞 S－100 蛋白、AE1/AE3 呈阳性，梭形细胞肉瘤对 Vimentin 等间叶组织的标记抗体呈阳性。特别要指出的是，在去分化脊索瘤交界区除组织学有移行外，免疫组化染色上也显示有移行，在梭形细胞肉瘤侧部分细胞表达上皮性抗体，而在中央区内则阴性。糖原染色也有类似情况。提示这两种成分之间有密切的关系。

小结： 在传统的脊索瘤（CONC）、软骨样脊索瘤（CC）和去分化脊索瘤（DC）中，CC 预后最好，CONC 呈缓慢的侵袭性生长，常因复发或反复复发、转移而死亡。DC 预后最差。在病理诊断中鉴别三者是很重要的。

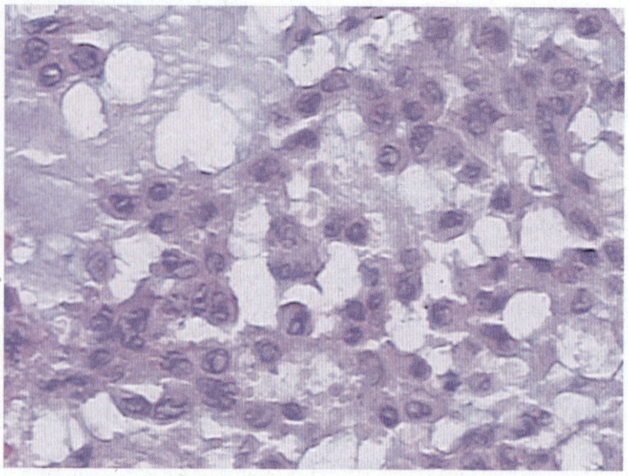

图 99－1　传统脊索瘤细胞呈圆形，嗜酸性胞质较丰富，呈巢状或索状排列（HE×40）

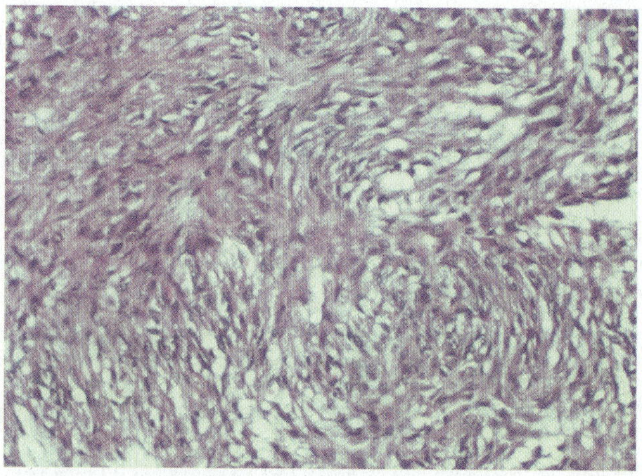

图 99－2　梭形细胞肉瘤细胞呈梭形、卵圆形，细胞核呈梭形、卵圆形，部分呈杆状，有异型性，染色质浓，核分裂象较易见（HE×10）

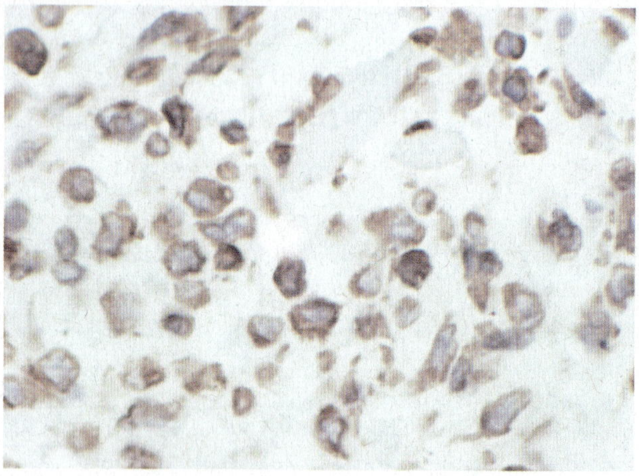

图 99－3　传统脊索瘤细胞 AE1/AE3 阳性（IHC×40）

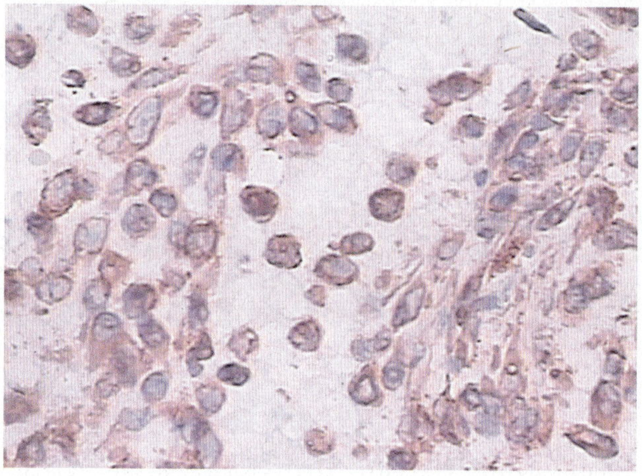

图 99－4　传统脊索瘤细胞 S－100 蛋白阳性（IHC×40）

（本病例由北京同仁医院何小金、卢志达医师提供）

参考文献

[1] Meis JM, Raymond AK, Evans HL, et al.. Dedifferentiated chordoma a clinicopathologic and immunohistochemical study of three cases. Am J Surg Pathol, 1987, 11：516.

[2] Mientinen M, Karaharju E, Jarvinen H. Chordoma with a massive spindle cell sarcomatous transformation a light and electron microscopic and immunohistochemical study. Am J Surg Pathol, 1987, 11：563.

[3] Morimitsu Y, Aoki T, Yokoyama K, et al.. Sarcomatoid chordoma：chordoma with a massive malignant spindle cell compoment. Skeletal Radiol, 2000, 19：721.

[4] Hruban RH, Traganos F, ReuterVE, et al.. Chordoma with malignant spindle cell components：a DNA flow cytometric and immunohistochemical study with histogenetic implications. Am J Pathol, 1990, 137：435.

第十章　神经肌肉系统

卢德宏　审

病例 100

病史及临床资料：患者女性，8 个月，因右眼眶及颅底肿物 6 个月入院。6 个月前发现右眼球突出及面颊部肿胀隆起。查体：患儿右眼球突出，球结膜隆起外翻，遮挡眼球。CT 扫描：右眶内肿物，球后积液（图 100－1）。术中发现肿物位于球后、颅外，与视神经无关。肿物无明确包膜，内含多量淡黄色透明液体和少量灰红相间的半透明物质。

肉眼及镜下特点：肉眼可见小块不整形软组织，灰红间灰白色，质软。镜下：送检组织内可见分化成熟的脑组织呈岛状分布，伴有星形细胞的反应性增生、肥胖、变性及散在钙化（图 100－2）。个别小血管周围可见淋巴细胞为主的炎性细胞浸润（图 100－3）。脑组织周围可见纤维脂肪组织及血管成分分隔和包绕。未见脉络丛和室管膜结构。

辅助检查结果：免疫组织化学脑组织内神经细胞 NF（＋），星形胶质细胞 GFAP（＋）（图 100－4）。

病理诊断：眼眶内脑组织异位。

诊断和鉴别诊断要点：脑组织异位是指正常的神经组织出现在颅腔或椎管之外，与中枢神经系统没有直接相通。眼眶内脑组织异位非常少见，主要见于出生后不久的婴儿。临床表现为眼球进行性突出伴有面颊肿胀，CT 和 MRI 检查发现眶内肿块，可有囊性变。肿块可以和颅内相通，也可以完全与颅内隔离。镜下肿物由成熟的神经细胞和胶质细胞组成，可见反应性增生的星形细胞。关于脑组织异位的发生原因，多数学者认为与眶内脑膜组织膨出有关，是脑膜膨出的一种特殊类型。眶内是脑膜膨出的易发部位。本例膨出的脑组织完全和大脑隔离的情形十分罕见，自 1980 年以来共有 5 例报道，国内尚未见完整的临床报道。

眶内脑组织异位是眼眶内占位性病变，临床和病理上均需和视神经胶质瘤鉴别。视神经胶质瘤多数为毛细胞型星形细胞瘤，肿物由视神经内长出，首发症状是视力障碍。肿瘤性星形细胞形态单一，并呈现不同程度的细胞异型性。肿瘤细胞密度较高，分布疏密不等，尤其是在血管周围和神经束内可以集结成簇。分化好的胶质瘤组织中常有液化变性及微囊形成。而眶内脑组织异位中异位的脑组织呈肿块状，与视神经无关。病程早期不应该有视力改变。镜下为成熟的脑组织，没有肿瘤成分。

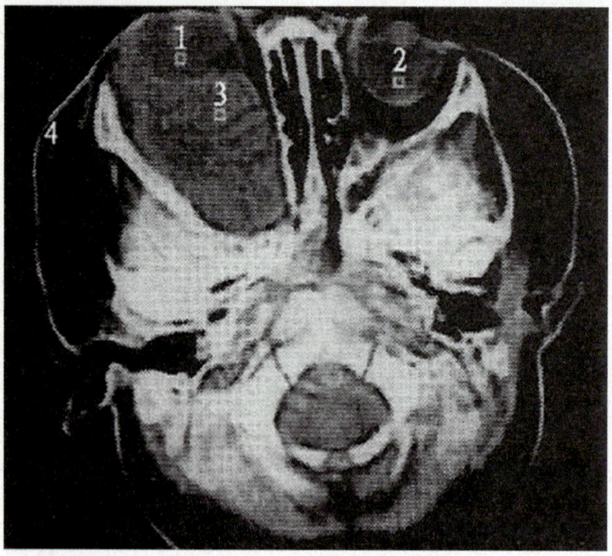

图 100-1　CT 右眶内占位，与视神经无关

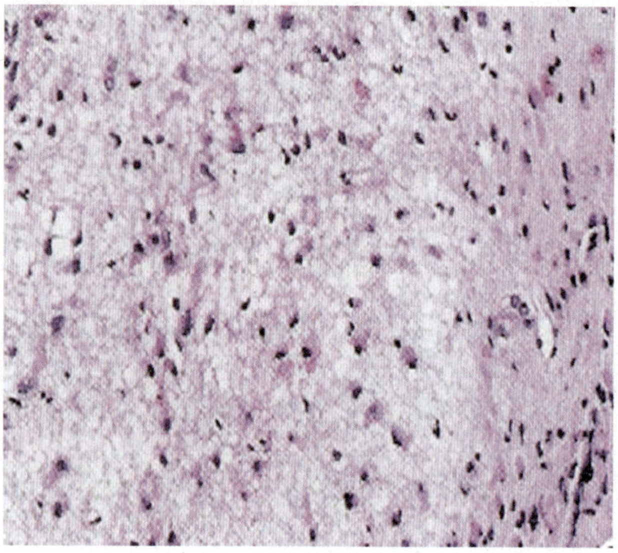

图 100-2　异位脑组织内的神经细胞和星形胶质细胞（HE×10）

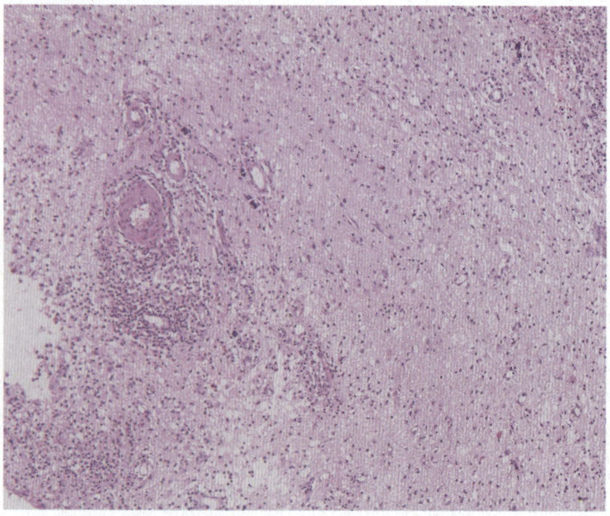

图 100-3　异位脑组织内小血管周围淋巴细胞浸润（HE×4）

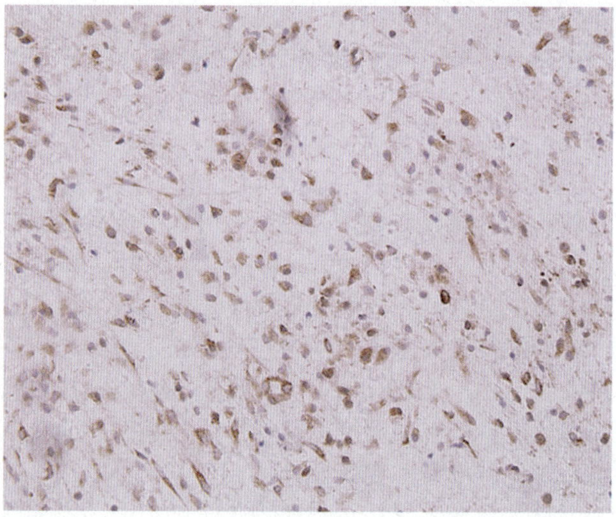

图 100-4　异位脑组织内星形胶质细胞 GFAP 阳性（IHC×10）

（本病例由首都医科大学宣武医院李永纯医师提供，卢德宏、徐庆中审）

参考文献

[1] Vemuganti CK，Shekar CO. Ectopic brain presenting as orbital and conjunctival mass：a case report. Orbit，1999，18：305-310.

[2] Schemer AJ，Fmyer WC，Rorke LB，et al.. Ectopic brain tissue the orbit. Eye，1999，13：251-254.

病例 101

病史及临床资料： 患者男性，2 岁。间断发作性抽搐 1 年半，加重半年。CT 见脑的左枕叶占位性病灶，有钙化影。手术中电极探查发现左枕后部有一直径 4cm 的病变区。行病灶切除。

肉眼及镜下特点： 大脑枕叶的脑实质中可见异位的神经元细胞和灶状的反应性巨大星形胶质细胞；异位的怪异的神经元细胞；大量紊乱排列的胶质纤维；多灶分布的钙化病灶（图 101－1～图 101－4）。

辅助检查结果： 免疫组化染色 NF、GFAP 染色阳性（图 101－5）。

病理诊断： 大脑的结节性硬化症。

诊断及鉴别诊断要点： 结节性硬化症（tuberous sclerosis，TS）又称 Bourneville 病或结节性脑硬化（epiloia），为一种临床综合征。1880 年 Bourneville 首次报道，发现脑实质内灰白硬化的病灶。1862 年 von Recklinghousen 发现脑结节硬化合并心脏横纹肌瘤的病例。1951 年 Borberg 结合文献将其命名为结节性硬化。癫痫、智力低下和皮脂腺腺瘤通常被概括为 TS 三联症。可单发或多发，患者有癫痫和智力障碍的表现，随着年龄增大，可出现面部皮脂腺腺瘤、牛奶咖啡斑、甲沟血管纤维瘤、心脏横纹肌瘤，以及肝、肾、胰的腺瘤和血管平滑肌脂肪瘤等。

结节性硬化症与室管膜下巨细胞型星形细胞瘤的关系：巨细胞型星形细胞瘤可合并结节性硬化，病理学家认为属于同一种疾病。神经病学家认为是两种疾病。我们同意后者。因为两者病变有明显区别。室管膜下巨细胞型星形细胞瘤发生在脑室的室管膜下，瘤内为不规则的肥大星形细胞，结节性硬化症是侵犯神经和其他系统的综合征，其中枢病变可为肿瘤、错构瘤或畸形。结节性硬化症的中枢病变中，16％是室管膜下巨细胞型星形细胞瘤，而在室管膜下巨细胞型星形细胞瘤中，60％合并结节性硬化症。

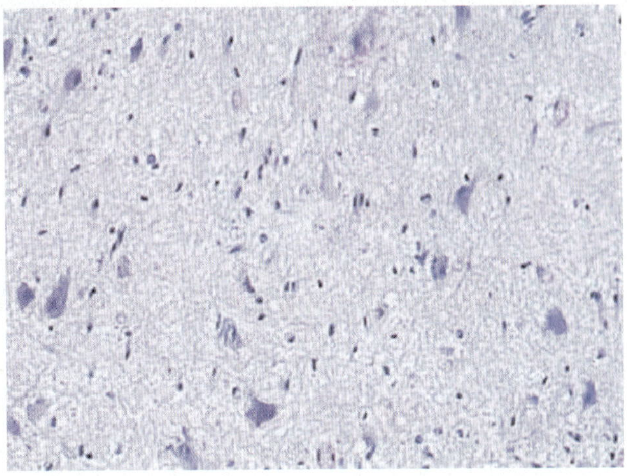

图 101－1　病灶由异常的神经胶质细胞和大量钙化灶组成（HE×10）

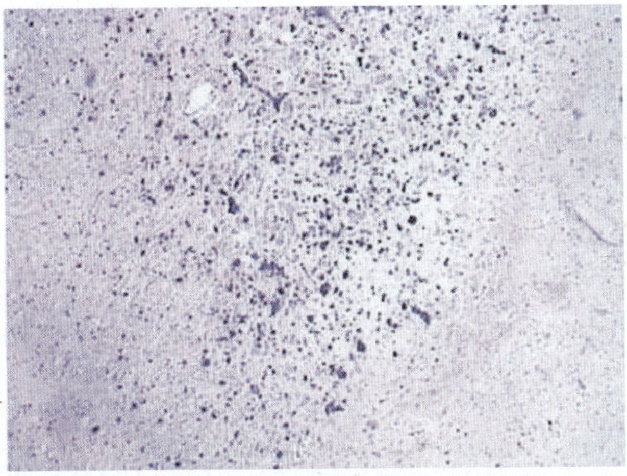

图 101－2　病灶内可见神经胶质纤维和大量钙化灶（HE×10）

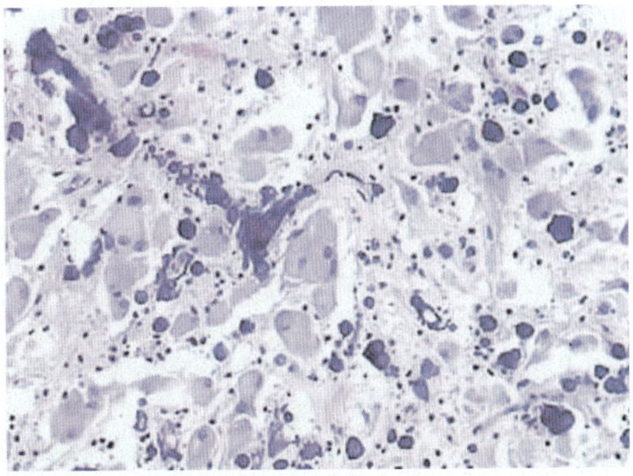

图 101－3　病灶内可见多数巨大神经胶质细胞和大量钙化灶（HE×20）

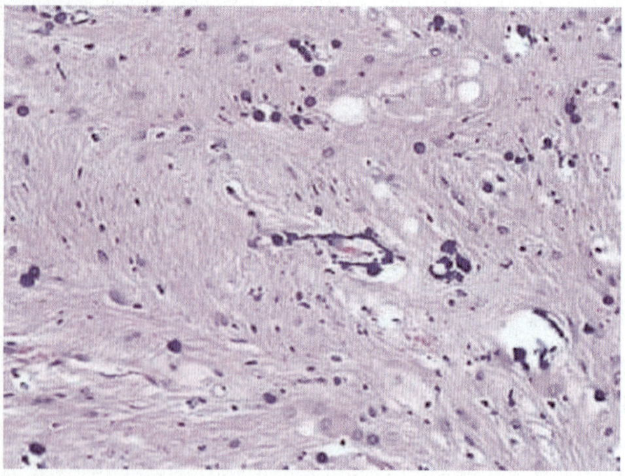

图 101-4 病灶内可见怪异的神经元细胞（HE×10）

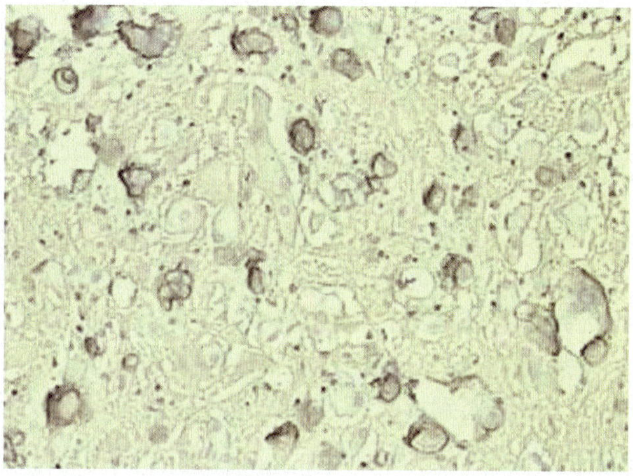

图 101-5 巨大神经胶质细胞 GFAP 阳性（IHC×20）

已知结节性硬化症为常染色体显性遗传，有家族性，基因位于第 9q34 和 16p13.3。结节性硬化症属于斑痣性错构瘤病的范畴，尚包括多发性神经纤维瘤病、小脑囊性血管母细胞瘤合并视网膜血管瘤病（von Hippel-Lindau 病）、脑膜和面部血管瘤病（Sturge-Weber 综合征）、神经皮肤黑色素细胞增生症。

小结：结节性硬化症是常染色体显性遗传所引起的复合性发育不良。其特征性损害除中枢神经病变外，尚有四种颅外病变：①面部血管纤维瘤，又称 Pringle 皮脂腺瘤；②甲周纤维瘤，为从甲皱襞上长出的鲜红色赘生物；③鲛鱼皮斑，为皮肤不规则增厚的软斑块，多发生于腰骶部；④卵圆形或叶状白斑，可在其他皮肤症状之前出现。该病诊断主要靠临床症状。

（本病例由北大医院郭华、尹洪芳、李挺和邹万忠医师提供）

参考文献

[1] 常建民．结节硬化症．临床皮肤科杂志，2004，33（4）：197-198.
[2] Curatolo P. Tuberous sclerosis：genes，brain，and behaviour. Dev Med Child Neurol，2006，48（6）：404.

病例 102

病史及临床资料：患者男性，71 岁，无明显诱因出现呕吐，嗜睡 2 天，伴头痛 1 天。查体：嗜睡，语言欠流利，不能正确回答问题，四肢活动可，病理征阴性。否认高血压及糖尿病病史，否认外伤史。头颅 CT：疑左顶叶占位性病变合并出血（图 102-1）。初步诊断为颅内占位性病变伴左顶叶肿瘤卒中，急诊行左顶叶占位性病变切除及血肿清除术。

肉眼及镜下特点：肉眼可见灰白、灰黄色碎组织，直径约 5cm。镜下可见蛛网膜和脑实质内小血管壁中膜和外膜有嗜伊红无结构物质沉积。上述血管中层平滑肌细胞萎缩，呈双筒样改变（图 102-2）。

辅助检查结果：嗜伊红无结构物质经刚果红染色在偏振光下呈苹果绿色光（图 102-3）；该患者血管 Aβ1-40 标记（+）（图 102-4）；血管及老年斑 Aβ1-42 标记（+）（图 102-5）。

病理诊断：脑淀粉样血管病伴出血。

诊断及鉴别诊断要点：文献报道脑淀粉样血管病伴出血（cerebral amyloid angiopathy with hemorrhage）在一所综合医院 65 岁以上连续剖检病例中占 36%。占非外伤性脑出血的 5%～12%，是脑叶出血的最常见原因。脑叶出血特指多见于额叶及额顶叶、反复发生的多发性脑出血。王鲁宁等进行的一项关于老年国人脑淀粉样血管病（cerebral amyloid angiopathy，CAA）的临床神经病理学研究显示：全部研究对象中，31.7%（114 例/362 例）有 CAA 改变；其最常累及的部位为额叶，其次为枕叶和顶叶，皮质下白质及小脑齿状核也可以累及；所有脑出血患者中 32.3%存在 CAA 改变；114 例 CAA 病例中有 18 例伴发多发性脑梗死；CAA 也可以导致痴呆。Aβ 是血管淀粉样物质中第 39～43 位氨基酸组分，其基因突变导致淀粉样物质易在脑血管内沉积。淀粉样物质的沉积部位以中膜为著，呈节段性不均匀沉积，多累及小动脉、小静脉及毛细血管。CAA 的病理改变在软脑膜血管明显重于脑实质血管，且大脑后部累及面积较前部广泛。有关 CAA 相关出血的拟诊标准是：①老年患者；②反复发生的多发脑叶出血；③无明显或轻度高血压和脑动脉硬化；④排除肿瘤及血液系统疾病。

与非外伤性脑出血的鉴别诊断包括：

1. 高血压性脑出血：有高血压病史。好发部位为壳核、丘脑、脑干以及小脑，脑脊液呈洗肉水样。其中壳核出血系豆纹动脉特别是其外侧支破裂所致，表现为突发的病灶对侧偏瘫、偏身感觉障碍和同向性偏盲（三偏症状），双眼向健侧同向凝视不能，主侧半球可有失语；出血量较小时可仅表现为纯运动、纯感觉障碍，不伴头痛、呕吐。丘脑出血由丘脑穿通动脉和膝状动脉破裂所致，也表现为三偏症状。与壳核出血不同的是患者深感觉障碍更突出；上、下肢瘫痪均等；意识障碍多见且严重；可有特征性眼征（眼球会聚障碍、无反应性小瞳孔、上视障碍或凝视鼻尖等）；并可有情感淡漠、欣快以及定向力、计算力、记忆力障碍。脑干出血多由基底动脉脑桥支破裂所致。大量出血（血肿＞5ml）累及被盖和基底部，常破入第四脑室，患者进入昏迷，双瞳孔呈针尖样，呕吐咖啡样胃内容物，以及中枢性高热（持续 39℃，躯干热而四肢不热）、眼球浮动、中枢性呼吸障碍、四肢瘫痪和去大脑强直发作。常在 48 小时内死亡。小脑出血多系小脑齿状核动脉破裂所致，眩晕、频繁呕吐、枕部剧烈头痛、平衡障碍、行动不稳但无肢体瘫痪是其临床特点。严重者双眼向健侧凝视，吞咽及发音困难，四肢锥体束征，病灶或对侧瞳孔缩小，对光反应减弱，晚期瞳孔散大，中枢性呼吸障碍，最后发生枕骨大孔疝死亡。

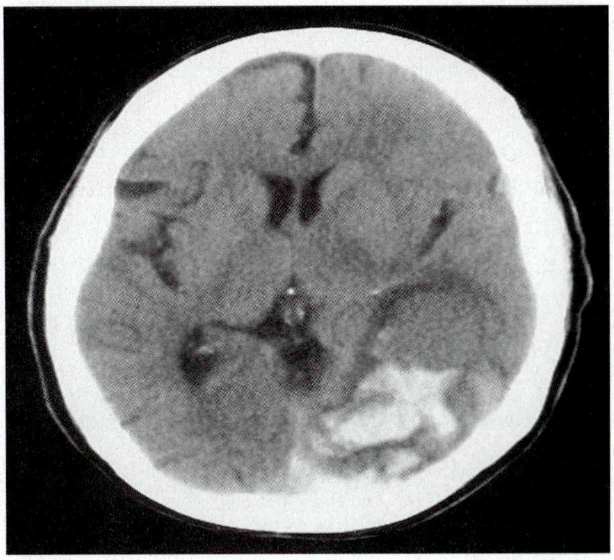

图 102－1　CT 显示左顶叶高密度影

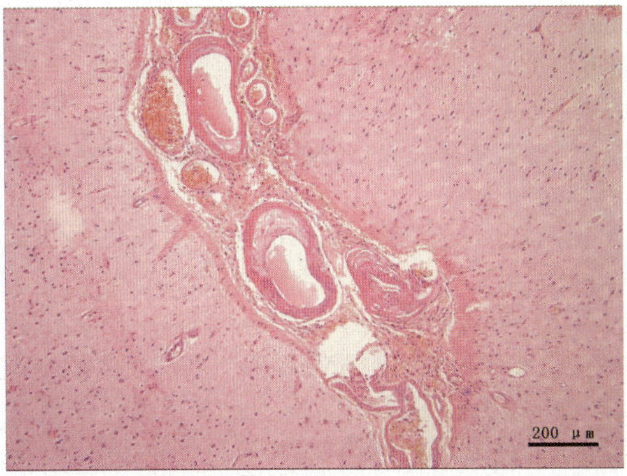

图 102－2　脑膜血管嗜伊红无结构物质沉积（HE×10）

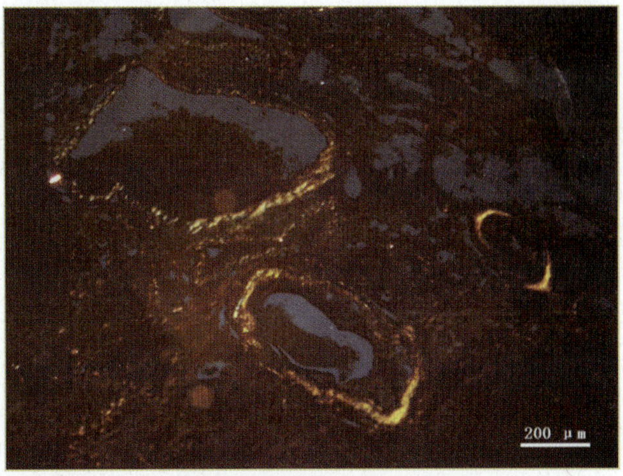

图 102－3　嗜伊红物质偏振光下呈苹果绿色光（刚果红染色×10）

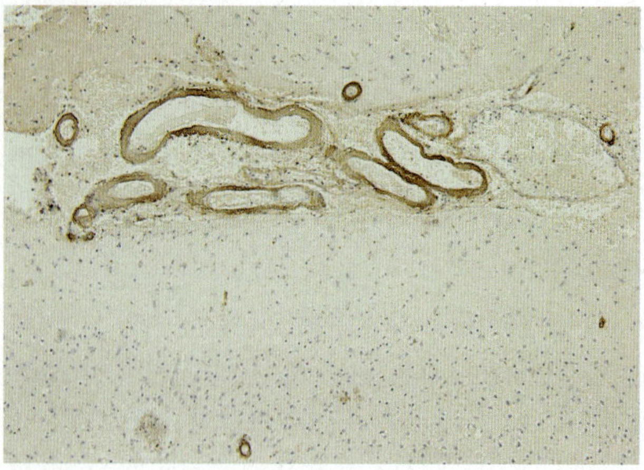

图 102-4　患者血管 Aβ1-40 标记阳性

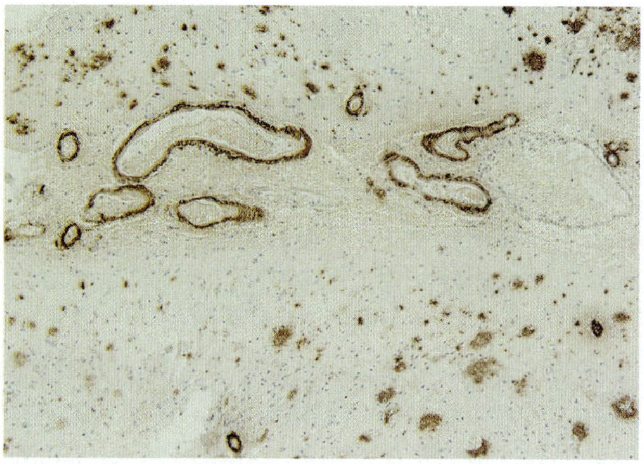

图 102-5　血管及老年斑 Aβ1-42 标记阳性

2. 动脉瘤或动静脉畸形破裂：动脉瘤好发于 30～60 岁人群，血管畸形好发于青少年。两者起病急骤，数分钟内达高峰。血压多正常。剧烈头痛很常见。脑膜刺激征阳性；头颅 CT 显示脑池、脑室及蛛网膜下腔内高密度影。脑脊液为均匀一致的血性液。

3. 血液病和淋巴瘤：依靠详细病史、脑脊液查到瘤细胞和 CT 检查鉴别。

4. 凝血功能障碍：多有相应的病史及治疗史。

5. 原发或转移性脑肿瘤：依靠病史、脑脊液查到瘤细胞和 CT 检查鉴别。

（本病例由首都医科大学宣武医院刘磊医师提供，卢德宏、徐庆中教授审）

参考文献

[1] Dan Xu，Chunhui Yang，Luning Wang . Cerebral amyloid angiopathy in aged Chinese：a clinico-neuropathological study. Acta Neuropathol (Berl)，2003，106 (1)：89-91.

[2] Revesz T，Ghiso J，Lashley T. et al.. Cerebral amyloid angiopathies：A pathologic，biochemical ，and genetic view. J Neuropath Exper Neurol，2003，62 (9)：885-898.

病例 103

病史及临床资料：患者男性，40 岁，主因头痛、行为异常及反应迟钝 15 天，以“脑膜脑炎”收入院。入院时浅昏迷，瞳孔不等大，左 4mm，右 3mm；右侧肌力Ⅲ～Ⅳ级。MRI 显示左侧颞部巨大占位（图 103-1）。急诊手术发现左侧颞部有大小约 2cm×3cm 脑组织稍硬，周围有出血。

肉眼及镜下特点：镜下白质内髓鞘和轴索中度脱失，并以前者为著，伴有大量吞噬细胞浸润和星形胶质细胞增生，血管周围套袖状淋巴细胞浸润（图 103-2～图 103-3）。

辅助检查结果：LFB 染色髓鞘脱失（图 103-4），增生的星形胶质细胞 GFAP（＋）（图 103-5），CD68 泡沫细胞（＋）（图 103-6）。

病理诊断：（左侧颞部）肿瘤样脱髓鞘病变。

诊断及鉴别诊断要点：20 世纪 70 年代末至 80 年代初，文献开始报道临床与影像学表现类似脑肿瘤的脱髓鞘病变，这些患者最终均通过活检和组织学检查明确诊断为脱髓鞘疾病。肿瘤样脱髓鞘病变（tumor-like demyelinating lesion）的病理生理机制目前尚不十分清楚，关于这种临床综合征是否属于一种独立疾病存在争议，因此命名不一，包括：脱髓鞘性假瘤、肿瘤样脱髓鞘、多发性硬化变异型等。临床表现：发病年龄 10～80 岁，其中 20～50 岁多发，女性明显多于男性。多急性起病，临床症状迅速达到高峰。部分患者在发病前有疫苗接种史或明确的近期感染史（头痛、咽喉痛等）；部分病例在随访中发现恶性肿瘤；部分病例随后出现原发中枢神经系统淋巴瘤（primary central nervous system lymphoma，PC-

NSL)。Kepes 认为本病可能是多发性硬化与感染后/疫苗接种后脑炎之间的过渡型。大部分病例表现为脑内孤立性病灶，少数为多发性病灶，病变累及皮层下白质，病变发生于经典的多发性硬化常见部位（视神经、室旁白质、脑干等）之外部位。影像学上大部分病灶周围水肿轻，GD-DTPA 环形增强，壁相对光滑。治疗上对糖皮质激素十分敏感，大部分临床症状与病灶可以完全消失，随访发现大部分病程无进展，症状无复发，少数症状可反复发作，出现新病灶。

肿瘤样脱髓鞘病变的病理学特点包括：血管周围淋巴细胞和浆细胞“套袖”样浸润；泡沫状胞质内含类脂或髓鞘残片的巨噬细胞浸润；反应性单核和多核星形细胞增生；LFB 染色显示髓鞘脱失；Bodian 染色显示轴索相对保留；出现 Creutzfeldt 细胞（异常有丝分裂的胶质细胞）。

主要的鉴别诊断有：

1. 高级别的星形细胞瘤或多形性胶质母细胞瘤：影像学上和肿瘤样脱髓鞘十分相似，但在显微镜下，高级别的胶质瘤可以看到明显增生的胶质细胞，细胞有异型性，可以见到肾小球样血管增生和栅栏状坏死，少见泡沫样细胞的浸润。

2. 脑脓肿、局限性的感染性疾病：影像上为界线清楚的囊肿，镜下主要是炎性坏死组织以及多量的中性粒细胞浸润。

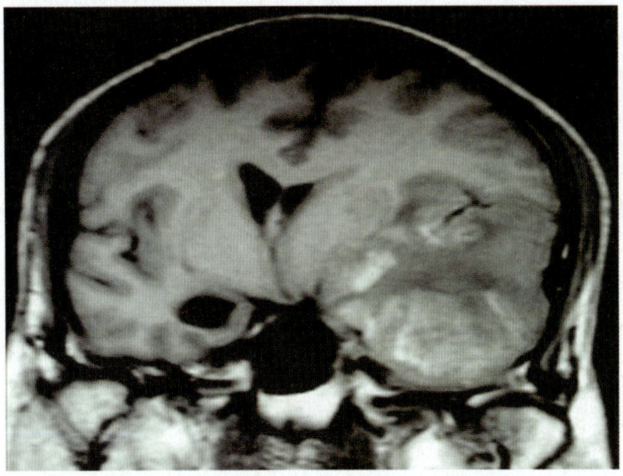

图 103-1 MRI T1 相左颞叶占位

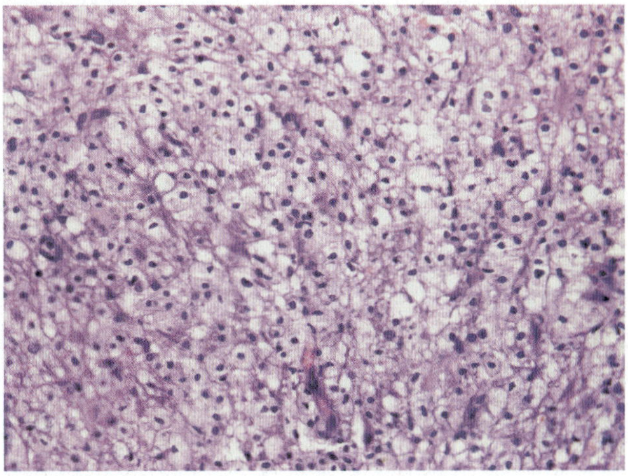

图 103-2 多量的泡沫样细胞（格子细胞）（HE×10）

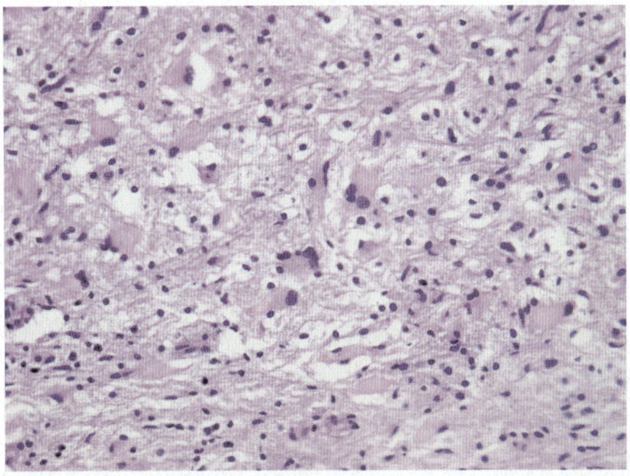

图 103-3 脑组织内散在胞质丰富红染的反应性肥胖型星形细胞（HE×10）

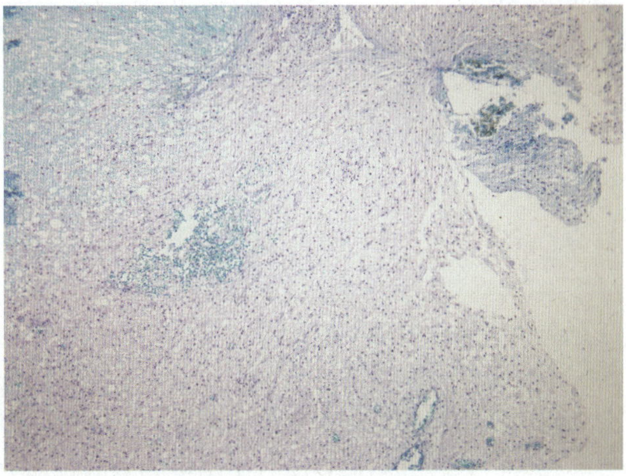

图 103-4 髓鞘染色显示髓鞘脱失（左上角正常对照呈蓝色）（LFB 染色×4）

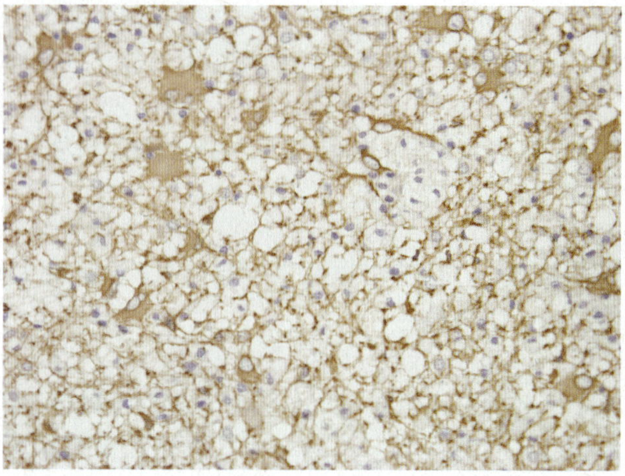

图 103-5 增生的星形胶质细胞 GFAP 阳性（IHC×10）

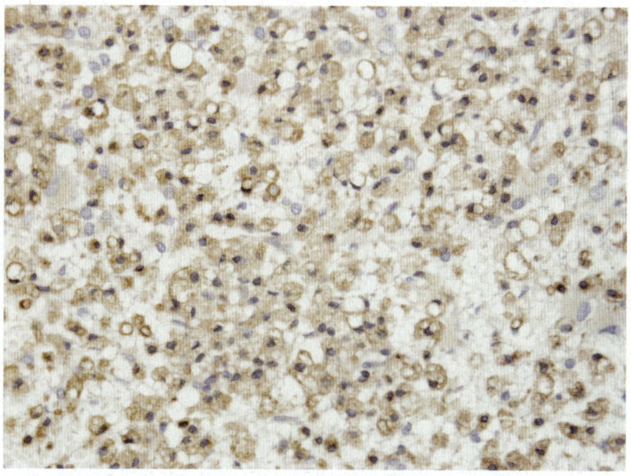

图 103-6 泡沫样细胞 CD68 阳性（IHC×10）

3. 慢性或机会感染：结核杆菌、弓形体感染以及脑内的特殊感染也会出现明显的淋巴细胞浸润和脑组织坏死，但一般不显示脱髓鞘斑，仔细观察可以找到病原体可资鉴别。

4. 进行性多灶性白质脑病（PML）：也属于脱髓鞘疾病，可以见到髓鞘脱失，泡沫样细胞浸润，星形细胞增生，但通常炎症反应较轻，可以见到明显异常的少突细胞的改变和核内包涵体。影像学上一般也没有明显的肿块占位效应。

5. 原发性中枢神经系统淋巴瘤：弥漫的形态一致的淋巴细胞浸润，形成明显的血管周围“套袖样浸润”，可以见到明显的坏死。但淋巴瘤细胞成分单一，不会出现多量的泡沫细胞和散在分布的增生的星形细胞。

小结：肿瘤样脱髓鞘病变在临床诊断上很容易和肿瘤混淆，但在病理学上却有着相对特征性的改变，组织学符合脱髓鞘改变的表现，可以总结为以下几点：出现泡沫样细胞；反应性星形细胞；炎性细胞浸润；髓鞘脱失；血管增殖反应轻。当影像学上表现为肿瘤样改变，但组织学上却没有肿瘤的证据，同时病变成分混杂，并出现上述病理表现时，应想到该病的可能性。

（本病例由首都医科大学宣武医院滕梁红医师提供，卢德宏、徐庆中教授审）

参考文献

[1] Kepes JJ. Large focal tumor-Like demyelinating lesions of the brain: intermediate entity between multiple sclerosis and acute disseminated encephalomyelitis. A study of 31 patients. Ann Neurol, 1993, 33: 18-27.

[2] Prineas JW, Mcdonald WI, Franklin RJM. Demyelinating diseases. In Greenfield's Neuropathology. ed. by D. I. Graham, P. L. Lantos. Seventh edition. Arnold. London, 2002: 471-550.

病例 104

病史及临床资料：患者女性，43 岁，头痛、头晕 15 天入院。术中见左额、顶叶 4cm×4cm 大小肿物。术中送检：灰白色软组织一块，大小为 0.7cm×0.6cm×0.5cm。

肉眼及镜下特点：大体见：灰白、灰红色碎组织一堆，总大小为 3.0cm×3.0cm×2.0cm。镜下观察：瘤细胞由巨大奇异形的细胞、小圆形细胞混合而成，细胞大小悬殊，多数巨大，细胞彼此相嵌，胞质嗜伊红、颗粒状，胞核数量不等，多达数十个且呈奇形怪状，或呈空泡状，有明显核仁，或含近圆形嗜伊红“包涵体”，核分裂象多见。小圆形细胞大小较一致，胞质少，胞核居中，圆形深染。瘤内血管丰富，血管内皮细胞无明显增生，瘤细胞周围有丰富的网状纤维。瘤内均可见到程度不一的坏死和微囊形成

（图 104－1～图104－2）。

辅助检查结果：免疫组化：GFAP（＋），Vimentin（＋），S－100（＋），Ki－67 阳性细胞大约 25%，p53（＋），NF（＋）（图 104－3～图 104－4）；而 HMB45、CK、HCG、NeuN 和 Syn 均为阴性。

病理诊断：（左额顶叶）巨细胞性胶质母细胞瘤，WHO Ⅳ级。

诊断及鉴别诊断要点：巨细胞性胶质母细胞瘤极为少见。1914 年 Sckmincke 首先报道了该种疾病。其诊断要点主要有：①肿瘤常位于颞叶及顶叶皮质下，影像学检查显示病灶境界较为清楚；②具备胶质瘤的Ⅲ级改变，常见囊性变和中心部的坏死，肿瘤细胞中异型瘤巨细胞数大于 50%，并可见数量不等的核内包涵体。瘤细胞中的小圆形细胞状如淋巴细胞，肿瘤细胞有血管周排列的倾向，瘤内血管丰富，血管内皮增生；③瘤中有丰富的网状纤维，特殊染色中的网织纤维染色应为阳性；④免疫组织化学和电镜观察支持为星形细胞源性。主要是 GFAP 应为阳性。

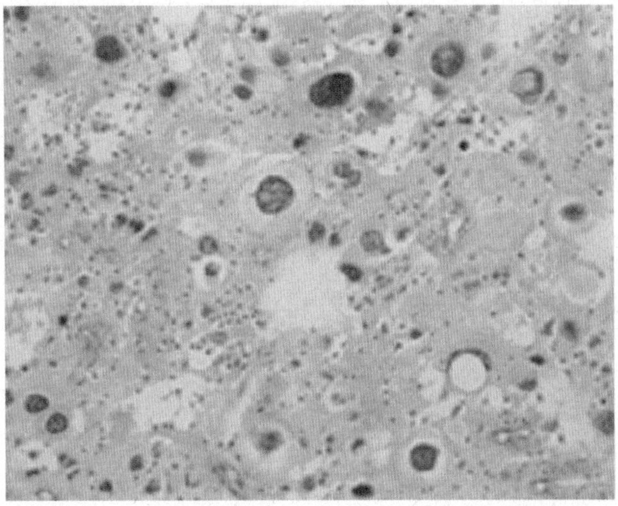

图 104－1　瘤细胞由巨大奇异形的细胞、小圆形细胞混合而成（HE×20）

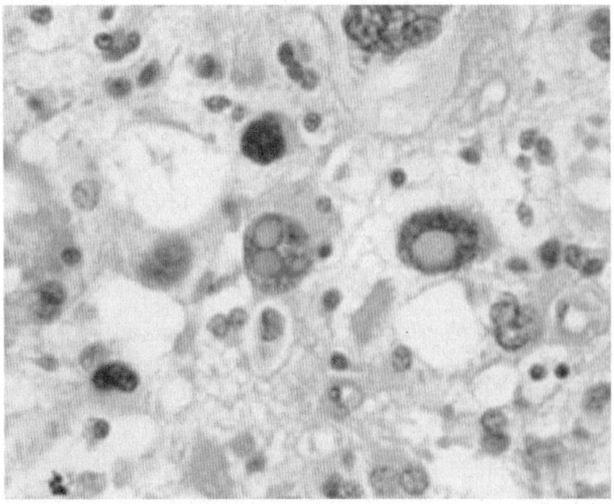

图 104－2　瘤细胞由巨大奇异形的细胞、小圆形细胞混合而成（HE×40）

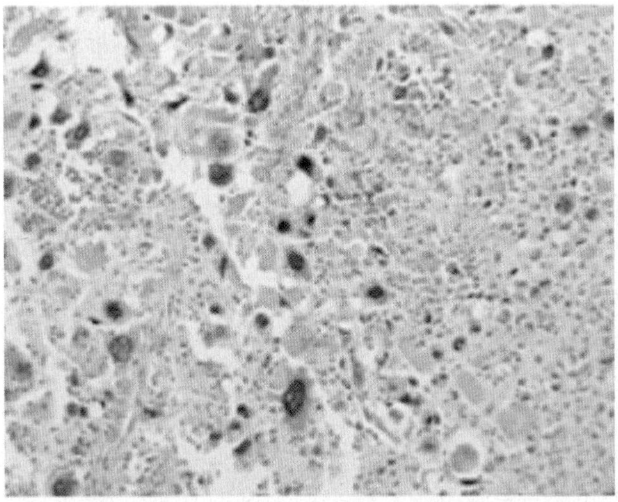

图 104－3　瘤细胞 GFAP（＋）（IHC×10）

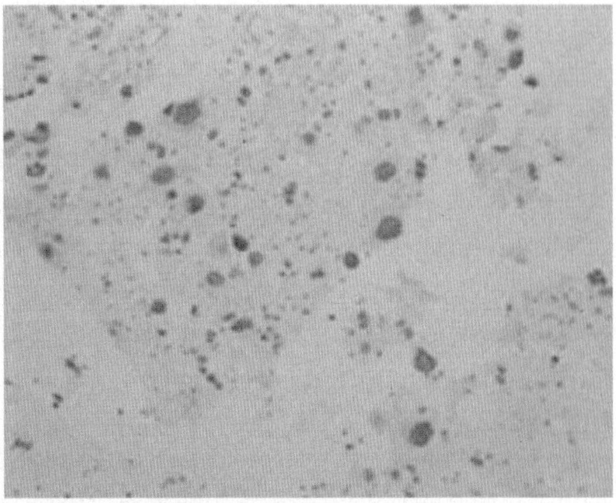

图 104－4　瘤细胞 p53（＋）（IHC×10）

巨细胞性胶质母细胞瘤主要应和颅内具有巨细胞的肿瘤进行鉴别。

1. 多形性黄色星形细胞瘤：临床与病理表现颇似巨细胞性胶质母细胞瘤，但镜下核分裂象少，无坏死，预后好，网织纤维染色也为阳性，但免疫组织化学染色 p53 阳性细胞较少，Ki-67 增殖指数也较低；而巨细胞性胶质母细胞瘤 p53 肿瘤细胞弥漫阳性，Ki-67 增殖指数较高，这些可以进行鉴别。

2. 多形性胶质母细胞瘤：界限不清，不易发生囊性变，镜下血管内皮增生，细胞丰富、多形，核分裂象多见，预后更差；肿瘤中也会出现异型瘤巨细胞，但其数目少，所占比例很低。

3. 软组织肉瘤：可借助免疫组化手段，这些肿瘤中 GFAP 应为阴性。

4. 室管膜下巨细胞型星形细胞瘤：多见于青少年及婴幼儿，部分多在侧脑室壁或 Monro 孔处，往往突入脑室。镜下可见巨细胞型星形细胞，血管周菊型团结构，血管内皮增生以及细胞丰富程度、细胞异型性和核分裂象均不明显，出血坏死少见，无胶质母细胞瘤的典型表现。

5. 转移性肿瘤：通过免疫组化染色或电镜观察可明确诊断。术前详细了解病史十分重要。

小结：巨细胞性胶质母细胞瘤罕见，占中枢神经系统肿瘤的 0.43%～0.85%。镜下的主要特点是大量异型瘤巨细胞，一般在高级别胶质瘤的背景下看到这些肿瘤细胞，应该想到该诊断，最后结合临床及影像学资料，利用免疫组化等手段进行相关的鉴别诊断，就可以得到正确的结果。

（本病例由解放军总医院王湛博、石怀银医师提供）

病例 105

病史及临床资料：患者女性，12 岁，癫痫病史 10 年。MRI 示右额叶占位，T1W 肿瘤呈低信号囊性病灶，边缘实性部分呈等信号，增强后明显强化；T2W 上囊性部分呈等信号，实性部分信号不均。术中见 7cm×6cm×6cm 大小肿瘤，位于颅底（图 105-1）。

肉眼和镜下特点：大体观：灰褐色软组织 2 块，大者 6.5cm×4.5cm×3cm，小者 4cm×3.5cm×2cm，表面粗糙，切面灰白色，质中。镜下观：组织结构多样，在富于网织纤维的增生的基质中可见较密集的梭形瘤细胞排列成编织状、旋涡状、巢团状，部分细胞较肥胖，多少不等的神经节样细胞成簇状或散在分布，其间血管丰富，部分区域有多量胶原纤维形成，并见灶性淋巴细胞浸润、钙化、泡沫细胞形成。肿瘤组织与周围脑组织界限不清（图 105-2～图 105-3）。

辅助检查结果：免疫组化染色 ：梭形细胞表达 GFAP、CD34、NF、S100、Vim；神经元样细胞表达 Syn、MAP-2、NF、NeuN。两者 Ki-67 指数均<1%。网织纤维染色示丰富的网状纤维（图 105-4～图 105-6）。

病理诊断：（右额叶）婴儿促纤维增生性节细胞胶质瘤。

诊断及鉴别诊断要点：婴儿促纤维增生性节细胞胶质瘤（desmoplastic infantile ganglioglioma，DIG）是近期认识的疾病，属神经元和混合性神经元-胶质瘤（neuronal and mixed neuronal-glial tumours）中的一个类型，它和婴儿促纤维增生性星形细胞瘤（desmoplastic infantile astrocytoma，DIA）临床特点类似，预后很好，WHO 分类中把它们共同命名为婴儿促纤维增生性星形细胞瘤和节细胞瘤（desmoplastic infantile astrocytoma and ganglioglioma）。在临床应用中根据神经上皮成分的分化类型用婴儿促纤维增生性星形细胞瘤（DIA）、婴儿促纤维增生性节细胞胶质瘤（DIG）分别作出诊断。

婴儿促纤维增生性星形细胞瘤和节细胞瘤是罕见肿瘤，绝大多数发生于婴儿，年龄 1～24 个月，最近报道了几例非婴儿型的病例[1-3]。肿瘤位于幕上，常累及一叶以上脑组织，多见于额叶，其次为顶叶，少见于枕叶。临床上以癫痫及偏瘫症状多见，影像及巨检特点为大的囊性肿瘤。

组织学诊断特征是大脑表面生长缓慢的胶质瘤，主要由肿瘤性星形细胞和明显富于网织纤维的纤维增生性基质构成，有些病例还伴有不同比例的神经元分化。在组织学上，DIG 可以看成是在 DIA 的基础上加上不成熟的节细胞成分；也可看作在节细胞瘤（ganglioglioma）的基础上加上明显增生的胶原纤维构成。免疫组化染色可以帮助辨认胶质成分和节细胞成分。

DIG 为 WHO Ⅰ级肿瘤，预后良好，但 DIG 相当少见，且体积常较大，组织学上有时表现生长活跃，如细胞丰富、多形性，甚至出现较幼稚的神经上皮成分、核分裂象增多等，诊断时应避免误诊为高度恶性肿瘤，如胶质肉瘤、胶质母细胞瘤、恶性脑膜瘤、脑膜纤维肉瘤等，造成不必要的化疗。同时还要和神经元和混合性神经元-胶质瘤类型中的其他肿瘤鉴别。

1. 节细胞胶质瘤（ganglioglioma）：节细胞胶质瘤可以发生在任何年龄，可发生于脑脊髓的任何部位，但好发于幕上，尤其是颞叶。CT 上多为边界清楚的实性病灶，或囊性病灶伴囊性结节。组织学上和 DIG 的区别主要在于不像 DIG 那样有明显的胶原纤维背景。

2. 胚胎发育不良性神经上皮瘤（DNT）：是通常位于幕上的良性胶质神经元肿瘤，以明显的皮质部位、发生于儿童和年轻人伴长期局灶性癫痫病史为特点。形态特点为皮质局部解剖多结节结构，“特殊胶质神经元成分”伴柱状结构和灶性皮质发育不良。

3. 胶质母细胞瘤（glioblastoma）：胶质母细胞瘤是高度恶性的星形细胞肿瘤，一般病史短，生长迅速，CT 检查表现为不规则的颅内病灶。组织学特点包括细胞多形性、核异型性、高分裂活性、血管血栓形成、微血管增生和坏死。肿瘤成分与 DIG 的主要区别在于没有神经元成分。

4. 胶质肉瘤（gliosarcoma）：胶质肉瘤是胶质母细胞瘤的亚型，具有胶质和间叶组织双向分化的特点。临床病史短，CT 显示为弥漫浸润的肿瘤。镜下除恶性胶质成分外还可见肉瘤成分。和胶质母细胞瘤一样，肿瘤不含不成熟神经元成分。

小结：DIG 是罕见肿瘤，诊断时要抓住其独特的临床及病理特点。本例具有 DIG 的典型影像学及组织学特点，特别之处在于患者诊断时已经 12 岁，尽管已明确患者有癫痫病史 10 年，但无法确认肿瘤开始时间。年龄并不是 DIG 诊断的严格要求，查阅文献见国内外均有非婴儿病例的报道[1-2]。结合免疫组化及特染结果，可以确诊。

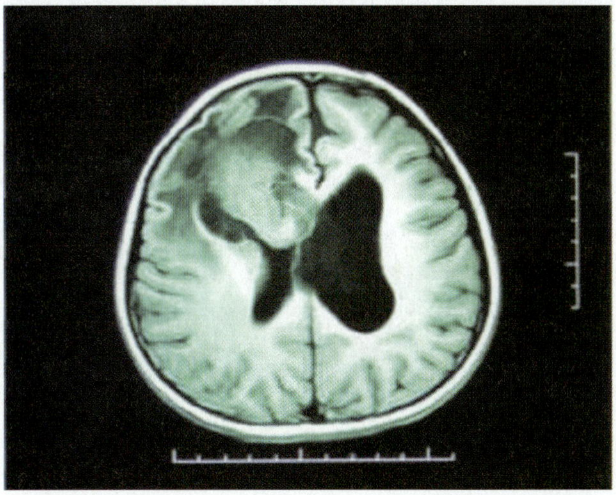

图 105－1　影像学显示右额叶巨大的囊性病变

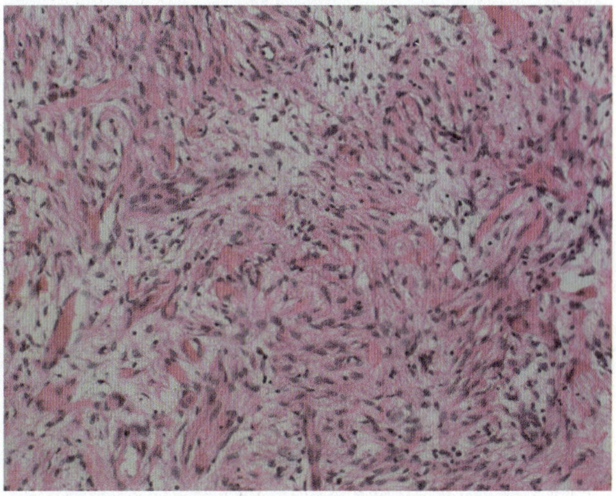

图 105－2　富于网织纤维基质背景中增生的胶质细胞（HE×10）

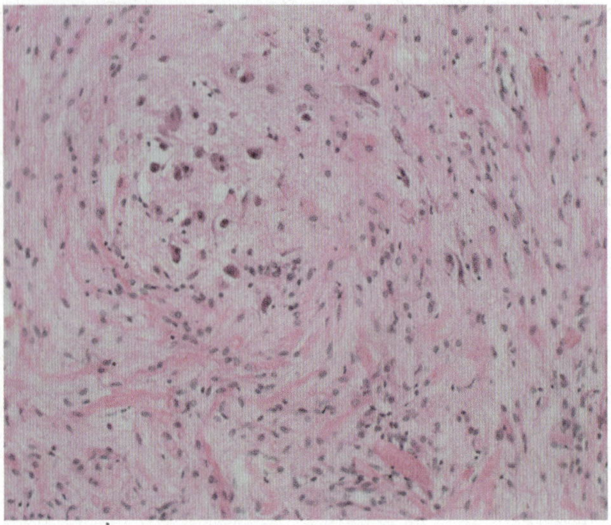

图 105 - 3　异形的神经元细胞（HE×10）

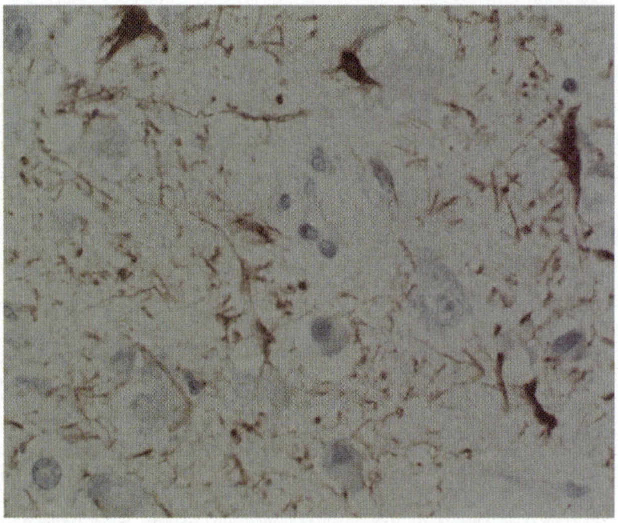

图 105 - 4　GFAP 显示胶质细胞和神经节细胞成分（IHC×20）

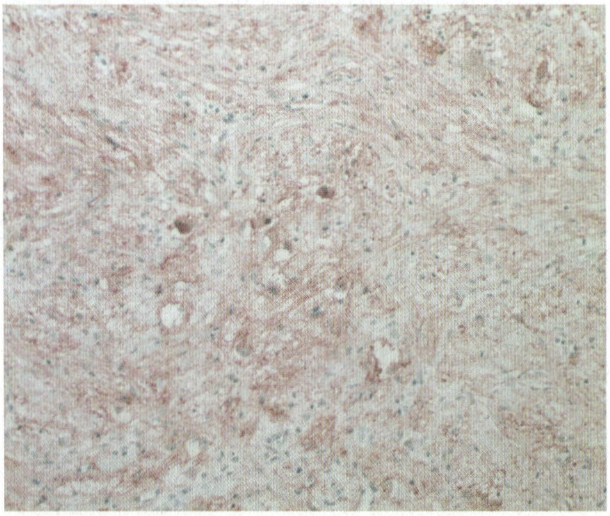

图 105 - 5　SYN 显示胶质细胞和神经节细胞成分（IHC×10）

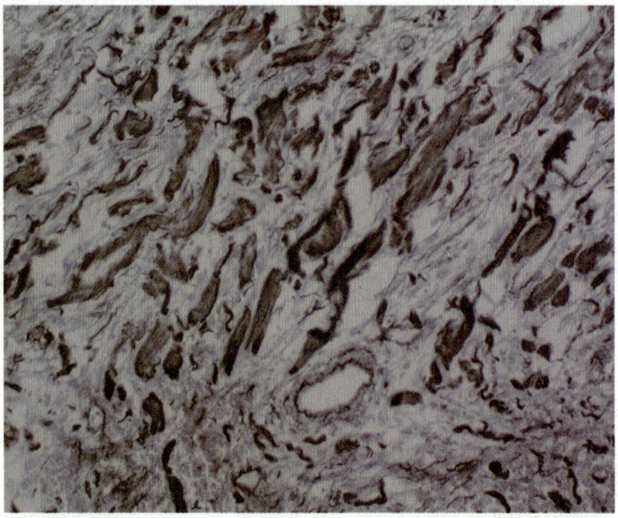

图 105 - 6　网织纤维染色显示肿瘤中成束的胶原纤维（×20）

（本病例由解放军总医院病理科提供）

参考文献

[1] Karthik Ganesan，Shrinivas Desai，Anaita Udwadia-Hegde. Non-infantile variant of desmoplastic ganglioglioma：a report of 2 cases. Pediatr Radiol，2006，36：541 - 545.

[2] 秦进喜，孔繁明，徐惠芳，等．非婴儿型促纤维增生性节细胞胶质瘤 2 例．中国肿瘤临床，2000，27（4）.

病例 106

病史及临床资料：患者男性，43 岁，主诉发作性意识丧失伴抽搐 18 年，现发作形式为幻觉和内脏不适感。神经系统检查（－）。MRI 示右颞部异常信号，表现为短 T1、长 T2 信号，无增强（图 106 - 1）。

肉眼和镜下特点：肉眼可见病变主要在皮质内及灰白质交界处，呈小结节状，有囊性变及黏液感。镜下可见多量形态较为一致、胞体小、核圆形或椭圆形、核周带有空晕、胞质较少、呈“鱼眼”样的少突胶质样细胞沿神经元轴索及小血管周围排列，其间为黏液样基质，部分区域可见成熟的神经元如“浮蛙”样“漂浮”于黏液基质中，病灶周围有分布异常的神经元（图 106－2～图 106－3），此外，还可见“枝芽状”小血管增生的改变。

辅助检查结果：免疫组化：部分细胞表达 GFAP，成熟的神经元表达 NF、Neu N（图 106－4～图 106－5），少突胶质样细胞表达 Olig2（图 106－6）。

病理诊断：（右颞叶）胚胎发育不良性神经上皮瘤。

诊断及鉴别诊断要点：胚胎发育不良性神经上皮瘤（dysembryoplastic neuroepithelial tumor，DNT）是中枢神经系统少见的肿瘤。在 2000 年版世界卫生组织（WHO）神经系统肿瘤病理学和遗传学中被列入神经元和神经元-胶质混合性肿瘤中，为 WHO Ⅰ级。自 1988 年 Daumas－Duport 等首次命名以来，国外报道有 300 多例，国内仅有少数报道。

在临床上 DNT 主要有以下特征：①多在 20 岁之前发病；②临床主要表现为难治性癫痫发作（以复杂部分性发作为主）；③神经系统检查常无局灶性定位体征。DNT 一般无颅内高压的症状和体征，癫痫几乎是其唯一的症状。随着影像学检查的普及以及癫痫外科的开展，人们才逐渐发现和认识 DNT。

DNT 在 CT 影像上表现为皮质及皮质下边界较清晰的低密度病灶，多数无强化，少数可有局灶性强化及钙化，有的可见囊性变，部分肿瘤局部可见颅骨受压变形。MRI 显示病灶边界清楚，呈短 T1、长 T2 信号影，病变多位于脑叶内，呈现单个或多个囊状改变，部分病灶呈脑回样，瘤周水肿及占位效应不明显。

DNT 的组织学特点表现为病灶呈胶冻样，典型者大脑脑回表面呈不同程度的球样扩张。其皮质内的结节状病灶区可见“特殊的胶质神经元成分”（specific glioneuronal element，SGE），表现为与皮质表面垂直排列的柱状结构，束状分布的纤维和/或小血管上排列着小圆形的少突胶质样细胞（oligodendroglia-like cell，OLC），柱状结构之间充满黏液样基质，部分区域可见成熟的神经元如“浮蛙”一样漂浮于其中。OLC 的形态较为一致，胞体小，核圆形或椭圆形，核周带有空晕，胞质较少，呈“鱼眼”样。SGE 是 DNT 特征性的病理改变，具有重要的诊断意义。病灶周围的脑皮质常有局灶性皮质发育不良（focal cortical dysplasia，FCD）的表现，如皮质分层结构紊乱、出现发育不良的神经元等。

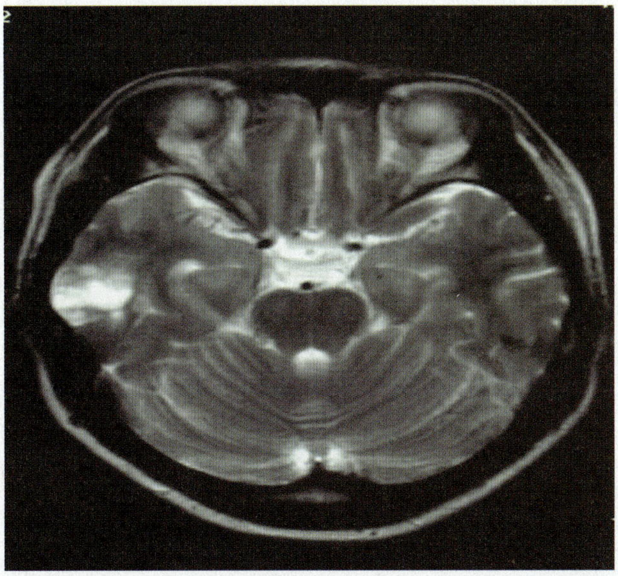

图 106－1　MRI T2 相右颞侧高信号

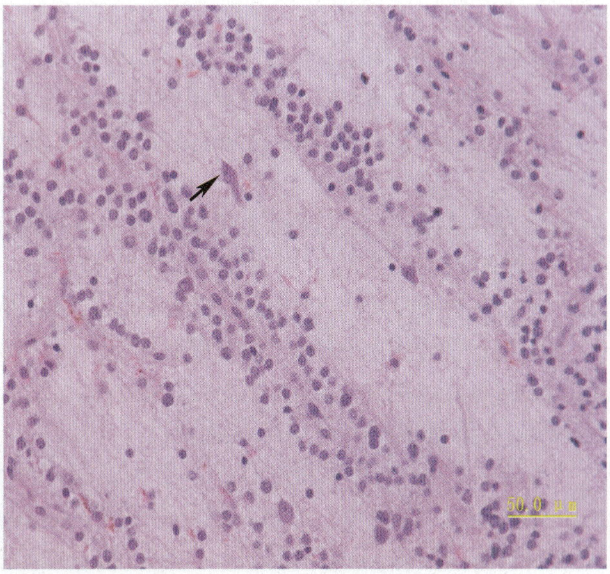

图 106－2　沿血管生长的少突胶质细胞及“浮蛙”样神经元（HE×10）

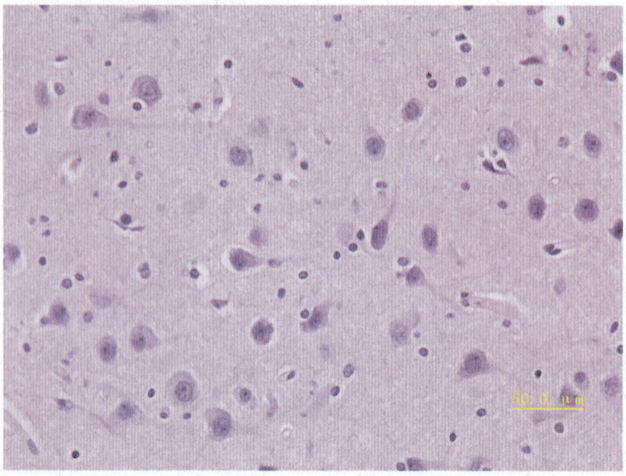

图 106－3　病变周围可见分布异常的神经元（HE×20）

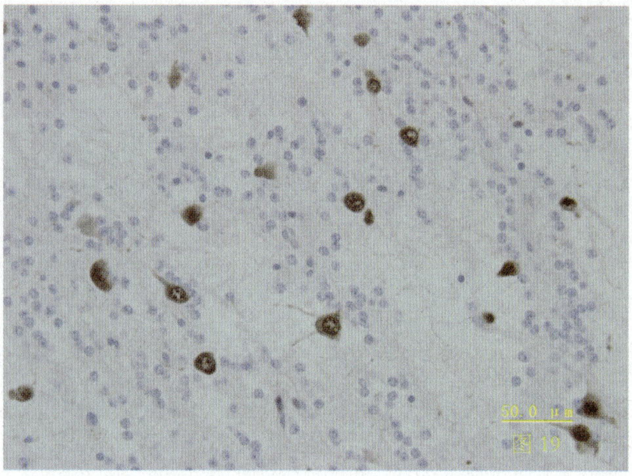

图 106－4　神经元表达 Neu N（IHC×20）

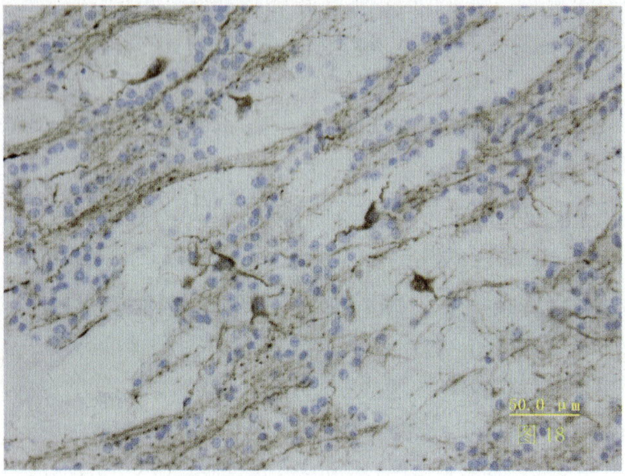

图 106－5　“浮蛙”样神经元 NF 表达（IHC×20）

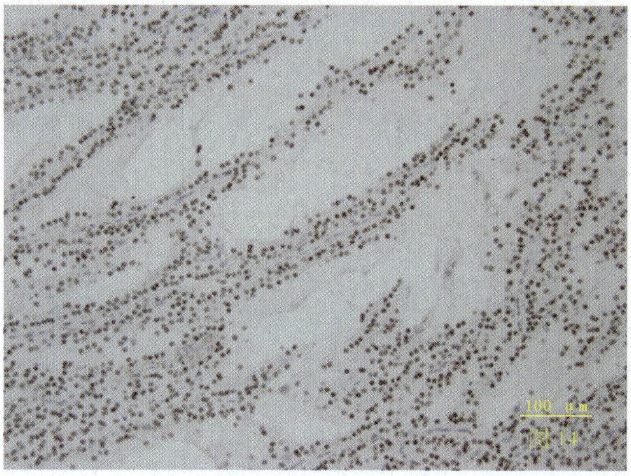

图 106－6　少突胶质细胞样细胞表达 Olig2（IHC×20）

DNT 组织形态的多样性使其鉴别诊断尤为重要，其主要应与下列疾病鉴别：

1. 少突胶质细胞瘤：少突胶质细胞瘤多起源于深部白质，也可以累及皮质，影像学显示病灶大，水肿和占位效应明显。组织学瘤细胞弥漫分布，神经元周围常有卫星现象，并且瘤细胞的增殖指数明显高于 DNT。

2. 节细胞胶质瘤：该病变在组织学上由神经节细胞和神经胶质细胞混合组成，神经节细胞通常分化良好，肿瘤性胶质细胞主要为星形胶质细胞成分，可见双核或多核细胞，并且血管周围常有淋巴细胞浸润。本例在组织学上与上述改变有较明显差异，易于鉴别。

3. 毛细胞型星形细胞瘤：诊断弥漫型 DNT 时应与该病鉴别，但毛细胞型星形细胞瘤影像上边界较清晰、无强化，组织学上可见嗜酸性颗粒小体、Rosenthal 纤维和囊肿壁内的簇状毛细血管增生，这些特点是 DNT 所不具备的，可用于鉴别。

小结：DNT 具有独特的临床、影像及病理学特征，它与皮质发育不良之间关系密切，其诊断有重要的治疗和预后判断价值。DNT 的生物学行为呈现良性过程，手术切除是治疗 DNT 有效的方法，可以有效地控制癫痫发作，术后无需进一步化疗、放疗。这对于正处在生长发育期的患者来说是非常重要的，它可以避免过度治疗所带来的脑损害，从而提高生存质量。

（本病例由首都医科大学宣武医院病理科王伟医师提供，卢德宏、徐庆中教授审）

参考文献

[1] Daumas - Duport C, Pietsch T, Lantos PL. Dysembryoplastic neuroepithelial tumour. Pathology and genetics of tumours of the nervous system. Lyon: IARC Press, 2000: 103 - 106.

[2] 常秀青，徐庆中，卢德宏等．胚胎发育不良性神经上皮瘤．中华病理学杂志，2002，31：363 - 364.

病例 107

病史及临床资料： 患者男性，6 岁，发作性抽搐 4 年，出生时为剖宫产。脑电图提示右额、前颞、左额可见棘慢复合波，左额可见异常放电。

肉眼及镜下特点： 肉眼可见送检额极标本局部质硬，灰、白质分界不清。镜下皮质分层结构紊乱，可见大量异常细胞：部分细胞体积大、多形性、单核或双核、胞质均质、淡染，部分细胞形态怪异，胞质内富含尼氏体；部分细胞体积较大，呈锥体形，核居中；部分细胞呈圆形或椭圆形，核大，胞质少，白质内神经元数目增多，可见卫星现象（图 107 - 1～图 107 - 3）。

辅助检查结果： 免疫组化：胞质均质，淡染的细胞 Vimentin（＋），GFAP 部分（＋）（图 107 - 4），Nestin（＋），形态怪异，胞质内富含尼氏体的细胞 NF（＋）（图 107 - 5），Neu N（＋）（图 107 - 6），MAP - 2（＋）。

病理诊断： 局灶性皮质发育不良ⅡB 型。

诊断及鉴别诊断要点： 局灶性皮层发育不良（focal cortical dysplasia，FCD）作为难治性癫痫的病理表现之一，由 Taylor 于 1971 年首次进行了描述。其临床上可无症状，可表现为认知障碍，但多数表现为癫痫发作。其中表现为癫痫发作的患者可表现为频繁的药物难以控制的癫痫发作，发作形式有部分性发作，有的可继发全面性发作，部分甚至可出现癫痫持续状态；脑电图可见癫痫样异常放电。

FCD 的影像学特点：病变较轻者可能无阳性发现；病变较重者 MRI 常可见局灶性病变，表现为以下一种或几种：①局灶性皮质增厚；②灰、白质分界不清；③T1WI、质子相或 FLAIR 相呈高信号（以伴有气球细胞出现的病例为著）；④高信号的皮质组织由脑表面延伸至脑室（穿通畸形，transmantle dysplasia）[1-4]。

FCD 的病理学表现：①皮质结构异常：皮质呈层状结构和/或柱状结构紊乱，分子层和/或第Ⅱ层内神经元数目增多，分子层髓鞘形成过多，神经元簇集和/或异常柱状排列，少突胶质细胞卫星结节增多，白质内神经元数目增多，小灶状灰质异位等；②细胞形态异常：包括巨大神经元、不成熟神经元、形态异常神经元、气球细胞（balloon cells）或称球样细胞（globular cells）等。

FCD 的分类：不同的研究机构根据不同的依据对 FCD 进行分类，有的根据组织病理学表现，有的根据发病机制等，但至今仍没有形成一个公认的分类体系。2004 年，Palmini 等综合组织病理学表现、影像学及临床特点将 FCD 进行了分类（表 107 - 1）。

表 107 - 1 Palmini 等的病理学分类

类型		皮质结构异常	巨大神经元或不成熟神经元	形态异常神经元	气球细胞
FCDⅠ型	FCDⅠA 型	有	无	无	无
	FCDⅠB 型	有	有	无	无
FCDⅡ型	FCDⅡA 型	有	可有	有	无
	FCDⅡB 型	有	可有	有	有

由于本病的临床表现不具备特异性，因此在诊断时尚需与以下疾病相鉴别：

1. 微发育不良：镜下可见皮质结构紊乱、分子层神经元密度增高及外颗粒层残留等病理改变，而不具有细胞的异常。本例则可见大量异常细胞，包括巨大神经元、不成熟神经元、形态异常神经元及气球细胞等，故可加以区分。

2. 节细胞胶质瘤：镜下可见肿瘤性神经元和胶质成分，其中神经元通常为分化成熟的神经节细胞，它们不规则地散布于胶质细胞中，胞质内有丰富的 Nissl 物质，伴有泡状核和明显的核仁，此外可有双核或多核的神经节细胞出现，胶质成分通常为星形胶质细胞，也可见少突胶质细胞或 Rosenthal 纤维。本例镜下表现与之不符，较易鉴别。

3. 结节性硬化：多以癫痫为主要表现，但同时伴有智力障碍及面部纤维血管瘤，镜下结节内见异常巨大的神经元和巨型星形细胞，神经胶质纤维束状增生和钙盐沉着，脑室壁上也可见室管膜下巨细胞型星形细胞增生，该细胞 GFAP 和 NF 免疫组化标记阳性。本例从临床表现及病理特征上可与之鉴别。

小结： 局灶性皮层发育不良是造成难治性癫痫的常见原因，准确的诊断及分型对于指导治疗及判断预后有着重要意义。本例病史和镜下表现均较为典型，镜下可见皮质结构紊乱，并可见大量形态异常的神经元及气球细胞，辅以免疫组化检查，则不难诊断。

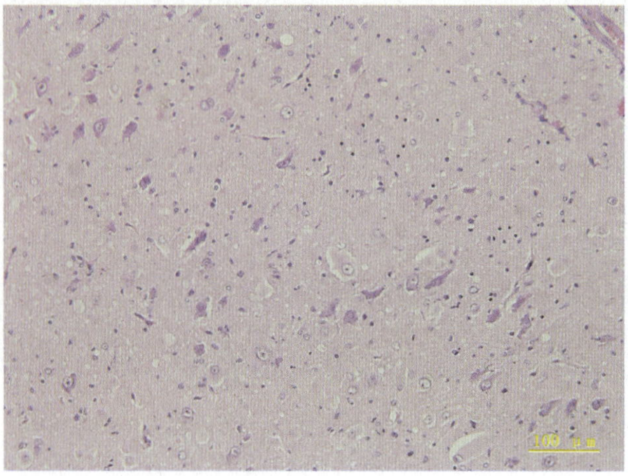

图 107-1　大脑皮质分层紊乱（HE×4）

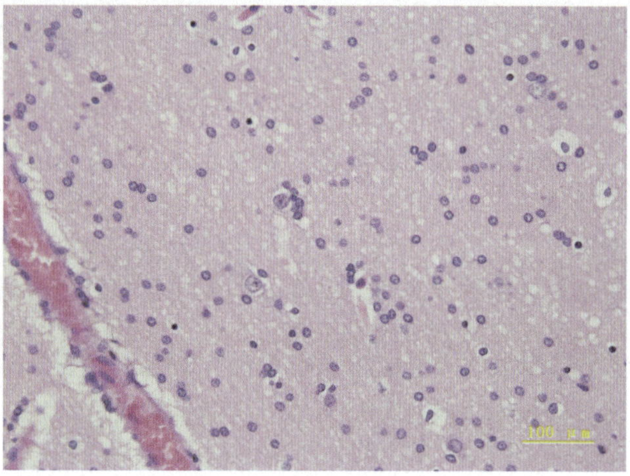

图 107-2　脑白质内神经元数目增多，并可见卫星现象（HE×10）

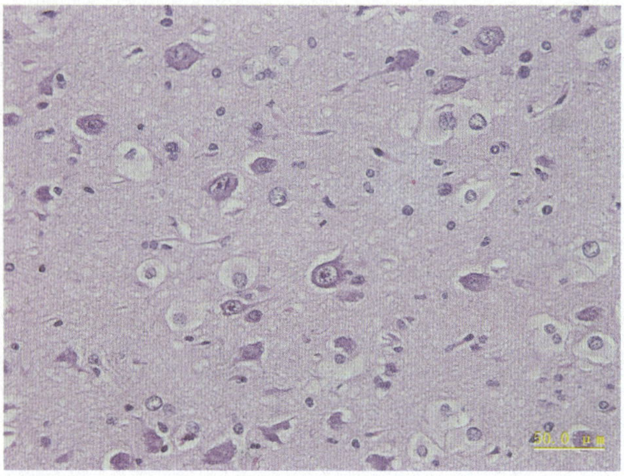

图 107-3　皮质内多量不成熟神经元、形态异常神经元及气球细胞（HE×20）

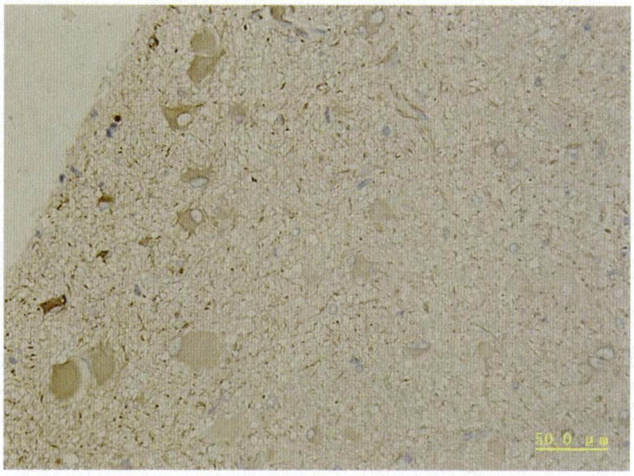

图 107-4　GFAP 标记，阳性显示气球细胞（IHC×20）

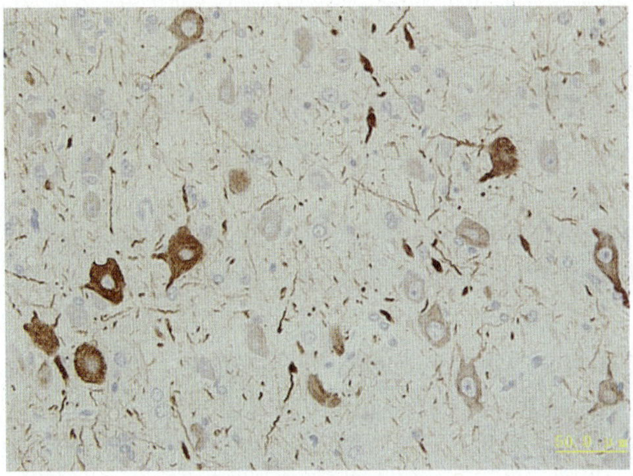

图 107－5　显示各种形态异常神经元 NF 标记阳性（IHC×20）

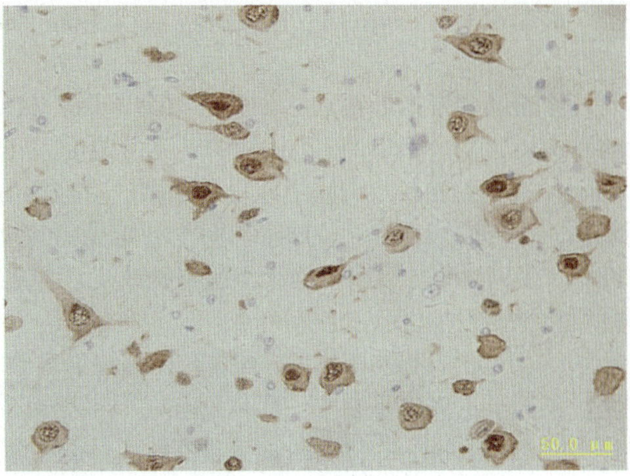

图 107－6　显示神经元 Neu N 阳性（IHC×20）

（本病例由首都医科大学宣武医院病理科王伟医师提供，卢德宏、徐庆中教授审）

参考文献

[1] Gomez-Anson，B. Thom，M. Imaging and radiological－pathological correlation in histologically proven cases of focal cortical dysplasia and other glial and neuronoglial malformative lesions in adults. Neuroradiology，2000，42：157－167.

[2] N. Foldvary-Schaefer，J. Bautista，et al.. Focal malformations of cortical development. Neurology，2004，62：S14－19.

[3] A. Palmini，et al.. Terminology and classification of the cortical dysplasias. Neurology，2004，62（Suppl 3）：S2－S8.

[4] Bast T. Ramantani G，Seitz A. & Rating D. Focal cortical dysplasia：prevalence，clinical presentation and epilepsy in children and adults. Acta Neurol Scand，2006，113：72－81.

病例 108

病史及临床资料：患者男性，32 岁。行动迟缓 15 年，高血压 8 年。近来出现吞咽困难、饮水呛咳，只能卧床。患者情绪易激动。入院时查体血压 160/120mmHg，神经科检查：言语障碍，记忆力受损，眼球水平和垂直运动受限，咽反射减低，肌力 4 级，肌张力减低，Babinski 征阳性，共济失调。EEG 显示：轻微异常。头颅 MRI 显示：双侧壳核、基底节及中脑背盖部异常信号（图 108－1～图 108－3）。入院 10 天后，患者因心、肺功能衰竭救治无效死亡。

肉眼及镜下特点：成年男性，仅行头部局解。固定后脑标本，双侧大脑半球对称，大脑表面未见渗出及出血，脑膜无增厚，脑底未见渗出，脑底动脉不清晰，双侧颈内动脉充盈，未见明显动脉粥样硬化，未见扣带回疝、海马沟回疝及小脑扁桃体疝。常规沿灰结节水平冠状切面切脑，依次连续切脑，脑片厚 1cm。双侧大脑半球对称，未见明显水肿，可见双侧额叶大脑纵裂旁软脑膜增厚，以左侧为著。大脑灰白质交界尚清楚。未见皮质及白质萎缩，脑室不大，双侧苍白球、中脑及脑桥被盖部可见界限清楚的坏死灶，质地软（图 108－4）。小脑未见显著改变。镜下所见：病变主要位于基底节区、中脑导水管周围以及脑桥被盖部。表现为局部组织解离，小血管增多，血管壁增厚伴玻璃样变性，星形细胞反应性增生，伴大量格子细胞浸润（图 108－5）。病变部位神经元未见显著变化。其他部位可见淤血、水肿等非特异性表现。

辅助检查结果：CD68 显示病变区域大量吞噬细胞存在；LFB 染色显示病变区域髓鞘脱失，吞噬细胞胞质内可见阳性着色的髓鞘碎片（图 108－6）；Bodian 染色提示病变部位轴索减少，但相对髓鞘而言，保存尚可；VG 特染显示血管壁玻璃样变；血管内皮 FⅧ表达阳性；GFAP 在增生的胶质细胞表达；结构完整的神经元 NF 阳性。

病理诊断： Leigh 病（成人型），主要累及双侧基底节、中脑导水管周围以及脑桥被盖部和第四脑室周围。

诊断及鉴别诊断要点： 主要是与 MELAS（线粒体脑肌病伴乳酸中毒和卒中样发作综合征）等线粒体脑肌病相鉴别。MELAS 的中枢神经系统改变以出现灶状坏死性病变为特征，并表现为脑组织内多发性软化灶。病变主要累及大脑半球皮质，多位于脑回的顶部，脑沟深部很少见，皮质下白质、基底节、丘脑、小脑、脑干的病变轻微或缺如。另一种常见的病理学改变是铁质沉积，以基底节最容易发生，常见基底节钙化。MELAS 也可出现脑组织海绵状改变，但多累及大脑皮质及脊髓后索和侧索。在 MELAS 中，大脑白质和脊髓很少发生脱髓鞘病变。

Leigh 综合征是一组由不同线粒体酶缺陷导致的婴儿最常见的线粒体脑病，为隐性遗传，男性多于女性，多见于 1 岁以下婴儿，偶尔也有青少年和成年型患者的报道。此病首先于 1951 年由 Leigh 描述。也有人称之为 Leigh 脑脊髓病和亚急性坏死性脑脊髓病。最常累及的部位依次为黑质、丘脑下部、中脑导水管周围灰质、大脑脚盖、脊髓、小脑顶核、白质联合、脑桥盖、纹状体（壳核比尾状核多见）、橄榄下部、下丘脑核团、丘脑。临床主要表现为患儿在智力及运动方面的发育迟缓，视力下降，眼外肌瘫痪，肌张力可能下降，深反射可能减低或亢进。亦可能有周围神经受累的表现。最特殊的症状是阵发性中枢性过度换气，见到这种症状时应考虑该病的可能。

诊断主要靠病理检查。特点是神经毡疏松坏死，毛细血管增多，星形胶质细胞增生和吞噬细胞增多。中枢神经系统不同灰质中心出现对称性的海绵样改变伴毛细血管增多。袁云教授等报道了 4 例儿童型 Leigh 综合征，发现有神经细胞脱失，并认为在研究和诊断此病时应重视这一现象。我们这例神经元保存相对完好。把病理改变与 MRI 和 CT 检查结果进行对比，发现 MRI 更能反映其特点。所以对本病 MRI 有更高的诊断价值。基因诊断文献提及最多的是在血液和组织中均发现 mtDNA8933 T 到 G 的突变。

成人型 Leigh 病主要有两个特点：视力下降更为常见；早期主要累及丘脑中部，这一点尚须进一步研究。一女性患者，5 岁发病，32 岁死亡，与婴儿型 Leigh 病病变区域相同，但主要位于脑干。一例真正的成人型 Leigh 病主要累及中脑和丘脑中部，另一例病变局限于脑干和丘脑。最后，需要强调几点：①神经病理学上显著的遗传异质性与生化或分子学异常无关，双侧对称性病变和血管增多为其显著特点；②病变主要为坏死，累及灰质和白质；③各年龄组均可发病，病变的多形性提示由发作性损伤引起的一个动态过程；④中脑灰质是最早和最常累及的部位，而最早和最常见的神经放射学改变位于壳核；⑤在生存期较长的患者中，常出现髓鞘原发性非坏死性损伤和蒲肯野细胞异常，且常合并橄榄核坏死。

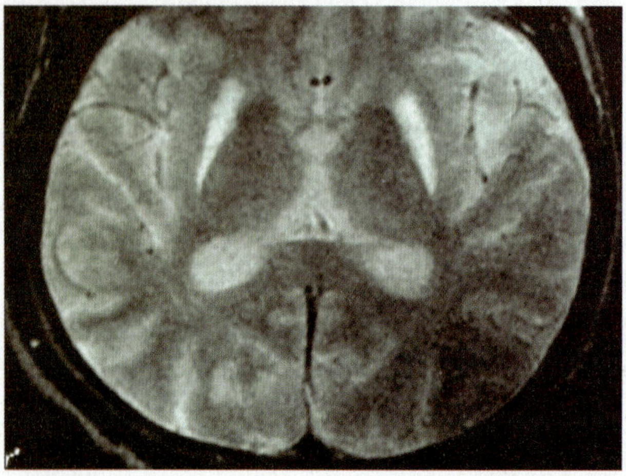

图 108－1　头颅 MRI 显示双侧壳核、基底节异常信号

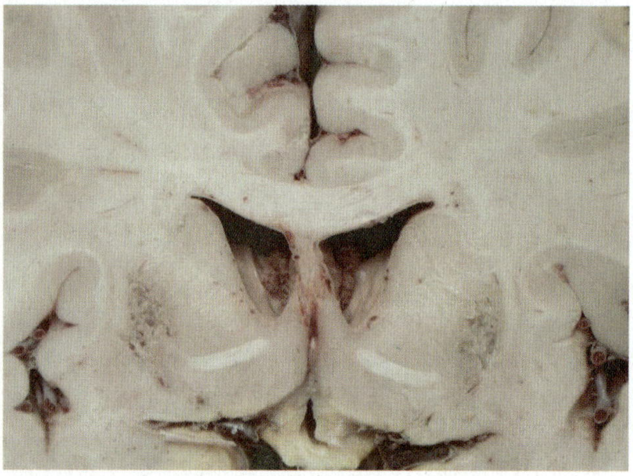

图 108－2　双侧壳核、基底节坏死灶，质地软

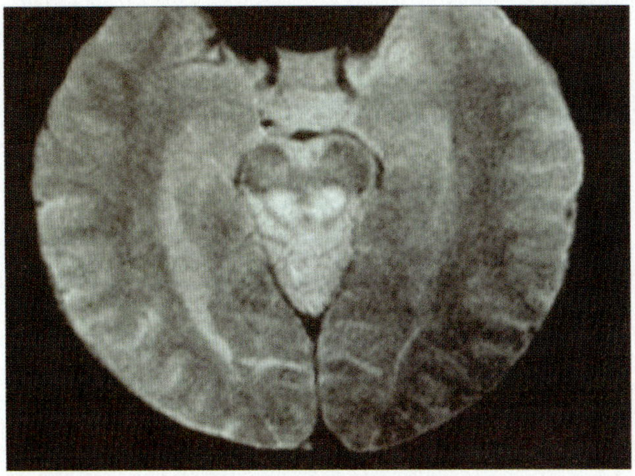

图 108-3 头颅 MRI 显示中脑背盖部异常信号

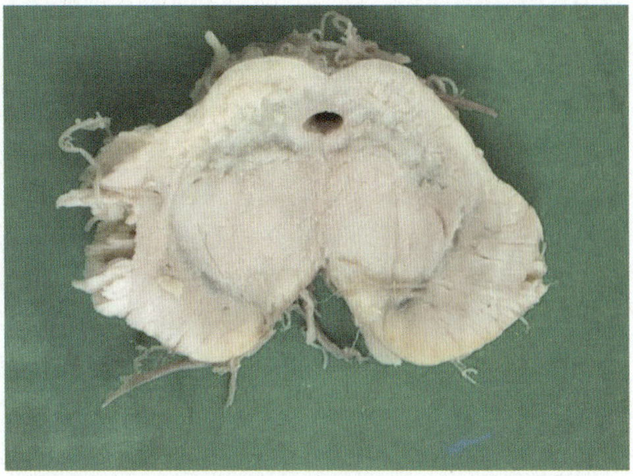

图 108-4 大体所见双侧中脑及脑桥被盖部坏死灶，质地软

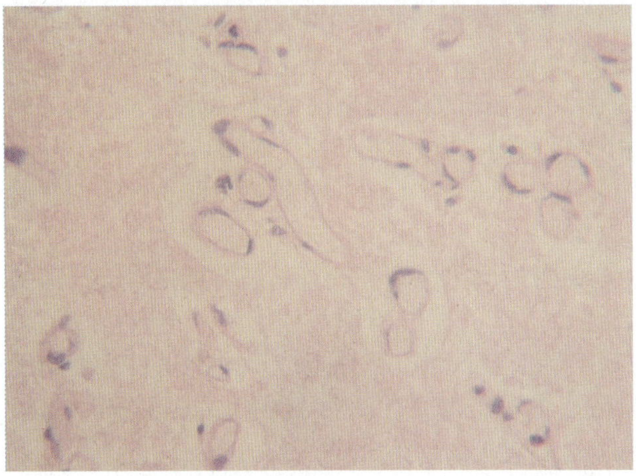

图 108-5 局部脑组织解离，小血管增多、血管壁增厚伴玻璃样变性（HE×10）

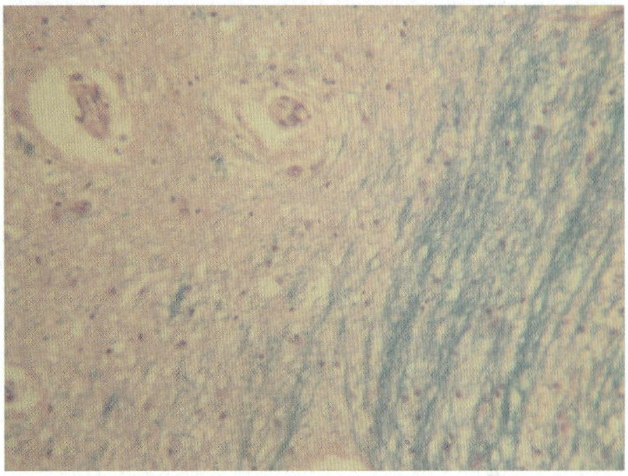

图 108-6 病变区域髓鞘脱失，吞噬细胞胞质内可见阳性着色的髓鞘碎片（LFB×10）

（本病例由首都医科大学宣武医院病理科汤国才医师提供，卢德宏、徐庆中教授审）

参考文献

Powers JM, De Vivo Dc. Peroxisomal and mitochondrial disorders. //D. I. Graham, P. L. Lantos, Greenfield's Neuropathology. 7th edition. Arnold. London, 2002, 1：737-797.

病例 109

病史及临床资料：患者女性，18岁，7岁始出现突发性意识丧失，后症状持续加重，发作次数及持续时间增加，于当地医院做脑电图检查后诊断为癫痫并予以药物治疗，效果不佳，后行 CT、MRI 检查发现右顶叶占位，遂于当地医院手术切除肿瘤，术后病理报告为“符合神经鞘膜瘤”，术后4个月停药，10个月后癫痫复发，更换多种药物治疗，均效果不佳，遂于我院进一步治疗，我院 MRI 示“右颞顶枕交界处手术后改变，增强扫描边缘部可见条片状强化，部分区域可见小结节状强化”。在全麻下行右颞顶开颅手术，见右颞上回于颞枕顶交界处呈淡蓝色，间隙增宽，触之稍硬，瘤周脑组织轻度水肿。

肉眼及镜下特点：大体检查：送检脑组织一块，大小 5.5cm×2cm×1.5cm，以脑沟为中心，脑膜增厚，表面粗糙。切面见皮质增厚，比正常皮质色稍红，部分质地偏硬，病变皮质下白质正常。镜检：皮质外脑膜呈现多结节（图 109－1），梭形细胞形成席纹状结构，其间有上皮样细胞过渡，如纤维型脑膜瘤；局部脑膜纤维增厚，有片状钙化，部分组织内可见小片状脑膜上皮团。皮质浅层全被梭形纤维细胞样细胞占据，隐约可见沿血管分布或围绕其周。下部皮质出现以血管为中心的旋涡，有的形成同心圆的砂粒小体，如砂粒体型脑膜瘤。病变边缘区梭形细胞限于血管周围，血管间区尚见残存的少数变性的神经元。病变限于皮质内，皮质下白质除胶质增生外，其余不受累（图 109－2）。

辅助检查结果：免疫表型显示病变中的梭形细胞和脑膜上皮细胞均 EMA 阳性，Vimentin 阳性，血管呈 SMA 阳性，间隙中神经元 NF 和 Syn 阳性，胶质增生呈 GFAP 强阳性，白质中胶质纤维呈弱阳性。电镜结果：肿瘤组织中小血管丰富，血管周围肿瘤细胞密集，瘤细胞呈梭形，见多量细胞突起，偶见桥粒结构。细胞膜大部分溶解，细胞器分散，主要为粗面内质网、线粒体及少量微丝（图 109－3）。细胞间见多量胶原纤维，细胞突起与胶原原纤维交织在一起（图 109－4）。病变符合脑膜血管瘤病。

病理诊断：脑膜血管瘤病。

诊断及鉴别诊断要点：脑膜血管瘤病（meningioangiomatosis，MA）是一种非常罕见的良性病变，病变一般局限于大脑皮质及其上覆盖的软脑膜。MA 的发病机制尚不清楚，免疫组织化学在 MA 中所起的作用很有限。目前疾病分类认为 MA 为一种错构性病变。MA 常伴发Ⅱ型神经纤维瘤病（neurofibromatosis type 2，NF2），但报道的病例多为散发型。散发型 MA 通常在临床症状上表现为儿童或青年时期出现癫痫或顽固性头痛，大多数为单病灶、实性病变，现仅有 3 例 MA 报道表现为囊性病变。而NF－2 相关型 MA 则一般无临床症状并表现为多发病灶，因此诊断多由尸检做出。其发病年龄分布很广，从 9 个月至 70 岁，但多数报道集中在儿童及青少年。根据大宗的文献复习，散发型 MA 与 NF2 相关型发生的比例约为 4∶1。

本病为脑膜上皮细胞或成纤维细胞样细胞围绕皮质内小血管的增生性病变。其病理特点是：①局部脑膜增厚，有纤维化和钙化；②皮层内血管增多明显，围绕多少不等的成纤维细胞样细胞，导致血管壁增厚；③细胞的性质为脑膜上皮细胞（即蛛网膜细胞），呈 EMA 和 Vimentin 阳性反应，电镜观察见细胞间桥粒和胞突的犬牙交错及胞质内众多微丝等脑膜上皮的特征；④病变内可有砂粒小体形成或沙砾状钙化；⑤病变内残留神经元，可有神经纤维缠结形成；⑥病变基本上不侵犯皮质下白质。

鉴别诊断：由于散发型 MA 影像学表现为皮质内实性肿物，病理形态又呈“侵袭性”生长，脑膜表面可形成瘤结节，细胞相似于纤维型脑膜瘤，所以需与以下疾病鉴别：

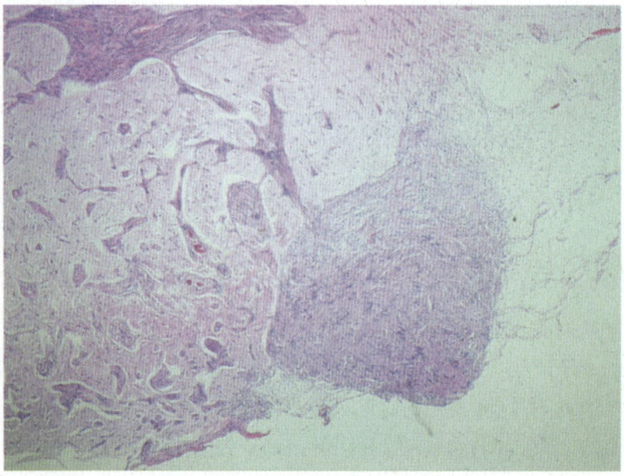

图 109－1　病变在皮质外脑膜处呈现结节状生长（HE×4）

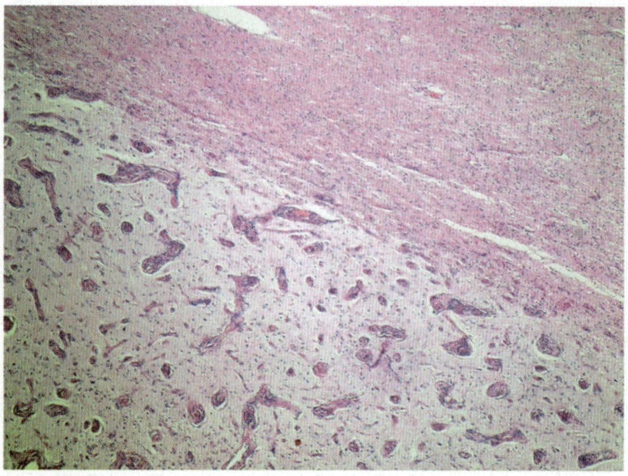

图 109－2　病变限于皮质内，皮质下白质除胶质增生外，其余不受累（HE×10）

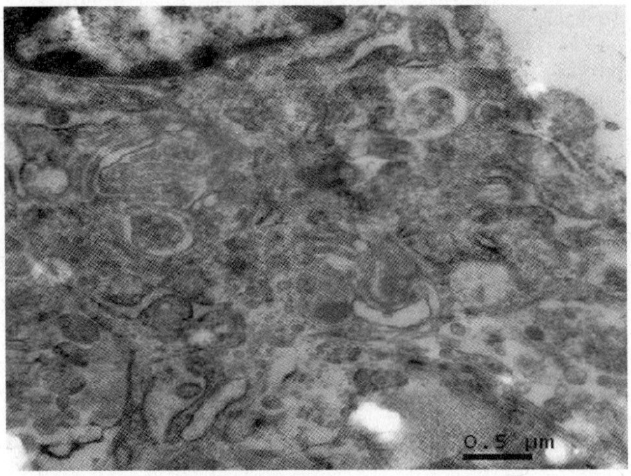

图 109－3 细胞膜大部分溶解，细胞器分散，主要为粗面内质网、线粒体及少量微丝（EM×30000）

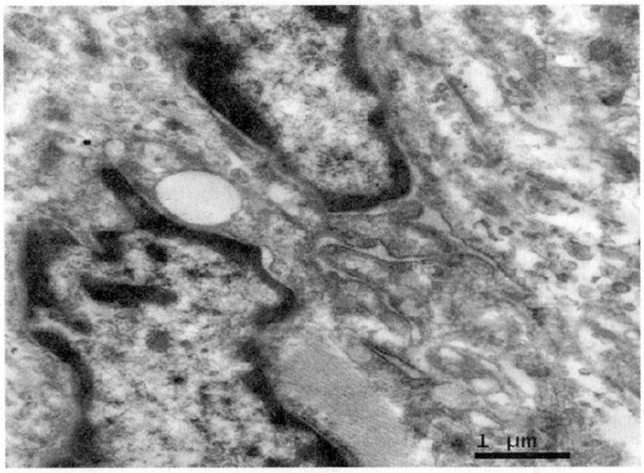

图 109－4 细胞间见多量胶原原纤维，细胞突起与胶原原纤维交织在一起（EM×20000）

1. 侵袭性脑膜瘤：侵袭性脑膜瘤的临床症状进展较快，CT 与 MRI 上可见明显的水肿、强化和占位效应，病理上发现肿瘤呈指状侵入皮质，浸润范围常不局限于皮质，会引起脑组织明显的水肿和软化，肿瘤细胞有核异型、核分裂象或小灶状坏死等改变。

2. 节细胞神经瘤：生长缓慢，大脑中罕见，多位于第三脑室或大脑中央白质半卵圆区；肿瘤质地坚实，纤维样，边界清，可有囊肿形成；肿瘤主要由大小或形状不一的节细胞神经元组成，肿瘤细胞核大而空，可能为双核或多个核仁，并有嗜酸性颗粒形成和血管周围淋巴套形成。

小结：脑膜血管瘤病是大脑皮质和软脑膜的良性错构瘤性病变。当临床表现为癫痫发作，CT 显示钙化性病灶伴或不伴有周围水肿时，应想到本病的可能。术后癫痫完全控制率为 43%～75%。由于本病预后良好，所以正确诊断脑膜血管瘤病非常重要，对于药物难治性患者应尽早行手术治疗。

（本病例由卫生部北京医院刘东戈、乔旭柏医师提供）

参考文献

[1] Stanley K. Richard A. P. Pathologic quiz case：An 11－year－old boy with intractable seizures. Arch Pathol Lab Med，2003，127：349－350.

[2] 高翔，汪寅，等．5 例脑膜血管瘤病的临床分析．中国神经精神疾病杂志，2005，31（6）：451－452.

[3] 卫华，王玉平．脑膜血管瘤病二例报告．中华神经科杂志，2005，38（11）：726－727.

[4] 张福林，汪寅，等．脑膜血管瘤病临床病理观察．临床与实验病理学杂志，2001，17（5）：382－384.

病例 110

病史及临床资料：患者男性，18 岁，主因右侧口角抽动 2 年入院。体检（－），影像学检查考虑为左侧额颞部病变，MRI 病灶呈短 T1、长 T2 改变（图 110－1）。手术切除病变。术中见：肿瘤组织生长在大脑皮层表面，局部脑膜增厚，病变区域质地硬韧。

肉眼及镜下特点：肉眼观局部皮层色苍白，质韧。镜下观：可见皮层部分区域梭形细胞增生，形成漩涡状结构，局部皮层内大量血管增生，血管周围有梭形细胞围绕，部分血管壁纤维化或玻璃样变性（图 110－2～图 110－3）。皮层内有残存的神经元（图 110－4），另可见大量钙化灶。

辅助检查结果：梭形细胞：Vimentin（＋），EMA（＋）；血管：CD34（＋）（图 110－5～图 110－6）。

病理诊断：脑膜血管瘤病。

诊断和鉴别诊断要点：脑膜血管瘤病（meningioangiomatosis，MA）是一种较为少见的病变，在组织学上和脑膜瘤有相似之处，但与之不同的是不发生于脑膜，而发生在脑实质内，形成质地较硬的斑块样病变，可以认为它是一种罕见的错构性病变。MA 90％累及皮层，常位于额叶、颞叶，其他部位包括第三脑室、丘脑、大脑脚、脑干，其中 80％的病例位于右侧大脑半球。影像学上，CT 显示病灶内钙化，很少或没有加强。MRI 病变局限于皮层，在 T1 相可见等密度或低密度信号，T2 相显示为信号不均匀的皮质占位，周围有增强。一般来说 MA 可以分成两大类：一类是散发型，表现为单发的颅内占位，常见于儿童和青少年，主要症状是顽固性癫痫，可有 2 个月至 30 年的病史；另一类和神经纤维瘤病（NF）有关，其中 NF Ⅱ型比 NF Ⅰ型更常见，在这些患者中，其平均年龄为 52 岁，男女比例为 2∶1。本例应该属于散发型。

肉眼观 MA 呈界限清楚的病变，伴或不伴有表面软脑膜的钙化。此外病灶内还可以见到异常血管，甚至动静脉畸形。组织学特点主要是脑膜内皮细胞和血管的增生。如果脑膜内皮细胞显著增生，则表现为皮层内多发的围绕血管的结节；如果血管的增生更显著，则可以见到明显的血管壁玻璃样变。此外可见脑组织内残存的神经元和星形细胞增生。免疫组化的特点是瘤组织内梭形细胞 Vimentin 和 EMA 均阳性，血管成分 CD34 阳性或三色法可以显示。绝大多数病例生物学行为表现为良性，偶有病例可以见到明显的核异型性和核分裂，临床上表现为反复复发，因此不能除外有间变亚型的存在。鉴别诊断也主要分为两个方向：

1. 对于脑膜内皮细胞增生显著者，主要和侵袭性脑膜瘤鉴别。后者可以表现为在脑实质内的侵袭性生长，有时候可以首先侵犯 Virchow－Robin 腔隙，形成围绕血管的生长方式，从而造成鉴别上的困难。这时要结合临床症状、影像学和大体表现来判断，年轻人、发生在颅内、斑块样的外观支持 MA 的诊断。

2. 对于血管显著增生者，主要的鉴别是血管畸形。位于脑实质内、斑块样的外观、缺乏畸形血管的特征、没有显著的出血都支持 MA 的诊断。

小结：脑膜血管瘤病是一种少见的病变类型。但其病理学形态有一定的特征性，一旦认识后并不难诊断。在临床病理诊断中主要是和侵袭性脑膜瘤鉴别，不要将这种特殊的病理学形态误认为脑膜瘤侵犯脑实质的表现。

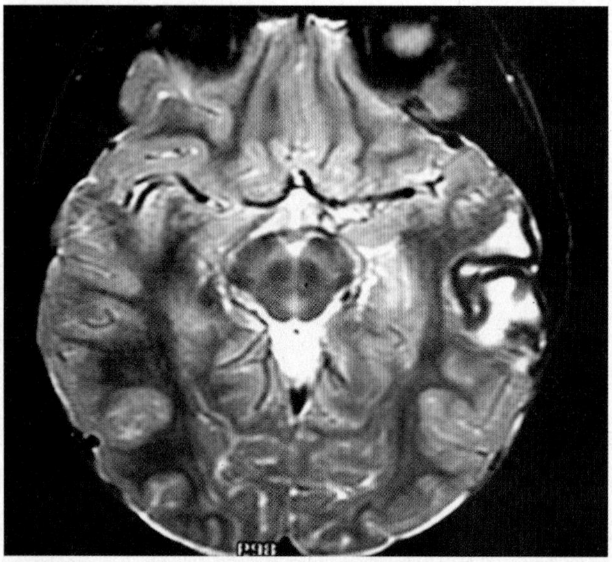

图 110－1　MRI T2 相左侧颞叶高信号

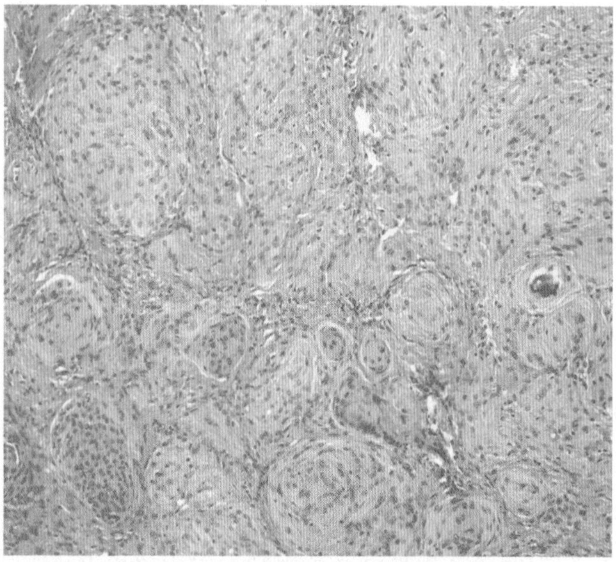

图 110－2　漩涡状的脑膜瘤样结构（HE×10）

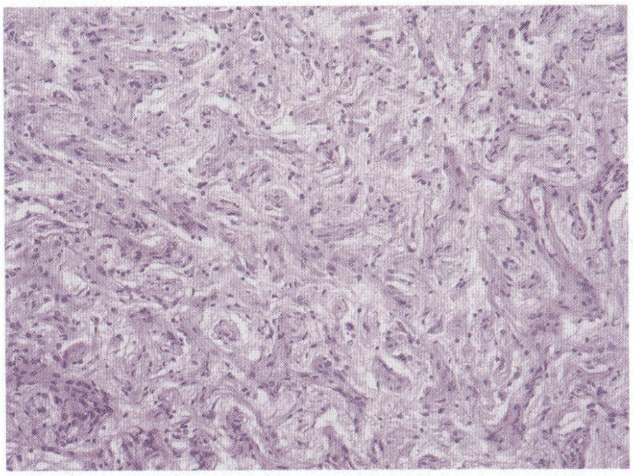

图 110－3　大量的血管增生（HE×10）

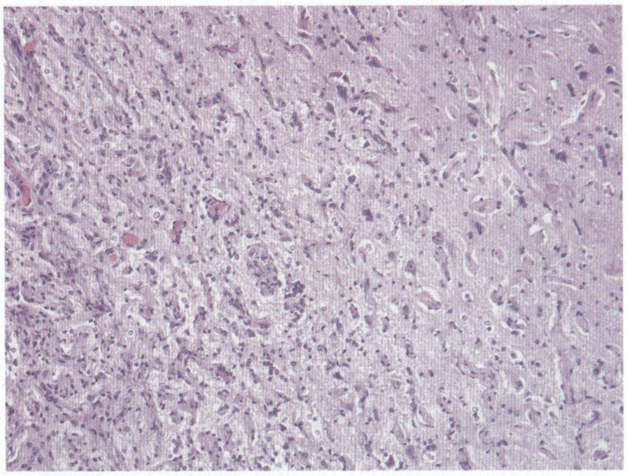

图 110－4　皮质内可见残存的神经元（HE×10）

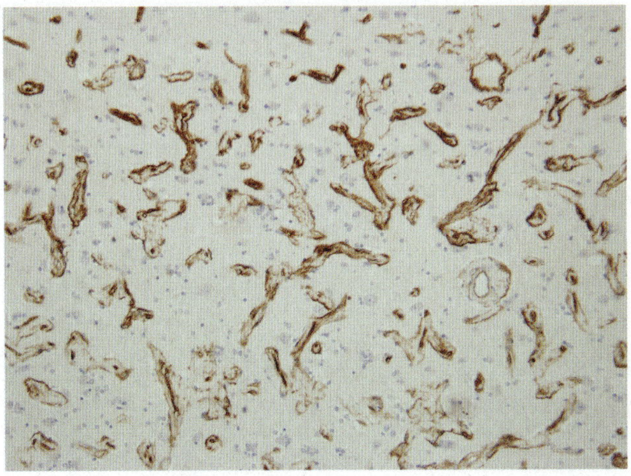

图 110－5　血管壁 CD34 阳性（IHC×10）

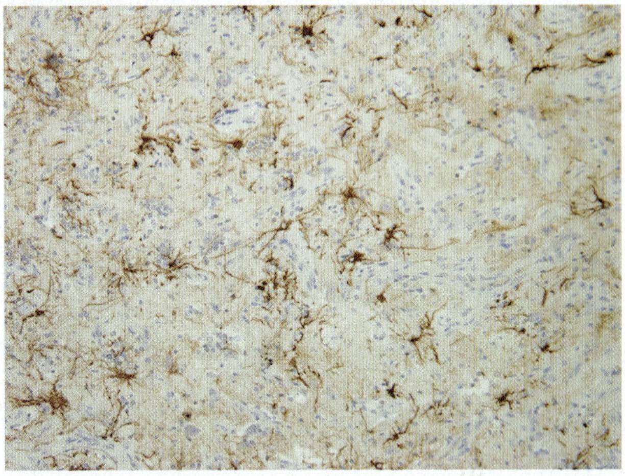

图 110－6　脑膜瘤样区域可见增生的星形细胞 GFAP 阳性（IHC×10）

（本病例由首都医科大学宣武医院病理科滕梁红医师提供，卢德宏、徐庆中教授审）

参考文献

Stemmer－Rachamimov AO，Horgan M，Taratuto AL，et al.. Meningioangiomatosis is associated with neurofibromatosis 2 but not with somatic alterations of the NF2 gene. J Neuropathol Exp Neurol，1997，56：485－489.

病例 111

病史及临床资料：患者男性，13 岁，主诉“头部包块 8 年”。查体：顶枕部可见 10cm×8cm 大小包块，质软硬不均，无压痛，表面皮肤不红。术中见：肿物位于皮下，色黑，无边界，血运丰富，质韧。

肉眼及镜下特点：送检灰黑色不整形组织一堆，总体积 9.5cm×9cm×1.5cm，切面大部分区域黑褐色，少部分区域灰白色。镜下见：肿瘤边缘可见纤维性包膜（图 111－1）。肿瘤细胞由呈漩涡状排列的上皮样细胞和束状及编织状排列的梭形细胞构成（图 111－2～图 111－3），细胞核呈圆形、卵圆形或短梭形，可见核仁，胞质丰富、淡染（图 111－4），部分细胞质内及细胞间可见大量棕褐色颗粒。经高锰酸钾氧化—草酸漂白后棕褐色颗粒消失。

辅助检查结果：免疫组化呈 Vimentin（＋），S－100（＋），HMB45（＋），MelanA（＋），而 EMA、

CK 和 GFAP 均为阴性。电镜结果：细胞质内可见大量色素颗粒，并可见黑色素小体和前黑色素小体（图 111 - 5），肿瘤细胞未见指状突起，细胞之间未见桥粒连接（图 111 - 6）。

病例诊断：（头皮）脑膜黑色素细胞瘤。

诊断及鉴别诊断要点：脑膜黑色素细胞瘤（meningeal melanocytoma）是中枢神经系统罕见的良性肿瘤，发生在颅外更是极为罕见。该瘤最早是由 Ray 和 Foot 于 1940 年描述，由于与脑膜有关，在组织学上可见上皮样细胞和梭形细胞排列成漩涡状和束状，细胞间和细胞质内可见大量黑色素颗粒，他们提出了色素性脑膜瘤的诊断。Limas 和 Tio 通过对该瘤的超微结构观察发现，肿瘤细胞内含有大量黑色素小体和前黑色素小体，而缺乏细胞质指状突起和细胞间的桥粒连接，由此认为该瘤来源于黑色素细胞，从而提出了脑膜黑色素细胞瘤的诊断。

脑膜黑色素细胞瘤易与以下疾病混淆，应予以鉴别。

1. 色素性脑膜瘤：在光镜下，两者几乎不能分开。但在免疫组化上，该肿瘤呈 EMA（+），S - 100（—）；电镜下可见肿瘤细胞胞质指状突起，并可见细胞间的桥粒连接，而看不到黑色素小体和前黑色素小体。

2. 黑色素性神经鞘瘤：光镜下可见栅栏状排列的肿瘤细胞；免疫组化显示 HMB45（—），Melan - A（—）；电镜下瘤细胞周围有广泛的基底膜样物质沉积。

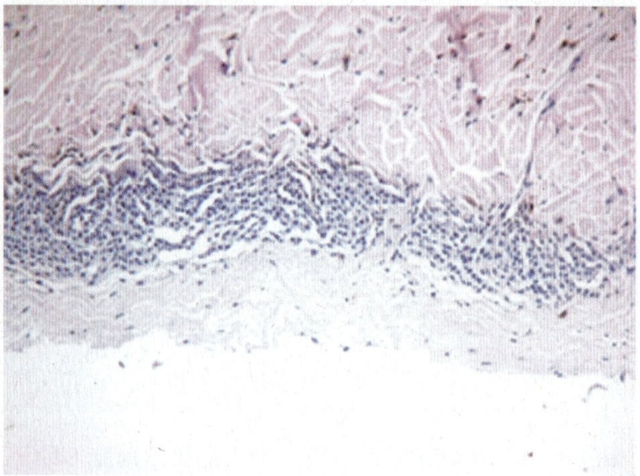

图 111 - 1　肿瘤边缘的纤维性包膜（HE×4）

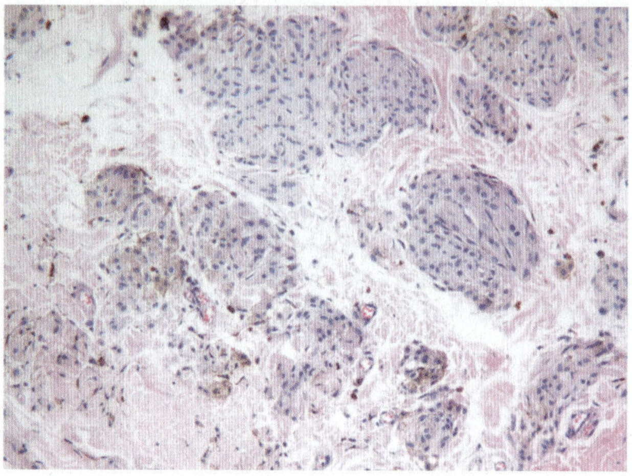

图 111 - 2　肿瘤细胞呈漩涡状排列（HE×10）

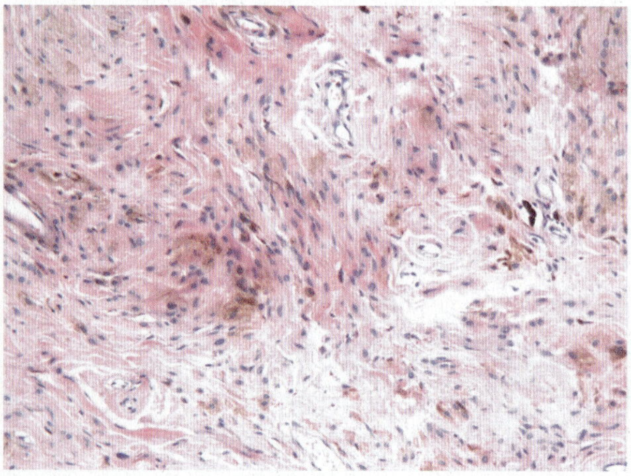

图 111 - 3　肿瘤细胞呈束状排列（HE×10）

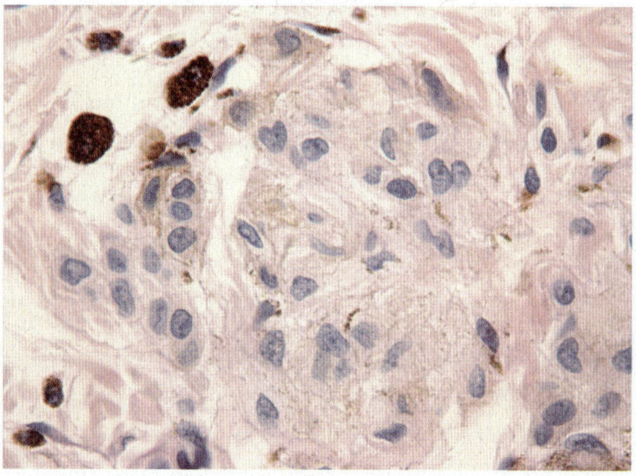

图 111 - 4　肿瘤细胞呈卵圆形或短梭形，胞质内可见黑色素颗粒（HE×20）

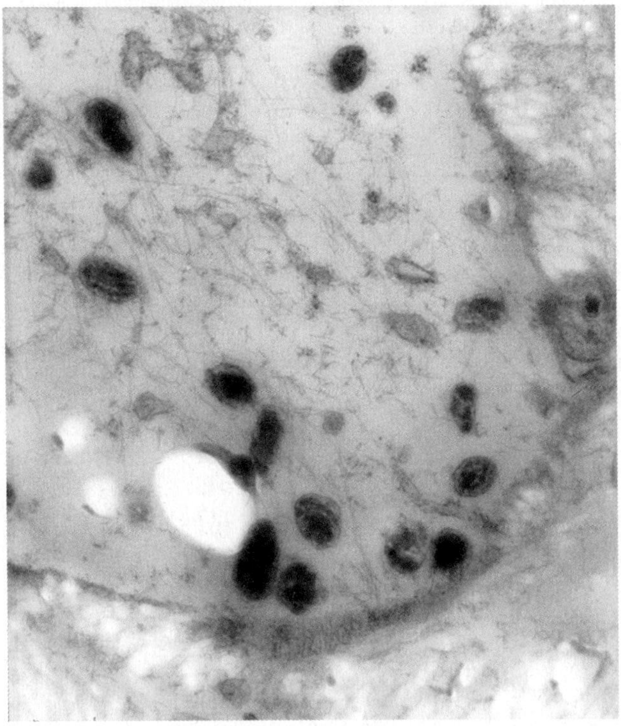

图 111-5 肿瘤细胞内可见黑色素小体（SE×20000）

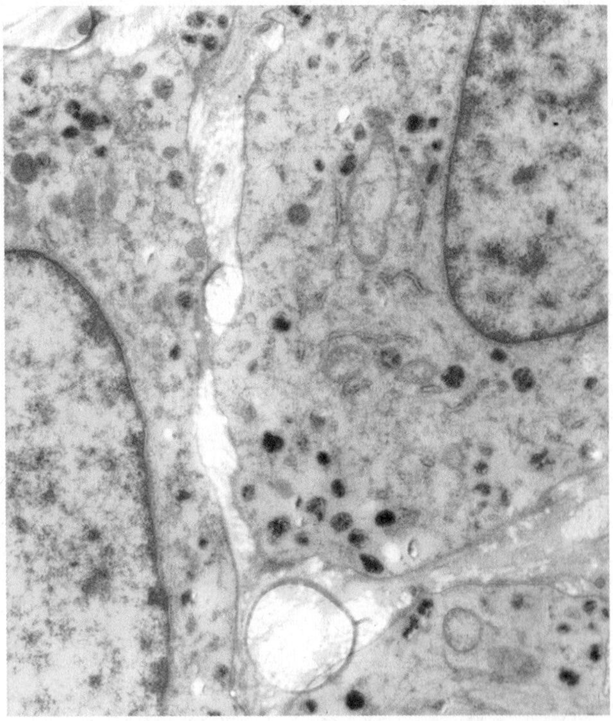

图 111-6 肿瘤细胞之间未见桥粒连接及指状突起（SE×8000）

3. 原发性或转移性恶性黑色素瘤：在临床上有起病急、预后差的特点。光镜下肿瘤细胞丰富，异型性明显，核分裂象多见；电镜下可见异常的黑色素小体。

本例脑膜黑色素细胞瘤发生于头皮下，是脑膜异位的常见部位之一。该患者 13 岁，病史 8 年，我们认为是胚胎发育时脑脊膜沿颅骨缝隙生长到达颅骨外所致。该肿瘤在形态上与脑膜瘤相似，但免疫组化 S-100（+）、EMA（−）不支持脑膜瘤的诊断，尤其是超微结构上无桥粒连接及胞质指状突起等脑膜瘤特点，且肿瘤细胞内可见各个时期的黑色素小体。

小结：异位脑膜黑色素细胞瘤非常罕见。本例患者 13 岁，病史 8 年，病程进展慢。组织学上需要与色素性脑膜瘤、黑色素性神经鞘瘤、原发或转移性恶性黑色素瘤鉴别。根据免疫组化结果和电镜超微结构观察，脑膜黑色素细胞瘤的诊断成立。

（本病例由北京天坛医院刘晖、李光医师提供）

参考文献

[1] 金锦善，廖松林．脑膜黑色素细胞瘤一例．中华病理学杂志，2000，12（6）：473-474.
[2] 赵燕，李南云，周晓军，等．脑脊膜黑色素细胞瘤的临床病理分析．临床与实验病理学杂志，2002，18（1）：46-49.

病例 112

病史及临床资料：患者男性，73 岁，因进食时突发意识不清伴四肢抽搐、小便失禁 1 小时急诊入院，既往有结核性胸膜炎病史，入院前 20 天因头痛、头晕、口齿不清在外院就诊，头部 MRI 诊断为多发性脑梗死，住院治疗症状缓解后出院，发病前数日因持续性低热曾送当地医院复查。查体：中度昏迷，呈去大脑强直状，双肺可闻及干、湿啰音，双侧瞳孔等大，直径 2mm，对光反射固定，颈抵抗（+），左侧中枢性面瘫，左侧肢体肌张力减低，肌力 0 级，右侧肢体肌张力增高，双侧病理征（+）。CT：双侧额顶叶低密度灶，以右侧为重，病灶中心可见点状出血，头部 MRI：多发性颅内病变（双额顶叶及右枕叶），病灶中心点状出血，未见强化。入院经治疗病情一度好转但随即又突然加重，立即行右额开颅减压，术中发现：病变中心组织坏死。

肉眼及镜下特点： 破碎的、灰白、灰粉色脑组织一堆，大小 2.5cm×2.5cm×2cm。镜下脑组织坏死，残留的血管中有大量的肿瘤细胞，细胞大，核圆形，有核仁，核分裂象多，有少量胞质（图 112－1～图 112－3）。

辅助检查结果： 免疫组化 LCA（＋＋），CD20（＋＋），CD45RO（－）（图 112－4～图 112－5）。

病理诊断： 脑血管内淋巴瘤病，B 细胞型。

诊断及鉴别诊断要点： 血管内淋巴瘤病（intravascular lymphomatosis）简称 IVL，1959 年首先由 Pfleger 和 Tappeiner 报道，迄今为止国外报道近 100 例，国内 30 例。IVL 发病年龄在 35～87 岁，平均 63 岁，中年及老年易发病，偶有先天性发病的报道，男女之比为 2∶1。病程从两周到十几个月，平均 8.5 个月。临床上常有不明原因的发热、皮肤及中枢神经系统症状，皮肤常有大面积损害、紫癜或皮下结节，甚至间歇性皮肤溃疡和蜂窝织炎。常出现复杂、渐进的局部缺血性损害和因瘤栓引起的栓塞。63％的患者有亚急性脑病的特点，表现为记忆力下降、定向障碍及癫痫发作。血管内淋巴瘤病可以播散到任何器官或系统，包括心、肺、胰腺、胃肠、肝、脾、肾、生殖道甚至骨髓和淋巴结。血管内淋巴瘤病容易侵犯肾上腺，引起肾上腺功能不全。

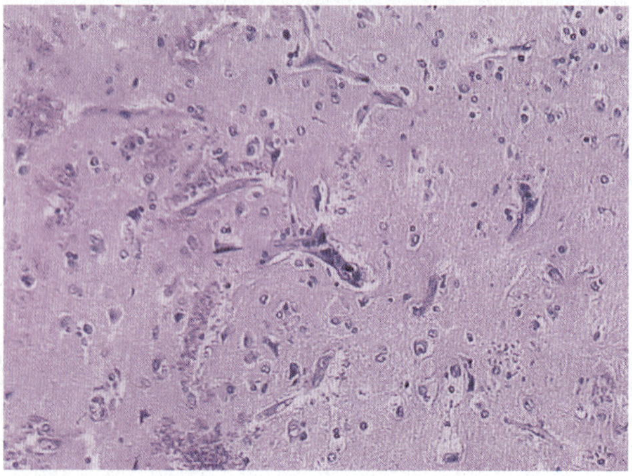

图 112－1　脑组织小血管内的肿瘤细胞（HE×4）

血管内淋巴瘤病很难从临床上明确诊断，最终依赖于病理检查。本病例以脑血管内肿瘤细胞造成血管栓塞引发脑组织大片坏死为首发症状，病程呈渐进性。病理检查见脑组织坏死，残留的血管中有大量的肿瘤细胞，细胞大，有少量胞质，核圆形，有核仁，核分裂象多，免疫组化：LCA（＋＋）、CD20（＋＋）、CD45RO（－）。

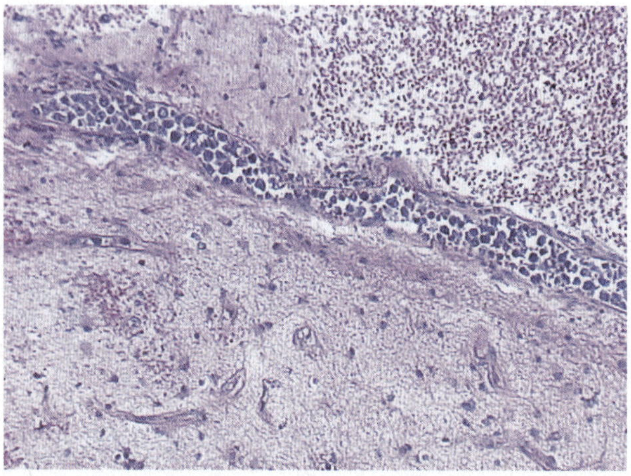

图 112－2　血管内肿瘤细胞形成瘤栓（HE×10）

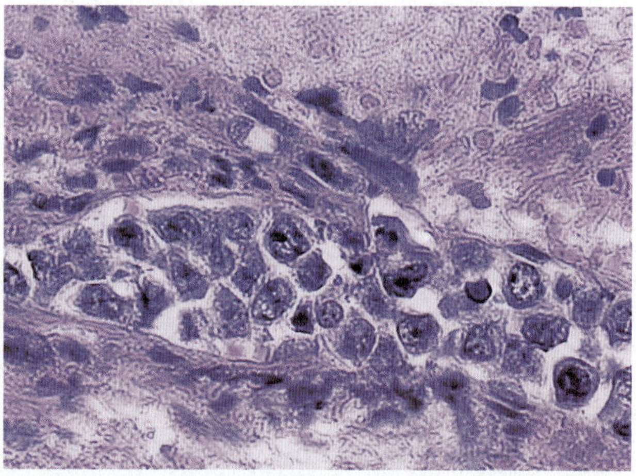

图 112－3　血管内的肿瘤细胞单核，核膜清楚，核染色质粗，有核仁，可见核分裂象（HE×20）

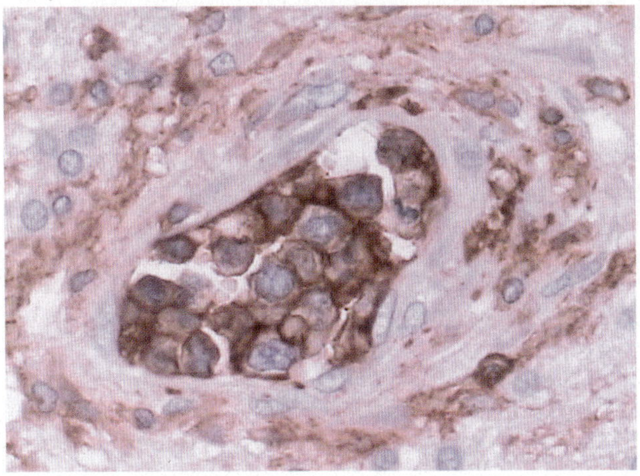

图 112-4 免疫组化 LCA 阳性（IHC×20）

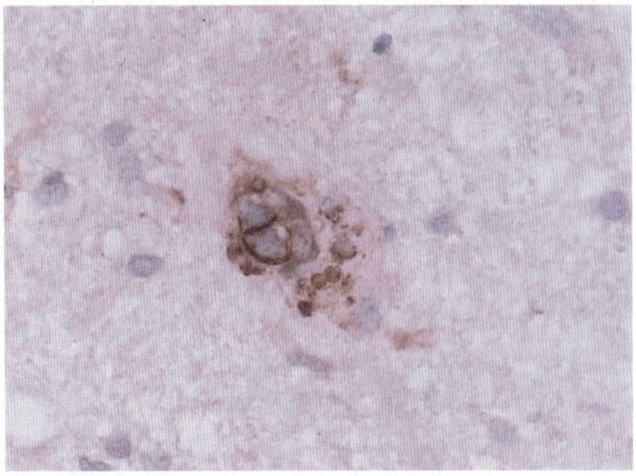

图 112-5 免疫组化 CD20 阳性（IHC×20）

本病需与以下疾病鉴别：

1. 转移到脑部的未分化癌：未分化癌细胞小，呈圆形、卵圆形或多角形，比正常淋巴细胞稍大，细胞核染色深，胞质稀少或不清，核分裂象多见，免疫组化 CgA、NSE 阳性。

2. 恶性黑色素瘤：恶性黑色素瘤的肿瘤细胞呈圆形或卵圆形，胞质丰富，核圆形，核仁清楚，有的胞质内可见到黑色素颗粒。免疫组化：S-100 蛋白、HMB45 阳性。

（本病例由航天中心医院吴玉宁医师提供）

参考文献

[1] Demirer T, Dail DH, Aboulafia DM. Four varied cases of intravascular lymphomatosis and a literature review. Cancer, 1994, 73: 1738-1745.

[2] Sepp N, Schuler G, Romani N, et al.. "Intravascular lymphomatosis" (Angioendothelioma): evidence for a T-cell origin in two cases. Hum Pathol, 1990, 21: 1051-1058.

[3] Stroup RM, Sheibani K, Moncada A, et al.. Angiotropic (Intravascular) large cell lymphoma. A clinicopathologic study of seven cases with unique clinical presentations. Cancer, 1990, 66: 1781-1788.

[4] Di Giuseppe JA, Hartmann DP, Freter C, et al.. Molecualr detection of bone marrow involvement in intravascular lymphomatosis. Mod Pathol, 1997, 10: 33-37.

[5] Glass J, Hechberg FH, Miller DC. Intravascular lymphomatosis. A systemic disease with neurologic manifestations. Cancer, 1993, 71: 3156-3164.

[6] Heesen C, Bergmann M, Figge C, et al.. Intravascular lymphomatosis of the nerve system case report and review of the literature. Fortschr Neurol Psychiatr, 1996, 64: 234-241.

病例 113

病史及临床资料：患者男性，31 岁，主因背部疼痛 1 年、双下肢麻木无力 2 个月入院。既往于 8 年前因“脾血管瘤”行开腹手术。MRI 提示：T4 水平髓外占位。T1～T7 椎体 CT 平扫示：T4 椎体水平椎管内可见软组织密度影，与脊髓分界不清，病变经右侧椎间孔向椎管外侵及，T4 椎体右后部、椎板、右侧椎弓根、双侧横突及棘突可见虫蚀样骨质破坏。考虑转移瘤可能，累及椎管内。临床考虑：T4 血管瘤。术中见：T4 硬膜囊受压明显，肿物血供丰富，椎体破坏明显。

肉眼及镜下特点：灰红、灰白碎组织一堆，大小约 6cm×6cm×1cm，内有少许骨组织。镜下所见：肿瘤组织排列呈腺泡状，富于血窦，腺泡样结构周围围以一周梭形细胞。瘤细胞大小较一致，胞质较丰富，嗜酸性。周围软骨及骨组织中可见肿瘤组织侵犯（图 113-1～图 113-2）。

辅助检查结果：特殊染色及免疫组化标记：网织纤维染色显示腺泡样结构周围富于网织纤维（图 113－3）；免疫组化标记：肿瘤细胞表达 SYN（图 113－4）和 CgA，部分梭形细胞表达 S－100，而 CD68 及 AE1/AE3 均（－）。

病理诊断：（T4 椎体周围）副神经节瘤，WHO Ⅰ级，侵及周围软骨和骨组织。

诊断及鉴别诊断要点：副神经节是神经内分泌系统的一部分，来自神经嵴的神经外胚层细胞。起源于副交感性副神经节的称为化学感受器瘤；起源于交感性副神经节的称为嗜铬细胞瘤和交感性副神经节瘤。副神经节瘤（paraganglioma）实际上可以发生于任何一个有正常副神经节组织的部位，不同部位发生的副神经节瘤病理形态基本相似。主要分布于头、颈、胸和腹膜后等有神经节分布的部位。90％的副神经节瘤发生在头颈部。发生于腹膜后的副神经节瘤比较罕见，起源于脊柱旁与交感神经有关的副神经节组织，zukerkandl 器是腹膜后最大的副神经节组织，它是胚胎发育过程中的残余组织。

在中枢神经系统，常见的副神经节瘤有颈静脉球瘤、颈动脉体瘤、椎管内副神经节瘤和异位副神经节瘤（有一组病例报道了颞部及鞍区原发的副神经节瘤各 1 例，为罕见病例，可能是胚胎期残余副神经节组织衍生而来）。脊髓的副神经节瘤几乎毫无例外地都位于马尾硬膜内，与终丝粘连或与马尾神经根相连。

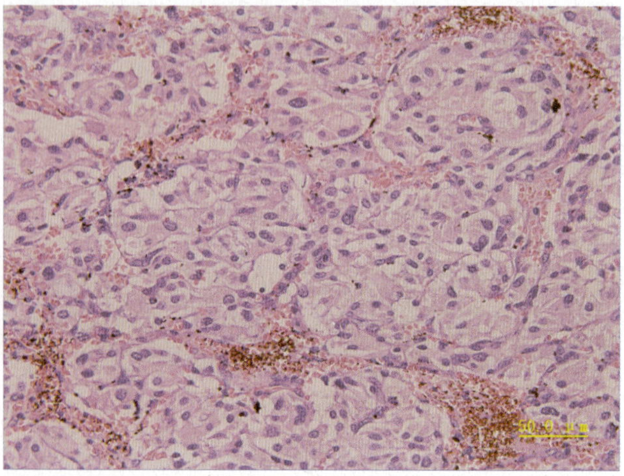

图 113－1　肿瘤组织排列成腺泡状，富于血窦，瘤细胞大小较一致，胞质较丰富，嗜酸性（HE×20）

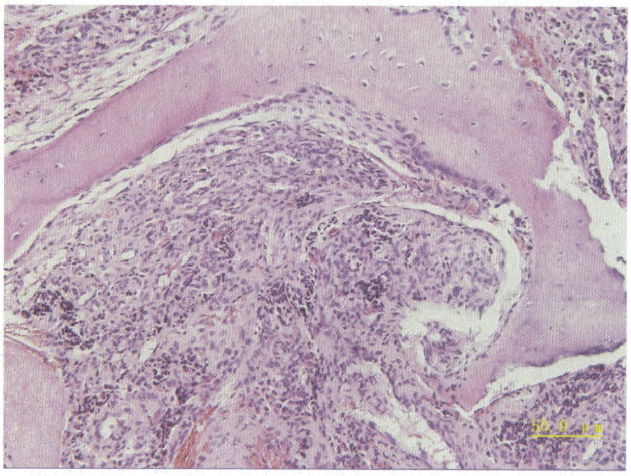

图 113－2　周围软骨及骨组织中可见肿瘤组织侵犯（HE×10）

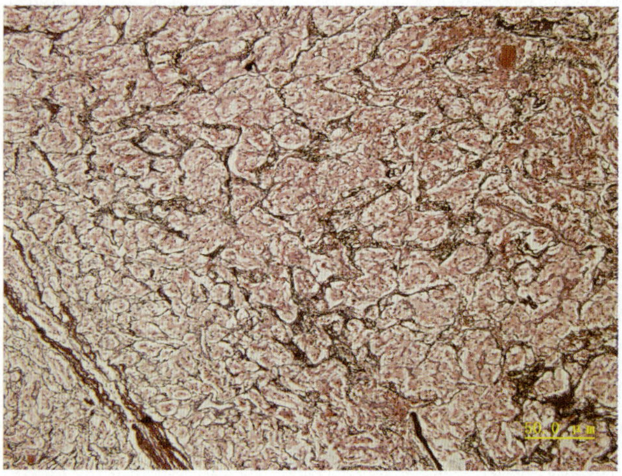

图 113－3　腺泡样结构周围富于网织纤维（网织纤维染色×10）

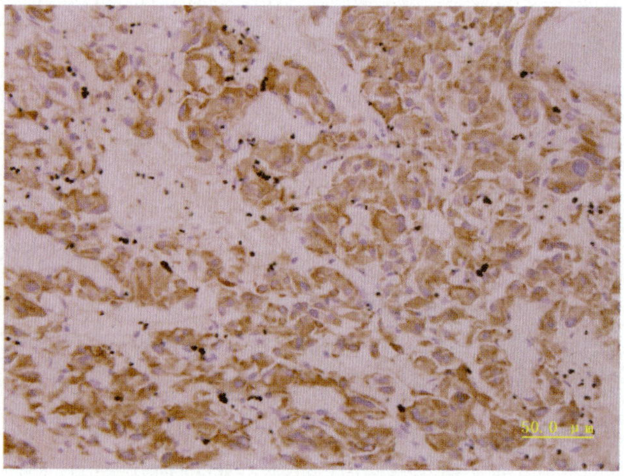

图 113－4　肿瘤细胞表达 SYN（IHC×20）

其他部位很少受累。第一次报道马尾副神经节瘤是 1970 年。至今已报道了约 120 例。它们由大小一致伴神经内分泌分化的细胞构成，形成致密的巢状（zellballen，器官样）结构，围以支持细胞和纤细的血管网。

肉眼观察肿瘤呈卵圆形或不规则形，包膜薄、质软、红棕色，直径最大可达 25cm，可有囊腔形成。镜下表现：分化好的肿瘤很像正常的副神经节，由巢状、小叶状或器官样排列的主细胞（Ⅰ型）构成，围以不太明显的呈单层排列的支持细胞（Ⅱ型）。巢周为纤细的毛细血管网。瘤细胞大小一致，多角形，核位于中央，圆形或卵圆形，核染色质细，点彩状，有不明显的核仁。胞质红染，颗粒状。支持细胞梭形，包绕小叶。可以有灶性出血或坏死，也可见散在的核分裂象。

有文献根据肿瘤细胞的不同排列方式，将副神经节瘤分出组织学亚型，包括：①经典型：即器官样结构，瘤细胞排列紧密，呈实性，间质成分少；②腺泡型：瘤细胞排列呈巢状，似腺泡样结构；③血管外皮瘤样：肿瘤细胞多数排列成小梁状或宽索状，围绕裂隙状血管周围排列；瘤细胞呈短梭形，细胞核深染。目前的研究表明，这些组织亚型与肿瘤的生物学行为以及临床治疗之间无特定的关系。免疫组化标记，主细胞表达嗜铬粒 A 和突触素。支持细胞 S－100 和 GFAP 阳性。关于良恶性的问题，已有的文献尚无定论，包括细胞异型性、坏死、核分裂象甚至局部浸润都不是恶性的指征，目前公认远处转移是恶性的唯一指征。

鉴别诊断主要包括：

1. 腺泡状软组织肉瘤：组织形态与副神经节瘤相似，也呈器官样结构，但肿瘤细胞体积大，巢中央细胞排列稀疏；细胞质内常见 PAS 阳性颗粒及棒形结晶；细胞核更具异型性，核仁明显；免疫组化不表达神经内分泌标记物，多数表达 CK、EMA 等上皮性的标记。

2. 腺泡状横纹肌肉瘤：没有血管围绕腺泡的器官样结构，免疫组化标记 CgA 和 SYN 阴性。

3. 类癌和其他神经内分泌癌：常常发生在胃肠道、肺和胰腺等器官，细胞形态较单一，呈实性团块或小梁状排列，免疫组化显示瘤细胞除了表达 SYN、CgA 之外，还表达 CK、EMA 等上皮性标记物。

4. 转移癌：肿瘤细胞呈巢状或腺泡状排列，为周围富于血管或血窦的癌，如肝癌、肾癌、甲状腺癌等转移癌。这些癌的肿瘤细胞往往异型性显著，核分裂象多见，免疫组化肿瘤细胞表达上皮性的标记物。

（本病例由首都医科大学宣武医院汤国才医师提供，卢德宏、徐庆中教授审）

参考文献

[1] 范钦和. 软组织病理学，副神经节肿瘤. 江西科学技术出版社. 2003：399－411.

[2] Kleihues P. & Cavenee WK. WHO Classification of tumors. Pathology & Genetic. Tumors of the Nervous System. Lyon：JARC press. 2000：P80－82.

索　引